DEUTSCHE DEMOKRATISCHE REPUBLIK
DEUTSCHE AKADEMIE DER LANDWIRTSCHAFTSWISSENSCHAFTEN ZU BERLIN
INSTITUT FÜR LANDWIRTSCHAFTLICHE INFORMATION UND DOKUMENTATION

# Landwirtschaftliches Zentralblatt

ABTEILUNG IV

## VETERINÄRMEDIZIN

9. JAHRGANG

1964

AKADEMIE-VERLAG · BERLIN

LZ. IV VETERINÄRMEDIZIN · JG. 1964 · NR. 3 · SEITE 449—672 · BERLIN · MÄRZ 1964

# INHALTSVERZEICHNIS

# *NAMENVERZEICHNIS*

## 4—64/03—0001 bis 0713

Ab Jahrgang 1964 beziehen sich die hinter dem Autorennamen angegebenen Zahlen auf die Signatur des Dokumentationsmaterials

Signatur in [Klammern] bedeutet Bibliographie, mit Stern * bedeutet Buchbesprechung

// LANDWIRTSCHAFTLICHES ZENTRALBLATT
ABTEILUNG VETERINÄRMEDIZIN

1964 NR. 3 MÄRZ

# LANDWIRTSCHAFTLICHES ZENTRALBLATT

## ABTEILUNG VETERINÄRMEDIZIN

## I. ALLGEMEINES

**4-64/03-0001** Seiferle, Eugen. **Die Veterinär-medizinische Fakultät der Universität Zürich.** Tierärztl. Umschau 18 (1963) Nr. 10. S. 549–552. 20.

**4-64/03-0002** Swann, H. C. The future of the veterinary profession agricultural veterinary practice. **(Die Zukunft der landwirtschaftlichen Praxis des tierärztlichen Berufes.)** Brit. veterin. J. **119** (1963) Nr. 5. S. 230–236. 100.

**4-64/03-0003** Mudaliar, T. Vinayaka. The role of veterinarians in the present state of emergency. **(Die Rolle der Tierärzte im gegenwärtigen Notstand.)** Indian veterin. J. **40** (1963) Nr. 3. S. 123–125. 100.

**4-64/03-0004** Weber, Klaus; Berlin, Humboldt-Univ., Veterinärmed. Fak., Inst. für Staatsveterinärkunde. **Bericht über die 2-jährige Tätigkeit in einer staatlichen Tierarztpraxis — ein Beitrag zur Veterinärökonomie.** Diss. Berlin **1963** 105 S. – 1 Abb.
Die Untersuchungen umfassen den Zeitraum von Sept. 1959 bis Aug. 1961, der Umfang der Praxis betrug ca. 6800 GVE. Es werden statistische Angaben über den Umfang und den Zeitaufwand für kurative und prophylaktische Tätigkeit gegeben. Die Zahl der Todesfälle im Praxisbereich wurde statistisch erfaßt und ausgewertet. Dabei zeigte es sich, daß der überwiegende Teil der Todesursachen auf Fehlern in Fütterung und Haltung beruhte. Vf. unternahm weiterhin den Versuch, die ökonomische Bedeutung der tierärztlichen Arbeit einzuschätzen. Dabei zeigt es sich, daß der Geldwert prophylaktischer Tätigkeit nicht schätzbar ist. Nur für einen Teil der kurativen Arbeiten läßt sich der ökonomische Wert ermitteln. Die Summe von ca. 805 TDM repräsentiert den schätzbaren Anteil 2jähriger tierärztlicher Tätigkeit.
E. Wiesner. 100.

**4-64/03-0005** Schindler, W., Schulze, D. und Hauke, W.; Berlin, Dtsch. Akad. der Landwirtsch.-Wiss. **Das Veterinärwesen in der ČSSR.** Wiss. Z. Karl-Marx-Univ. Leipzig, math.-naturwiss. R. **12** (1963) Nr. 1. S. 95–105.
Nach einem kurzen Überblick über die Landwirtschaft der ČSSR wird der Aufbau des staatlichen Veterinärwesens geschildert. Das Veterinärwesen untersteht dem stellvertretenden Minister für Landwirtschaft als selbständige Abteilung, die sich in drei Unterabteilungen gliedert (Epizoologie, Lebensmittelhygiene und Organisation). Den Bezirks- und Kreisinspektionen, die dem Stellvertreter des Vorsitzenden als selbständige Fachabteilungen unterstellt sind, wird eine größere Verantwortlichkeit übertragen. Sie sind stellenplanmäßig umfangreicher besetzt als in der DDR. Dem Bezirkstierarzt steht die Inspektionsgruppe, die Ökonomische Gruppe und die Milch- und Fleischkontrollinspektion zur Seite, ähnlich ist es in den Kreisen. Je 2 Bezirkstierkliniken und VU und TGA bestehen fast in allen Bezirken. Jeder Kreis ist in 3 bis 5 veterinärmedizinische Stützpunkte unterteilt, die wieder in Praxisgebiete für je einen Tierarzt gegliedert sind. Vom Stützpunkt geht die gesamte Betreuung der Tierbestände aus. Die Tierärzte, die von Veterinärtechnikern unterstützt werden, arbeiten im turnusmäßigen Wechsel ent-

weder nur prophylaktisch oder kurativ in ihrem Bereich. Die Erfüllung der Aufgaben wird im Wettbewerb zwischen den Tierärzten, den Stützpunkten, den Kreisen und Bezirken festgehalten, und die Besten werden prämiert. In 86 Kreisen arbeiten Veterinärambulatorien (Kreisspitäler). Große Aufmerksamkeit wird der Fortbildung der Tierärzte und des mittleren veterinärmedizinischen Personals gewidmet. In Zukunft soll jeder Tierarzt alle fünf Jahre einen ca. 2–4wöchentlichen Kursus besuchen. In der ČSSR gibt es 5 Fachschulen für Veterinärtechniker. Die Ausbildung dauert 4 Jahre und endet mit Abitur und Veterinärtechnikerdiplom. 15–20% der Techniker nehmen frühestens nach 1 Jahr das Studium an einer vet.-med. Fakultät auf. Die Ausbildung zu Veterinärhelfern dauert 3 Mon. Die Entlohnung der Tierärzte erfolgt nach der Gehalts- und Prämienordnung vom 1. 7. 1961. Die Prämien ergeben sich aus den Erfolgen der LPG und VEG. Die Ausbildung der Studenten an den beiden vet.-med. Fakultäten in Brno und Košice wird eingehend besprochen; diese garantiert, daß auch in Zukunft der Tierarzt zu den geachtetsten Berufen des Landes gehören wird.

P.-G. Schoop. 120.

4-64/03-0006 Möhlmann, H. **Über das Veterinärwesen in Indien (Reiseerfahrungen und -eindrücke).** Mh. Veterinärmed. **18** (1963) Nr. 14. S. 550–556.

120.

---

4-64/03-0007 *Haensch, Günter, Haberkamp-Antón, Gisela* und *Lenninger, Gertrud.* **Wörterbuch der Landwirtschaft.** Ergänzungsband Italienisch (systematisch und alphabetisch). München; Basel; Wien: BLV Verlagsgesellschaft. 1963. (182 S.) 14,5 × 22 cm. DM 29,–. Zum Wörterbuch der Landwirtschaft, das in den Sprachen Deutsch, Englisch, Französisch-Spanisch bereits erschienen ist, wurde jetzt der Ergänzungsband Italienisch herausgegeben. Er umfaßt über 10000 Wörter folgender Gebiete: allgemeine Landwirtschaft, Agrarökonomie, Verwertung landw. Produkte, Bodenkunde, allgemeine Biologie, Genetik, allgemeiner und spezieller Pflanzenbau, Gartenbau, allgemeine und spezielle Tierzucht, Veterinärmedizin, ländliches Bauwesen und Landmaschinen. Die systematische Anordnung wurde beibehalten, die einzelnen Wörter wie im Hauptband numeriert, so daß sie leicht mit den anderen Sprachen verglichen werden können. Die jeweils gesuchten Wörter können im alphabetischen Register schnell gefunden werden.

I. Förtsch.

## II. ANATOMIE, HISTOLOGIE, EMBRYOLOGIE

4-64/03-0008 Csanády, Gy. und Vágás, E. **Museologische Einbettung empfindlicher biologischer Präparate in Polyester-Kunstharz.** Mikroskopie [Wien] **18** (1963) Nr. 1/2. S. 18–20. – 2 Abb., 7 Lit. Zus. in Engl.

Vff. beschrieben folgende Methodik: 1. Beschicken der Gießform mit einer Bodenschicht und Erstarrenlasssen derselben. 2. Zum Gießen der mittleren Schicht oder Schichten wird das mit dem Katalysator vermischte Kunstharz in einem besonderen Gefäß aufbewahrt (vorkatalysiert) und erst etwa 10 Min. vor dem zuvor berechneten Erstarrungszeitpunkt über das Präparat gegossen. Wird der Polymerisationsprozeß der vorkatalysierten Kunstharzmenge durch Kühlung verlangsamt, so können die Mittelschichten, ja sogar auch die Deckschicht das Präparates, aus dem gleichen Gemisch bereitet werden; d. h. es wird ein sehr ökonomisches Arbeiten ohne Kunstharzrückstände möglich. Vorkatalysierung gestattet Herabsetzung der Wärmeeinwirkung auf 10 Min., und die unvermeidliche Polymerisationswärmeentwicklung während der 10 Min. langen Erstarrungsperiode kann durch eine entsprechende Wärmeableitung (Wasserstrom, Luftstrom, Verwendung von große Gußeisenmengen enthaltenden Gießformen) reduziert werden. 3. Das Gießen der eventuell noch erforderlichen Zwischenschichten und der Deckschicht geschieht ebenfalls mit Hilfe vorkatalysierten Kunstharzes. R. Berg. 220.

4-64/03-0009 Starck, Dietrich; Frankfurt/M., Univ., Dr. Senckenberg Anatom. Inst. **Die Metamerie des Kopfes der Wirbeltiere.** Zool. Anz. **170** (1963) Nr. 11/12. S. 393–428. – 12 Abb., 5 Tab., 120 Lit.

In einem Übersichtsreferat anläßlich einer Diskussion über Fragen der Kopfmetamerie im Rahmen der Norddeutschen Symposien Deutscher Zoologen erörtert Vf. ausführlich die Frage der Organisation des Wirbeltierkopfes. Ausgehend von den älteren Angaben über die Lehre von der Metamerie des Kopfes werden vor allem die neueren Arbeiten und Theorien zur Kephalogenese erörtert. Am Ende seiner Ausführungen hebt Vf. hervor, daß auch heute noch das Kopfproblem weit von einer Lösung entfernt ist. Fortschritte sind aber zweifellos zu verzeichnen; sie haben durch Einbeziehung neuer paläontologischer Funde und entwicklungsphysiologischer Ergebnisse nicht nur die Basis verbreitert, sondern auch grundsätzlich neue Denkweisen in die Diskussion gebracht. Als wesentlich erscheint dem Vf., daß starre Schemata und Hypothesen überwunden werden und das Tatsachenmaterial immer wieder neu durchdacht wird. G. Michel. 280.

**4-64/03-0010** Petzold, Gisela; Berlin, Humboldt-Univ., Veterinärmed. Fak., Inst. für Tierzucht und Tierernähr. **Beiträge zur Kenntnis der Jugendentwicklung exotischer Hausschaf- und Hausziegenschläge in Zoologischen Gärten.** Diss. Berlin **1963** 237 S. — 96 Abb., 158 Tab., 47 Lit.

Für den Tierzüchter und den Anatomen gleichermaßen von Interesse ist die vergleichend anatomische Betrachtung der in unseren Zoologischen Gärten gehaltenen Tiere, weil sie einen Hinweis gibt auf die Entwicklung der Pfleglinge und vor allem auf die Überwindung der in mehr oder minder starkem Maße stets zu beobachtenden Akklimatisationsschwierigkeiten. Vfn. hat unter diesem Gesichtspunkt eine ganze Reihe heute zum Teil bereits aussterbender Schaf- und Ziegenrassen untersucht, gemessen und gewogen, so an jeweils einer Reihe von Vertretern der Mongolen-, Zackel-, Hebriden-, Gotland-, Schwarzkopf- und Kamerunschafe sowie der Jämtland-, Walliser-, Mamber-, Damara- und Afrikanischen Zwergziegen einen Überblick über die körperliche Entwicklung von der Geburt bis zum Alter von in der Regel einem Jahr gegeben. Es zeigt sich im allgemeinen, daß das Lebendgewicht neugeborener Schaf- und Ziegenlämmer starken Schwankungen unterliegt und 5–11% des Gewichts erwachsener Tiere beträgt. Während mit einem Jahr erst 52–90% des Muttertiergewichtes erreicht sind, haben Schaflämmer bereits bei Geburt über 50% des Maßes der Widerristhöhe ihrer Muttertiere erreicht und mit einem Jahr 80% überschritten. Ähnliche Verhältnisse zeigen sich auch bei den anderen Maßen. Wie von unseren eigenen landwirtschaftlichen Nutztieren her bekannt, verläuft auch bei den zur Untersuchung gekommenen Rassen das Wachstum erwartungsgemäß parabolisch, wobei die größten Zunahmen im allgemeinen bis zur 8. Lebenswoche zu verzeichnen sind.
E. Wiesner. 280.

**4-64/03-0011** Wrobel, K.-H. **Untersuchungen über die Blutversorgung der Niere des Seelöwen (Zalophus californianus).** Z. Anatom. Entwicklungsgeschichte **123** (1963) Nr. 6. S. 577–588. 280.

**4-64/03-0012** Koch, T. **Über die wichtigsten Sinnesorgane des Wildes.** Jagd **13** (1963) Nr. 4. S. 83–85.; Nr. 5. S. 106–107. — 5 Abb.

Es werden die Tasthaare und Ballen, die Muffel (oder der Windfang), das Geschmacksorgan und das Geruchsorgan in ihrer Bedeutung für das Wild beschrieben. Über den ganzen Körper des Wildes sind im Bereich der Decke winzig kleine Nervenkörperchen eingelagert, die auf Druck oder Berührung einen nervösen Impuls in das Gehirn senden. Besondere Zusammenballungen der Tastorgane finden sich im Bereich des Kopfes und im Bereich der Schalen. Eine andere Zusammenballung von Tastkörperchen finden wir in den sog. Ballen. Dieses Tastorgan entspricht etwa der Fingerbeere des Msch. In der Muffel verfügt das Schalenwild über eine ständig feuchte Stelle der Körperoberfläche, die das Tier jederzeit über die herrschende Windrichtung informiert. Der zweite Teil über die Sinnesorgane des Wildes wird durch die populärwissenschaftliche Darlegung des Baus und der Funktion des Gehörs sowie des Auges fortgesetzt. R. Berg. 280.

**4-64/03-0013** Nord, Heinz Jürgen; Frankfurt/M., Johann-Wolfgang-Goethe-Univ., Dr. Senckenberg Anatom. Inst. **Quantitative Untersuchungen an Mus musculus domesticus, Rutty 1772 (absulute und relative Gewichte von Gehirn, Herz, Lunge, Leber, Milz, Nieren und Hoden).** Zool. Anz. **170** (1963) Nr. 7/8. S. 311–335. – 2 Abb., 3 Tab., 47 Lit.
Die Arbeit verfolgt die Klärung der Frage, ob gleichartige, vom Kgw. unabhängige Organgewichtsdifferenzen auch zwischen domestizierten Tieren und ihrer kommensalen Stammform bestehen. Die Klärung dieser Frage ist für das Verständnis der Domestikationsveränderungen von Bedeutung. Das Untersuchungsmaterial bestand aus 298 Individuen der westlichen Hausmaus *Mus musculus domesticus* Rutty 1772 (138 ♂♂, 160 ♀♀). Das absolute Hirngew. variiert bei den ♀♀ zwischen 325 mg und 495 mg, bei den ♂♂ zwischen 325 mg und 545 mg. Die rel. Hirngew. folgen der Reihenregel: schwere Tiere besitzen ein relativ leichteres Gehirn als Mäuse mit einem geringeren Kgw. Das absolute Herzgew. schwankt bei den ♂♂ zwischen 0,055 g und 0,205 g, bei den ♀♀ zwischen 0,040 g und 0,180 g. Das rel. Herzgew. folgt der Reihenregel: Es fällt bei den ♂♂ von 9‰ (Netto-Kgw. 7,22 g) auf 5,81‰ (Netto-Kgw. 21,52 g), bei den ♀♀ von 8,72‰ (Netto-Kgw. 6,88 g) auf 5,26‰ (Netto-Kgw. 29,44). Das absolute Gew. beider Lungen beträgt bei den ♂♂ 0,050 g bis 0,250 g, bei den ♀♀ 0,060–0,305 g. Die rel. Organgew. liegen bei den ♂♂ zwischen 11,77‰ und 6,74‰, bei den ♀♀ zwischen 10,90‰ und 6,28‰. Das absolute Lebergew. variiert bei den ♂♂ zwischen 0,35 und 2,56 g, bei den ♀♀ zwischen 0,28 g und 2,71 g. Das Leberverhältnis beträgt bei den ♂♂ 5,17% (Netto-Kgw. 9,87 g) und 8,44% (Netto-Kgw. 25,00 g). Die entsprechenden Angaben lauten bei den ♀♀ 5,33% und 8,30%. Es besteht ein deutlicher Geschlechtsunterschied der absoluten und rel. Gew. der Leber zugunsten der ♀♀. Das absolute Milzgew. streut bei den ♂♂ von 0,015 g–0,515 g, bei den ♀♀ zwischen 0,005 g–0,717 g. Im ganzen gesehen nimmt mit steigendem Kgw. das rel. Milzgew. zu. Das absolute Gew. beider Nieren schwankt bei den ♂♂ zwischen 0,075 g und 0,595 g, bei den ♀♀ zwischen 0,075 g und 0,555 g. Hinsichtlich des rel. Nierengew. wird festgestellt, daß es bei den ♂♂ mit steigendem Netto-Kgw. zunimmt, bei den ♀♀ besteht unter den schwereren Tieren ein deutlicher Geschlechtsunterschied zugunsten der ♂♂. Das absolute Gew. beider Hoden variiert zwischen 0,005 und 0,215 g. Beim rel. Hodengew. konnte ein gleichmäßiger Anstieg mit steigendem Netto-Kgw. festgestellt werden.
R. Berg. 280.

**4-64/03-0014** Voss, Hermann. **Besitzen die Monotremen (Echidna und Ornithorhynchus) ein- oder mehrfaserige Muskelspindeln?** Anatom. Anz. **113** (1963) Nr. 3. S. 255–258. 280.

**4-64/03-0015** Vos, N. de. Topografische beschrijving van de arteries van het vóórbeen bij het schaap. **(Topographische Beschreibung der Arterien des Vorderbeins beim Schaf.)** Meded. Veeartsenijschool Rijksuniv. Gent **7** (1963) Nr. 2. S. 5–43. 300.

**4-64/03-0016** Pfeiffer, Siegfried; Hannover, Tierärztl. Hochschule, Chirurg. Klin. **Makroskopische, röntgenologische und histologische Untersuchungen über Veränderungen an mazerierten Strahlbeinen bei Schlachtpferden.** Diss. Hannover **1962** 67 S. – 23 Abb., 32 Lit.
Es wurden vergleichende makroskopische, röntgenologische und histologische Untersuchungen an 128 mazerierten Strahlbeinen von 30 klinisch hufgesunden und 10 klinisch hufkranken (Podotrochlitis chronica, Nageltritt mit Eröffnung des Hufgelenkes) Pferden durchgeführt. Vergrößerungen und Verkleinerungen

des Strahlbeines, Knochenproliferationen und -atrophien wurden sowohl bei hufkranken als auch -gesunden Pferden festgestellt, lochförmige Defekte der Substantia compacta oder gar der Substantia spongiosa dagegen nur bei hufkranken Tieren. Vor einer Überbewertung des Röntgenbefundes wird gewarnt. H. Kronberger. 385.

4-64/03-0017 Frankenberger, Z. **Gibt es beim europäischen Reh zwei Schädeltypen?** Z. Jagdwiss. 9 (1963) Nr. 2. S. 48–53.
Vf. konnte beobachten, daß die Schädel von Rehböcken zwei Grundformen aufweisen, die als „Flaschentypus" bzw. „Keiltypus" charakterisiert werden. Zwischen diesen beiden Extremtypen kommen fließende Übergänge vor. Die metrischen Untersuchungen an 72 Schädeln von über drei Jahre alten Rehböcken haben Indexwerte ergeben, die auf das Vorhandensein von zwei genotypisch bedingten Grundformen hinweisen. A. Smollich. 385.

4-64/03-0018 Preuss, F., Lange, H., Luckhaus, G. und Fricke, W.; Berlin-Dahlem, Univ., Inst. für Veterin.-Anatomie. **Besonderheiten des Leistenkanales und Schenkelblattes beim Schwein.** Berliner Münchener tierärztl. Wschr. **76** (1963) Nr. 12. S. 229–231. – 3 Abb. Zus. in Engl.
Im Gegensatz zu anderen Haussäugetieren zieht das Lig. inguinale des Schweines nicht vom Tuber coxae zur Eminentia ileopectinea, sondern zieht vielmehr mit Abstand cranial an dieser vorbei zur cranioventral der Schambeinfuge gelegenen Medianen des Tendo praepubicus. Der innere Leistenring wird im Gegensatz zu den anderen Haussäugetieren von der Bauch- und Beckensehne des M. obliquus abdominis externus gebildet. Ebenfalls wird der äußere Leistenring des Schweines und somit dessen gesamter Leistenkanal von der Bauch- und Beckensehne des M. obliquus abdominis externus gebildet. Der Leistenkanal des Schweines besitzt eine Dreiecksform. Die 3 Ecken sind: der gemeinsame craniolaterale Winkel beider Leistenringe und die bei adulten Schweinen über 6 cm auseinanderliegenden caudomedialen Winkel beider Leistenringe. Bei den übrigen Haussäugetieren liegen die entsprechenden Verhältnisse etwa umgekehrt. R. Berg. 400.

4-64/03-0019 Künzel, E. und Scholtysik, G.; Berlin-Dahlem, Univ., Inst. für Veterin.-Anatomie. **Die Mm. pterygoidei des Hundes.** Berliner Münchener tierärztl. Wschr. **76** (1963) Nr. 12. S. 233–234. – 1 Abb., 12 Lit. Zus. in Engl.
Nach den Untersuchungen der Vff. besitzt auch der Hund einen dem Pferd, den Wiederkäuern, dem Schwein und Menschen entsprechenden M. pterygoideus lateralis. Der M. pterygoideus medialis ist unvollständig zweigeteilt. Er verhält sich ähnlich jenem des Pferdes. Auf seinen inneren Aufbau wird nicht näher eingegangen. Er besteht aus einer caudalen, kleineren — tiefen — und einer nasalen — oberflächlichen — Portion. Die geschlossene Ursprungsfläche der Mm. pterygoidei deckt an der lateralen Schädelfläche einen ausgedehnten Bezirk. Sie hat folgende Begrenzungen; dorsal die Crista orbitalis ventralis und deren caudale Fortsetzung; ventral und ventrocaudal den ventralen freien Rand des Os palatinum, Os sphenoideum und des Os pterygoideum mit Ausnahme des Hamulus pterygoideus; nasal eine Linie, die nasodorsal vom Foramen sphenopalatinum an der Crista orbitalis ventralis beginnt und die zunächst ventralkonvex zum ventralen, freien Rand des Gaumenbeins zieht. Die Ursprungsfläche des M. pterygoideus lateralis liegt am weitesten caudal und ist nasoventral durch eine Leiste von der tiefen Portion des M. pterygoideus medialis abgegrenzt. R. Berg. 400.

4-64/03-0020 Matz, Hilde; Jena, Friedrich-Schiller-Univ., Anatom. Inst. **Die absolute und relative Anzahl der Muskelspindeln in den tiefen Nackenmuskeln des Schimpansen.** Anatom. Anz. **113** (1963) Nr. 1. S. 19–21. – 2 Tab.

Es wurden die Zahl und die Ausbildung der Muskelspindeln in den tiefen Nackenmuskeln (M. rectus capitis posterior major und minor, M. obliquus capitis inferior und superior) des Schimpansen festgestellt und mit den Verhältnissen beim Menschen, wo diese Muskeln die höchsten relativen Muskelspindelzahlen aufweisen, verglichen. Sowohl die absolute als auch die relative Spindelzahl der tiefen Nackenmuskeln ist beim Schimpansen 2–3fach geringer als beim Menschen. Dies läßt sich nach den Angaben der Vfn. dadurch erklären, daß der Schimpanse keine so fein abgestuften Dreh- und Nickbewegungen des Kopfes wie der Mensch infolge seiner aufrechten Körperhaltung auszuführen hat. G. Michel. 400.

**4-64/03-0021** Fuks, R.; Sarajevo, Univ., Veterin. Fak., Inst. Zootechn. i Zoohig. Morfološke karakteristike štitnih i nuzbubrežnih žlijezda različitih pasminsko-proizvodnih tipova svinja. **(Über morphologische Besonderheiten der Schilddrüse und der Nebenniere bei verschiedenen Schweinerassen und Zuchtrichtungen.)** Veterinaria [Sarajevo] **11** (1962) Nr. 3. S. 321–329. – 2 Abb., 2 Tab., 9 Lit.

Von 149 annähernd gleich schweren Schweinen wurden Form, Maße und Gewichte der Schilddrüse und der Nebennieren festgestellt. Es handelte sich um Fleischschweine (85 English Large White), Fleisch-Fett-Schweine (50 Schwarze Slavonische) und Fettschweine (14 Mangalica). Die Mittelwerte für Schilddrüsengewichte lagen für den Fleischtyp bei 7,613 ± 0,338 für den Fleisch-Fett-Typ bei 6,007 ± 0,297 und für den Fettyp bei 4,829 ± 0,296 g. Ähnliche Unterschiede lagen bei den Nebennieren nicht vor. Beide Nebennieren wogen im Mittel 4,535 ± 0,134 g, wobei die rechte in der Regel breiter und dünner war. P. Schmidt. 472.

**4-64/03-0022** Schwarz, R. und Badawi, H.; Hannover, Tierärztl. Hochschule, Anatom. Inst. **Unterschiede in der Einmündung der V. spermatica interna und V. circumflexa ilium profunda sowie Besonderheiten im Entstehungsgebiet der V. cava caudalis bei den Haussäugetieren.** Dtsch. tierärztl. Wschr. **69** (1962) Nr. 18. S. 498–501. — 7 Abb., 12 Lit. Zus. in Engl.

Es wurden 23 Katzen, 29 Hunde, 26 Schweine, 11 Rinder, 23 Ziegen, 15 Schafe und 19 Pferde untersucht. Durch den Zusammenfluß der V. ilica externa und der V. ilica interna (V. hypogastrica) kommt es jederseits zur Entstehung einer V. ilica communis, die durch ihre Vereinigung die V. cava caudalis bilden. Dieses Zusammentreffen erfolgt bei den untersuchten Haussäugetieren im Prinzip in gleicher Weise im Bereich des letzten Lendenwirbels bzw. in Höhe des Promunturium ossis sacri. Ausnahmen bildeten bei insgesamt 146 untersuchten Tieren lediglich 2 Ziegen, 1 Ziegenbock und 1 Hund. Bei den beiden Ziegen war links keine V. ilica communis ausgebildet, so daß die V. cava caudalis durch den Zusammenfluß der V. ilica communis dextra und der V. ilica externa sinistra entstand. Der Ziegenbock besaß eine doppelt ausgebildete V. cava caudalis. Auch der Hund besaß eine doppelte V. cava caudalis, bei der es aber im Gegensatz zum Ziegenbock bereits vor der Einmündung der Nierenvenen zu einer Vereinigung kam. Während sich bei der Bildung der V. cava caudalis eine gewisse Regelmäßigkeit bei unseren Haussäugetieren erkennen läßt, variieren die zuströmenden Venen in diesem Bereich sehr stark in ihrer Einmündung. So weisen die Vv. spermatica interna, circumflexa ilium profunda und sacralis media nicht nur tierartliche Unterschiede in ihrer Einmündung auf, sondern wechseln diese auch individuell innerhalb derselben Tierart. Dabei fielen geschlechtsbedingte Unterschiede auf. R. Berg. 510.

**4-64/03-0023** Takahata, Kurahiko, Kudo, Norio, Furuhata, Kitao, Sugimura, Makoto und Tamura, Tatsudo; Sapporo, Japan, Hokkaido Univ., Fac. of Veterin. Med., Dep. of Veterin. Anatomy. Fine angioarchitec-

tures in the penis of the dog. **(Feine Gefäßarchitekturen des Hundepenis.)** Jap. J. veterin. Res. **10** (1962) Nr. 4. S. 203–214. – 18 Abb., 12 Lit. Orig.: engl.
Deskriptive Darstellung der Blutversorgung des Hundepenis auf Grund mikrostereographischer Untersuchungsmethoden. Die detaillierten Angaben lassen sich nicht im Referat zusammenfassen. A. Smollich. 510.

**4-64/03-0024** Gajó, Maria, Bentzik, M., Nagy, S. und Nagy, I.; Szeged, Ungarn, Med. Univ., Inst. für Anatomie, Histol. und Embryol. **Beiträge zur Blutversorgung der Röhrenknochen einiger Versuchstiere.** Anatom. Anz. **113** (1963) Nr. 1. S. 22–28. – 8 Abb., 12 Lit.
Nach der Injektion der Gliedmaßengefäße mit Celloid bzw. mit Latex werden an 15 Hunden, 10 Katzen und 10 Kaninchen die periostalen Gefäße des Humerus, des Radius und der Ulna, des Os femoris sowie der Tibia und Fibula untersucht. Diese stellen meist bestimmte Gefäße dar, die von den größeren Arterien unmittelbar in das Periost gelangen. Kleinere Äste können auch die die Muskel versorgenden Arterien an das Periost der Knochen abgeben. Mittels Tuscheinjektionen konnte festgestellt werden, daß die periostalen Gefäße nicht nur der Vascularisierung des Periostes, sondern auch der Kompacta dienen und mit den Gefäßen der Markhöhle in Verbindung stehen, wobei sie möglicherweise auch für die Blutversorgung des Knochenmarkes eine Rolle spielen können. G. Michel. 510.

**4-64/03-0025** Saar, L. I. und Getty, R.; Ames, Iowa State Univ., Coll. of Veterin. Med. Lymph nodes of the head, neck and shoulder region of swine. **(Die Lymphknoten des Kopfes, des Halses und der Schultergegend des Schweines.)** Iowa State Univ. Veterinarian **25** (1962/63) Nr. 3. S. 120–134. – 5 Abb., 4 Tab., 33 Lit.
Zunächst wird die unterschiedliche Darstellung dieser Lymphknoten in der Literatur erörtert und tabellarisch unter Berücksichtigung von 24 Publikationen zusammengestellt. An 25 lebend mit einem Farbstoff ("Evans Blue") injizierten Schweinen wurden die Lymphknoten erneut untersucht. Danach finden sich bei den Lymphknoten des Kopfes ein Ln. parotidicum bestehend aus den Lnn. parotidici, ein Ln. mandibulare, zu welchem die Lnn. mandibulares und die Lnn. mandibulares accessorii gehören, und ein aus den Lnn. retropharyngici laterales und dem Ln. retropharyngicus medialis bestehendes Ln. retropharyngicum. Bei den Lymphknoten des Halses werden ein Ln. cervicale superficiale mit den Lnn. cervicales superficiales dorsales, ventrales und medii und ein Ln. cervicale profundum mit den Lnn. cervicales profundi craniales, medii und caudales unterschieden. Als Lymphknoten der Schultergliedmaße finden sich nur die Lnn. axillares primae costae. Die Zahl, Größe und Form der einzelnen Lymphknoten sowie vor allem ihre Lage wird eingehend beschrieben und dargestellt. G. Michel. 520.

**4-64/03-0026** Sugimura, Makoto; Sapporo, Japan, Hokkaido Univ., Fac. of Veterin. Med. Histological and histochemical studies on the postnatal lymph nodes of the cat: About structural variations with relation to differentiation, location and age. **(Histologische und histochemische Untersuchungen der postnatalen Lymphknoten bei Katzen. Strukturvariationen in Abhängigkeit von Differenzierung, Lokalisation und Alter.)** Jap. J. veterin. Res. **10** (1962) Nr. 4. S. 155–202. – Orig.: engl.
Auf Grund histologischer und histochemischer Untersuchungen unterscheidet der Vf. nach ihrer Differenzierung 5 Typen von Lymphknoten bei Katzen. Typ I und II – Embryonalknoten, Typ III – unreife Lymphknoten, Typ IV und V – voll entwickelte Lymphknoten. Entsprechend der Verteilung im Körper werden 7 Gruppen von Lymphknoten unterschieden: 1. große und kleine Intestinal-, submandibulare und retropharyngiale Lymphknoten, 2. hepatogastrische, 3. gastrolineale, 4. parotide und tracheobronchiale,

5. Lumbal- und Iliallymphknoten, 6. Cervical-, Axillar- und Inguinallymphknoten, 7. Mediastinallymphknoten. Eine Abhängigkeit der Lymphknotenstruktur besteht nur bis zu einem Alter von 4 Monaten. G. Pose. 520.

4-64/03-0027 Staal, A. und Verhaart, W. J. C.; Leiden, Netherlands, Univ., Inst. of Neurol. Sci. Subcortical projections on the spinal grey matter of the cat. **(Subcorticale Projektionen in der spinalen grauen Substanz der Katze.)** Acta anatom. [Basel] 52 (1963) Nr. 3. S. 235–243. – 3 Abb., 16 Lit. Zus. in Franz., Dtsch.
Stereotaktische Elektrokoagulationen wurden in verschiedenen subcorticalen Bereichen vorgenommen. Nach 10–21 Tagen wurde die sekundäre Faserdegeneration im Rückenmark untersucht. Nach diesen Untersuchungen befindet sich das interstitiospinale System in der weißen Substanz des Rückenmarkes. Es erstreckt sich bis in die Höhe des Thoraxendes caudal. Die tectospinalen Fasern liegen ventromedial im kontralateralen sulcomarginalen Faszikel. Die rubrospinalen Fasern verlaufen dorsal im Funiculus lateralis des Rückenmarkes. Beim vestibulospinalen System können gekreuzte und ungekreuzte, im sulcomarginalen Faszikel verlaufende Fasern sowie ungekreuzte laterale vestibulospinale Fasern, die im Deiterschen Kern entspringen, unterschieden werden. Das reticulospinale Fasersystem läßt sich in 4 Systeme unterscheiden: ungekreuztes mediales reticulospinales System, das ungekreuzte laterale Bulbospinalsystem (Thomas' Fascikel), das gekreuzte Pontospinal- und das gekreuzte Bulbospinalsystem. R. Berg. 545.

4-64/03-0028 Wischnitzer, Saul; New York City, New York Med. Coll. Asymmetry and fresnel diffraction fringes in electron microscopy: A simplified presentation. **(Asymmetrie und Fresnelsche Beugungssäume in der Elektronenmikroskopie. Eine vereinfachte Beschreibung.)** Mikroskopie [Wien] 18 (1963) Nr. 1/2. S. 1–6. – 8 Abb.
Das Auflösungsvermögen des Elektronenmikroskopes ist das wesentlichste Kriterium für die Qualität seines optischen Systems. Es beträgt theoretisch 2 Å. Die ihnen anhaftenden Mängel oder Aberrationen der elektromagnetischen Linsen des Mikroskopes stellen den beschränkenden Faktor für die Erreichung maximaler Auflösungen dar. Diese Arbeit beschäftigt sich mit der Asymmetrie des magnetischen Feldes der Objektivlinse. Der Astigmatismus der durch die Linsenasymmetrie hervorgerufen wird, kann durch die Fresnelschen Beugungssäume bestimmt werden. Diese sind in der Elektronenmikroskopie von praktischer Bedeutung, weil sie eine Abschätzung der Arbeitskondition des Instrumentes gestatten. Die Korrektur des Astigmatismus ist unbedingt notwendig, wo die gewünschte Höhe der Auflösung unter 50 Å liegt. R. Berg. 710.

4-64/03-0029 Westmeyer, H. **Ein neues Ultramikrotom.** Medizintechnik 8 (1963) Nr. 5. S. 160–162. 710.

4-64/03-0030 Frey-Wyssling, A.; Zürich, ETH, Inst. für Allg. Bot. **Gefrierätzung als elektronenmikroskopische Präparationsmethode.** Schweiz. landwirtsch. Forsch. 2 (1963) Nr. 2. S. 103–111. – 5 Abb., 5 Lit. Zus. in Franz., Engl.
Die Gefrierätzung wurde zuerst bei der Darstellung von Viren angewendet. In dieser Arbeit wird die Umarbeitung dieser Methode auf die Darstellung der cellularen Ultrastrukturen dargelegt. Es wurde eine Apparatur konstruiert, in welcher die Vorgänge des Schneidens, Ätzens und Bedampfens im Hochvakuum bei einer Objekttemperatur von –100 °C durchgeführt werden können. Die wichtigsten Bestandteile dieser Vakuumapparatur sind folgende: 1. Gefriertisch, 2. Mikrotom, 3. Vakuumsublimation, 4. Bedampfungsanlagen für schiefe und vertikale Bedampfung. Als günstigstes Untersuchungsobjekt wurden Hefezellen ausgewählt. Die Erhaltung der Lebensstruktur

wurde so bewiesen, daß ein Teil der gefrorenen Zellen wieder hydratisiert und auf ihre Lebensfähigkeit untersucht worden ist. Da bei geeigneter Gefriergeschwindigkeit Überlebensraten von 70% und mehr festgestellt wurden, darf die Erhaltung einer unveränderten lebenstreuen Ultrastruktur angenommem werden. Weil das Eis spröde ist, läßt es sich vielfach nicht ideal schneiden, sondern es splittert in der Nähe der Objektgrenzen leicht ab. Auf diese Weise werden neben Querschnitten namentlich auch Oberflächenansichten der Objekte erhalten. Dieses Verhalten des Schneidgutes bildet neben der naturgetreuen Strukturerhaltung die wichtigste Neuerung und den größten Fortschritt der Gefrierätz-Präpariermethode. R. Berg. 710.

**4-64/03-0031** Donáth, T.; Budapest, Med. Univ., Anatom. Inst. **Fluoreszenzintensitätsmessungen an cytologischem und histologischem Material.** Mikroskopie [Wien] 18 (1963) Nr. 1/2. S. 7–13. – 1 Abb., 3 Tab., 15 Lit. Zus. in Engl.
Vf. bemühte sich – in erster Linie im Fall isolierter Ephitelzellen – neben der qualitativen die Fluoreszenzintensität auch quantitativ auszudrücken, wodurch der Vergleich auch derartiger geringer Intensitätsunterschiede ermöglicht wird, die für die chemischen Vorgänge der einzelnen Zellen charakteristisch und mit dem Auge allein im Mikroskop nicht wahrnehmbar sind. Der vom Vf. zusammengestellte Apparat besteht aus folgenden Teilen: 1) erregende Lichtquelle mit Hg-Höchstdrucklampe (HBO 200); 2) mit UV-Filter, Blau-Filter sowie Sperrfilter versehenem Mikroskop (Opton). 3) Okular mit Blende, 4) hochempfindliche Photozelle, 5) Verstärker, 6) elektrisches Meßinstrument. Dieser Apparat beruht auf folgendem Funktionsprinzip: die im mikroskopischen Gesichtsfeld befindlichen Strukturen werden in das durch ein in der Okularblendenebene eingelegte Diaphragma 0,7 mm Durchmesser eingeengte Sehfeld gebracht. Die von diesen Strukturen emittierte Lichtenergie wird von der Photozelle aufgenommen. Die entstandene Strommenge wird verstärkt und die Intensität vom elektrischen Meßinstrument registriert. Die Ergebnisse entsprechen nicht dem absoluten Wert der Fluoreszenzintensität, sondern geben die relative Fluoreszenzintensität wieder. Diese relativen Werte repräsentieren jedoch innerhalb des gleichen Präparates bzw. bei identischen Bedingungen hergestellten Präparaten objektive Vergleichsfaktoren. An Ausstrichen mit völlig flach ausgebreiteten Epithelzellen werden separate Kern- und Plasmafluoreszenzintensitätsmessungen vorgenommen. R. Berg. 710.

**4-64/03-0032** Kodousek, R.; Olomouc, ČSSR, Palacký-Univ., Med. Fak., Pathol. Inst. **Carnoy-Natriumsulfidgemisch als Fixierungsmittel bei der Sulfid-Silbermethode nach Timm.** Acta histochem. [Jena] **15** (1963) Nr. 5/8. S. 386–388. – 1 Abb., 8 Lit.
Das für die Durchführung der Timmschen Reaktion erforderliche Fixationsmittel (mit $H_2S$ gesättigter 70%iger Alkohol) hat einige Nachteile: 1) die ziemlich schwache, vom 70%igen Alkohol abhängende Fixierungseigenschaft. 2) die Herstellung ist im Vergleich zu anderen Fixierungsmitteln komplizierter, 3) begrenzte Haltbarkeit, 4) scharfer Geruch nach $H_2S$. Die Nachteile führten zu Versuchen, statt Alkohol die modifizierte Carnoysche Flüssigkeit statt des $H_2S$ das $Na_2S$ zu benutzen. Die mit dieser Fixierungsmethode erzielten Resultate sind jenen mit der Originalmethode ziemlich analog, allerdings war die Methode mit $H_2S$ gesättigtem 70%igem Alkohol empfindlicher und insbesondere am Cornu ammonis elektiver. R. Berg. 710.

**4-64/03-0033** Mitrany, L., Nachev, Ch., Chakarov, E., Ormandjiev, Sl., Boev, K. und Kolarov, V.; Sofia, State Univ.; Cancer Res. Inst.; Bulg. Acad. of Sci., Inst. of Physiol.; Health Min. Discriminating systems in the cytologic analysis. **(Diskriminationssysteme in der cytologischen Analyse.)** Mikroskopie [Wien] 18 (1963) Nr. 1/2. S. 13–17. – 4 Abb.

In der Arbeit wird versucht, die Anwendungsmöglichkeiten der Diskriminationsprinzipien in der cytologischen Analyse zu demonstrieren. Die Diskriminationsmethode ist besonders in der Physik bekannt. Sie erlaubt eine Selektion der gewonnenen Daten im Hinblick auf einige in ihnen enthaltene Unterschiede. In der Cytologie wirkt das Diskriminationssystem durch die Eliminierung von Zonen bestimmter Qualitäten aus dem Bild des erforschten Objektes. Der hier beschriebene Typ eines Diskriminationssystems wird durch die Einfügung einer Fernsehkamera charakterisiert. Für die Einführung der Diskriminierung in die cytologischen Analysen stellt die Anwendung einer Fernsehkamera nur eine Möglichkeit dar. Das hier beschriebene System besteht aus folgenden Teilen: Mikroskop, Fernsehkamera, Modifizier- und Diskriminiereinrichtung sowie Photoapparat. R. Berg. 710.

**4-64/03-0034** Yamane, Isao und Matsuya, Yutaka; Sendai, Japan, Tohoku Univ., Res. Inst. for Tuberculosis and Leprosy. Culture of single mammalian cells. **(Züchtung einfacher Säugerzellen.)** Nature [London] **199** (1963) Nr. 4890. S. 296. – 1 Abb., 1 Tab., 7 Lit.

Diese Arbeit beschäftigt sich mit der Ernährung einfacher Zellkulturmedien bei Flaschentechnik. Alle verwendeten Zellstämme wurden in Lactalbuminhydrolysat, Hanks' Lösungsmedium enthaltendem Rinderserum ernährt. Das Basalkulturmedium für die einfachen Säugerzellen war neues Eagle-Medium. Das hinzugefügte Serum war bei 56 °C für 30 Min. inaktiviertes Rinderserum. Das gesamte Medium wurde mit 5% $CO_2$ in der Luft auf den pH 6,8 eingestellt. Für den Versuch wurden 36 $cm^2$ Virus-Plaques-Flaschen verwendet. In jede Flasche kamen 4 ml Kulturmedium, und 300 trypsindisperse Zellen wurden in das Kulturmedium inoculiert. Die Kultur wurde bei 37 °C für 14 Tage in mit Gummipfropfen versehenen Flaschen bebrütet. Die Resultate dieser Versuche werden in „Plattenwirksamkeit" ausgedrückt, die das prozentuale Verhältnis der gebildeten Kolonienanzahl zu der inoculierten Zellanzahl darstellt. Wenn die Serumkonz. 5% betrug und die Plattenwirksamkeit auf 0 zuging, so bewirkte die Hinzufügung von Lactalbuminhydrolysat und die Kombination von Thymidin, Folsäure und Vit. $B_{12}$ zu dem Medium eine beträchtliche Zunahme der Plattenwirksamkeit.

R. Berg. 710.

**4-64/03-0035** Romhányi, B.; Pécs, Univ., Inst. für Pathol. Anatomie. **Über die submikroskopische strukturelle Grundlage der metachromatischen Reaktion.** Acta histochem. [Jena] **15** (1963) Nr. 5/8. S. 201–233. – 22 Abb., 80 Lit. Zus. in Russ., Engl., Franz.

In Anlehnung an die Assoziationsmethode der metachromatischen Reaktion (mR) wurde eine polarisationsmikroskopische Analyse der mikrostrukturellen Grundlage dieser Reaktion vorgenommen. Die Befunde weisen eindeutig darauf hin, daß die mR der histol. Strukturen eine gerichtete Farbstoffablagerung an die Gewebschromotrope darstellt. Der negative Dichroismus, die Änderung der Doppelbrechung der metachromatisch gefärbten Bindegewebsfasern, der DNS der Kerne und der Strukturlipoide sowie die spektrale Dispersionskurve ihrer Doppelbrechung weisen eindeutig auf eine transversale Orientierung der lichtabsorbierenden Banden der Farbstoffmoleküle hin. Die polarisationsmikroskopische Analyse gibt auch eine Möglichkeit zur quantitativen Erfassung der mR der histol. Strukturen. Eine weitere Bedeutung der Erkenntnis, daß die mR eine anisotrope Färbungsart darstellt, besteht darin, daß aus ihr indirekt auch auf die anisotrope submikroskopische Struktur der Gewebschromotrope gefolgert werden kann.

R. Berg. 750.

**4-64/03-0036** Kretschmann, Hans-Joachim; Frankfurt/M., Univ., Dr. Senckenberg Anatom. Inst. **Fluoreszenz-polarisationsmikroskopische Ana-**

**lyse der Ultrastruktur von Elastikalamellen und Elastikafasern.** Z. Zellforsch. mikroskop. Anatom. **60** (1963) Nr. 1. S. 7–68. – 21 Abb., 235 Lit.
Für diese Untersuchungen wurden neben den Aa. femorales und Aa.thoracicae des Menschen (7 Tage – 43 Jahre), die Aa. thoracicae und das Lig. nuchae des Rindes verwendet. Am Lig. nuchae des Rindes läßt das polarisationsoptische Kombinationsbild an den Elasticafasern eine unregelmäßige, schwache anisotrope Randzone mit vielen Aussparungen erkennen, die nicht immer parallel zu den Schwingungseinrichtungen der Polare liegen. Die starke Doppelbrechung der Schnittstücke der Kollagenfasern läßt sich aus der Lage zu den Elasticafasern gut von der anisotropen Randzone trennen. Die Kollagenfasern erweisen sich optisch positiv anisotrop zu ihrer Länge. Das polarisationsoptische Bild der Aorta des Rindes gibt die Elasticamembranan klar als anisotrope Doppellinien wieder, die ganz entsprechende Aussparungen wie die Grundlamellen der A. femoralis aufweisen. An Längsschnitten zeigt sich die Innenzone der Elasticamembranen manchmal als sehr schwach anisotrop. In der Aufsicht verhalten sich die Elasticalamellem meistens optisch neutral. Das mikroskopische Bild der Eigenfluoreszenz der Gefäßelastica der Aorta und der Elasticafasern des Lig. nuchae des Rindes gleicht dem Bild mit Resorcinfuchsin gefärbter Kontrollschnitte. Die Indikatrix der Randzone der Elastikafaser vom Lig. nuchae des Rindes ist mit großer Wahrscheinlichkeit ein abgeplattetes Rotationsellipsoid, dessen Rotationsachse mit den Senkrechten auf die Oberfläche der Elasticafasern zusammenfällt. Für diese Randzonen der Elasticafasern ist eine Folienstruktur wahrscheinlich. Die Indikatrix der Innenzone der Elasticafasern vom Lig. nuchae des Rindes ist ein gestrecktes Rotationsellipsoid, dessen Rotationsachse parallel zur Faserlänge verläuft. Diese Struktur ist am einfachsten als Parallelstruktur zu interpretieren. Die Indikatrix der Elasticalamellen der Aorta des Rindes sind abgeplattete Rotationsellipsoide, deren Rotationsachsen senkrecht auf den Randzonen stehen. R. Berg. 765.

**4-64/03-0037** Schulz, Helmut; Kiel, Christian-Albrecht-Univ., Inst. für Haustierkunde. **Histochemische Untersuchungen an den Pansenzotten eines Hausyaks, Bos mutus f. grunniens L.** Zool. Anz. **170** (1963) Nr. 7/8. S. 306 bis 310. – 6 Abb., 9 Lit.
Zur Untersuchung gelangte ein 15 Jahre alter Hausyakbulle. Makroskopisch gleicht die Pansenschleimhaut weitgehend der des Hausrindes. Die Cytochromoxydase, Succinodehydrase und Monoaminooxydase weisen eine fast identische Verteilung auf. Ihre höchste Aktivität findet sich in den basalen Partien des Stratum germinativum und nimmt apical sukzessiv ab. In der Nähe des Stratum granulosum fehlt eine Enzymaktivität schon fast vollkommen und ist im Stratum corneum überhaupt nicht mehr nachweisbar. Es wird daraus geschlossen, daß auch in den Pansenzotten des Hausyaks lebhafte, energieverbrauchende Stoffwechselvorgänge stattfinden. Die oberen Schichten des Stratum spinosum und die Zellen der Körnerschicht weisen eine kräftige Phosphataseaktivität auf. Diese nimmt nach basal stark ab. Für die saure Phosphatase ist eine schwache bis mittelstarke Reaktion in allen Zellagen zwischen dem Stratum basale und dem Stratum granulosum typisch. Gleiche Verhältnisse liegen beim Hausrind vor. Sehr große Mengen der $\alpha$-Naphthylacetatesterase kommen in allen Schichten der Lamina epithelialis vor. Ein Aktivitätsmaximum findet sich in der Zone des Stratum granulosum. Cholinerge Nervenfasern finden sich in großer Zahl in der Muskelschicht des Pansens. Die Carboanhydrase kommt in den Epithelschichten des Yakmagens nur in recht geringer Menge vor. Die höchste Aktivität ist in den basalen Schichten des Stratum germinativum zu beobachten. Von hier aus nimmt sie apicalwärts stark ab. Lipoide kommen in allen Zellagen der Epithelschichten in großen Mengen vor. Ein Teil von ihnen gehört zur Gruppe der Plasmalogene. R. Berg. 830.

**4-64/03-0038** Martan, Jan und Risley, Paul L.; Eugene, Univ. of Oregon. The epididymis of mated and unmated rats. **(Der Nebenhoden begattender und nicht begattender Ratten.)** J. Morphol. [Philadelphia] **113** (1963) Nr. 1. S. 1–15. – 25 Abb., 36 Lit.
Der Nebenhoden der Ratte stellt ein sehr plastisches Organ dar. Die Höhe der epithelialen Ependymzellen, die Durchmesser der Lumina und Gänge werden von 2 Faktoren beherrscht: Testikelhormon und Streckung, durch die die Spermatozoen und Flüssigkeiten in das Lumen gelangen. Der Streckfaktor ist besonders im Nebenhodenschwanz von Bedeutung. Bei frei sich begattenden Ratten ist die Zeit, die für die Durchwanderung benötigt wird, auf 7–10 Tage reduziert. In den spermienfreien Nebenhoden begattender Hemikastraten wurden 2 Sekretionsarten, die beide PAS-positiv, jedoch eine Alcian-Blau-positiv und die andere Alcian-Blau-negativ waren, gefunden. Diese Sekrete sind mit gewissen Zelltypen und -strukturen korreliert. Die Säurephosphataseaktivität sowie ihre Lokalisation ist in den einzelnen Nebenhodenteilen verschieden. Es wird eine mögliche Funktion der Nebenhoden auf die Beschleunigung der Spermienwachstumsrate in Erwägung gezogen.
R. Berg. 865.

**4-64/03-0039** Brettschneider, H.; Münster, Univ., Anatom. Inst. **Elektronenmikroskopische Beobachtungen über die Innervation der Schilddrüse.** Z. mikroskop.-anatom. Forsch. **69** (1963) Nr. 4. S. 630–649. – 10 Abb., 25 Lit.
Diese elektronenmikroskopischen Untersuchungen wurden an Ratten vorgenommen. Die Nervenfasern gliedern sich im Schilddrüsenparenchym in einen perivasalen und perifolliculären Plexus auf. Das perivasale Nervennetz enthält allerdings nicht nur vegetative Fasern für die Gefäßinnervation. Ein Teil der an den Gefäßen zu beobachtenden Nerven verlassen diese später und verlieren sich im Interstitium oder gesellen sich perifollikulären Nervenfasern zu. In der Schilddrüse, wie auch anderenorts, sind die Nerven Begleiter der Gefäße. Feine Bündel zarter vegetativer Axone sind an den Follikeln zu beobachten. In einem Bündel präterminaler Axone können gleichzeitig Drüsen- und Gefäßnerven enthalten sein. Den Gefäßnerven der Schilddrüse kommt eine die Drüsenfunktion regulierende Bedeutung zu. Die Gefäßinnervation ist als eine überaus wichtige Komponente der Gesamtinnervation der Drüse anzusprechen. Die sehr dünnen und nur aus einigen Axonen bestehenden perifolliculären Fasern treten gegenüber den Gefäßnerven an Zahl und wohl auch an Bedeutung zurück. Die präterminalen Fasern unterscheiden sich nicht von dem Bau präterminaler Fasern in anderen Organen. Gegen das Interstitium wird das Axonbündel von einem langgezogenen Fortsatz einer Bindegewebszelle begrenzt. Das Cytoplasma dieser mit großer Regelmäßigkeit an vegetativen Fasern der Schilddrüse anzutreffenden Bindegewebszellen ist fein granuliert und von zahlreichen Vacuolen durchsetzt. Legt sich ein perifolliculäres Nervenfaserbündel oder eine perivasale Faser an den Follikel oder, an die Gefäßwand eng an, so verschmelzen die Basalmembranen an solchen Stellen miteinander, an denen sich Nervengewebe und Effektorgewebe besonders nahe kommen. Der perifolliculäre Plexus ist wesentlich weitmaschiger als der perivasale. Im Bereiche der Follikel findet die Reizübertragung offenbar nur an den basalen Cytoplasmamembranen der Schilddrüsenepithelien statt. R. Berg. 880.

**4-64/03-0040** Bhattacharyya, T. K. und Ghosh, Asok; Calcutta, Univ. Histological and histochemical studies of the adrenal cortex in experimentally hypothyroid pigeons. **(Histologische und histochemische Untersuchungen der Nebennierenrinde bei Tauben mit experimentellem Hypothyreoidismus.)** Acta anatom. [Basel] **52** (1963) Nr. 1/2. S. 150–162. – 11 Abb., 3 Tab., 28 Lit. Zus. in Franz., Dtsch.

Bei jungen Tauben wurde durch Methylthiouracil-Gaben eine Atrophie der Schilddrüse hervorgerufen und die Veränderungen der Nebennierenrinde (NNR) histologisch und histochemisch kontrolliert. Dabei konnte eine signifikante Atrophie der NNR sowohl durch histologische und histometrische Untersuchungen als auch durch Feststellung des Gewichts nachgewiesen werden, welche mit einer Hypertrophie des Markes und einer Zunahme der Gefäßbezirke vergesellschaftet war. Diese Veränderungen gingen mit einer deutlichen Abnahme der Sudanophilie, des Cholesterin-, Phosphatase (saure und alkalische)-, Ascorbinsäure-, Nucleinsäure-Gehaltes sowie des Gehaltes an Carbonylverbindungen und Zunahme an Amylase-resistenten Polysacchariden einher. Diese histologischen und histochemischen Befunde weisen auf eine Störung der NNR-Funktion mit Hemmung der Corticoidbildung hin. Die Atrophie ist wahrscheinlich nicht auf die direkte Wirkung des Thyreostaticums, sondern auf Störungen der hypothalamo-hypophysären Regulation zurückzuführen. Die erhöhte Ausscheidung von „G"- und/oder „M"-Faktoren des TSH durch die Hypophyse bei der Hypothyreose dürfte eine Erniedrigung der ACTH-Ausschüttung zur Folge haben, welche zur NNR-Atrophie führt. Bei der Taube wird nach diesen Befunden wahrscheinlich die zentrale atrophische Zone durch ACTH gesteuert. Die mögliche Beteiligung dieser Zone an der Sekretion von Mineralocorticosteroiden wird diskutiert. E. Grün. 910.

**4-64/03-0041** Stahl, Michael; Münster, Univ., Anatom. Inst. **Elektronenmikroskopische Untersuchungen über die vegetative Innervation der Bauchspeicheldrüse.** Z. mikroskop.-anatom. Forsch. **70** (1963) Nr. 1. S. 62–102. – 20 Abb., 93 Lit.

Elektronenmikroskopisch werden die Ausbildung der vorwiegend aus markscheidenfreien Fasern bestehenden vegetativen Endformationen des Pankreas der weißen Ratte sowie die Ultrastruktur der intramuralen Ganglienzellen untersucht und die gewonnenen Ergebnisse im Vergleich zur bisherigen Literatur eingehend diskutiert. Das Vorkommen der Nervenfasern in Form von perivasculären, periacinösen und periinsulären Geflechten wird bestätigt. Der Bau der Faserbündel entspricht völlig dem praeterminaler vegetativer Faserstrecken, wie sie erstmalig von Brettschneider (vgl. Z. Zellforsch. **51** [1960] S. 444.) beschrieben wurden. Die Innervation der exocrinen Drüsenkörper sowie auch der Arteriolen und Kapillaren erfolgt durch multiterminale Synapsen, deren Bau eingehend dargestellt wird. Der Reiz wird dabei auf eine umschriebene Stelle des Endstückes übertragen. In den Inseln läßt sich vorwiegend der monoterminale Typ der Synapse beobachten, wodurch der Reiz infolge der Vereinzelung der Axone mehr verteilt wird. Dadurch ist eine gezielte Innervation der einzelnen Inselzelle und somit eine getrennte Innervation der A-Zellen und B-Zelllen möglich. Die gewonnenen Befunde stellen nach Ansicht des Vf. die neuronale Gliederung des vegetativen Nervensystems erneut unter Beweis. G. Michel. 920.

**4-64/03-0042** Stach, W.; Rostock, Univ., Anatom. Inst. **Zur Innervation der Leydigschen Zwischenzellen im Hoden.** Z. mikroskop.-anatom. Forsch. **69** (1963) Nr. 4. S. 569–584. – 9 Abb., 28 Lit.

Als Untersuchungsmaterial dienten die Hoden erwachsener Hunde, Meerschweinchen und Ratten. Den größten Teil der Hodennerven findet man zum Teil tief in die Tunica albuginea eingesenkt zwischen Tunica albuginea und Tunica vasculosa. Sie sind plexusartig in mehreren Etagen angeordnet und senken sich unter Verfeinerung ihrer Formation zwischen das Hodengewebe ein. Diese plexusartigen, vegetativen Nervenformationen stehen mit ihren feineren Anteilen in ausgesprochen starker und enger Beziehung zu den Blutgefäßen. In dieser Schicht finden sich deshalb auch die innigen morphologischen Beziehungen zwischen Nervenfasern und Leydigzellen am häufigsten. Meistens ist es so, daß die feinen vegetativen Axone in gleicher Weise zu den

Kapillaren wie zu den Leydigzellen in engster Nachbarschaft verlaufen. Zum Teil sind einzelne Leydigzellen zwischen den Nerven an den Kapillaren eingeschlossen. Bruchteile von $\mu$ trennen die Nervenfasern nur noch von der Oberfläche der Leydigzellen. Trotz dieser engsten morphologischen Zuordnung gibt es keine plasmatische Verbindung zwischen den vegetativen Axonen und den Leydigzellen, d. h. die Axone verlaufen nicht im Plasma dieser Zellen. Es konnten auch keine Endigungen der vegetativen Axone gefunden werden, weder in noch an den Leydigzellen, auch nicht in deren nächster Nachbarschaft. R. Berg. 950.

**4-64/03-0043** Brünner, Hubertus; Freiburg/Br., Univ., Anatom. Inst. **Die Übergangsstellen der Purkinjeschen Fasern in die Arbeitsmuskulatur des Herzens. Untersuchungen an Schafherzen.** Acta anatom. [Basel] 52 (1963) Nr. 1/2. S. 102–116. – 8 Abb., 31 Lit. Zus. in Engl., Franz.
Die Untersuchungen wurden an Herzen von 1–2 Jahre alten Schafen durchgeführt. Die Fixation erfolgte in 10%igem Formalin, Einbettung in Paraffin. Es wurden sagittale und frontale Längsschnitte sowie Querschnitte angefertigt. Wie die Untersuchung von 212 Übergangsstellen Purkinjescher Fasern in Arbeitsmuskelfasern ergab, ist sowohl im Ausbreitungsgebiet des Reizleitungssystems als auch im End- und Übergangsbereich eine Mannigfaltigkeit des Fibrillenverlaufes vorhanden. Normalerweise ordnen sich die Fibrillen an den Übergangsstellen der Purkinjeschen Fasern in die Arbeitsmuskulatur des Herzens regelmäßiger, nahezu parallel. Gleichzeitig nimmt der Sarkoplasmagehalt der Fasern ab, so daß diese in einem fließenden Übergang immer mehr die Form von Arbeitsmuskelfasern annehmen. Dieser Übergangsmodus wurde an 147 Stellen wahrgenommen. Neben dieser häufigsten Form war ein anderer Verbindungsmodus festzustellen, bei dem es kurz vor dem Ende der Purkinjeschen Fasern noch zu einer sarkoplasmatischen Auftreibung kommt, von der aus die wandständigen Fibrillen konvergent in die Arbeitsmuskelfasern übergehen. Insgesamt wurden 23 derartige Übergangsstellen gezählt. An 42 Stellen konnte beobachtet werden, daß die Purkinjeschen Fasern den Kontakt mit der Arbeitsmuskulatur durch Aufspaltung herstellen. Eine Purkinjesche Faser kann in zwei und mehr Fasern (maximal 4) der Arbeitsmuskulatur des Herzens übergehen. R. Berg. 960.

**4-64/03-0044** Brünner, Hubertus; Freiburg/Br., Univ., Anatom. Inst. **Das Zahlenverhältnis der Herzmuskelfasern zu den Purkinjeschen Fasern im Moderatorband und M. papillaris anterior im rechten Ventrikel des Schafherzens.** Acta anatom. [Basel] 52 (1963) Nr. 1/2. S. 117–125. – 1 Abb., 2 Tab., 12 Lit. Zus. in Engl., Franz.
Die Untersuchungen wurden am Moderatorband und am M. papillaris anterior von Schafherzen durchgeführt. Bei der Durchmusterung quergeschnittener Herzmuskulatur fällt das geringe Vorkommen von Purkinjeschen Fasern auf. In dem nahe der Einstrahlungsstelle des Moderatorbandes in den M. papillaris anterior gelegenen Querschnitt wurden alle Fasern der Arbeitsmuskulatur ausgezählt. Es wurden 9975 Faserquerschnitte ermittelt. Da die Zahl der Reizleitungsfasern 21 betrug, war das Zahlenverhältnis Reizleitungsfasern: Arbeitsmuskelfasern mit 21:9975 gegeben. Es entfallen in diesem Moderatorband auf eine Reizleitungsfaser 474 Arbeitsmuskelfasern. Im M. papillaris anterior entfällt eine Purkinjesche Faser auf 5072 Fasern der Arbeitsmuskulatur. Es kann bestätigt werden, daß sich die Reizleitungsfasern im Moderatorband einerseits aufsplittern und untereinander wieder anastomosieren, andererseits aber keine Übergänge von spezifischen Fasern in Arbeitsmuskelfasern stattfinden. Was die Gesamtzahl von Reizleitungsfasern im Moderatorband betrifft, so sind hier stets individuelle Zahlenwerte zu erwarten. Es wird gezeigt, daß einer größeren Anzahl Arbeitsmuskelfasern keineswegs eine größere Anzahl spezifischer Fasern entspricht. Vom Mode-

ratorband tritt nahezu die Hälfte der Purkinjeschen Fasern in den Papillarmuskel ein und geht an seiner Basis in die Arbeitsmuskulatur über. Das Netzwerk der Herzmuskelfasern stellt weder ein morphologisches noch funktionelles Syncytium dar. R. Berg. 960.

**4-64/03-0045** Seifert, Klaus; Kiel, Univ., Pathol. Inst. **Elektronenmikroskopische Untersuchungen der Aorta des Kaninchens.** Z. Zellforsch. mikroskop. Anatom. **60** (1963) Nr. 2. S. 293–312. – 6 Abb., 75 Lit.
Es wurde die Brustaorta von 5 Kaninchen (4–10 Mon.) elektronenmikroskopisch untersucht. Das Endothel der Intima wird durch eine einfache Schicht flacher einkerniger Zellen gebildet, die stark miteinander verzahnt sind. Die rel. großen Zellkerne sind vielfach erheblich gelappt. Die subendotheliale Intimaschicht besteht aus einer Grundsubstanz, darin eingelagerten elastischen und kollagenen Fasern und ganz vereinzelten Zellen. Die elastischen Lamellen der Media bilden ein System von 12–18 ineinandergesteckten Röhren. Die Muskelzellen der Media bestimmen das Bild des Interlamellärraumes, d. h. des zwischen jeweils zwei benachbarten Lamellen gebildeten Spaltes, dessen größten Anteil sie einnehmen. Kennzeichen der Adventitia sind starke Kollagenfasergeflechte, deren einzelne Fibrillen erheblich dicker sind als die der Media. Die Feinstruktur der Kollagenfibrillen zeigt wie in Intima und Media die typische 640-Å-Querstreifung. R. Berg. 970.

**4-64/03-0046** Goller, H.; München, Univ., Tieranatom. Inst. **Segmentaler Feinbau des Hühnerrückenmarkes.** Zbl. Veterinärmed., R. A **10** (1963) Nr. 4. S. 350–364. – 6 Abb., 2 Tab., 16 Lit. Zus. in Engl., Franz., Span.
Das Untersuchungsmaterial bestand aus 24 Hühnern der Rassen Weißes Leghorn und Rebhuhnfarbige Italiener. Die Form der Segmentquerschnitte ist im 1. Halssegment oval, in den folgenden Segmenten bis zur Intumescentia cervicalis stärker abgerundet. In den folgenden Segmenten bis zur Intumescentia lumbosacralis runden sich die Querschnitte wieder etwas mehr ab. Im Bereich der Intumescentia lumbosacralis besitzen die Querschnitte ihre breiteste Form. Die Flächengröße der Querschnitte schwankt innerhalb der einzelnen Segmente sehr. Die prozentuale Verteilung von grauer und weißer Substanz ist an den einzelnen Segmentquerschnitten sehr unterschiedlich. Während der prozentuale Anteil der grauen Substanz an dem langen Hals- und Brustabschnitt durchschnittlich zwischen 12 und 14% beträgt, nimmt er im Bereich der Intumescentia cervicalis auf nahezu 25% und im Bereich des Sakralmarkes bis auf knapp 40% zu. Die absoluten Werte für die Fläche der grauen und weißen Substanz lassen noch wesentlich größere Schwankungen als die prozentualen Anteile am Gesamtquerschnitt erkennen. Die Form der grauen Substanz ist auch beim Huhn die eines Schmetterlings. Dias Zellbild wechselt in den einzelnen Rückenmarksabschnitten sehr. Das Ventralhorn beherbergt im wesentlichen die Zellen für die motorischen Funktionen. Im Dorsalhorn begegnet man verschiedenen Zelltypen. Es finden sich kleine, meist runde Zellen, die zwischen 10 und 20 $\mu$ groß sind und das Dorsalhorn ziemlich zahlreich und diffus besiedeln. Daneben sind größere, 30–50 $\mu$-Zellen anzutreffen, die zu dem Nucleus magnocellularis cornu dorsalis zusammengefaßt werden. Als besondere Bildungen, die bisher nur bei Reptilien und Vögeln gefunden wurden, sind noch die Hoffmannschen Kerne zu nennen. R. Berg. 1010.

**4-64/03-0047** Milochin, A. A.; Leningrad, UdSSR, Akad. der Wiss., Pawlow-Inst. für Physiol. **Morphologischer Nachweis der afferenten (sensiblen) Innervation der peripheren Neurone des vegetativen Nervensystems.** Z. mikroskop.-anatom. Forsch. **69** (1963) Nr. 4. S. 615–629. – 7 Abb., 19 Lit. Zus. in Russ., Engl., Franz.
Die Untersuchungen erfolgten in der Muskelschicht der Speiseröhre und des Drüsenmagens einiger Schwimmvögel (*Netta rufina*, *Anas platyrhynchos*). In ihr befinden sich außer großen Ganglien auch geringe Anhäufungen von

Nervenzellen (Mikroganglien) und sogar einzeln liegende Neuronen, die es ermöglichen, die Beziehungen zwischen den Nervenzellen und Rezeptorenapparaten genau festzustellen. In den Abbildungen wird ein direkter, entscheidender Nachweis der afferenten Innervation der peripherischen Neuronen dargestellt. Im Hinblick auf die engen Beziehungen zu den Nervenzellen ist zu bemerken, daß ein Teil der Endästchen der Rezeptoren in einiger Entfernung von den Nervenzellen in den das Ganglion umgebenden Geweben gelegen ist. Diese Terminalfasern endigen entweder an der äußeren Oberfläche der Kapsel des Neurons, oder sie können tiefer eindringen und zwischen Gliazellen, die unmittelbar die Nervenzelle umgeben, endigen. Einzelne Endästchen können dicht an den Körper und die Fortsätze der Nervenzelle herankommen und mit ihnen in Berührung treten. Die Beobachtungen zeigen, daß um die peripheren vegetativen Neuronen Rezeptorenapparate vorhanden sind, deren Endästchen mit diesen Neuronen in innigste Beziehung treten.

R. Berg. 1050.

**4-64/03-0048** Schmidt, W. J. und Ruska, H.; Gießen, Univ., Zool. Inst.; Düsseldorf, Med. Akad., Inst. für Biophysik und Elektronenmikroskopie. **Rindenzellen von Federn im Elektronenmikroskop.** Z. Zellforsch. mikroskop. Anatom. **60** (1963) Nr. 1. S. 80–88. – 8 Abb., 8 Lit.

Es werden Bau und Verbindung fertiger, d. h. verhornter und ausgetrockneter Rindenzellen von *Gallus domesticus* und *Pharomacrus auriceps pavoninus* elektronenmikroskopisch untersucht. Dabei findet spez. die Rinde von Federästen Berücksichtigung. Alle Rindenzellen sind nach der Länge des Ramus gestreckt. Ihre Tonofibrillen verlaufen nach dem größten Zelldurchmesser. Auf dem Querschnitt zeigen sich die Zellen parallel der äußeren und inneren Oberfläche der Rinde abgeflacht. Bei *Gallus* sind die Zellen blattartig abgeflacht, fast glatt konturiert, an den lateralen Kanten ineinander zugeschärft. Sie besitzen einen spaltführenden Intramoenialraum, in dem luftführende Granula wie gereiht liegen. Die polygonal umrissenen Zellquerschnitte unterscheiden sich auf den ersten Blick von den ersteren dadurch, daß die Melaningranula über das ganze Zellareal verstreut liegen. Bei den Hornzellen der Feder erfolgt die nachbarliche Verbindung entweder flächenhaft oder durch Verzahnung. Bei der Verzahnung greifen Tonofibrillenbündel benachbarter Zellen ineinader. Die Rindenzellen verbinden sich an den Abplattungsflächen durch Verklebung. Bei beiden Arten zeigen die Zellgrenzen eine eigenartige Differenzierung. Am Rande einer jeden Zelle findet sich eine dunkle Grenzlinie. Zwischen diesen Grenzlinien der Partner verbleibt ein spaltartiger heller Raum, der in seiner Mitte von einer scharf ausgeprägten, dunklen, leicht gekörnten Linie durchzogen wird. Sie wird als Mittellamelle bezeichnet. Diese geschilderte Zellgrenzstruktur gilt sowohl für den flächigen Kontakt als auch für die Verzahnung.

R. Berg. 1080.

**4-64/03-0049** Bedford, J. M.; London, Roy. Veterin. Coll. Morphological changes in rabbit spermatozoa during passage through the epididymis. **(Morphologische Veränderungen an Kaninchenspermatozoen während ihrer Passage durch den Nebenhoden.)** J. Reproduct. Fertility **5** (1963) Nr. 2. S. 169–177. – 5 Abb., 4 Tab., 20 Lit.

Bei 4 Kaninchenböcken wurde während des Reifungsprozesses der Spermien im Nebenhoden auf dem Wege vom Caput zur Cauda epididymidis eine signifikante Verkleinerung der Breiten- u. Längenmaße des Akrosomen gemessen. Die Untersuchungen zeigten, daß sich das cytoplasmatische Tröpfchen mit zunehmender Reife immer weiter zum Mittelstück hin verschiebt und die reifen Spermatozoen zur Cauda fast sämtlich zurückverlagerte Tröpfchen aufweisen. Gleichzeitig kommt es mit der Verlagerung des Tröpfchens zu proportionalen Verkleinerungen des Akrosoms. Dieser Befund ließ sich durch eine Reihe aufeinanderfolgender Ejakulationen nicht verändern. G. Becker. 1150.

**4-64/03-0050** Teplitz, R. und Ohno, S.; Duarte, Calif., City of Hope Med. Center. Postnatal induction of ovogenesis in the rabbit (Oryctolagus cuniculus). **(Postnatale Induktion der Oogenese beim Kaninchen [Oryctolagus cuniculus].)** Exp. Cell Res. **31** (1963) Nr. 1. S. 183–189.

Zur Untersuchung kamen die Ovarien von 31 weibl. Kanichen im Alter bis zu 20 Tagen und von 1 Jahr. Das rechte Ovar wurde jeweils histol. untersucht. (H. E.-Färbung), das linke fand als Quetschpräparat nach Giemsa-Färbung für die cytologische Untersuchung Verwendung. Ein Teil der Tiere wurde mit Colchicin behandelt, bei den anderen wurde das linke Ovar einer Trypsin-Verdauung unterworfen. Es zeigte sich, daß das Ovar beim Kaninchen zum Zeitpunkt der Geburt nur proliferierende Oogonien, aber keine Oocyten enthält. Die Differenzierung der Oogonien zu den Oocyten findet also – im Gegensatz zu allen anderen bisher untersuchten Tierarten – erst postnatal statt. Die stärkste meiotische Oocytenaktivität wurde zwischen dem 12. und 14. Tag beobachtet, und am 20. Tag hatten alle Oocyten das Diploten-Stadium vollendet, waren in das Dictyoten-Stadium eingetreten und bildeten Primordialfollikel. F. Döcke. 1150.

**4-64/03-0051** Kacnel'son, Z. S., Ledjaeva, E. M. und Aleksandrova, V. P.; Leningrad, Veterinärmed. Inst. Fetal'naja kora nadpočečnikov u sviñi. **(Die fetale Nebennierenrinde des Schweines.)** Doklady Akademii nauk SSSR, Moskva **151** **(31)** (1963) Nr. 1. S. 201–202. – 13 Lit.

Es wurden Nebennieren von Schweinefeten verschiedenen Alters untersucht und mit den Nebennieren von Ferkeln unterschiedlicher Altersstufen sowie von geschlechtsreifen Tieren verglichen. Fixierung: nach Helly, Bouin, mit 10%igem Formalin. Färbung: Hämatoxylin nach Harris, Nachfärbung mit Eosin oder Pikroindigocarmin; Azan; Hämatoxylin nach Heidenhain; Eisenhämatoxylin oder Kernechtrot mit Mallory-Gemisch; Azur-Eosin. Bei 15 cm langen Feten unterteilt sich die epitheliale Anlage der Nebenniere in die Anlage der definitiven Rinde und in die fetale Rinde. Bei der Entwicklung werden die Zellen der fetalen Rinde durch das einwachsende chromaffine Gewebe verdrängt. Die Zellen der fetalen Rinde sind größer als alle übrigen Nebennierenzellen und besonders gut bei Azanfärbung darzustellen. Sie weisen keine Mitosen auf. Dagegen sind Mitosen in der Anlage der definitiven Rinde und im chromaffinen Gewebe sehr häufig. Im Unterschied zum Menschen bildet sich die fetale Rinde bereits vor der Geburt zurück. Nach der Geburt findet man lediglich einzelne Zellen in der Randzone des Markes, die gegen Ende des ersten Lebensjahres völlig pyknotisch werden. Die gesamte fetale Rinde wird der Involution unterworfen. D. Lindner. 1150.

**4-64/03-0052** New, D. A. T. und Stein, K. F.; Cambridge, Strangeways Res. Lab. Cultivation of mouse embryos in vitro. **(Züchtung von Mäuseembryonen in vitro.)** Nature [London] **199** (1963) Nr. 4890. S. 297–299. – 4 Abb., 3 Lit.

Es wurden gute Resultate bei der Züchtung von Mäuseembryonen auf Kükenplasma-Klümpchen in einer Atmosphäre erzielt, die 5% $CO_2$ enthielt. Für einige Kulturen wurde auch der $O_2$-Gehalt erhöht (auf etwa 60%), was die Resultate verbesserte. Die Klümpchen wurden aus 1 Teil Embryoextrakt und 3 Teilen Kükenplasma hergestellt. Der Embryoextrakt wurde von 18 Tage alten Mäusen oder 13 Tage alten Kükenembryonen gewonnen; beide ergaben gleichgute Resultate. Die zu züchtenden Embryonen gehörten der C3H-Linie, Kreuzungen und anderen genetischen Linien an, die 8–9 Tage zuvor zur Paarung gelangten. Sie wurden von der Decidua und der Reichertschen Membran freipräpariert, jedoch nicht vom Dottersack oder dem ectoplacentalen Kegel. Das ganze Explantat bestand somit aus einer kleinen Sphäre Dottersack mit Embryo auf dem einen Pol sowie dem ektoplacentalen Kegel auf dem anderen Pol. Jedes Explantat wurde in einem Tropfen Embryoextrakt, verdünnt mit dem gleichen Vol. Tyrode-Lösung, die ein extra % Glukose enthielt, auf ein Klümpchen gebracht. Insgesamt wurden 126 Embryonen gezüchtet. Nach 24 Std. hatten die meisten Embryonen eine komplette Embryonenachse mit mehr als 8 Somitenpaaren, ein schlagendes Herz sowie einen funktionierenden Embryonal- und Dottersackkreislauf gebildet. Nach 48 Std. hatten viele Embryonen noch einen funktionierenden Blutkreislauf, und einige wenige hatten Extremitätenfortsätze und 20 oder mehr Paar Somiten entwickelt. R. Berg. 1150.

---

4-64/03-0053 *Akaevskij, Anatolij Ivanovič.* **Anatomija domašnich životnych.** (Anatomie der Haustiere.) Moskva: Sel'chozizdat. 1962. (581 S.) 4°. (1963 B 124)

## III. PHYSIOLOGIE, PHYSIOLOGISCHE CHEMIE

**4-64/03-0054** Bauereisen, Erich; Würzburg, Univ., Physiol. Inst. **Eine einfache Unterrichtsapparatur zur Aufnahme von Farbstoffverdünnungskurven.** Pflügers Arch. ges. Physiol. Menschen Tiere **277** (1963) Nr. 3. S. 357–360.
Vorliegende Arbeit berichtet über die Methodik und Arbeitsweise einer Apparatur zur Anwendung praktischer Physiologie. Diese Apparatur ermöglicht es, alle Indikatorverdünnungsverfahren, verwandt in der Kreislaufphysiologie, einfach und schnell zu handhaben. Besonderen Wert besitzt dieses Gerät zu Demonstrationszwecken, vor allem auch bei der Studentenausbildung (kleine Gruppen sind Bedingung). Mit Hilfe dieses Apparates ist es möglich, „alle auf dem Fick-Stewart-Hamilton Prinzip der Farbstoffverdünnung beruhenden Kreislaufmessungen (Gesamtplasmavolumen. Herzminutenvolumen, enddiastolisches und endsystolisches Ventrikelvolumen) durchzuführen.“ W. Richter/Kleinmachnow. 1220.

**4-64/03-0055** Jančařík, A. Analyzátory dýchacích plynů. **(Analysatoren für Exspirationsgase.)** Vědecké Práce ústředního výzkumného Ústavu Živočišné Výroby v Uhříněvsi **6** (1963) S. 141–157. — 2 Abb., 5 Lit. Zus. in Russ., Engl., Dtsch.
Das Schiemann'sche Gerät (DDR) für Analyse von Exspirationsgasen wurde einer Prüfung unterzogen. Vf. beschreibt das Gerät, seine Montage, Herstellung der Absorptionslösungen, Analyse der Exspirationsgase und ihre Ergebnisse. Das Sauerstoffadsorbens RCH-$O_2$ — Adsorbens der Firma Ruhrchemie/DBR —, das auf einem Chlorid des zweiwertigen Chlors beruht und im Schiemannschen Gerät für Analysen gebraucht wird, ist für uns schwer erreichbar. Aus diesem Grunde verwendete man statt dieses Mittels das Pyrogallol, doch befriedigten die damit erzielten Ergebnisse in bezug auf die Kammerrespirometrik nicht. Mit dem RCH-$O_2$-Adsorbens wurden ähnliche Resultate erzielt, wie sie von Schiemann angegeben werden. Es wird eine neue Modifikation des Gerätes beschrieben, die mit Pyrogallol arbeitet und Analysen von Exspirationsgasen bis zu einer Konzentration von 3 Volumen-% ermöglicht (gegenüber 1,5 Volumen-% der Schiemannschen Modifikation). Dabei bleibt die Genauigkeit der ursprünglichen Methode erhalten, und die Dauer einer Analyse wird nur um 16% verlängert. Das modifizierte Gerät kann für Analysen der exspirierten Luft sowie der aus den Respirationsmasken der landwirtschaftlichen Haustiere ausströmenden Luft Anwendung finden. ČSSR/ÚVTI. 1290.

**4-64/03-0056** Lierse, W.; Hamburg, Univ., Anatom. Inst. **Die alkalische Phosphatase in den Hirngefäßen der Maus (Mus muris) während der postnatalen Entwicklung.** Z. mikroskop.-anatom. Forsch. **70** (1963) Nr. 1. S. 48–61. — 8 Abb., 60 Lit.
An den Gehirnen von Mäusen des ersten, zehnten und zwanzigsten Tages nach der Geburt wurde das Vorkommen von saurer und alkalischer Phos-

phatase in den Gefäßen untersucht. Für die alkalische Phosphatase ergibt sich eine allmähliche Zunahme der positiv reagierenden Gefäße und des Parenchyms in Abhängigkeit vom Alter. Kurz nach der Geburt sind nur Gefäße der Medulla oblongata positiv, am zehnten Tag auch die des Mittel-, Zwischen- und Endhirns. Nur im Kleinhirn sind auch am zwanzigsten Tag nur wenige Gefäße mit der alkalischen Phosphatase ausgestattet. Die Intensität der alkalischen Phosphatase ist auf mittelstarke Arterien, Arteriolen und auf den arteriellen Abschnitt der Kapillaren stärker lokalisiert als im venösen Kapillarschenkel; in der Richtung des Blutstromes nimmt die Reaktionsstärke dabei ab, wobei sich die Reaktionsstärke umgekehrt wie die Resorptionstätigkeit in den Kapillarabschnitten verhält. Ähnliche Befunde wurden bereits an den Kapillaren der Haut und des Muskels erhoben. Eine saure Phosphatase war in den Gefäßen nicht nachweisbar. Die Untersuchungen zeigen, daß bei der postnatalen Entwicklung auch das Gefäßsystem in seiner Fermentausrüstung Veränderungen zeigt. E. Kolb. 1310.

**4-64/03-0057** Waldern, D. E., Johnson, V. L. und Blosser, T. H.; Pullman, Washington State Univ. Cardiac output in the bovine and its relationship to rumen and portal volatile fatty acid concentration. **(Herzminutenvolumen beim Rind und seine Beziehung zur Konzentration flüchtiger Fettsäuren im Pansen und Portalblut.)** J. Dairy Sci. **46** (1963) Nr. 4. S. 327 bis 332. – 4 Tab., 17 Lit.

Mit Hilfe von markiertem Serumalbumin ($^{131}J$) oder Evans-Blau (T-1824) wurde das Herzminutenvolumen an 4 jungen Rindern bestimmt. Es betrug im Mittel 42,6 l/Min. oder 129,6 ml/Min./kg. Der Betrag des Portalblutes ergab sich zu 40,2 ml/Min./kg. Gleichzeitig wurde im Blut und Pansensaft der Gehalt an flüchtigen Fettsäuren nach der Methode von Wiseman-Irvin ermittelt. Herzminutenvolumen und die Menge des durch die Portalvene geströmten Blutes stiegen 3 Std. nach der Fütterung an, erreichten nach 6 Std. ein Maximum und waren nach 9 Std. wieder fast auf den Anfangswert zurückgegangen. Gleiches Verhalten zeigte der Gehalt an flüchtigen Fettsäuren im Pansensaft und Portalblut. Demnach werden die flüchtigen Fettsäuren aus dem Pansen in der Periode verstärkter Durchblutung resorbiert. Die Ergebnisse unterstützen die Ansicht, nach der die Konzentration der flüchtigen Fettsäuren im Pansen das Herz- und Portalminutenvolumen beeinflußt. W. Goldbach. 1315.

**4-64/03-0058** Bernard, Cl., Monnereau-Soustre, H. und Gargouil, M.; Poitiers, Fac. des Sci. Évolution, chez le foetus de rat, des potentiels intracellulaires du myocarde ventriculaire. **(Entwicklung der intracellulären Potentiale des Kammermyocards beim Fetus der Ratte.)** J. Physiol. [Paris] **55** (1963) Nr. 2. S. 113–114. – 3 Abb., 8 Lit.

Vff. untersuchen, inwieweit die Entwicklung der Embryos auf die elektrische Funktion des Herzens des Fetus der Ratte Einfluß nimmt. Die Untersuchungen werden an Rattenembryonen im Alter von 16, 17, 18, 20 und 21 Tagen nach der Bedeckung durchgeführt. Die Muttertiere werden mit Aether anaesthesiert, Bauchhöhle und Uterus werden geöffnet, der Nabelstrang des Versuchsembryos bleibt erhalten. Der Thorax des Embryos wird weit geöffnet. Das Herz des Embryos wird in konstantem Rhythmus gereizt, bei gleichbleibender Temperatur von 23–24 °C für die Dauer von 15 Min. Anschließend wird die Nachgeburt entnommen und Uterus und Bauchwand wieder zugenäht. Muttertier und andere Feten überstehen diesen Eingriff gut. So wird die intracelluläre elektrische Aktivität von 50 Embryonen von 15–21 Tagen registriert. Embryonen des gleichen Alters zeigen gleiche Aufzeichnungen. Der Ablauf der Reaktion beim Embryo ist sehr von dem bei den Erwachsenen verschieden. Die Phase der Repolarisation ist beim Fetus langsamer. Vom 18. Tag des Embryos nach der Befruchtung beschleunigt sich diese Phase bis zur Geburt. In dieser Periode vom 18.–20. Tag nach der Bedeckung gewinnen auch die Beziehungen zwischen Hypophyse und Nebennieren Bedeutung. K. Preißler. 1315.

**4-64/03-0059** Wachtel, W., Lyhs, L. und Lehmann, E.; Berlin, Humboldt-Univ., Inst. für Veterin.-Physiol. **Blutdruckmessungen beim Schwein.** Arch. exp. Veterinärmed. **17** (1963) Nr. 2. S. 355–360. – 2 Tab., 11 Lit.
Nach einer eingehenden Literaturübersicht über den Kreislauf des Schweines im allgemeinen und den Blutdruck im besonderen werden die Druckregistrierungen mit Hilfe des Statham-Druckelementes beschrieben. Der Blutdruck wurde in der A. carotis, A. femoralis, in der Aorta, in der linken Herzkammer, in der V. jugularis, V. femoralis und auch in der A. pulmonalis bestimmt. Bei einigen Tieren wurde eine intracardiale Dauerkatheterisierung vorgenommen. Die Mittelwerte betrugen in der Aorta 140 mm Hg für den systolischen und 96 mm Hg für den diastolischen Blutdruck ($\pm$9,0/+ 9,0). Der Mittelwert der A. carotis war 139/96 mm Hg ($\pm$ 9,0/$\pm$ 9,0). Die A. femoralis hat während der Systole einen Druck von 143 mm Hg ($\pm$ 12,5) und in der Diastole 107 mm Hg ($\pm$ 11,0). Es wird von den Vff. besonders auf den relativ hohen Blutdruck des Schweines im Pulmonalgebiet hingewiesen.
W. Richter/Kleinmachnow. 1320.

**4-64/03-0060** Nitzsche, Albert; Zwönitz, VEB Meßgerätewerk Zwönitz. **EKG-Registrierverfahren. Die bei ihrer Anwendung, insbesondere bei der medizinischen Forschung gegebenen Grenzen.)** Medizintechnik **3** (1963) Nr. 4. S. 103–106. – 1 Tab., 4 Lit.
Für die normalen Routineuntersuchungen, besonders bei alleiniger Aufzeichnung von EKG, sind nach Ansicht des Vf. die Einkanal-Direktschreiber geeignet, obwohl bei ihnen die Amplitudenfrequenz relativ niedrig ist und auch das gesamte Schreibsystem ein großes Trägheitsmoment besitzt. Ein besseres, weil empfindlicheres Registriersystem stellt der sog. „Düsenschreiber" dar, der eine um 1000 Hz liegende Eigenfrequenz besitzt. Ein anderes Prinzip stellt der Lichtstrahl dar, durch welchen die Aufzeichnungen auf lichtempfindliches Papier erfolgen. Da hierbei kaum mechanische Vorgänge notwendig sind, sondern die Ablenkung des Elektronenstrahls über optische Systeme erfolgt, arbeiten diese Registriersysteme fast trägheitslos und mit Amplituden über mehrere 1000 Hz. Sie sind also besonders für Forschungszwecke geeignet, wenn auch eine Verzögerung der Auswertung durch die vorher notwendige Entwicklung des lichtempfindlichen Papiers gegeben ist. Eine Vereinfachung stellt hierbei die Vorschaltung eines Sichtgerätes dar. Zur gleichzeitigen Registrierung verschiedener Phänomene (EKG, Herzschall, Puls usw.) ist der Einsatz von Mehrkanalgeräten notwendig.
E. Werner. 1340.

**4-64/03-0061** Blozovski, D. und Blozovski, M.; Paris, Fac. des Sci. Électrocorticogramme du jeune animal sous hypothermie et sous hyperthermie. **(Elektrocorticogramm junger Tiere unter Hypothermie und unter Hyperthermie.)** J. Physiol. [Paris] **55** (1963) Nr. 2. S. 115–116. – 1 Abb.
Junge Kaninchen von 3–10 Tagen, Kaninchen von 1½ Mon., Küken von 1–3, 6–9 Tagen und Junghühner von 2 Mon. werden mit Flaxedil curarisiert und in Wassser eingetaucht. Eine Thermosonde mißt die Mundtemperatur. Das Elektrocorticogramm wird mit Hilfe von Silberkugeln auf der Dura mater abgenommen. Bei begrenzter Hypothermie (bis 25 °C) gibt es keinen großen Unterschied zwischen halbwüchsigen und zwischen ganz jungen Tieren. Tiefe Hypothermie, unter 15 °C, ist charakterisiert durch einzelne Entladungen (Maximum 50 $\mu$V). Hier ist bei den jungen Tieren die Grenze tiefer. Die Wiederherstellung der corticalen Rhythmen ist verlangsamt, wenn das Abkühlen langsam stattgefunden hat, während das junge Tier schnelleres Abkühlen und schnelleres Erwärmen mit den entsprechenden bioelektrischen

Phänomenen zeigt. Bei Hyperthermie (Grenze bei 42 °C) erhöhen sich Amplitude und Frequenz bei allen Tieren. Extreme Hyperthermie (45°–46 °C) läßt die Amplitude noch mehr steigen, aber die Frequenz sinken.
K. Preißler. 1340.

**4-64/03-0062** Langen, C. D. de. Lymph formation and lymph flow. **(Lymphbildung und Lymphfluß.)** Proc., Kon. nederl. Akad. Wetensch., Ser. C **66** (1963) Nr. 3. S. 249–257. — 1 Abb.
In zusammenfassender Übersicht werden neuere Erkenntnisse über die Lymphbildung und den Lymphfluß mitgeteilt. Von den Kräften, die an der Lymphbildung entscheidend beteiligt sind, werden der hydrostatische Druck und der osmotische Druck bezeichnet, die eine Abscheidung von Blutflüssigkeit und einiger wichtiger Substanzen aus dem Blutkreislauf ermöglichen. Der Lymphfluß wird durch kontraktile Elemente an den Lymphgefäßen, durch Flüssigkeitsbewegungen ins umliegende Gewebe sowie Kontraktionsbewegungen des Zwerchfells, der Lungen und des Magen-Darm-Kanals aufrechterhalten. H.-A. Ketz. 1360.

**4-64/03-0063** Vogel, Günther und Stoeckert, Ingrid (unter Mitarb. von Weis, Ute); Köln, Biol. Inst. Madaus. **Daten zu Lymphfluß und -druck im Ductus thoracicus der Ratte und der Zusammenfassung von Lymphe und Plasma.** Pflügers Arch. ges. Physiol. Menschen Tiere **277** (1963) Nr. 2. S. 236 bis 241. — 3 Tab., 11 Lit.
An narkotisierten Ratten wurden Untersuchungen zur Abhängigkeit des Lymphdruckes von hämodynamischen Faktoren und zur chemischen Zusammensetzung der Lymphe vorgenommen. Der Lymphfluß wurde im Ductus thoracicus gemessen. Wertvolle Angaben werden über die Beziehungen von Lymph- und Arterien-Blutdruck gemacht, und es konnte herausgestellt werden, daß der Lymphdruck weitgehend unabhängig ist vom arteriellen Blutdruck. Bei der chemischen Zusammensetzung von Lymphe und Plasma stellte sich heraus, daß die Konzentration der geprüften Elektrolyte $Na^+$, $K^+$ und $Ca^{++}$ in Plasma und Lymphe identisch ist. Dagegen ist die Eiweißkonzentration in der Lymphe niedriger als die des Plasmas, der Albumin-Globulin-Quotient der Lymphe größer, also zu den Albuminen hin verschoben. Weitere Vergleiche mit Milchsäure, Brenztraubensäure, Aldose und Phosphatase werden angestellt, sind jedoch nicht vergleichbar, da noch kein weiteres Material vorliegt. W. Richter/Kleinmachnow. 1360.

**4-64/03-0064** Patterson, D. S. P.; Weybridge, Surrey, Min. of Agric., Fisheries and Food. Nicotinamide adenine nucleotides in ovine liver. **(Niacinamid-Adenin-Nucleotide in der Schafleber.)** Nature [London] **199** (1963) Nr. 4891. S. 402–403. — 2 Tab., 11 Lit.
Bei der Entstehung der Ketose wird von verschiedenen Autoren eine Abnahme an $NADPH_2$ in der Leber angenommen, die die Fettsäuresynthese bremst und die Ketokörperbildung begünstigt. In vorliegenden Untersuchungen wurde der Gehalt der Leber von Mutterschafen sowie von hungernden Ratten an NAD, $NADH_2$, NADP und $NADPH_2$ untersucht. Die Leberbiopsieproben wurden 3–4 Wochen, 0–2 Wochen vor der Geburt und während der Laktation entnommen. Die Konzentration an NAD betrug bei Schafen (in $\gamma$/g Frischgewicht) 482 bzw. 361 vor der Geburt und bei 2 Tieren während der Laktation 252 bzw. 334; die entsprechenden Werte für $NADH_2$ betrugen 51, 51, 114 bzw. 92. Die Konzentration an NADP lag vor der Geburt bei 60 bzw, 44 $\gamma$/g Frischgewicht, bei 2 laktierenden Tieren bei 70 bzw. 49; die Werte für $NADPH_2$ betrugen entsprechend 183, 181, 294, 298. Die relative Verteilung der Verbindungen in der Schafleber entsprach etwa den Verhältnissen bei der Ratte. Die Konzentration des für die Fettsäuresynthese wichtigen $NADPH_2$ lag während der Trächtigkeit und Laktation so hoch, daß keine Prädisposition zur Entstehung der Ketose entstand. Weitere Untersuchungen

über die Aktivität der $NADPH_2$-bildenden Fermente bei normalen und unterernährten Mutterschafen (letztere an Ketose leidend) ergaben in der Aktivität der Glucose-6-phosphat-Dehydrogenase, der 6-Phosphogluconsäure-Dehydrogenase und der Isocitronensäure-Dehydrogenase keine wesentlichen Unterschiede. E. Kolb. 1366.

**4-64/03-0065** Jones, E. A. und Gutfreund, H.; Shinfield, near Reading, Berks., Nat. Inst. for Res. in Dairying. Oxidation of succinate and the control of the citric acid cycle in the mitochondria of guinea-pig liver, mammary gland and kidney. **(Die Oxydation von Succinat und die Regulierung des Citronensäurezyklus in Mitochondrien von Leber, Milchdrüse und Niere von Meerschweinchen.)** Biochem. J. **87** (1963) Nr. 3. S. 639–648. – 5 Abb., 6 Tab., 22 Lit.

Die Regulation der Geschwindigkeit der Oxydation von Succinat durch Mitochondrien von Leber, Milchdrüse und Niere wurde untersucht, unter Berücksichtigung der Kinetik der Sauerstoffaufnahme sowie der Umwandlung von Succinat in Fumarat, Malat und Oxalacetat. In Mitochondrien von Leber wird die Geschwindigkeit der Oxydation von Succinat durch die Geschwindigkeit der Phosphorylierung von ADP zu ATP determiniert. In Mitochondrien von Milchdrüse ist die Oxydation des Succinats durch die Geschwindigkeit der Entfernung von Oxalacetat steuerbar. Die Geschwindigkeit der Beseitigung von Oxalacetat durch Lebermitochondrien wurde durch gleichzeitige Oxydation von Succinat oder durch Zusatz von ADP bzw. von 2,4-Dinitrophenol nicht beeinflußt. Während der oxydativen Phosphorylierung von ADP hemmte ein Zusatz von Oxalacetat die Oxydation von Succinat nur zu einem Teil, während die Hemmung bei Zugabe von 2,4-Dinitrophenol infolge Unterbrechung der Energiezufuhr vollkommen war. In Mitochondrien von der Milchdrüse wird Oxalacetat langsamer als in denen von Leber umgesetzt; hierbei wird die Oxydation von Succinat durch Oxalacetat schneller gehemmt. Weitere Untersuchungen deuten darauf hin, daß die lokale Beseitigung des Oxalacetats aus dem Bereich des Fermentes, das die Succinatoxydation durchführt, energieabhängig ist. E. Kolb. 1366.

**4-64/03-0066** Moriwaki, Takeshi und Landau, Bernard R. Sources of the carbon atoms of liver glycogen formed by cortisol administration to rats in vivo. **(Quellen der Kohlenstoffatome von Leber-Glykogen, das durch Cortisolgaben bei Ratten in vivo gebildet wird.)** Endocrinology **72** (1963) Nr. 1. S. 134–145. 1366.

**4-64/03-0067** Axelrod, Julius; Bethesda, Md., Nat. Inst. of Mental Health. Enzymatic formation of adrenaline and other catechols from monophenols. **(Die enzymatische Bildung von Adrenalin und anderen Catecholaminen aus Monophenolen.)** Science [Washington] **140** (1963) Nr. 3566. S. 499–500. – 1 Abb., 1 Tab., 13 Lit.

Aus den Mikrosomen von Kaninchenleber konnte ein Enzym isoliert werden, welches aus Monophenolaminen, z. B. p- und m-Sympathol, Adrenalin und aus m- und p-Tyramin Dopamin bildet. Als Coferment konnte $NADP\text{-}H_2$ ermittelt werden. Das Enzym erwies sich bei näherer Untersuchung als unspezifisch und bildet aus solchen natürlichen wie künstlichen Phenolen, wie p- und m-Octopamin, p-Hydroxyephedrin, Phenol, Stilboestrol, N-acetyl-p-Aminophenol, Oestradiol und N-acetyl-Serotonin Catecholamine. Dies zeigt an, daß es sich wahrscheinlich nicht nur um ein Enzym, sondern vielmehr um ein Enzymsystem handelt, welches bei der Bildung von Catecholaminen im Stoffwechsel von großer Bedeutung ist. E. Grün. 1366.

**4-64/03-0068** Fomina, M. P.; Leningrad, Inst. für Exp. Med. der Akad. der Med. Wiss. der UdSSR. Aktivnost' geksokinazy kletočnych frakcij pečeni krolikov normal'nych i s alloksanovym diabetom. **(Die Aktivität der Hexo-**

**kinase in den Zellfraktionen der Leber normaler und alloxandiabetischer Kaninchen.)** Biochimija, Moskva 28 (1963) Nr. 2. S. 232–237. – 2 Abb., 3 Tab., 15 Lit. Zus. in Engl.
Es wurde die Verteilung der Hexokinase (HK)-Aktivität auf die verschiedenen Zellfraktionen der Leber (Mitochondrien, Hyaloplasma und Mikrosomen) normaler und alloxandiabetischer Kaninchen, insbesondere auch vor und nach Insulingabe, untersucht. 85–90% der Aktivität konnten im Hyaloplasma + Mikrosomen und nur 10–15% in den Mitochondrien der normalen Leber gefunden werden. Das Verhältnis von HK-Aktivität zu Proteingehalt ist in den Mitochondrien 1,5fach niedriger als im Hyaloplasma + Mikrosomen. Unter dem Einfluß des Alloxandiabetes kommt es zu einer stärkeren Hemmung der HK-Aktivität im Hyaloplasma, während in den Mitochondrien nur eine geringe Abnahme eintritt. 1½–2 Std. nach Insulingabe an alloxandiabetische Kaninchen erfolgt nur eine leichte Erhöhung der HK-Aktivität im Hyaloplasma, während die der Mitochondrien wieder normalisiert wird.
E. Grün. 1366.

**4-64/03-0069** Änggård, Erik und Bergström, Sune; Stockholm, Sweden, Karolinska Inst. Biological effects of an unsaturated trihydroxy acid ($PGF_{2a}$) from normal swine lung. Prostaglandin and related factors 13. **(Die biologischen Wirkungen einer ungesättigten Trihydroxysäure aus normaler Schweinelunge. Prostaglandin und Faktor 13.)** Acta physiol. scand. 58 (1963) Nr. 1. S. 1–12. – 6 Abb., 1 Tab., 13 Lit.
Aus der Schweinelunge konnte das „Prostaglandin" $PGF_{2a}$, welches eine 9α, 11α, 15-Trihydroxy-Prosta-5,13-dien-Säure darstellt, isoliert werden. Seine Wirkungen auf verschiedene isolierte Organe mit glatter Muskulatur sowie das Gefäßsystem von Katzen und Kaninchen wurde überprüft. Duodenum vom Kaninchen, Ileum des Meerschweinchens, Duodenum und Colon der Ratte, Caecum des Huhns sowie Uterus von Meerschweinchen und Ratte konnten zu geringen Kontraktionen angeregt werden. Das Duodenum von Kaninchen sowie der durch Oestrogenbehandlung sensibilisierte Rattenuterus waren die empfindlichsten Organe mit einer wirksamen Konzentration von 0,001 μg/ml. Die i. v. Injektion bei Kaninchen (15–30 μg/kg) bewirkte einen Abfall des Blutdrucks ohne Veränderungen des Drucks im rechten Ventrikel und der Herzaktion. Bei Katzen trat bei der gleichen Konzentration eine Zunahme des Drucks im rechten Ventrikel mit gleichzeitiger Abnahme des Blutdrucks im übrigen Kreislauf auf. 10–30 Sek. später folgte eine Bradycardie, welche durch Vagotomie und Atropin aufgehoben werden konnte. Daraus wurde geschlußfolgert, daß bei Katzen der Abfall des Blutdruckes zum Teil durch den verminderten Herzausstoß infolge der Verengung der Lungengefäße, zum Teil durch die Bradycardie und in geringerem Ausmaß durch eine direkte Wirkung der Substanz auf die glatte Muskulatur der Gefäße bewirkt wird. E. Grün. 1368.

**4-64/03-0070** Hadnagy, Cs.; Mures-Marosvásárhely, II. Med. Univ.-Klin. **Angaben zur Antikörperbildung der Milz.** Z. Immunitäts-Allergieforsch. **125** (1963) Nr. 2. S. 117–124.
Vf. untersucht die Frage, inwieweit die Milz eine Rolle bei der Antikörperbildung spielt. 30 Kaninchen, die teils mit einem das Milzgewebe stimulierenden antilienalen Serum, teils mit Normalserum vorbehandelt waren, wurden gegen Schaferythrocyten immunisiert. Es zeigten sich in der mit antilienalem Serum stimulierten Versuchstiergruppe höhere Agglutinin- und Hämolysintiter als bei den Kontrollen. Andererseits wurden bei 14 gegen Humanerythrocyten bzw. *S. typhi* immunisierten Hunden im Milzdepotblut keine höheren Antikörpertiter als im peripheren Blut nachgewiesen. G. Train. 1370.

**4-64/03-0071** Cuthbert, A. W.; London, School of Pharmacy. An acetylcholine-like substance and cholinesterase in the smooth muscle of the chick amnion. **(Eine acetylcholin-ähnliche Substanz sowie Cholinesterasen in der glatten Muskulatur des Hühneramnions.)** J. Physiol. [London] **166** (1963) Nr. 2. S. 284–295. – 16·Abb., 18 Lit.

Vf. konnte aus dem Amnion von Hühnerembryonen eine Substanz isolieren, welche in verschiedenen Tests nicht von Acetylcholin unterschieden werden konnte. Am isolierten Hühneramnion konnten spontane Kontraktionen beobachtet werden, deren Frequenz von der Temperatur abhängig ist. Eserin bewirkte ebenfalls Kontraktionen des isolierten Hühneramnions auch in $K_2SO_4$-Hank's Lösung, wobei ebenfalls Temperaturabhängigkeit bestand. Diese Beobachtungen deuten darauf hin, daß eine intracelluläre Anreicherung einer Acetylcholin-ähnlichen Substanz vorliegen muß, welche den Kontraktionsmechanismus anregt, ohne die Muskelzellmembran zu durchdringen. Mit Hilfe histochemischer Methoden konnte unter Verwendung von 3 Substraten (Acetylthiocholin, Butyrylthiocholin und α-Naphthylacetat) Cholinesterase im Amnion festgestellt werden, wobei mit allen Substraten eine gleichmäßig starke Färbung erzielt wurde. Dabei waren die „Kreuzungsfiguren" sowie die Verbindungsstränge der glatten Muskulatur am stärksten gefärbt. Daher wurde angenommen, daß diese Stellen die „pacemaker" darstellen, von welchen die Kontraktionen angeregt werden. E. Grün. 1372.

**4-64/03-0072** Manukjan, K. G., Smirnov, A. A. und Čirkovskaja, E. V.; Leningrad, Setschenow-Inst. für Evolut.-Physiol. der Akad. der Wiss. der UdSSR, Lab. für Biochem. der Nervensysteme. Obmen fosfora fosfolipidov mozga v ontogeneze. **(Der P-Stoffwechsel der Phospholipoide des Gehirns während der Ontogenese.)** Biochimija, Moskva 28 (1963) Nr. 2. S. 246–252. – 2 Abb., 2 Tab., 17 Lit. Zus. in Engl.

Die Geschwindigkeit des Einbaus von $^{32}P$ in die Phospholipoide der Großhirnrinde, des Kleinhirns, des verlängerten Markes und des Herzmuskels von Ratten von 5–60 Tagen Alter wurde untersucht. Die Phospholipoide konnten mit Hilfe der Papierchromatographie in acht Fraktionen getrennt werden, deren spezifische Aktivität ermittelt wurde. Die Geschwindigkeit des P-Einbaues in die meisten Phospholipoide – Diphosphoinositid, Sphingomyelin, Lecithin, Serinphosphatid, Aethanolaminphosphatid – der verschiedenen Hirnabschnitte ist bei jugendlichen Organismen wesentlich größer als bei erwachsenen Ratten. Diese Abnahme während des Wachstums ist im verlängerten Mark deutlicher ausgeprägt als in der Hirnrinde und im Kleinhirn. Demgegenüber ist die Umsatzrate des stoffwechselaktivsten Phospholipoids (Monophosphoinositid) bei erwachsenen Tieren in der Hirnrinde und im Kleinhirn gegenüber jungen gesteigert. Im Herzmuskel zeigte dieses Phosphatid im Verlaufe der Ontogenese keine Änderung, während sich die Umsatzrate der Polyglycerophosphatide (Cardiolipin) erhöhte, der anderen Phosphatide aber ebenfalls verminderte. Diese Veränderungen des Stoffwechsels der einzelnen Phospholipoide während der Ontogenese werden auf das Wachstum und die Differenzierung des Nervengewebes sowie die Bildung der Myelinscheiden zurückgeführt. Es wird angenommen, daß die Di- und Monophosphoinositide eine unterschiedliche Bedeutung im Gehirn haben und daher verschieden lokalisiert sind.
E. Grün. 1376.

**4-64/03-0073** Ambache, N., Reynolds, Margaret und Whiting, Judith M. C.; London, England, Roy. Coll. of Surgeons. Investigation of an active lipid in aqueous extracts of rabbit brain, and of some further hydroxy-acids. **(Die Untersuchung eines aktiven Lipoids in wässerigen Extrakten von Kaninchenhirn und einiger weiterer Hydroxysäuren.)** J. Physiol. [London] **166** (1963) Nr. 2. S. 251–283. – 13 Abb., 34 Lit.

Aus Kaninchen-Hirnhemisphären oder -Gesamthirn konnte durch Homogenisierung in Aqua dest. bei pH 7,7–8,2 eine Substanz isoliert werden, welche atropinisiertes Colon des Hamsters zur Kontraktion anregt. Durch

Lösung in Aceton und Aether konnte sie von anderen Hirnbestandteilen gereinigt werden. Auf Grund der Löslichkeit in Aether konnte gezeigt werden, daß es sich um eine Fettsäure handelt. Sie konnte mit Jodmonobromid, Phenylisocyanat und N, N'-di-p-totyl-Carbodiimid inaktiviert werden und scheint daher eine ungesättigte Oxyfettsäure zu sein. Eine weitere Reinigung konnte durch Chromatographie auf Kieselgel erzielt werden, wobei die Zerstörung durch Peroxyde verhindert werden konnte. Eine weitere Überprüfung ergab, daß seine Aktivität nicht auf die folgenden bekannten Säurebestandteile des Gehirns zurückzuführen ist: Sulfatide, α-Oxynervon- und N-acetyl-Neuraminsäure. Um Rückschlüsse auf die Wirksamkeit derartiger Substanzen ziehen zu können, wurden eine Reihe natürlicher und synthetischer ungesättigter Oxyfettsäuren und Lactone auf ihre anregenden bzw. hemmenden Eigenschaften untersucht. Da Ricinolsäure bei Veresterung zu Methylricinoleat ihre hohe Aktivität verliert und Ölsäure ebenfalls keine Aktivität besitzt, kann geschlossen werden, daß die kontraktile Wirksamkeit derartiger Stoffe durch das Vorhandensein von OH- und COOH-Gruppen bedingt ist.

E. Grün. 1376.

**4-64/03-0074** Gärtner, K.; Hannover, Tierärztl. Hochschule, Physiol. Inst. **Untersuchungen zur Regulierung der Ammoniakkonzentration im Pansen und über die Beeinflussung des Serumgehaltes an antidiuretischem Hormon nach plötzlichen Veränderungen der intraruminalen Ammoniakkonzentration.** Dtsch. tierärztl. Wschr. **70** (1963) Nr. 1. S. 16–20. – 4 Abb., 27 Lit. Zus. in Engl.

Die Resorption von Ammoniak aus dem Pansen und die Sekretion von Harnstoff in diesen wurden miteinander mittels Pansenschleimhäuten von Rindern in vitro verglichen. Die Ammoniakresorption wächst mit steigenden Ammoniakkonzentrationen im Pansen, während die Sekretion von Harnstoff-N von physiologischen Schwankungen der Harnstoffkonzentration unabhängig ist. Nach der Fütterung kommt es zu einem plötzlichen Anstieg und anschließend zu einem allmählichen Abfall des Ammoniakgehaltes in den Vormägen bis auf einen gleichbleibenden unteren Wert. Bei dieser unteren Konzentration (5–8 mg% $NH_3$) muß die Sekretion von Harnstoff-N den Verlust an Ammoniak ersetzen, wodurch der Panseninhalt (insbesondere die Mikroflora) vor einer vollständigen Ammoniumverarmung geschützt wird. Ein exogen bedingter, rascher Anstieg des Ammoniakgehaltes im Pansen von Ziegen führt zu einem spontanen Absinken des Serumgehaltes an antidiuretischem Hormon (ADH) und damit zu einer Wasserdiurese. Die Ursachen für die Verminderung des ADH-Gehaltes im Blut sind noch unbekannt; Änderungen der Serumosmolarität konnten ausgeschlossen werden.

E. Kolb. 1378.

**4-64/03-0075** Müller, Berndt; Leipzig, Karl-Marx-Univ., Veterinärmed. Fak., Inst. für Veterin.-Pharmakol. und Toxikol. **Die quantitative Normalwertbestimmung des Elementes Kalium in 11 Organen der Katze mit dem Flammenphotometer von Zeiss, Jena, Modell III nach zwei Extraktionsmethoden.** Diss. Leipzig **1961** 85 S. – 2 Abb., 3 Tab., 148 Lit.

Bei 90 Versuchskatzen wurde der Kaliumgehalt in 11 Organen flammenphotometrisch nach 2 verschiedenen Extraktionsverfahren ermittelt. Als Normalwerte wurde folgender Kaliumgehalt in den einzelnen Organen ermittelt (Angaben in mg%): Gehirn 344, Herz 308, Nierenrinde 243, Nierenmark 254, Milz 375, Leber 227, Lunge 221, Magen 263, Dünndarm 354, Dickdarm 293, Muskulatur 504 und Haut 141. H. Gürtler. 1378.

**4-64/03-0076** Negelein, Erwin, Schön, Rudolf und Menke, Karl-Heinz. **Über die Hemmung der $NADH_2$-Oxydation in Mitochondrien-Präparaten durch Fettsäuren.** Acta biol. med. german. [Berlin] **10** (1963) Nr. 5/6. S. 513–521.

1378.

**4-64/03-0077** Laws, B. M. und Moore, J. H.; Reading, Univ.; Shinfield, Reading, Berks., Nat. Inst. for Res. in Dairying. The lipase and esterase activities of the pancreas and small intestine of the chick. **(Die Lipase- und Esteraseaktivität des Pankreas und des Dünndarms vom Hühnchen.)** Biochem. J. **87** (1963) Nr. 3. S. 632–638. – 3 Abb., 6 Tab., 20 Lit.
Bei Hühnchen wurden im Alter von 1–30 Tagen Untersuchungen der Lipase- und der Esteraseaktivität im Pankreas und in 3 Dünndarmabschnitten durchgeführt. Während die Lipaseaktivität ziemlich konstant blieb, stieg die Esteraseaktivität vom 1.–10. Lebenstag an erheblich an, um dann gleichzubleiben. Die Lipaseaktivität lag im oberen Teil des Jejunums am höchsten, während das Maximum der Esterasewirksamkeit im Duodenum lag. Die Lipase stammte größtenteils aus dem Dünndarm. Der optimale pH-Wert der Pankreaslipase betrug mit Triolein 8,7, der der Darmesterase 8,3 (Substrat: Tween 20). Die Spaltung von Methylbutyrat und Triacetin durch Pankreas stieg bei der Sättigungskonzentration im Falle der Emulgierung der Substrate stark an. Die Spaltung durch Dünndarm war demgegenüber nur in echter Lösung der Substrate hoch, um bei Emulgierung des Substrates nur geringfügig anzusteigen. Die Untersuchungen der Spaltung von Triglyceriden ergab, daß die Lipase das Tributyrin am schnellsten spaltete, wobei mit zunehmender Kettenlänge der Fettsäuren die Spaltungsgeschwindigkeit abnahm. Dabei wurden Tristearin und Triolein durch Pankreaslipase schneller hydrolysiert als die entsprechenden Monoglyceride. Cholesterinester und Lecithin wurden nur durch Pankreasextrakte hydrolysiert.
E. Kolb. 1378.

**4-64/03-0078** Engelhardt, W. v.; Hannover, Tierärztl. Hochschule, Physiol. Inst. **Der Wasseraustausch an der Pansenwand.** Naturwissenschaften **50** (1963) Nr. 9. S. 357–358. – 1 Tab., 10 Lit.
Bei Ziegen wurde das Pansenflüssigkeitsvolumen, der Flüssigkeitsausfluß in den Psalter und der Nettozufluß in den Pansen bestimmt, gleichzeitig der Bruttowasserzufluß bzw. der Abfluß durch die Pansenwand gemessen. Berechnet auf 24 Std. werden bei 42–60 kg schweren Ziegen in jeder Richtung zwischen 7,2 und 71 Liter (⌀ 42) Wasser durch die Pansenwand ausgetauscht. Die erheblichen Schwankungen im Wasseraustausch innerhalb kurzer Zeitabstände deuten auf eine schnelle Regulierung der Vorgänge hin. Neben dem osmotischen Gefälle dürften auch Durchblutung und Blutdruck an der Regulierung des Wasseraustausches beteiligt sein. Der schnelle Wasseraustausch dürfte die Resorption und Sekretion durch die Pansenwand beeinflussen. Es wird vermutet, daß insbesondere der Harnstoff zusammen mit dem Gewebswasser in den Pansen gelangt. Bei einer Plasmaharnstoffkonzentration von 25 mg% ist bei Ziegen entsprechend dem Wasserzufluß mit einer täglichen Abgabe von 1,8–17,8 (⌀ 10,5) g Harnstoff/Tag in den Pansen zu rechnen. Nach i. v. Verabreichung von Antipyrin, das sich wie Harnstoff im Körper gleichmäßig verteilt, wurde eine Zuflußmenge von 0,4–2,1 (⌀ 1,5) Liter Wasser/Std. ermittelt, was bei einem Harnstoffspiegel von 25 mg% im Blut einer Harnstoffzufuhr in den Pansen von 2,4–12,6 (⌀ 9,2) g Harnstoff/Tag entspricht. Inwieweit die Regulierung der Harnstoffpassage durch die Pansenwand mit Änderungen im Wasserdurchtritt verknüpft ist, muß geprüft werden. Bei in vitro-Versuchen konnte ebenfalls ein erheblicher Wasseraustausch nachgewiesen werden. E. Kolb. 1380.

**4-64/03-0079** Röskenbleck, H. und Niesel, W.; Kiel, Univ., Physiol. Inst. **Gekoppelte Gegenstromsysteme als Modell der konzentrierenden Niere.** Pflügers Arch. ges. Physiol. Menschen Tiere **277** (1963) Nr. 3. S. 316–324. – 2 Abb., 14 Lit. Zus. in Engl.
An einem Modellversuch wird erläutert, daß es möglich ist, z. B $MgCl_2$-Lösung von 300 mosm auf über 1000 mosm zu konzentrieren, was jedoch nur er-

reicht werden kann durch Zugaben osmotischer Substanzen in ein Gegenstromsystem mit wasserpermeablen, aber stoffimpermeablen Wänden. Diese Hypothese wurde am Zusammenwirken von Harn- und Blutgegenstromsystem in der Niere untermauert. Es ist ebenfalls möglich durch Kopplung zweier Gegenstromsysteme und eines Austauschsystems, wobei bei dem 2. durch Wasserentzug ein Konzentriereffekt erzielt wird, der durch Multiplikation des Gegenstromsystems hohe osmotische Konzentrationen erreicht. Die Konzentrierung des Harns kommt durch osmotische Wasserverschiebung zustande, was bestätigt wurde durch die Untersuchungen: 1) von Flüssigkeitsverschiebungen zwischen den Gegenstromsystemen der Tubuli und der Vasa recta, 2) des zeitlichen Ablaufs des Konzentrationsanstieges von radioaktivem Na in der Niere u. 3) der Permeabilitätseigenschaften der Tubulusepithelien.
W. Richter/Kleinmachnow. 1400.

**4-64/03-0080** Woo, Tai Ha und Hong, Suk Ki; Seoul, Korea, Yonsei Univ., Coll. of Med. Renal and hepatic excretions of phenol red and bromsulphtalein in the dog. **(Die renale und hepatogene Ausscheidung von Phenolrot und Bromsulphthalein beim Hund.)** Amer. J. Physiol. **204** (1963) Nr. 5. S. 776–780. – 2 Abb., 2 Tab., 14 Lit.
Bei insgesamt 36 narkotisierten Hunden wird der Einfluß verschiedener Substanzen auf die renale und hepatogene Ausscheidung von Phenolrot und Bromsulphthalein untersucht. Acetat bewirkt eine Beschleunigung der renalen Ausscheidung beider Farbstoffe sowie eine Steigerung der Phenolrotausscheidung durch die Galle. 2,4-Dinitrophenol hemmt die renale Ausscheidung beider Farbstoffe, führt aber gleichzeitig zur Störung des Gallenflusses und der hepatogenen Bromsulphthaleinausscheidung. Diodrast, Dehydrocholinsäure und Na-Taurocholat hemmen die renale und hepatogene Ausscheidung beider Farbstoffe. Auf Grund der Versuchsergebnisse wird angenommen, daß der Ausscheidung der beiden Farbstoffe über Leber und Niere die gleichen Mechanismen zu Grunde liegen. H.-A. Ketz. 1400.

**4-64/03-0081** Cohen, Julius und Wittmann, Evelyn; Rochester, N. Y., Univ., School of Med. and Dentistry. Renal utilization and excretion of $\alpha$-ketoglutarate in dog: effect of alkalosis. **(Der renale Umsatz und die Ausscheidung von $\alpha$-Ketoglutarat beim Hund. Die Wirkung einer Alkalose.)** Amer. J. Physiol. **204** (1963) Nr. 5. S. 795–811. – 7 Abb., 7 Tab., 39 Lit.
Der renale Transport und der Abbau von $\alpha$-Ketoglutarat in den Nieren von narkotisierten Hunden wird mit Hilfe der Clearancemethoden untersucht. $\alpha$-Ketoglutarat wird in den proximalen Tubulusabschnitten schnell rückresorbiert und unter bestimmten Bedingungen sehr langsam tubulär sezerniert. Im Nierengewebe erfolgt außerdem ein Abbau von $\alpha$-Ketoglutarat. Im Verlaufe einer metabolischen oder respiratorischen Alkalosis wird sowohl der Abbau als auch die Ausscheidung von $\alpha$-Ketoglutarat gehemmt. H.-A. Ketz. 1400.

**4-64/03-0082** Vander, Arthur J.; Ann Arbor, Univ. of Michigan. Effects of zinc, cadmium, and mercury on renal transport systems. **(Die Wirkung von Zink, Cadmium und Quecksilber auf die renalen Transportsysteme.)** Amer. J. Physiol. **204** (1963) Nr. 5. S. 781–784. – 5 Tab., 17 Lit.
Mit Hilfe der Clearancemethoden wird die renale Ausscheidung von Glukose, Natrium und PAH unter dem Einfluß von Zink, Cadmium und Quecksilber bei narkotisierten Hunden untersucht. Cadmium und Zink hemmen die maximale tubuläre Sekretionsrate von PAH, während die maximale tubuläre Sekretionsrate für Glukose durch Zink und Quecksilber gehemmt wird. Die Cadmiumhemmung der PAH-Sekretion kann durch Vorbehandlung mit Dimercaptopropanol verhindert werden. H.-A. Ketz. 1400.

**4-64/03-0083** Kagawa, C. M. und Drill, V. A.; Chicago, Ill., Searle & Co. Influence of spironolactone in modifying the renal electrolyte effects of hydrochlorothiazide in laboratory animals. **(Der Einfluß von Spironolacton auf die Veränderung der Nierenelektrolytwirkungen von Hydrochlorthiazid bei Laboratoriumstieren.)** Arch. int. Pharmacodynam. Thérap. [Gand, Belgique] **136** (1962) Nr. 3/4. S. 283–290. — 2 Tab., 19 Lit.

Männliche Albinoratten, Kgw. 150–200 g, erhalten 24 Std. nach Adrenalektomie verschiedene Dosen Hydrochlorthiazid (oral) entweder allein oder in Kombination mit Spironolacton, mit oder ohne s.c. Applikation von Desoxycorticosteronacetat (DCA). Der 4-Std.-Harn wird gesammelt und flammenphotometrisch auf Na und K untersucht. Der log (Na × 10/K) bildet eine charakteristische Größe. Ein ähnlicher Versuch, ohne DCA, wird mit weiblichen Hunden, Kgw. 10–20 kg, unternommen. Nur bei zusätzlicher Verabreichung von DCA wird die durch Thiazid erhöhte Diurese dahingehend verändert, daß mehr Wasser und Na ausgeschieden wird, während der Kaliumverlust sinkt. Es kann angenommen werden, daß Spironolacton in Gegenwart von Thiazid in der Niere eine Gegenwirkung für Adrenalin und adrenalinähnliche Steroide hervorruft. R. Maune. 1400.

**4-64/03-0084** Salisbury, G. W. und Lodge, J. R.; Urbana, Univ. of Illinois. Respiratory quotients of bovine spermatozoa. **(Atmungsquotient der Rinderspermatozoen.)** J. Reproduct. Fertility **5** (1963) Nr. 2. S. 195 bis 202. — 1 Abb., 4 Tab., 9 Lit.

Der Sauerstoffbedarf von 16 verdünnten Spermaproben war in Gegenwart des veratmeten Kohlendioxyds höher, als wenn das anfallende Kohlendioxyd bei den gleichen Spermaproben durch Alkali absorbiert worden war. Demnach sind die mit der direkten Warburg-Methode zur Bestimmung des Respirationsquotienten über den Sauerstoffverbrauch erhaltenen Werte höher als tatsächlich zu erwarten. Nach Auswaschen des Samenplasmas aus 17 Bullenejakulaten konnte eine ähnlich hohe Beeinflussung des Sauerstoffverbrauches durch die Abwesenheit des Atmungskohlendioxyds nicht festgestellt werden. Immerhin war dieser Einfluß groß genug, um den Wert der direkten Warburg-Messung in Zweifel zu ziehen. G. Becker. 1445.

**4-64/03-0085** Hathaway, R. R. und Hartree, E. F.; Cambridge, Unit of Reproduct. Physiol. and Biochem., A.R.C. Observations of the mammalian acrosome: Experimental removal of acrosomes from ram and bull spermatozoa. **(Beobachtungen am Säugetierakrosom: Experimentelle Beseitigung der Akrosomen aus Schafbock- und Bullenspermatozoen.)** J. Reproduct. Fertility **5** (1963) Nr. 2. S. 225–232. — 12 Abb., 2 Tab., 30 Lit.

Die Extrahierung oder Loslösung der Akrosomen wird mit chemischen und mechanischen Methoden durchgeführt. Nach der Freiwaschung der Spermatozoen vom Samenplasma wurden die in Ringerlösung suspendierten Ejakulate bei 37 °C mit 0,0125–0,25-n-Natronlauge, 0,5-m-Natriumcarbonat oder Cetyltrimethylammoniumbromid (CTAB) incubiert. Mit Natronlauge gelang es, die Akrosomen weitgehend aufzulösen, jedoch waren an einigen Zellen stets noch Reste nachweisbar, insbesondere wenn die Incubation unterbrochen oder verkürzt worden war. Die Resultate der Natriumkarbonatbehandlung waren nicht kontrollierbar, weil sich die Spermatozoen danach gleichmäßig rot färbten (Giemsa). 1,5 mM CTAB führte zur Ablösung u. unlöslichen Ablagerung von Akrosomen. Am ertragreichsten erschien Schütteln der Proben mit Glasperlen, wenn auch einige Ablösungen von Köpfen vorkamen. Stickstoff-, Zucker- u. Hyaluronidasebestimmungen in den verbleibenden NaOH-Spermatozoenextrakten zeigten, daß sich von den Samenzellen strukturelle Elemente abgelöst hatten. Die Agardiffusionstechnik ergab, daß im Schafbocksperma 4 Antigene vorliegen, die denen im Samenplasma sehr ähnlich sind. Über den Sitz dieser Antigene wird vorerst noch keine Aussage gemacht. G. Becker. 1445.

**4-64/03-0086** Iype, P. T., Abraham, K. A. und Bhargava, P. M.; Hyderabad, India, Regional Res. Lab. Further evidence for a positiverole of acrosome in the uptake of labelled amino acids by bovine and avian spermatozoa. **(Weiterer Beweis für die positive Bedeutung des Akrosoms für die Aufnahme markierter Aminosäuren durch Rinder- und Vogelspermatozoen.)** J. Reproduct. Fertility **5** (1963) Nr. 2. S. 151–158. — 8 Abb., 1 Tab., 14 Lit.
Es wird gezeigt, daß Abkühlen in Wasser suspendierten Bullen- und Büffelspermas auf 0 °C für 24 Std. zum vollständigen Verlust der Akrosomen aller Spermatozoen führt, ohne daß andere morphologische Veränderungen nachweisbar wären. Sperma, das mit $^{14}C$-gekennzeichneten Aminosäuren markiert worden war, hatte diese Aminosäuren in die Zellproteine, vorwiegend wahrscheinlich in die Akrosomen eingebaut. Durch die beschriebene Temperaturbehandlung konnten die radioaktiven Aminosäuren wieder freigesetzt werden. Auch bei Behandlung mit Methanol konnten gekennzeichnete Aminosäuren wieder freigesetzt und die Akrosomen aufgelöst oder schwer verändert werden. Demnach sind Säugerspermatozoen in der Lage, markierte Aminosäuren spezifisch in das Akrosom einzubauen. Die Spermatozoen des Hahnes sind nicht in der Lage, radioaktive Aminosäuren einzubauen, was mit der anderen Struktur und Aufgabe des Akrosomes im Zusammenhang stehen dürfte. So enthalten die Akrosomen der Spermatozoen des Hahnes im Gegensatz zu den Säugerakrosomen keine Hyaluronidase, was auch zu färberischen Unterschieden führt. G. Becker. 1445.

**4-64/03-0087** Wilson, I. B. A new factor associated with the implantation of the mouse egg. **(Ein neuer Faktor, der mit der Implantation des Eies einer Maus verbunden ist.)** J. Reproduct. Fertility **5** (1963) Nr. 2. S. 281–282. 1445.

**4-64/03-0088** Amann, Rupert P.; University Park, Pennsylvania State Univ. Reproductive capacity of dairy bulls. IV. Spermatogenesis and testicular germ cell degeneration. **(Die Fortpflanzungsleistung von Bullen. 4. Mitt. Spermiogenese und Degeneration des germinativen Hodenepithels.)** Amer. J. Anatomy **110** (1962) Nr. 1. S. 69–78. — 4 Abb., 2 Tab., 18 Lit. 3. Mitt. vgl. 4-64/01-0485.
Die Untersuchungen erfolgten an 8 Hoden von 5–9jährigen und 9 Hoden von 3jährigen Bullen. Bei den älteren Bullen war die Zahl der Spermiogonien größer als bei den jüngeren. Die Spermiogenese, die in 8 Stadien eingeteilt wird, vollzog sich bei allen Altersklassen gleichmäßig. Die degenerativen Prozesse am germinativen Epithel waren bei den jüngeren Bullen wesentlich geringer als bei den älteren. Zellverluste konnten zu etwa gleichen Anteilen bei der Vermehrung der Spermiogonien, bei den in der Prophase befindlichen Spermiocyten I. Ordnung und während der Meiose beobachtet werden. Bei Spermiden waren keine nennenswerten Verluste festzustellen. W. Rommel. 1450.

**4-64/03-0089** Amann, R. P. und Almquist, J. O.; University Park, Pennsylvania State Univ. Reproductive capacity of dairy bulls. V. Detection of testicular deficiencies and requirements for experimentally evaluating testis function from semen characteristics. **(Das Fortpflanzungsvermögen von Bullen. 5. Mitt. Zusammenhänge zwischen vorliegender oder experimentell gelenkter Hodenfunktion und Samencharakteristica.)** J. Dairy Sci. **44** (1961) Nr. 12. S. 2283–2291. — 4. Mitt. vgl. vorst. Ref.
Von 8 zweieinhalbjährigen Holstein-Friesen-Bullen werden nach intensiver Vorbereitung wöchentlich zwei Ejakulate, jeweils 2 an drei Tagen, gewonnen. Die Tagesproduktion an Spermien (Gesamtspermienzahl) pro Ejakulat beträgt im Durchschnitt 1,58 Milliarden Spermien. Danach werden die Samenspender einseitig vasektomiert. Die Ejakulate des ersten Sprunges haben jeweils

eine höhere Spermienkonzentration und eine größere Gesamtspermienzahl gegenüber dem 2. Sprung. Nach einseitiger Vasektomie beträgt die Dichte des Spermas etwa 1,07 Milliarden/ml und die Gesamtspermienzahl schwankt um 4,99 Milliarden, wenn die Tiere zweimal wöchentlich abgesamt werden. Das entspricht den bei Bullen normalerweise zu erwartenden Ergebnissen. Bei höherer Beanspruchung, nämlich 8 Sprüngen pro Woche, sinken sowohl die Konzentration (0,63 Milliarden/ml) als auch die Gesamtspermienzahl (1,9 Milliarden/ml). Für den Nachweis von Funktionsanomalien der Hoden bzw. der Tagesspermaproduktion unter Anwendung von Belastungsversuchen sind vier Grundvoraussetzungen zu erfüllen. Die Absamungsfrequenz muß bei Einhaltung einer intensiven Sprungvorbereitung hoch und die Intervalle zwischen den Sprüngen müssen gleichbleibend kurz sein. Eine entsprechende experimentelle Vorbereitungszeit zur Stabilisierung der extragonadalen Spermareserven und der Resorptionsrate ist einzuhalten. K. Rothe. 1450.

**4-64/03-0090** Hamner, C. E. und Williams, William L.; Athens, Univ. of Georgia. Effect of the female reproductive tract on sperm metabolism in the rabbit and fowl. **(Einwirkungen des weiblichen Genitalapparates auf den Stoffwechsel des Spermas bei Kaninchen und Geflügel.)** J. Reproduct. Fertility **5** (1963) Nr. 2. S. 143–150. – 6 Tab., 18 Lit.

Die Feststellung, daß die Befruchtungsfähigkeit von Sperma erst während des Aufenthaltes im weiblichen Genitaltrakt erlangt wird, ist bisher noch weitgehend ungeklärt. Es wurden daher mit Sperma von Kaninchenböcken und Hähnen biochemische Untersuchungen angestellt, die einen vierfachen (Kaninchen) bzw. zweifachen (Hahn) $O_2$-Verbrauch der Spermatozoen im Genitaltrakt gegenüber frisch ejakulierten Spermien erkennen ließen. Während die nachweislich atmenden Spermatozoen 18% Befruchtungserfolge hatten, führte die Testung von Eiern mit nicht vorbehandeltem, frisch ejakuliertem Sperma in keinem Fall zur Befruchtung. Unter lichtgeschützten Bedingungen bewirkte die Eileiterflüssigkeit eine 5fache Erhöhung des $O_2$-Bedarfes. Der ansteigende $O_2$-Bedarf scheint ein Teil des Vorganges zu sein, der zur Befruchtungsfähigkeit der Spermatozoen führt. G. Becker. 1450.

**4-64/03-0091** Wilson, E. D., Runner, M. N. und Zarrow, M. X. Effect of hypothyroidism, diet and litter size on superovulation in the mouse and rat. **(Wirkung des Hypothyroidismus, der Ernährung und der Größe des Wurfs auf die Superovulation bei der Maus und bei der Ratte.)** J. Reproduct. Fertility 5 (1963) Nr. 2. S. 233–238. 1450.

**4-64/03-0092** Nixon, D. A., Britton, H. G. und Alexander, D. Pauline; London, St. Mary's Hospital Med. School. Perfusion of the viable sheep foetus. **(Die künstliche Durchströmung von lebensfähigen Schaf-Feten.)** Nature [London] **199** (1963) Nr. 4889. S. 183–185. – 1 Abb., 10 Lit.

Es wird eine Technik zur künstlichen Durchströmung von lebensfähigen Schaf-Feten beschrieben. Die Versuche werden bei insgesamt 3 Mutterschafen am 140. Trächtigkeitstag nach Lumbalanästhesie durchgeführt. Mit der Methode der künstlichen Durchströmung gelingt es, die Schaf-Feten 24 Std. am Leben zu erhalten und dabei eingehende Stoffwechseluntersuchungen durchzuführen. So werden Daten über Blutfluß, Herzfrequenz, Blutdruck, Hämatokrit, $O_2$-Partialdruck und $CO_2$-Partialdruck, über die Milchsäure-, Aminostickstoff-, Harnstoff-, Fructose- und Glukosekonzentration im Blut von Schaf-Feten angegeben. H.-A. Ketz. 1460.

**4-64/03-0093** Hencken, H., Freese, H. H. und Lenkeit, W.; Göttingen, Univ., Inst. für Tierphysiol. und Tierernähr. **Untersuchungen über den Umsatz wachsender Schweine ab Geburt. 1. Mitt. Untersuchungen über den Stickstoffumsatz bei Muttermilch und Muttermilchersatz (bis zum 56. Lebenstag).**

Z. Tierphysiol., Tierernähr. Futtermittelkunde 18 (1963) Nr. 2. S. 69–81. – 11 Tab. Zus. in Engl.
Auch bei maximal möglicher Volumenaufnahme von 1000–1300 g Muttermilch erreichen Ferkel die jeweilige maximal mögliche Ansatzfähigkeit an Eiweiß selten, im Gegensatz zur Ernährung mit Muttermilchersatz mit einem engeren Eiweiß-Energieverhältnis und geringeren Fettmengen. In Stoffwechselversuchen wurde die N-Retention, die Verdaulichkeit des Fettes und die umsetzbare Energie bei Saugferkeln und bei mit 10, 21 und 28 Tagen abgesetzten Ferkeln bestimmt. Der N-Ansatz der Saugferkel lag bis zum 28. Lebenstag rund 12% unter der mit Milchersatzfuttermitteln erreichbaren N-Retention. Die N-Aufnahme bei Muttermilchernährung (und völliger Sättigung) beträgt nur rund 60–70% der für einen maximalen N-Ansatz erforderlichen Menge. Unter natürlichen Verhältnissen liegt die Fettaufnahme mit der Muttermilch bis zum 21. Tag zwischen 66 und 88 g täglich. Nach Untersuchungen mit Ersatzmitteln wird eine Fettmenge von 10–15 g täglich als ausreichend betrachtet. Der Stickstoffbedarf für maximalen Ansatz bis zum 56. Lebenstag wird tabellarisch dargestellt. E. Kolb. 1470.

**4-64/03-0094** Matsumoto, Hideto, Saigusa, Yaeko und Akaike, Hirotugu. Analytical studies on fluctuations found in time series of daily milk yield. III. Relationship between the fluctuations of environmental meteorological factors and daily milk yield. **(Analytische Studien über die Fluktuation der täglichen Milchleistung bei Zeitserien-Versuchen. 3. Mitt. Die Beziehung zwischen der Fluktuation der meteorologischen Faktoren der Umwelt und der täglichen Milchleistung.)** Nat. Inst. Animal Health Quart. [Tokyo] 3 (1963) Nr. 2. S. 83–92. – 4 Abb., 9 Lit. Orig.: engl. 2. Mitt. vgl. LZ. Abt. IV 8 (1963) Nr. 8. S. 1716.
Unter natürlichen Verhältnissen findet man eine deutliche Fluktuation der täglichen Milchleistungen, die mit Veränderungen der meteorologischen Faktoren im Zusammenhang steht. In Untersuchungen an 2 unter gleichen Verhältnissen gehaltenen Milchkühen wurde über einen Zeitraum von 120 Tagen (hauptsächlich während der Winterperiode) die Beziehung zwischen der Milchleistungskurve und 5 meteorologischen Faktoren untersucht. Dabei wurde festgestellt, daß der Zusammenhang der Fluktuationen zwischen den beiden Milchleistungskurven in den Perioden von 6,7∼7,1, 3,8∼3,9, 2,7∼2,8 und 2,3 Tagen hoch war, woraus geschlossen wird, daß diese Fluktuationen in beiden Kurven durch äußere Faktoren induziert wurden. Die Beziehungen zwischen den Zeitserien der meteorologischen Faktoren und den täglichen Milchleistungskurven waren in den folgenden Frequenzen hoch: Luftdruck in Perioden von 6,3 ∼ 6 7, 5 ∼ 5,2, 3,8 ∼ 3,9, 2,9 und 2,6 Tagen; Zahl der Stunden mit Sonnenschein in Perioden von 13,3, 5,2 ∼ 5,5, 2,9 und 2,3 Tagen; relative Luftfeuchtigkeit in Perioden von 8,6 und 2,3 Tagen; minimale Lufttemperation in Perioden von 8,6 ∼ 9,2, 6,7 ∼ 7,1, 4,3 ∼ 4,6, 2,9 ∼ 3, 2,7 und 2,3 ∼ 2,4 Tagen; maximale Lufttemperatur in Perioden von 13,3, 6,7 ∼ 7,1, 5,0 ∼ 5,2 und 2,3 Tagen. Aus den Analysen kann geschlossen werden, daß die Fluktuation der täglichen Milchleistung in den Perioden von 6,7 ∼ 7,1, 3,9 und 2,9 Tagen eine signifikante Beziehung zu den korrespondierenden Fluktuationen des Luftdruckes und der minimalen Lufttemperatur hat. Entsprechend zeigte die Fluktuationskomponente der täglichen Milchleistungskurve mit einer Periode von etwa 2,3 Tagen eine signifikante Beziehung zu den korrespondierenden Fluktuationskomponenten der Zahl der Stunden mit Sonnenschein, der relativen Feuchtigkeit und der minimalen und maximalen Lufttemperatur. E. Kolb. 1470.

**4-64/03-0095** Welch, V. A., Noble, R. C., Wright, E. W., Bishop, C. und Glascock, R. F.; Reading, Univ., Nat. Inst. for Res. in Dairying. The transport in the blood of dietary lipid and its incorporation into milk fat in the

cow. **(Der Transport von Nahrungsfett im Blut und dessen Einbau in Milchfett bei der Kuh.)** Biochem. J. 87 (1963) Nr. 3. S. 32 P. – 4 Lit.
Nach Verabreichung von markierter Stearinsäure an Milchkühe enthält das Plasma eine Lipoidkomponente von hoher spezifischer Aktivität, die in relativ geringer Menge vorkommt und die selektiv von der Milchdrüse aufgenommen wird. In vorliegenden Untersuchungen wurde eine Lipoproteinfraktion, als $\beta$-Lipoprotein bezeichnet, aus dem Serum durch Zugabe von Dextransulfat gefällt und untersucht. Die spezifische Aktivität der gemischten $\beta$-Lipoproteine erreicht früher ein Maximum als die der Milchdrüse und ist von vergleichbarer Größe. Bei der Fraktionierung der Lipoide der $\beta$-Lipoproteine wurde eine Triglyceridfraktion erhalten, deren spezifische Aktivität im Maximum um etwa 2,5fach höher lag als die der Milchlipoide. Aus den Untersuchungen geht hervor, daß vom Wiederkäuer resorbiertes Fett in einer Form im Blut vorkommt, die sie für die Milchdrüse besonders aufnahmefähig macht und die eine Verbindung von Triglyceriden mit $\beta$-Lipoproteinen darstellt. E. Kolb. 1470.

**4-64/03-0096** Boulangé, Michel und Vert, Paul; Nancy, Fac. de Méd., Lab. de Physiol. Fluctuation saisonnière des thocyanates dans le lait de vache. **(Jahreszeitliche Schwankung der Thiocyanate in der Milch der Kuh.)** J. Physiol. [Paris] **55** (1963) Nr. 2. S. 204. – 6 Lit.
Die Gegenwart von Thiocyanaten in gewissen Pflanzen der Gattung *Brassica* (Kohlgewächse) und das Auftreten von Kröpfen bei Säugetieren stehen oft im Zusammenhang. Clements hat schon das Auftreten von jahreszeitlichen Kropf-Epidemien bei Säuglingen, die mit Milch von Kühen ernährt worden waren, die kropferzeugende Pflanzen gefressen hatten, aufgezeigt. Auch den Vff. war schon eine verschiedene Konzentration von Thiocyanaten im Serum bei mit Muttermilch und mit Kuhmilch ernährten Säuglingen aufgefallen. Sie stellten dann auch in der Milch von 9 friesischen Kühen ein Sommer-Maximum und ein Winter-Minimum an Thiocyanaten fest. Dieses Ergebnis wurde mit dem Eisenreagens nach Schreiber in der Abänderung von Grandall und Anderson erarbeitet. Mit dieser Methode und mit einer zweiten nach Han und Boulangé, die auf einer Verfärbung in Gegenwart des Reagens Pyridin-Pyrazolon beruht, wurden in 5 aufeinanderfolgenden Jahren monatlich Mischmilchproben von Tausenden von Kühen des Gebietes von Carentan untersucht. 6–11 mg Thiocyanat, ausgedrückt in NaSCN wurden im Durchschnitt pro Liter Milch gefunden. Die Schwankungen des Gehaltes entsprachen dem Vorversuch, August und Herbstanfang weisen die höchste, Januar bis März die geringste Konzentration auf, was auf das unterschiedliche Angebot von kropferzeugenden Pflanzen (*Brassica*-Arten) im Futter zurückzuführen ist. K. Preißler. 1470.

**4-64/03-0097** Quilliam, T. A. und Armstrong, J.; London, Univ., Coll., Anatom. Inst. **Mechanoreceptoren.** Endeavour **22** (1963) Nr. 86. S. 55–60. – 19 Abb., 12 Lit.
In vorliegender Arbeit wird über die Bedeutung der Receptoren gesprochen, die in der Haut höherer Tiere liegen und verschiedentlich auf gewisse Druckstufen oder Vibrationen reagieren. Bei den Säugern wurden sie unter dem Namen Pacinische Körperchen, bei den Vögeln als Herbstsche Receptoren bekannt. Beide Arten reagieren auf mechanische Einwirkungen, wie Vibration, am empfindlichsten. Die Receptoren haben die Aufgabe des Übermittlers und formen die Einwirkungen von außen in einen Nervenimpuls um. Man zieht zwei Möglichkeiten in Erwägung – daß die Nervenenden gegen jeden Reiz außer den spezifisch zu perzipierenden geschirmt sind oder umgekehrt –. Die verschiedenen Formen der Mechanoreceptoren bei Säugern, Vögeln und Maulwurf werden besprochen und ihre spezifischen Bestimmungen behandelt.
W. Richter/Kleinmachnow. 1490.

**4-64/03-0098** Schanker, Lewis S. und Solomon, Harvey M.; Bethesda, Md., Nat. Inst. of Health, Nat. Heart Inst. Active transport of quaternary ammonium compounds into bile. **(Der aktive Transport von quaternären Ammoniumverbindungen in die Galle.)** Amer. J. Physiol. **204** (1963) Nr. 5. S. 829–832. – 1 Abb., 5 Tab., 14 Lit.
Bei narkotisierten Ratten wurde nach Ligatur der Harnleiter die quaternäre Ammoniumverbindung Procainamid-Ethobromid-Hydrobromid (PAEB) (5 mg/kg) i. v. verabreicht und die Ausscheidung in der Galle kontrolliert, die sowohl in freier als auch in konjugierter Form schnell und in hoher Konzentration erfolgte. Während einer Std. nach der Injektion war die Konzentration in der Galle 80mal höher als im Plasma. Eine Erhöhung der Dosis hatte keine Steigerung der Ausscheidung zur Folge. Durch verschiedene quaternäre Ammoniumverbindungen (Carbidium-Aethan-Sulfonat, Benzomethamin, Oxyphenonium, Cetiprin, Aprobit, Glycopyrrolat und Darstin) trat eine Hemmung der PAEB-Auscheidung um 10–30% ein, während andere (Tetraaethylammonium, Hexamethonium, Decamethonium, tertiäre Amine wie Procainamid) ohne Einfluß waren. Dies zeigt an, daß eine Konkurrenz um die Transportmechanismen und ein gewisser Grad von Spezifität der Transportvorgänge besteht. Bromsulphthalein (BSP) und Na-Glykocholat hemmen die PAEB-Exkretion nicht. Die Leber bewirkt also einen aktiven sekretorischen Transport von quaternären Ammoniumverbindungen aus dem Blut in die Galle. Diesem Prozeß scheint aber ein anderer Mechanismus als der aktiven Ausscheidung organischer Verbindungen zugrunde zu liegen, da er durch solche Verbindungen (BSP) nicht gehemmt wird.
E. Grün. 1505.

**4-64/03-0099** Sutton, J. D., McGilliard, A. D. und Jacobson, N. L.; Ames, Iowa State Univ. Functional development of rumen mucosa. I. Absorptive ability. **(Die funktionelle Entwicklung der Pansenschleimhaut. 1. Mitt. Resorptive Eigenschaften.)** J. Dairy Sci. **46** (1963) Nr. 5. S. 426–436. – 5 Abb., 7 Tab., 37 Lit.
Die resorptiven Eigenschaften der Pansenschleimhaut bei unterschiedlichen Ernährungsverhältnissen und bei verschiedenen Bedingungen wurden untersucht. Dabei erhielten 2 Kälber eine gemischte Kost aus Milch, Luzerneheu und Starter (MHG), 2 eine reine Milchernährung. Die Resorptionskapazität für Essigsäure wurde an Hand einer Lösung von pH 6.6, die in den entleerten Pansen durch eine Fistel eingeführt wurde, geprüft. Es zeigte sich, daß die Resorptionskapazität für Essigsäure bei Aufnahme von Rauhfutter wesentlich höher ist als bei reiner Milchaufnahme. Die durchschnittlichen maximalen Resorptionsgrößen (in mg Säure/100 ml Lösung/Std.) im Alter von 1, 4, 8 und 13 Wochen betrugen für Kälber bei MHG-Kost 30, 163, 179 bew. 402; demgegenüber für Milchkälber 21, 26, 22 bzw. 22. Bei Wechsel der Fütterungeines Jungtieres im Alter von 19 Wochen auf MHG-Kost betrugen die Resorptionsgrößen im Alter von 16, 21, 23, 27 und 36 Wochen 21, 48, 142, 191 und 248; demgegenüber stieg die Resorptionskapazität bei einem Kontrolltier bei reiner Milchfütterung bis zum Alter von 34 Wochen nicht an. Bei MHG-Kost hatte die Verabreichung von Salzlösung vor der Gabe der Säure eine Abnahme der Resorptionskapazität zur Folge; bei Veränderung des pH-Wertes wurde festgestellt, daß die Resorption bei einem pH-Wert von 5–5,5 größer war als bei pH 7,5–8. Aus den Untersuchungen geht die enge Beziehung der Resorptionskapazität und des Stoffwechsels der Mucosa zu den biochemischen Umsetzungen in den Vormägen eindeutig hervor. E. Kolb. 1510.

**4-64/03-0100** Schoenaers, F. und Kaeckenbeeck, A.; Cureghem, Bruxelles, École de Méd. Vétérin. Contribution à l'étude de la phase initiale de la résorption intestinale des anticorps chez le veau nouveau-né. **(Beitrag zu einer Studie über Anfangsphase der Resorption von Antikörpern durch den**

**Darm beim neugeborenen Kalb.)** Ann. Méd. vétérin. **107** (1963) Nr. 2. S. 81–85. – 1 Abb., 1 Tab.

Untersuchungen haben ergeben, daß nach einmaligen Gaben von 300 ml konserviertem Kolostrum bei neugeborenen Kälbern innerhalb der ersten 12 Lebensstunden die Antikörper nach 1 Std. im Blut erscheinen und nach 6. Std. ihre volle Höhe erreicht haben. M. Dietrich. 1510.

**4-64/03-0101** Decker, P.; Hannover, Tierärztl. Hochschule, Physiol. Inst. **Zur Bestimmung der flüchtigen Fettsäuren im Panseninhalt.** Dtsch. tierärztl. Wschr. **69** (1962) Nr. 18. S. 509–513. – 4 Abb., 1 Tab., 15 Lit.

Für ernährungsphysiologische Untersuchungen in den Vormägen ist die schnelle Bestimmung der flüchtigen Fettsäuren von großer Bedeutung. In vorliegender Arbeit wird die gaschromatographische Analyse von flüchtigen Fettsäuren der Vormägen beschrieben. Zur Verfügung stand ein Fraktometer Typ 116 E der Firma Perkin-Elmer (Bodenseewerk), das mit Thermostat, Flammenionisationsdetektor und Philips-Kompensationsschreiber ausgerüstet ist. Als Säule wurde ein 2 m langes und 6,35 mm starkes Gefäß verwendet, das als stationäre Phase 20% eines Gemisches von Diaethylhexylsebacinat und freier Sebacinsäure auf Kieselgur der Marke Celite 545 enthält. Der Zusatz der freien, nicht flüchtigen Sebacinsäure dient dazu, eine Absorption der flüchtigen Fettsäuren an basischen Stellen der Trägeroberfläche zu unterbinden. Zur Unterdrückung von Störeffekten wird ein Zusatz von 5–10% Ameisensäure zum Pansensaft empfohlen, der die Freisetzung der Fettsäuren aus ihren Salzen bewirkt und die Ausbildung schmalerer und höherer Maxima gewährleistet. Die Zurückhaltung eines Teiles der Fettsäuren in der Säule und deren Erscheinen im nächsten Chromatogramm wird dadurch verhindert. Für die Bestimmung werden zu 0,5 ml Pansensaft jeweils 25 $\mu$l konzentrierter Ameisensäure gegeben und zentrifugiert; vom Überstand werden 10 $\mu$l in den Gaschromatographen injiziert. Ein Eichgemisch ähnlicher Zusammensetzung wird jeweils zu Beginn und nach jeweils 3–5 Pansensaft-Chromatogrammen analysiert; die Fehlerbreite der Methode wird mit 4–6% angegeben. E. Kolb. 1510.

**4-64/03-0102** Munch-Petersen, E. Yeasts in the rumen of ruminants. **(Hefen im Pansen von Wiederkäuern.)** Zbl. Bakteriol., Parasitenkunde, Infektionskrankh. Hyg., I. Abt., Orig. **189** (1963) Nr. 2. S. 234–240. – 1 Tab., 13 Lit. Zus. in Dtsch.

Von 26 Schafen eines Instituts wurden bei 61,6% Hefen gefunden, in einem anderen waren es von 12 Tieren nur 16,6%. Schafe vom Schlachthof enthielten keine Hefen. Bei nur 1 Kuh von 32 untersuchten Tieren konnten im Pansen Hefen nachgewiesen werden. Am häufigsten fand sich *Candida albicans*, weiterhin *C. krusei, C. parapsilosis* und *Trichosporon* sp. Die Keimzahlen von Proben, die zu verschiedenen Zeiten nach dem Füttern oder nach längerem Fasten entnommen wurden, variierten kaum. Im Pansen einiger Schafe hielten sich Hefen viele Monate lang. Künstlich in den Pansen eingeführte Hefen konnten nach 10 Tagen nicht mehr nachgewiesen werden. Futterbestandteile, Wasser und Luft in den Tierställen enthielten keine Hefen. Diskutiert wird die mögliche Bedeutung von Hefen im Pansen und der Zusammenhang mit der Mastitis. W. Goldbach. 1510.

**4-64/03-0103** Akkada, A. R. Abou und Blackburn, T. H.; Bucksburn, Aberdeen, Rowett Res. Inst. Some observations on the nitrogen metabolism of rumen proteolytic bacteria. **(Einige Beobachtungen über den N-Stoffwechsel von proteolytischen Pansenbakterien.)** J. gen. Microbiol. **31** (1963) Nr. 3. S. 461–469. – 4 Tab., 21 Lit.

Aus dem Pansen von Schafen wurden 7 Stämme von *Bacteroides amylophilus*, 3 Stämme *Bact. ruminicola*, je 1 Stamm der Species *Bacteroides* und *Lachnospira*, 6 Stämme der Species *Butyrivibrio* und 8 Stämme von *Selemonas*

*ruminantium*, ferner je 1 Stamm der Species *Eubacterium*, *Bacillus* und *Clostridium* sowie 3 Stämme grampositiver Kokken isoliert und auf ihre proteolytischen Eigenschaften untersucht. Die proteolytische Aktivität der Stämme variierte in großem Maße, wobei auffiel, daß *Bact. amylophilus* die höchste proteolytische Aktivität, aber eine geringe Exopeptidase-Aktivität, *Bact. ruminicola* jedoch eine hohe Exopeptidase-Aktivität besaß. Als Endprodukte des Caseinabbaues wurden Polypeptide und Aminosäuren, jedoch keine Dipeptide festgestellt. Einzelne Stämme besaßen ferner eine Amidase-Aktivität (*Bact. ruminicola*, *Butyrivibrio*, *Selemonas*, *Eubacterium*, *Bacillus*, *Clostridium*, grampositive Kokken), während eine Desaminaseaktivität nur selten festgestellt werden konnte. Die meisten Stämme verbrauchen Ammoniak aus den im Züchtungsmedium enthaltenen Aminosäuren zur Synthese cellulärer Eiweiße. Nur 2 Stämme zeigten eine geringe Ureaseaktivität.
E. Grün. 1510.

**4-64/03-0104** Gebauer, H.; Wahlstedt, Holstein. **Zur Frage der Carotinversorgung unserer Nutztiere.** Dtsch. tierärztl. Wschr. **69** (1962) Nr. 24. S. 701 bis 706. — 2 Abb., 4 Tab., 27 Lit. Zus. in Engl.
$\beta$-Carotin wird allgemein schwer resorbiert. Eine günstige Beeinflussung wird durch Fettzulage erreicht; zu eiweißreiches Futter bewirkt eine Abnahme der Resorption. Bei erhöhtem Carotinangebot wird die Aufnahmefähigkeit durch den Darm nicht gesteigert. Durch hohen Nitrat- und Sulfatgehalt des Futters kommt es zu einer Resorptionshemmung und Hemmung der Umwandlung des Carotins in Vit. A. Normalerweise ist der Carotingehalt in konserviertem Futter sehr gering und nimmt mit der Lagerzeit erheblich ab. Eine Stabilisierung wird durch Antioxydantien oder besondere Futtermittelmischungen erzielt. Da der Bedarf an Carotin für Nutztiere recht hoch ist (z. B. für das Rind bis 1000 mg/Tag) und die Carotinerhaltung im Futter und die Resorption durch den Darm gering sind, ist es angebracht, Nutztiere ganzjährig mit Vit. A zusätzlich zu versorgen. H. Schmandke. 1585.

**4-64/03-0105** Mathews, J. und Beaton, G. H. Vitamin A and carotene utilization in protein-deprived rats. **(Die Verwertung von Vitamin A und Carotin bei Ratten, denen Protein entzogen wurde.)** Canad. J. Biochem. Physiol. **41** (1963) Nr. 3. S. 543–549. 1585.

**4-64/03-0106** Lenkeit, W. und Hoyer, E.; Göttingen, Univ., Inst. für Tierphysiol. und Tierernähr. **Untersuchungen über die Speicherung und über die Ausscheidung von Vitamin A nach ungenügender Vitamin-A-Versorgung bei legenden Hühnern.** Z. Tierphysiol., Tierernähr. Futtermittelkunde **18** (1963) Nr. 2. S. 114–125. — 4 Abb., 6 Tab., 28 Lit. Zus. in Engl.
An legenden Hühnern mit einer siebenmonatigen Vorversuchszeit (8223 IE Vit. A + 0,158 mg Carotin/kg Futter) wurde bei Vit. A-freier Fütterung die Speicherung in verschiedenen Organen und die Ausscheidung von Vit. A mit dem Ei 8, 16, 24 und 32 Wochen nach Versuchsbeginn untersucht. Es wurde festgestellt, daß das Vit. A-Depot vor allem in der Leber vorliegt und dort nach 8 Wochen ungefähr 90% des Vit. A ohne Verlagerung mobilisiert werden. Nach 16 Wochen liegt in allen untersuchten Organen nur noch eine geringe Menge Vit. A vor, die aber über Wochen zurückgehalten wird. Eine Vit. A-Ausscheidung mit dem Ei wird trotz abnehmender Vit. A-Reserven bis zu 24 Wochen beobachtet. H. Schmandke. 1585.

**4-64/03-0107** Weber, F. und Wiss, O.; Basel, F. Hoffmann-La Roche & Co. AG. **Über den Stoffwechsel des Vitamins E in der Ratte.** Helv. physiol. pharmacol. Acta **21** (1963) Nr. 2. S. 131–141. — 5 Abb., 1 Tab., 22 Lit. Zus. in Engl.
Eine Gruppe Vit. E-frei ernährter Ratten erhielt Linolsäure-reiches Futter (Gruppe I), die andere linolsäurearmes Futter (Gruppe II). Nach Verab-

folgung von $^{14}C$-markiertem D,L-α-Tocopherolacetat oder D-α-Tocopherol enthalten die Tiere der Gruppe I im Harn 4,2% der verabreichten Radioaktivität und die der Gruppe II 5,8%, und zwar als 2-(3-Hydroxy-3-methyl-5-carboxypentyl)-3.5.6-trimethyl-1.4-benzochinon. In den Leber- und Gehirnlipoiden der Tiere beider Gruppen wurde nur α-Tocopherol gefunden. Im Depotfett der Ratten der Gruppe I wurde viel α-Tocopherylchinon und wenig α-Tocopherol, in dem der Gruppe II wenig α-Tocopherylichnon und viel α-Tocopherol gefunden. In vitro-Versuche zeigen, daß α-Tocopherol in Dorschleberöl nur in geringen Mengen umgewandelt wird; es entsteht vermutlich dimeres α-Tocopherol und nachweisbar α-Tocopherylchinon neben anderen lipophilen Umwandlungsprodukten. In Linolsäure wird das gesamte Tocopherol abgebaut. Es entsteht hauptsächlich α-Tocopherylchinon.

H. Schmandke. 1630.

**4-64/03-0108** Smith, Jack L., Bhagavan, N. N., Hill, R. Bleiler, Gaetani, S., Rao, P. B. Rama, Crider, Q. E., Johnson, B. Connor, Shunk, Clifford H., Wagner, Arthur F. und Folkers, Karl; Urbana, Univ. of Illinois; Rahway, N. J., Merck Sharp and Dohme Res. Lab. Biological activities of compounds in the vitamin E, vitamin K and coenzyme Q groups in chicks, rabbits and rats. **(Die biologischen Aktivitäten von Verbindungen der Vitamin E-, Vitamin K- und Coenzym Q-Gruppe an Küken, Kaninchen und Ratten.)** Arch. Biochem. Biophysics **101** (1963) Nr. 3. S. 388–395. – 1 Abb., 6 Tab., 20 Lit.

Die Entwicklung der Encephalomalacie bei Küken wird durch das 6-Chromanol des Hexahydrocoenzyms $Q_4$ und des Vit. $K_{1(20)}$ verhütet. Das α-Tocopherylchinon und dessen Hydrochinondiacetat, Hexahydrocoenzym $Q_4$, das 6-Chromenol des Coenzyms $Q_{10}$ und das Hexahydrocoenzym $Q_4$ sind in diesem Test nicht aktiv. Vit. E-Aktivität bei der Verhinderung der alimentären Muskeldystrophie von Kaninchen zeigt das 6-Chromanol des Hexahydrocoenzyms $Q_4$. Das entsprechende 6-Chromenol ist wie das 6-Chromenol des Coenzyms $Q_{10}$ inaktiv. Im Resorptionssterilitätstest an weiblichen Ratten erwies sich das 6-Chromonol des Hexahydrocoenzyms $Q_4$ als aktiv. Das Hexahydrocoenzym $Q_4$, dessen 6-Chromenol, das 6-Chromenol des Coenzyms $Q_{10}$ und das α-Tocopherylchinon zeigten keine Wirkung. Die Prothrombinzeit wird verkürzt durch das 6-Chromanol des Vit. $K_{1(20)}$ (bei Vit. K-Mangelratten). Das Chromanol des Hexahydrocoenzyms $Q_4$ und das Chromenol des Coenzyms $Q_{10}$ zeigen keine Wirkung. H. Schmandke. 1630.

**4-64/03-0109** Pearson, Philip T.; Ames, Iowa State Univ., Coll. of Veterin. Med. Tissue enzymes. **(Gewebsenzyme.)** Iowa State Univ. Veterinarian **25** (1962/63) Nr. 3. S. 148–150. – 21 Lit.

Die Ermittlung der Aktivität von Gewebsenzymen im Serum hat sich als gutes Hilfsmittel zur Diagnosestellung erwiesen. Eine zufriedenstellende Auswertung der Enzymbestimmungen ergibt sich jedoch nur unter Berücksichtigung des klinischen Bildes, der Anamnese und der anderen Laboruntersuchungen. Obwohl noch Untersuchungen über die Anwendbarkeit von Enzymbestimmungen bei Krankheiten des Hundes nötig sind, ist bereits bekannt, daß die SGOT-Bestimmung zur Ermittlung des Myocardinfarktes und die SGPT-Bestimmung zur Feststellung von Lebernekrosen geeignet ist. Die Normalwerte beim Hund betragen für SGOT im Mittel 26 (14–48) Sigma-Frankel-E und für SGPT im Durchschnitt 19 (4–30) Sigma-Frankel-E/ml.

E. Grün. 1680.

**4-64/03-0110** Deribas, V. I.; Inst. für Exp. Biol. und Med. der Sibir. Abt. der Akad. der Wiss. der UdSSR. Gistochimičeskoe izučenie aktivacii lipolitičeskich fermentov v otvet na mestnoe vvedenie cholesterina. **(Histochemische Untersuchungen der Aktivierung lipolytischer Enzyme als Antwort auf**

**die lokale Zufuhr von Cholesterin.)** Doklady Akademii nauk SSSR, Moskva **151(31)** (1963) Nr. 3. S. 691–693. – 1 Abb., 9 Lit.
Weiße Ratten erhielten Cholesterin in den Brustmuskel injiziert und wurden 8, 24 und 72 Std. später getötet. Die Kontrollen erhielten eine Injektion von Aktivkohle in physiologischer Kochsalzlösung. Eine 3. Gruppe erhielt schließlich vor der Injektion 6 Wochen lang eine cholesterinreiche Diät (1 g/kg/Tag). Im Bereich der Injektionsstelle wurde eine histomorphologische Untersuchung durchgeführt, die das massenhafte Vorliegen von Leuko-, Mono-, Lymphocyten und Makrophagen erkennen ließ. Weiterhin wurde das Vorkommen von Fett mit Sudan III und von Carboesterasen auf histochemischem Wege kontrolliert. An der Injektionsstelle konnten 3 Zonen festgestellt werden: eine zentrale mit den injizierten Stoffen, eine mittlere aus Bindegewebszellen mit Infiltration von Blutzellen und eine äußere aus Bindegewebe mit unveränderten Muskelteilen. Bei den Kontrolltieren konnte eine Aktivierung lipolytischer Enzyme nur in den Leukocyten festgestellt werden, während bei den mit Cholesterin behandelten Tieren nach 24 bzw. 72 Std. auch in den monocytären Zellen und einzelnen Makrophagen eine Aktivierung nachzuweisen war, die diffus im ganzen Protoplasma auftrat. Die Tiere, die vor der Injektion Cholesterin in der Nahrung erhalten hatten, zeigten geringere Reaktionen. Man kann also feststellen, daß es nach Cholesterininjektion zu einer Aktivierung lipolytischer Enzyme in den Zellen der Makrophagenreihe kommt, welche bei längerer Cholesterinverabreichung vermindert ist. E. Grün. 1680.

**4-64/03-0111** Savinovskaja, A. A.; Moskau, I. Med. Setschenow-Inst. Ščeločnaja fosfataza v brjušine i v myšečnych voloknach brjušnoj stenki krolika. **(Die alkalische Phosphatase des Bauchfells und der Muskelfasern der Bauchwand des Kaninchens.)** Doklady Akademii nauk SSSR, Moskva **151(31)** (1963) Nr. 3. S. 697–699. – 20 Lit.
Bei gesunden Kaninchen und bei Tieren mit aseptischer Peritonitis wurde auf histochemischem Wege die alkalische Phosphatase (Pase) im Bauchfell und in den Muskelfasern der Bauchwand bestimmt. In den mesothelialen Zellen des normalen Peritoneums ist eine geringe Pase-Aktivität in den Kernen, eine höhere in den Nucleoli und keine im Protoplasma anzutreffen. Bei Peritonitis tritt eine Erhöhung in den Kernen, besonders aber in den Nucleoli ein. Im darunter gelegenen faserigen Bindegewebe ist nur in den Zellen eine Pase-Aktivität nachzuweisen. Die Zwischenzellsubstanz ist sowohl beim normalen Peritoneum als auch bei Peritonitis ohne jede Pase-Aktivität. In den Fibroblasten besitzt der Kern eine hohe Pase-Aktivität, welche sich bei Peritonitis erhöht. Die Makrophagen besitzen schon beim normalen Peritoneum im Kern eine hohe Pase-Aktivität, die sich bei Peritonitis noch erhöht; besonders aber im Nucleolus tritt eine Steigerung ein. Im Mesothel und Bindewegebe ist die Lokalisation der alkalischen Pase bereits nach 4stündiger Incubation gut zu sehen, durch 6–8 Std. dauernde Incubation wird nur noch eine Verstärkung der Färbung erreicht. In den Muskelfasern und Leukocyten kann die alkalische Pase schon nach einstündiger Incubation festgestellt werden; die beste Differenzierung ergibt sich aber ebenfalls nach vierstündiger Incubation. Bei den Muskelfasern tritt eine homogene Färbung ein, nach vierstündiger Incubation ist auch der Kern gut gefärbt. Bei Peritonitis treten in den Muskelfasern keine Änderungen der Pase-Aktivität ein, während in den Leukocyten und Gefäßwänden eine Steigerung zu beobachten ist. Erythrocyten besitzen keine Pase-Aktivität, während sich Nervenfasern stark färben. Die Aktivität der alkalischen Pase ist also in den verschiedenen histologischen Elementen unterschiedlich. Die Bedeutung dieser Befunde für die Klärung der kinetischen Vorgänge im Muskel und der Bildung des Sekrets bei Peritonitis wird diskutiert. E. Grün. 1680.

**4-64/03-0112** Schmidt, Helmuth. **Untersuchungen über Bestimmung und Gehalt der Leucin-Aminopeptidase in Uterus und Vagina der Ratte und Maus.** Acta endocrinol. [Copenhagen] **44** (1963) Nr. 1. S. 150–164. 1680.

**4-64/03-0113** Kusch, T. und Heinrich, I. **Die Aktivitätsveränderungen der Leber-Tryptophan-Pyrrolase und Tyrosin-α-Ketoglutarat-Transaminase durch Chlorpromazin und Reserpin unter Berücksichtigung der Funktionen der Nebennieren.** Acta biol. med. german. [Berlin] **10** (1963) Nr. 5/6. S. 554 bis 560. 1680.

**4-64/03-0114** Csaba, G., Törö, I. und Bodoky, M.; Budapest, Med. Univ., Histol.-Embryol. Inst. **Beziehungen zwischen der Funktion von Thymus und Nebennierenrinde und ihre Auswirkung auf den Serumspiegel der sauren Mucopolysaccharide.** Z. mikroskop.-anatom. Forsch. **69** (1963) Nr. 4. S. 467 bis 471. – 2 Abb., 1 Tab., 14 Lit.
Nach Untersuchungen an Wistar-Ratten bewirkt eine intramuskuläre Injektion von Cortison eine Ausschüttung des Thymus und eine Zunahme des Serum-Heparinspiegels. Nach der Zufuhr von DOCA wurde dagegen eine Zunahme des Thymusgewichtes bei gleichbleibendem Heparinspiegel beobachtet. H. Gürtler. 1740.

**4-64/03-0115** Darras, M. Quelques essais d'implantation progestéronique chez la vache de réforme et la génisse d'embouche. **(Einige Versuche der Implantation von Progesteron bei abgemolkenen Kühen und sterilen Färsen.)** Bull. mens. Soc. vétérin. prat. France **47** (1963) Nr. 5. S. 217–220.
Die Wirkung der bisher üblichen Implantation beruht auf der Stimulierung der hypophysären Hormone STH und ACTH durch eine Dosis von Oestradiol und läßt sich vollkommen bei Ochsen im Stall oder auf der Weide und bei Färsen im Stall anwenden. Es wurden statistisch zusätzliche Gewichtszunahmen von 300 g bis 500 g festgestellt. Dagegen wurden bei abgemolkenen Kühen und sterilen Färsen wenig gute oder gar keine Resultate erzielt. Diese Tiere produzieren an sich zuviel Follikelhormon und erhalten in dem Futter, besonders im Frühjahr, große Mengen Phyto-Oestrogene. Eine weitere Zufuhr von Oestrogen ist also hier durchaus unangebracht. Im Gegenteil muß bei diesen Tieren eine Ruhe der Sexualfunktionen, die der Mast dienlich ist, erreicht werden. Dieser Zustand liegt im Stadium der Trächtigkeit infolge der eigenen Progesteronproduktion vor. Um einen ähnlichen nutzbringenden Effekt zu erreichen, implantierte der Vf. deshalb 300 mg Progesteron und 1 mg Oestradiol. Das Oestradiol in geringer Dosierung potenziert die Wirkung des Progesterons. Die Wirkung des Implantats hält 2–4 Mon. an. Zu 90% setzt die Brunst aus, in 10% zeigt sich eine ganz schwache Brunst. Einige Tage nach der Implantation steigert sich der Appetit deutlich. Eine sexuelle Beruhigung und Appetitssteigerung bewirkten Beschleunigung der Mast um 25–30% der sonst benötigten Zeit von 172 auf 121 Tage, eine Verbesserung der Fleischqualität, eine Verbesserung der täglichen Gewichtszunahme von 0,690 kg auf 1,030 kg. Auch bei sonst schlecht mastfähigen Tieren mit Arthritiden oder den Folgen von Euterentzündungen wurde noch ein guter Masterfolg erreicht. Bei nymphomanen Tieren bleibt wie sonst üblich als erste Behandlung die intravenöse Injektion von Gonadotropin des Chorion. Die gleichzeitige Implantation verhindert aber jedes Rezidiv. So wird im Rahmen des Möglichen auch eine Mast der nymphomanen Kühe doch noch erreicht. K. Preißler. 1765.

**4-64/03-0116** Herrick, E. H. und Brande, Paul F.; Manhattan, Kansas State Univ. Urinary 17-ketosteroid excretion in intact, adrenalectomized and caponized chickens. **(Die 17-Ketosteroidausscheidung im Harn von in-**

**takten, adrenalektomierten und kapaunisierten Küken.)** Endocrinology **73** (1963) Nr. 2. S. 273–274.
Untersucht wurden 4 intakte, 3 adrenalektomierte und 3 kapaunisierte, ein halbes Jahr alte Hähnchen vom Delaware Kreuzungstyp. Der Harn wurde durch eine Fistel mit Sammelbalg gewonnen und die Adrenalektomie durch Kauterisation erzielt. Die 17-Ketosteroide (17 KS) wurden nach der Methode von Drekter u. Mitarb. (vgl. J. clin. Endocrinol. Metabolism **12** [1952] S. 55.) bestimmt. In 10 ml Harn waren bei den intakten Tieren 0,0084 mg 17 KS, bei adrenalektomierten 0,0036 mg und bei Kapaunen 0,0041 mg enthalten. S. Willer. 1765.

**4-64/03-0117** Stitch, S. R., Oakey, R. E. und Eccles, Sheila S.; Harwell, Didcot, Berks., Med. Res. Council, Radiobiol. Res. Unit. The biosynthesis and metabolism of oestrogens in the rat. 1. Conversion of [4-$^{14}$C] testosterone into [$^{14}$C] oestradiol -17$\beta$ by the rat ovary. **(Biosynthese und Stoffwechsel der Oestrogene bei der Ratte. 1. Mitt. Umwandlung von [4-$^{14}$C]-Testosteron in [$^{14}$C]-Östradiol-17 $\beta$ durch das Rattenovarium.)** Biochem. J. **88** (1963) Nr. 1. S. 70–76.
Den Vff. ist die Biosynthese von (4-$^{14}$C)-Oestradiol-17$\beta$ aus (4-$^{14}$C)-Testosteron durch Rattenovargewebe in vitro gelungen. Bei der Biosynthese waren wenigstens fünf verschiedene radioaktive Verbindungen in der Phenolfraktion zu finden. Die ($^{14}$C)-Oestradiolisolierung ist nach mehrfacher Säulen- und Papierchromatographiereinigung, Digitoninfällung, sechs Rekristallisationen aus zwei verschiedenen Lösungsmittelsystemen mit anschließender chromatographischer Trennung sowie Methylierung, Reinigung des Methylaethers und Chromatographie in zwei aufeinanderfolgenden Systemen gelungen. Der Mangel an Beweiskraft von in vitro-Untersuchungen wird ausdrücklich betont. S. Willer. 1765.

**4-64/03-0118** Segal, I.; Berlin, Humboldt-Univ., Inst. für Allg. Biol. **Stufenweise Denaturation von Eiweißen.** Acta biol. med. german. [Berlin] **10** (1963) Nr. 5/6. S. 488–500. – 10 Abb., 19 Lit. Zus. in Russ., Engl.
In vorliegenden Untersuchungen wurde die Wärmedenaturation eines reinen, globulären Eiweißes schrittweise verfolgt, um festzustellen, ob die Denaturation stufenweise erfolgt. Zu diesem Zweck wurde kristallisiertes Rinderserumalbumin auf verschiedene Temperaturen erwärmt. Bei einer Temperatur von über 60 °C zeigte das Elektropherogramm eine zweite, langsamer laufende Fraktion; die Extinktionskurve im UV-Bereich entspricht der leicht angesäuerter Albuminlösungen. Zwischen 61 und 65 °C tritt eine Erhöhung des Dipolmoments und eine Verschiebung des isoelektrischen Punktes nach der alkalischen Seite ein (von pH 4,9 nach 5,2). In der Ultrazentrifuge zeigt sich nur ein Maximum, d. h. es entstehen positive Ladungen durch Bruch von H-Brücken, ohne daß eine Änderung des Molekulargewichtes erfolgt. Bei 70 °C bildet sich ein zweites Maximum heraus, das etwa einer tetrameren Fraktion entspricht. Zwischen 80 und 85 ° zeigt sich im Elektropherogramm eine einzige, im Globulinbereich laufende Fraktion; die Extinktion zeigt eine Erhöhung bei 240 nm, das Dipolmoment ist etwas erhöht, alkalische Gruppen werden durch Brechen von Seitenkettenbrücken frei. Bei Temperaturen über 85 °C steigt die Extinktion weiter an, ein Teil der Teilchen aggregiert; in der Ultrazentrifuge verschwinden die niedermolekularen Fraktionen, und es tritt Polydispersion der schneller laufenden Fraktion ein; die verschiedensten Gruppen, H-Brücken und Seitenkettenbrücken verändern sich. Bei 95–100 ° beobachtet man eine Rückverschiebung des JEP nach der sauren Seite. E. Kolb. 1790.

**4-64/03-0119** Goetze, T. und Goetze, E.; Jena, Friedrich-Schiller-Univ., Inst. für Pathol. Physiol. **Einwirkung proteinfreier Ernährung trächtiger Ratten auf den Proteinstoffwechsel des Muttertieres und der Foeten.** Acta biol. med. german. [Berlin] **10** (1963) Nr. 5/6. S. 537–548. – 6 Abb., 5 Tab., 23 Lit. Zus. in Russ., Engl.

An trächtigen Ratten wurde der Einfluß einer proteinfreien Ernährung vom 12.–19. Trächtigkeitstage auf den Proteinstoffwechsel von Mutter, Feten und Placenta untersucht. Plasmaproteine, relative und Gesamteiweißmengen sowie Gewicht der mütterlichen Leber und Placenten sanken dabei stark ab; Gewicht und Eiweißgehalt von Embryonen und Leber der Embryonen blieben unbeeinflußt, ebenfalls die Lebensfähigkeit der Feten. Einbauversuche mit markiertem Glycin bei den mangelhaft ernährten Tieren ergaben in Leber, Plasma und Placenten der Mütter nach einer Latenzzeit eine höhere spezifische Aktivität als bei Normaltieren, die mit der Reduktion des Proteinpools und damit vergrößertem Angebot zu erklären ist. Höhere Einbauraten in Proteine der Feten können ebenfalls mit höherem Angebot (anfänglich des markierten Aminosäurepools des Plasmas und später der Plasmaproteine der Mütter) in Zusammenhang gebracht werden. Aus dem langsamen und stetigen Anstieg der Einbaukurven in Organproteine der Feten geht hervor, daß für die fetale Proteinbildung in erster Linie die mütterlichen Plasmaproteine verwendet werden. Mütterliche Leber, Plasma und Placenten, deren Einbaukurven einen schnellen Anstieg und dann einen mehr oder weniger schnellen Abfall der spezifischen Aktivität zeigen, bauen in erster Linie die angebotenen Aminosäuren ein. Bei proteinfreier Ernährung der Mutter und verzögerter Neubildung der Plasmaproteine baut der Fetus in den ersten 3 Std. zusätzlich Aminosäuren ein, die unter diesen Bedingungen in größerer Menge vorhanden sind. E. Kolb. 1790.

**4-64/03-0120** Štěrba, A., Tyleček, J., Zelenka, J. und Zedník, M. Vliv konzistence krmné dávky na koeficienty stravitelnosti organických živin a dusíkovou bilanci u vykrmovaných prasat. **(Einfluß der Konsistenz der Futterration auf die Verdauungskoeffizienten organischer Nährstoffe und die Stickstoffbilanz bei Mastschweinen.)** Živočišná Výroba 8 **(36)** (1963) Nr. 3. S. 167–174. – 7 Tab., 8 Lit. Zus. in Russ., Dtsch.

Die gewonnenen Versuchsresultate erwiesen keine Beziehung der mit verschiedener Wassermenge vermischten Futterration zur Verdaulichkeit der Nährstoffe und zur Stickstoffbilanz. Die Verdauungskoeffizienten der organischen Nährstoffe einer Futterration mit 44,29% Trockensubstanz (Wasserzusatz im Verhältnis 1:1) unterschieden sich nicht von den Koeffizienten von Futterrationen mit einem Trockensubstanzgehalt von 22,15% und 14,76%, d. h. mit einem Wasserzusatz im Verhältnis von 1:3 und 1:5. Diese Feststellungen betreffen Mastschweine mit einem Lebendgewicht von 70 bis 110 kg. Auch auf die Stickstoffbilanz hatten diese Futterrationen mit verschiedenem Trockensubstanzgehalt keinen wesentlichen Einfluß. Die Resultate dieser Untersuchungen entkräften demnach die Behauptung, daß mit steigendem Wassergehalt des Futters die Verdauungskoeffizienten organischer Nährstoffe bei Mastschweinen absinken. ČSSR/ÚVTI. 1790.

**4-64/03-0121** Hoshino, Sadao und Hirose, Yoshitsune; Sapporo, Japan, Hokkaido Univ., Fac. of Agric. Aspartic acid deamination by bacteria found in the rumen of sheep. **(Desaminierung von Asparaginsäure durch Bakterien aus dem Pansen vom Schaf.)** J. Dairy Sci. **46** (1963) Nr. 4. S. 323–326. – 6 Abb., 11 Lit.

Aus Pansensaft wurde durch Filtrieren und Zentrifugieren ein bakterienreicher Anteil erhalten, dessen Desaminierungsaktivität gegenüber Asparaginsäure bestimmt wurde. Die Aktivität war der Konzentration des N-Gehaltes der Bakterienzellen proportional und verschwand beim Erhitzen auf 100 °C. Das Temperaturoptimum lag bei 39 °C, das pH-Optimum bei 7,0. Aus dem Verlauf der Aktivitätskurven wurde geschlossen, daß es sich bei der beschriebenen bakteriellen Desaminierung um eine enzymatische Reaktion handelt. Die Michaelis-Konstante des Enzyms ergab sich zu $2 \cdot 10^{-3}$. Gehemmt wurde die Aktivität durch p-Chlormercuribenzoesäure, Monojodessigsäure und $AgNO_3$ · Cystein wirkte als Reaktivator. Diese Reaktionen lassen den Schluß zu, daß es sich um eine Aspartase mit einer wirksamen Thiol-Gruppe handelt. W. Goldbach. 1790.

**4-64/03-0122** Okulov, V. I. und Troickij, G. V.; Simferopol, Krimer Med. Inst., Lehrstuhl für Biol. Chem. Teplovaja ėlektroforetičeskaja gomogenizacija belkov syvorotki krovi. **(Die heiße elektrophoretische Homogenisation der Eiweiße des Blutserums.)** Biochimija, Moskva 28 (1963) Nr. 2. S. 277 bis 284. — 6 Abb., 3 Tab., 15 Lit. Zus. in Engl.

Der Einfluß verschiedener Faktoren auf den Ablauf der heißen elektrophoretischen Homogenisation (EH) der Serumeiweiße von Rinderblut wurde untersucht. Durch Temperaturerhöhung von 60 ° auf 100 °C tritt eine Steigerung der EH ein, so daß gleichzeitig eine Verkürzung der Einwirkungszeit von 1 Std. auf 15–20 sec erfolgen kann. Je stärker der pH-Wert der Lösung vom isoelektrischen Punkt (pH 5,5) abweicht, desto mehr wird die EH angeregt, oberhalb pH 10 tritt jedoch infolge der Denaturierung der Eiweiße eine Hemmung ein. Eine Abnahme der Ionenstärke fördert ebenfalls den Ablauf der EH, während der Eiweißgehalt ohne Einfluß ist. Die einzelnen Serumproteine verhalten sich in Form ihrer reinen Präparation bzw. als Fraktion des Gesamtserums hinsichtlich ihrer Stabilität gegen eine Koagulation und bei der EH unterschiedlich. Die Proteinfraktionen beeinflussen sich hierbei untereinander, was bei reinen Präparaten nicht der Fall ist. Diese Befunde stützen die Annahme, daß zwischen der Aggregation der Eiweißmoleküle und der EH eine Verbindung besteht. E. Grün. 1790.

**4-64/03-0123** Eliasson, Eva; Stockholm, Sweden, Univ., Wennergren Inst. for Exp. Biol. Arginase in young chick embryos. I. The nature of the changes in activity during development. **(Die Arginase in Embryonen früher Entwicklungsstadien vom Hühnchen. 1. Mitt. Die Art der Veränderungen der Aktivität während der Entwicklung.)** Exp. Cell Res. 26 (1962) Nr. 1. S. 175 bis 188. — 9 Abb., 5 Tab., 19 Lit.

Während der embryonalen Entwicklung finden beständig Veränderungen in der Enzymausrüstung der Zellen statt. In vorliegenden Untersuchungen wurde das Verhalten der Arginase in Homogenaten von Embryonen von Hühnchen untersucht, wobei eine Incubation von 2–6 Tagen durchgeführt wurde. Während dieses Zeitraumes nahmen der N-Gehalt, der Proteingehalt und das Gewicht des Embryos fortlaufend zu, mit einem geringfügigen Abfall der Wachstumskurve um den 3.–4. Tag. Die spezifische Arginaseaktivität fällt vom 2.–6. Tag um weit mehr als die Hälfte ab. Ein Vergleich mit der Arginaseaktivität in Organen von frisch geschlüpften Hühnchen zeigt, daß die Aktivität wesentlich niedriger als im frühembryonalen Gewebe liegt; die höchsten Werte sind in Niere und Leber vorhanden. Aus den Untersuchungen geht hervor, daß die Änderung der Arginaseaktivität in den frühembryonalen Stadien durch Änderungen der Synthese des spezifischen Enzymproteins bedingt ist. Die Bildung von Hemmstoffen oder die Änderung der Enzymeigenschaften spielen dabei keine Rolle. E. Kolb. 1790.

**4-64/03-0124** Eliasson, Eva; Stockholm, Sweden, Univ., Wennergren Inst. for Exp. Biol. Arginase in young chick embryos. II. The detailed pattern of early arginase accumulation. **(Die Arginase in Embryonen früher Entwicklungsstadien vom Hühnchen. 2. Mitt. Das detaillierte Muster der frühen Arginaseakkumulation.)** Exp. Cell Res. 28 (1962) Nr. 1. S. 99–106. — 6 Abb., 1 Tab., 6 Lit. 1. Mitt. vgl. vorst. Ref.

Bis zum Ende des 3. Tages der Entwicklung des Hühnerembryos verläuft die Synthese der Arginase etwa mit der gleichen Geschwindigkeit wie die des Gesamtproteins. Nach dem 3. Tag erfolgt die Synthese von Arginase langsamer als die Gesamtsynthese von Protein, was zu einer Abnahme der spezifischen Enzymaktivität führt. Dabei ist zu berücksichtigen, daß der Hühnerembryo in den frühen Entwicklungsstadien sehr rasch wächst, wobei sich während der Zeit von 36 Std. bis 6 Tagen die Proteinmenge etwa alle 11 Std. verdoppelt. Die Aktivität an Arginase betrug am 6. Tag nur etwa ¼ der des 2. Entwicklungstages. Während der Gesamt-N-Gehalt in den frühen Entwicklungsstadien einheitlich ansteigt, sind in der Enzymaktivität beträchtliche Fluktuationen enthalten, die besonders den vorderen Teil des Embryos betreffen. Zwischen der Arginaseaktivität und der Jahreszeit der Eiergewinnung bestanden Beziehungen, während die Art der Fütterung offenbar ohne Einfluß war. E. Kolb. 1790.

**4-64/03-0125** Eliasson, Eva; Stockholm, Sweden, Univ., Wennergren Inst. for Exp. Biol. Arginase in young chick embryos. III. Studies on the regulation of arginase synthesis. **(Die Arginase in Embryonen früher Entwicklungsstadien vom Hühnchen. 3. Mitt. Untersuchungen über die Regulation der Arginasesynthese.)** Exp. Cell - Res. **30** (1963) Nr. 1. S. 74–79. – 4 Abb., 11 Lit. 2. Mitt. vgl. vorst. Ref.

In vorliegenden Untersuchungen wurde der Einfluß eines Zusatzes von Arginin bzw. von Harnstoff auf die Entwicklung der Arginase in Embryonen von Hühnchen untersucht. Jeweils 0,3 ml einer Lösung der genannten Verbindungen wurden in die Eier injiziert. Die Verabreichung von 150 mg Arginin bzw. von 100 mg Harnstoff hatte keinen Effekt auf die Entwicklung bis zum 7. Tag. Spätere Entwicklungsstadien erweisen sich gegenüber Arginin schon bei niedrigeren Konzentrationen als empfindlich. Ein Zusatz von Arginin führt zu einer kurzen Verzögerung der Abnahme der Arginaseaktivität. Es wird angenommen, daß die Arginasesynthese durch einen Rückkopplungsmechanismus kontrolliert wird. Dabei erwies sich Harnstoff als Repressor als unwirksam. E. Kolb. 1790.

**4-64/03-0126** Ford, E. J. H.; Babraham, Cambridge, A.R.C., Inst. of Animal Physiol. Glucose utilization in pregnant sheep by a continuous infusion isotope dilution method. **(Glukoseverwertung in trächtigen Schafen durch eine kontinuierliche Infusions-Isotopenverdünnungsmethode.)** Nature [London] **197** (1963) Nr. 4867. S. 614. – 7 Lit. Aus: Dok.-Dienst Kernforsch. u. Kerntechn.

Kurze Mitteilung über die Untersuchung der Geschwindigkeit der Glukoseverwertung von normalen, trächtigen Schafen und solchen mit einer Schwangerschaftstoxämie mittels der kontinuierlichen Infusions-Isotopenverdünnungsmethode. Die Bestimmungen an 2 Clun Forest-Schafen, seit 130 bzw. 142 Tagen trächtig (I), ergaben eine Verwertungsgeschwindigkeit von 1,35 ± 0,18 mg pro min/kg, d. h. die Differenz der beiden Ergebnisse ist unerheblich. Weiter wurden die spezifischen Aktivitäten in ausgeatmetem $CO_2$ gemessen, nachdem [1-$^{14}$C]-Glukose und [6-$^{14}$C]-Glukose vom gleichen Versuchstier aufgenommen wurden. Das C1/C6-Verhältnis im ausgeatmeten $CO_2$ läßt Schlüsse auf die weitere Umsetzung der beiden genannten Verbindungen im Organismus zu; es betrug für (I) 1,24 bzw. 1,38 und für (II) 1,74 bzw. 2,05. Die genannten Ergebnisse werden im Hinblick auf den Kohlenhydratstoffwechsel der untersuchten Tiere diskutiert. L. Kaden. 1810.

**4-64/03-0127** Bassett, J. M.; Prospect, New South Wales, Australia, Ian Clunies Ross Animal Res. Lab. The influence of cortisol on food intake and glucose metabolism in sheep. **(Der Einfluß von Cortisol auf die Futteraufnahme und auf den Glukosestoffwechsel beim Schaf.)** J. Endocrinol. [London] **26** (1963) Nr. 4. S. 539–553. – 8 Abb., 46 Lit.

Der Einfluß von Cortisol auf die Futteraufnahme von Schafen und auf deren Kohlenhydratstoffwechsel wurde untersucht. In einer Menge von 25 mg/Tag, über einen Zeitraum von 21 Tagen verabreicht, stimulierte das Cortisol die Futteraufnahme. Höhere Dosen von Cortisol (50 bzw. 75 mg/Tag), über einen gleichen Zeitraum verabreicht, hatten keinen zusätzlichen Effekt zur Folge, während noch höhere Dosen von 150 mg/Tag die freiwillige Futteraufnahme reduzierten. Bei beschränkter Ration wurde die verabreichte Futtermenge während der Cortisolapplikation in jedem Falle aufgenommen. Bei Verabreichung von 25 mg Cortisol/Tag stieg die Ausscheidung an N-haltigen Verbindungen im Harn vergleichsweise zu Kontrollen an; durch Steigerung der Dosis wurde keine nennenswerte weitere Zunahme der N-Ausscheidung beobachtet. Bei steigender Verabreichung von Cortisol nahm der Blutspiegel an Glukose fortlaufend zu, während die Toleranz gegenüber Glukosebelastung absank; in der Konzentration an Acetonkörpern und an freien Fettsäuren im Blut traten dabei nur geringfügige Veränderungen ein. Die Erhöhung des Blutzuckerspiegels wird mit einer zunehmenden Verschlechterung der Glukoseverwertung in Zusammenhang gebracht. E. Kolb. 1810.

**4-64/03-0128** Ballard, F. J. und Oliver, I. T.; Nedlands, Univ. of Western Australia. Glycogen metabolism in embryonic chick and neonatal rat liver. **(Der Glykogen-Stoffwechsel in der Leber von Hühnerembryonen und neugeborenen Ratten.)** Biochim. biophysica Acta [Amsterdam] **71** (1963) Nr. 3. S. 578–588. – 8 Abb., 1 Tab., 22 Lit.
Die Entstehung des Glykogens im Stoffwechsel sowie die Faktoren, welche in der embryonalen Leber die Glykogensynthese anregen, wurden untersucht. Die Aktivität einiger Enzyme, welche an der Glykogensynthese beteiligt sind, wurde während der embryonalen Entwicklung verfolgt. Dabei zeigte es sich, daß während der Periode der Glykogenbildung in der fetalen Ratten und Hühnerleber eine Zunahme der Fermente UDPG-α-Glucan-glucosyltransferase, UDPG-α-Glucan-phosphorylase, Glukose-1-phosphat-Uridyl-transferase und Phosphoglucomutase eintritt. Das erstere tritt zur Zeit der initialen Glykogenbildung in der Rattenleber auf. Die Phosphorylase-Aktivität nimmt während 24 Std. nach der Geburt in der Rattenleber zu, wenn der Glykogenvorrat angegriffen wird. Die Messung der Synthese des Phosphoenolpyruvats aus Malat zeigte, daß dieses System in der Leber von Hühnerembryonen und neugeborenen Ratten, jedoch nicht von Rattenfeten vorkommt. Die Untersuchung des Einbaues von $^{14}$C-Pyruvat und $^{14}$C-Glukose in das Glykogen an Leberschnitten ergab, daß in der Rattenleber erst nach der Geburt eine glukoneogenetische Aktivität entwickelt wird. Dabei bestand eine gute Korrelation zwischen den Resultaten der Untersuchung der Leberschnitte und den Enzymexperimenten in vitro. Bei Hühnerembryonen sind Enzyme, welche für die Glukoneogenese nötig sind, schon vor dem 11. Tag der Bebrütung nachweisbar, und mit Hilfe der Tracer-Untersuchungen konnte eine gute Korrelation zur Entwicklung der Fähigkeit zur Glukoneogenese nachgewiesen werden. E. Grün. 1810.

**4-64/03-0129** Ottová, L. und Matisová, A. Vliv močoviny na tvorbu těkavých mastných kyselin v bachorové tekutině in vitro. **(Harnstoffeinfluß auf die Bildung flüchtiger Fettsäuren in der Pansenflüssigkeit in vitro.)** Vědecké Práce ústředního výzkumného Ústavu Živočišné Výroby v Uhříněvsi **6** (1963) S. 233–242. – 4 Tab., 35 Lit. Zus. in Russ., Engl., Dtsch.
Der Panseninhalt wurde bei Schaf und Widder durch künstliche Fistel, bei Kühen durch Schlundsonde entnommen. Das Material wurde geseiht, und seine Acidität wurde gemessen. Dann folgte Incubation in einem Warburggerät, dessen Kolben Substrat oder Harnstoff, 0,4 ml $K_2HPO_4$-Lösung und 10 ml Pansenflüssigkeit enthielten. Die Kolben wurden dann mit $CO_2$ nachgefüllt, und die Incubationsdauer war 4 Std. bei 39 °C und 80 Schwingungen/Min. Als Substrat dienten Luzerne und Schrot, Glukose, Cellulose und Kartoffelstärke. Der Harnstoffzusatz betrug 6 mg je 10 ml Pansenflüssigkeit.

Dann stellte man die vorhandene Menge der flüchtigen Fettsäuren und des Ammoniaks fest. Es hat sich gezeigt, daß der Harnstoff in Anwesenheit von Luzerne und Schrot den Gehalt an flüchtigen Fettsäuren erhöht; Harnstoff mit Stärke bewirkt dagegen ihre Abnahme. Stärke und Harnstoff steigern auch den Ammoniakgehalt, die Wirkung der Luzerne ist in dieser Hinsicht gering, Schrot- und Harnstoffwirkung ist demgegenüber bedeutend.

ČSSR/ÚVTI. 1830.

**4-64/03-0130** Piatkowski, B.; Dummerstorf bei Rostock, Inst. für Tierzuchtforsch. der Dtsch. Akad. der Landwirtsch.-Wiss. zu Berlin. **Untersuchungen über den Stoffwechsel an hochleistenden Kühen während der Trockenperiode und Laktation. 2. Mitt. Calcium- und Phosphorstoffwechsel.** Arch. Tierernähr. **12** (1963) Nr. 5. S. 281–290. – 19 Lit. 1. Mitt. vgl. LZ. Abt. IV **8** (1963) Nr. 5. S. 920.

Vf. überprüfte die Ca- und P-Bilanz während der Trockenperiode und während der ersten 100 Laktationstage bei 5 Kühen, wobei zwei Kühe während der Trockenperiode des ersten Versuchsjahres 40 g P, die 3 restlichen 17–30 g P pro Tag erhielten. Während der Laktation wurden die Tiere entsprechend der Leistung versorgt. Die Versuche ergaben, daß eine Zufuhr von 60 g Ca und 40 g P pro Kuh und Tag während der Trockenperiode ausreichend sind, wenn gleichzeitig ein Ca/P-Verhältnis von 1,5:1 eingehalten wird. Mengen unter 30 g P bedingten eine ungünstige Beeinflussung des Fruchtbarkeitsgeschehens. Während der Trockenperiode gut mit Ca und P versorgte Tiere gerieten zu Beginn der Laktation nicht immer in eine ausgeprägte negative Bilanz. Selbst Kühe mit hohen Leistungen sind im 2. Laktationsmonat in der Lage, bei ausreichender Zufuhr den Bedarf aus der Nahrung zu decken. Für den ersten Laktationsmonat wird die Zufuhr von 3,0–3,5 g Ca pro kg Milch empfohlen. H. Gürtler. 1850.

**4-64/03-0131** Kupferschmid, W.; Jena, Friedrich-Schiller-Univ., Inst. für Pharmaz. und Lebensmittelchemie. **Über den Intermediärstoffwechsel der Hauptnährstoffe.** Arch. Pharmaz. **296 (68)** (1963) Nr. 7. Mitt. dtsch. pharmaz. Ges. pharmaz. Ges. DDR **33** S. 113–117. – 2 Abb.

Der vorliegende Vortrag beschäftigt sich mit einigen neueren Erkenntnissen über die Umsetzungen von Kohlenhydraten, Fettstoffen und Proteinen im Organismus. Dabei werden die vielfältigen Verbindungen der einzelnen Stoffwechselvorgänge aufgezeigt, und die enorme Anpassungsfähigkeit des Organismus wird erörtert. Eine Fehlernährung kommt auch heute noch beim Menschen vielfach vor und bedarf insbesondere im Zusammenhang mit der Zunahme der Herz- und Kreislaufschäden Beachtung. Bei einer täglichen Aufnahme von 2700–3000 Cal sollten rund 25% durch Fett, 15% durch Eiweiß und 60% durch Kohlenhydrate gedeckt werden. In absoluten Mengen entspricht dies etwa 60–70 g Fett, 70–80 g Eiweiß und 400–450 g Kohlenhydrate. In hochindustrialisierten Ländern hat sich das Verhältnis immer mehr zu Gunsten des Fettes und zu Ungunsten der Kohlenhydrate verschoben. Sowohl das Eiweiß als auch das Fett der Nahrung sollte jeweils zur Hälfte tierischer und pflanzlicher Herkunft sein. Auf die enge Beziehung der Biochemie zur Ernährungswissenschaft wird hingewiesen. E. Kolb. 1875.

**4-64/03-0132** Danes, B. Shannon, Broadfoot, M. M. und Paul, J.; Glasgow, Scotland, Univ. A comparative study of respiratory metabolism in cultured mammalian cell strains. **(Vergleichende Untersuchungen des respiratorischen Stoffwechsels kultivierter Stämme von Säugetierzellen.)** Exp. Cell Res. **30** (1963) Nr. 2. S. 369–378. – 3 Abb., 6 Tab., 20 Lit.

Die Atmung von 3 unterschiedlichen Zelltypen: fibroblastischer (Fibroblasten der menschlichen Haut und Stamm Y 5), epithelialer (HeLa und HLM) und reticuloendothelialer (L-5178 Y) Zellstämme, wurde untersucht. Besonders wurden dabei die folgenden Faktoren berücksichtigt: die Anwesenheit von

Metaboliten des Krebszyklus im Nährmedium, die Wasserstoffionen- und Glukosekonzentration sowie der $O_2$- und $CO_2$-Druck. Bei dem Fibroblastenstamm L und dem Stamm L-5178 Y trat eine starke Abnahme der Atmung nach Inoculation in ein neues Medium ein, welches bei den Stämmen HeLa, HLM und Y 5 nicht beobachtet werden konnte. Dieser Abfall konnte durch Zugabe von Säuren, welche im Krebszyklus auftreten, verhindert werden. Es zeigte sich, daß die Zellen des Stammes L viel stärker als HeLa-Zellen Ketosäuren freisetzten, wodurch der Abfall der Respiration eintrat. Epitheliale Zellen zeigten einen klassischen „crabtree effect", welcher bei fibroblastischen Zellen weniger ausgeprägt war. Bei allen Zellen war die Respiration bei einem pH von 7,8 geringer als bei pH 7,4, bei den meisten Zellen, mit Ausnahme des HLM-Stammes, bei pH 6,8 noch geringer. Lag der $O_2$-Partialdruck höher als der von normaler Luft, trat eine Verminderung der Respiration ein, während die Gegenwart von 1% $CO_2$ eine höhere Respirationsrate als niedrigere bzw. höhere Konzentrationen desselben bedingte.

E. Grün. 1875.

**4-64/03-0133** Schulze, W.; Hannover, Tierärztl. Hochschule, Klin. für Kleine Klauentiere und Forens. Med.; Ambulator. Klin. **Die Körpertemperatur beim Schwein.** Dtsch. tierärztl. Wschr. **69** (1962) Nr. 22. S. 659 bis 663. — 8 Tab., 3 Lit. Zus. in Engl.

Die normale Körpertemperatur beträgt im Durchschnitt bei Saugferkeln 39,5 °C, bei 12–16 Wochen alten Ferkeln 39 °C, bei älteren Tieren 38,8 °C und bei Zuchtebern 38,3 °C. Die größte Schwankungsbreite wird bei den 12–16 Wochen alten Tieren mit 4,3 °C beobachtet, während sie bei den Saugferkeln und erwachsenen Tieren am geringsten ist. Die erhaltenen Durchschnittswerte sind niedriger als die meist in der Literatur angegebenen. Außer dem Alter sind die klimatischen Stallverhältnisse zu berücksichtigen, die einen weitaus größeren Einfluß auf die innere Körpertemperatur ausüben als die Tageszeit. In den ersten 30 Min. nach der Geburt wird bei Ferkeln ein Temperaturabfall beobachtet. Dieser Temperatursturz ist bei durch Kaiserschnitt entbundenen Ferkeln ungefähr um 2 °C größer als bei normal geborenen. Nach 24 Std. stabilisiert sich die Temperatur, wobei der Ausgangswert nicht wieder erreicht wird. Die Hauttemperatur hängt erheblich von äußeren Faktoren ab und besitzt noch keine diagnostische Bedeutung.

M. Schäfer. 1890.

**4-64/03-0134** Rautenberg, Werner, Simon, Eckhart und Thauer, Rudolf; Bad Nauheim, Max-Planck-Ges., W. G. Kerckhoff-Inst.; Gießen, Univ., Physiol. Inst. **Kältezittern unter äußerer und innerer Kältebelastung beim Hund in leichter Narkose.** Pflügers Arch. ges. Physiol. Menschen Tiere **277** (1963) Nr. 2. S. 214–230. — 5 Abb., 6 Tab., 10 Lit. Zus. in Engl.

An leicht narkotisierten Hunden, bei denen durch tiefe Umgebungstemperaturen Kältezittern ausgelöst und zusätzlich die Kerntemperatur durch Oesophaguskühlung gesenkt wurde, sollte die Auswirkung auf das Kältezittern bzw. die Wärmeproduktion (Sauerstoffverbrauch) untersucht werden. Bei peripherer Kältebelastung durchlaufen die narkotisierten Hunde 2 Phasen: 1) ist die Wärmeproduktion bei deutlichen Schwankungen höher als der Wärmeverlust; 2) tritt nach mehreren Stunden unter anhaltendem Kältezittern ein Gleichgewichtszustand bei relativ hoher Rectaltemperatur ein. Es konnte erreicht werden, daß ein durch periphere Kältebelastung entstehendes Kältezittern durch zusätzliche Senkung der Kerntemperatur verstärkt wurde. Die dadurch bedingte Steigerung der Wärmeproduktion war von der Stärke der inneren Kühlung abhängig, jedoch unabhängig von der Höhe der peropheren Kältebelastung. Es konnte bewiesen werden, daß der zusätzliche Anstieg der Wärmeproduktion auf einen inneren Kältereiz hin, unabhängig von der bereits bestehenden durch peripheren Kältereiz ausgelösten Steigerung der Wärmeproduktion, erfolgt. W. Richter/Kleinmachnow. 1890.

**4-64/03-0135** Hirsch, H., Breuer, M., Buch, K. G. v., Dohmen, M., Körner, K. und Rümmele, H.; Köln, Univ., Inst. für Normale und Pathol. Physiol. **Über Krampfpotentiale in Hypothermie.** Pflügers Arch. ges. Physiol. Menschen Tiere **277** (1963) Nr. 3. S. 251–269. – 5 Abb., 3 Tab., 43 Lit. Zus. in Engl.

Aufgabenstellung vorliegender Arbeit war die Untersuchung über Entstehungsort, Ausbreitung und Formen der Krampfpotentiale bei Hypothermie. Ausgeführt wurden diese Versuche mit der Methode des isolierten, völlig vom Rumpf getrennten Katzenkopfes, der von einer Spenderkatze durchströmt wurde. Bei den Versuchen mit Hexabarbital bzw. Pentobarbital traten die Krampfpotentiale bei einer mittleren Gehirntemperatur von 34 °C bis 35 °C als Krampfspitzen oder Steilwellen im Rhinencephalon auf. Bei weiterer Temperaturerniedrigung zwischen 34,5 und 22,4 °C begann die Generalisierung. Die Krampfpotentiale im Stadium der Generalisierung waren meist spike-wave-Komplexe. Die Generalisierung begann häufig in nicht zum Rhinencephalon gehörenden Strukturen und breitete sich bei weiterer Temperaturerniedrigung auf alle corticalen und subcorticalen Strukturen aus. Vergleichende Versuche wurden an Ganztieren durchgeführt und es erwies sich, daß die durch Hypothermie am isolierten Kopf ausgelösten Krampfpotentiale in gleicher Weise beim ganzen Organismus vorhanden waren. Die Möglichkeit der Entstehung der in Hypothermie auftretenden Krampfpotentiale durch $O_2$-Mangel wird ausgeschlossen. W. Richter/Kleinmachnow. 1890.

**4-64/03-0136** Grau, R. und Lee, F. A.; Kulmbach, Bundesanst. für Fleischforsch., Inst. für Chem. und Physik. **Über den Einfluß der Temperatur auf das Verhalten der Eiweißstoffe des Rindersarkoplasmas.** Naturwissenschaften **50** (1963) Nr. 10. S. 379. – 2 Abb., 6 Lit.

Bei 4 °C hergestellter Preßsaft des M. longissimus dorsi von Schlachtrindern wurde nach 30 Min. dauernder Erhitzung auf Temperaturen zwischen 30 und 70 °C mit Hilfe der Stärkegel-Elektrophorese aufgetrennt, um das Verhalten der einzelnen Eiweißfraktionen zu untersuchen. Bei Erhitzung auf Temperaturen über 70 °C konnten keine Eiweißfraktionen des Sarkoplasmas mehr ermittelt werden. Das nichterhitzte Sarkoplasma ergab eine Reihe von Banden, von denen der größte Teil zur Kathode wanderte. Die am schnellsten sowohl zur Anode als auch zur Kathode wandernden Fraktionen erwiesen sich als am temperaturempfindlichsten, wobei die zur Kathode wandernden Fraktionen beständiger gegen die Hitzeeinwirkung als die anodisch laufenden sind. Zum Vergleich wurde nach der im gleichen Preßsaft durchgeführten fraktionierten Ammonsulfatfällung die Stärkegel-Elektrophorese durchgeführt. Sie ergab, daß die bei 1,12 M $(NH_4)_2SO_4$ fällbaren Eiweißfraktionen bereits von Temperaturen um 30 °C ungünstig beeinflußt werden, während die bei höheren Ammonsulfatkonzentrationen ausfallenden Eiweiße ständig hitzestabiler werden. Bei 2,05 M $(NH_4)_2SO_4$ fällt der größte Teil des im Sarkoplasma vorhandenen Eiweißes aus, das bei 50 °C denaturiert wird. Die höheren Fraktionen sind unter den Versuchsbedingungen selbst bei 60 °C nicht denaturiert. Bei diesen Fraktionen handelt es sich um Enzyme der Myogenfraktion. Der im Überstand verbliebene Eiweißanteil ist elektrophoretisch homogen. Es handelt sich wahrscheinlich um reines Myogen des Sarkoplasmas.
E. Grün. 1900.

**4-64/03-0137** Kraupp, O. und Paumgartner, G.; Wien, Univ., Pharmakol. Inst. **Der Einfluß einer direkten bzw. indirekten Reizung auf die Spontanfreisetzung von Cholin, Kreatin, Kreatinin und Kalium aus der Skelettmuskulatur.** Pflügers Arch. ges. Physiol. Menschen Tiere **277** (1963) Nr. 3. S. 293–301. – 2 Abb., 3 Tab., 9 Lit. Zus. in Engl.

Vorliegende Untersuchungen wurden an isoliert durchströmten hinteren Extremitäten von Katzen durchgeführt, und zwar zu dem Zweck, ob die iso-

liert durchströmte Skelettmuskulatur bei indirekter tetanischer Reizung Kreatin bzw. Kreatinin an die Durchströmungsflüssigkeit abgibt. Gleichzeitig sollten die Reaktionen bei direkter Reizung sowie bei Durchströmung mit d-Tubocurarin untersucht werden. Aus den Ergebnissen konnte festgestellt werden, daß die isoliert durchströmte Extremität laufend an die Durchströmungsflüssigkeit Cholin-, Kreatin-, Kreatinin- und Kaliumionen abgibt. Die Größenordnung war bei Kreatin und Kreatinin annähernd gleich, während es bei Kalium zu einer beachtlichen Mehrabgabe kam. Die indirekte Reizung von 4 Min. Dauer ergab eine gesteigerte Abgabe von Kalium und Kreatin, aber eine Verringerung der Spontanfreisetzung von Cholin. Dagegen kam es bei direkter Reizung, bei gleicher Zeit, zu erheblicher Steigerung der Kaliumfreisetzung und geringfügiger Steigerung bei Kreatin, während die Spontanfreisetzung für Cholin unbeeinflußt blieb. Bei einem d-Tubocurarinzusatz trat der Effekt des Rückganges der Spontanfreisetzung von Cholin, wie bei der indirekten tetanischen Reizung, nicht auf.
W. Richter/Kleinmachnow. 1900.

**4-64/03-0138** Green, John D.; Los Angeles, Univ. of California; Wayne Univ. **Das Rhinencephalon.** Endeavour 22 (1963) Nr. 86. S. 80–84. — 5 Abb., 13 Lit.
Es wird über die Auswirkungen nach Eingriffen in das Rhinencephalon diskutiert und dafür verschiedene Autoren und deren Methoden angeführt. Zumeist traten als Folgeerscheinungen gesteigerte Sexualität, gesteigerte Freßlust, Aktivierung endokriner Drüsen und Regulierung des Blutdruckes auf. Vf. beschränkte seine Operation auf kleinste Gebiete der Gehirnpartie und stellte ebenfalls abnormales sexuelles Verhalten, besondere Freßlust und epileptische Anfälle fest. Bei diesen Experimenten tauchte die Frage auf, welche Rolle der Geruchssinn beim normalen Tier spielt. Man stellte fest, daß in bestimmter Beziehung das Gesicht wichtiger ist als der Geruch. Allgemein wird geschlußfolgert, daß bei geringster Reizung des Rhinencephalons völlig unerwartete und weitabliegende Folgen eintreten. „Die Verbreiterung des Wirkungsgebietes erklärt sich wahrscheinlich aus den vielseitigen Beziehungen, durch die der primitive Jagdinstinkt mit dem Geruchssinn gekoppelt war." W. Richter/Kleinmachnow. 2020.

**4-64/03-0139** Hadnagy, Cs., Biró, F., Szentkirályi, E., Maros, T. und Csipkés, T.; Mures-Marosvásárhely, II. Med. Klin., Klin. für Infektionskrankh., Anatom. Inst. **Hirnrinde und Antikörperbildung.** Z. Immunitäts- u. Allergieforsch. **125** (1963) Nr. 2. S. 112–116.
Um die Bedeutung der Hirnrinde für die Antikörperbildung zu klären, führten Vff. mit decorticierten und scheinoperierten Kaninchen und Ratten Immunisierungsversuche durch. Das Ergebniss war negativ, d. h. die Antikörperproduktion war bei Versuchs- und Kontrollgruppen annähernd die gleiche. Ebenfalls negativ endeten Versuche an Kaninchen, mit Hilfe bedingter Reflexe einen höheren Antikörpertiter zu erreichen. G. Train. 2020.

**4-64/03-0140** Fox, M. W.; Cambridge, School of Veterin. Med. The development and clinical significance of superficial reflexes in the dog. **(Über die Bildung und klinische Bedeutung von Oberflächenreflexen beim Hund.)** Veterin. Rec. **75** (1963) Nr. 14. S. 378–383. — 1 Abb., 1 Tab., 21 Lit.
An erwachsenen und neugeborenen Hunden wurden Untersuchungen über die Oberflächenreflexe angestellt. Bei der Gegenüberstellung von Reflex und Beantwortungshäufigkeit bei erwachsenen und jungen Tieren ergaben sich bei den einzelnen Reflexen größere Unterschiede. So zum Beispiel beim Abdominalreflex mit 1% Beantwortung bei erwachsenen und 80% bei jungen Tieren. Beim Präputialreflex war das Verhältnis 30%: 94% und beim Cremasterreflex 36% zu keiner Reaktion bei jungen Tieren. Die hier gemachten Beobachtungen wurden mit denen aus der Pädistrie verglichen und große Ähn-

lichkeiten festgestellt. Das Vorkommen von primitiven Reflexen bei jungen Hunden und der Wegfall bei erwachsenen wird diskutiert. Es wird auf den diagnostischen Wert der Oberflächenreflexe beim Hunde bei verschiedenen Krankheiten eingegangen. W. Richter/Kleinmachnow. 2020.

**4-64/03-0141** Gogolák, G., Petsche, H. und Stumpf, Ch.; Wien, Univ., Pharmakol. und Neurol. Inst. **Die Entwicklung des Hippocampus-Theta-Rhythmus beim Kaninchen.** Pflügers Arch. ges. Physiol. Menschen Tiere **277** (1963) Nr. 2. S. 166–177. – 5 Abb., 19 Lit.

Die Entwicklung einer „arousal reaction" (AR), gekennzeichnet durch eine Amplitudenverminderung und Frequenzzunahme, wurde an Kaninchen im Alter von 3–26 Tagen untersucht. Abgeleitet wurde mit einer Achtfach-Tiefenelektrode in Cortex, Hippocampus und Thalamus. Anfangs verhielten sich Cortex und Hippocampus auf sensible und sensorische Reize wie schon erwähnt, erst am 9.–14. Tag beginnt sich der Hippocampus-Theta-Rhythmus auszubilden. Es konnte festgestellt werden, daß schon nach wenigen Tagen die Kaninchen Werte erreichen, wie sie bei erwachsenen Tieren anzutreffen sind. Beim Auftreten des Theta-Rhythmus konnte gleichzeitig ein Verschwinden der scharfen Wellen und Spitzen in Cortex und Hippocampus beobachtet werden. Die vorliegenden Untersuchungen zeigen, daß die Annahme eines gegensätzlichen Verhaltens zwischen Cortex und Hippocampus während einer AR nicht gerechtfertigt ist.

W. Richter/Kleinmachnow. 2020.

**4-64/03-0142** Thoenen, H., Hürlimann, A. und Haefely, W.; Basel, F. Hoffmann-La Roche Ltd. The effect of postganglionic sympathetic stimulation on the isolated, perfused spleen of the cat. „Simultaneous determination of norepinephrine-output and of changes in volume and vascular resistance". **(Die Wirkung einer postganglionären sympathischen Reizung der isolierten künstlich durchströmten Milz bei der Katze. Die gleichzeitige Bestimmung der Noradrenalinfreisetzung und der Veränderungen des Volumens und des Gefäßwiderstandes.)** Helv. physiol. pharmacol. Acta **21** (1963) Nr. 1. S. 17–26. – 7 Abb., 1 Tab., 10 Lit.

Es wird eine Methode zur gleichzeitigen Bestimmung der Freisetzung von adrenergischen Überträgersubstanzen durch nervöse Reize und deren pharmakologischer Effekte beschrieben. Die postganglionäre Sympathicus-Reizung erfolgt elektrophysiologisch mit Frequenzen von 6 und 10 Impulsen pro Sek. Während die isolierte Katzenmilz mit einem konstanten Volumen einer modifizierten Tyrodelösung durchströmt wird, kann im venösen Blut der Milz die freigesetzte Noradrenalinmenge bestimmt werden. Gleichzeitig werden das Volumen und der Strömungswiderstand registriert.

H.-A. Ketz. 2030.

**4-64/03-0143** Bokri, E., Fehér, O. und Mózsik, Gy.; Debrecen, Ungarn, Univ., Physiol. Inst. Investigation of denervation supersensitivity in a sympathetic ganglion. **(Eine Untersuchung über die denervationsbedingte Überempfindlichkeit in einem sympathischen Ganglion.)** Pflügers Arch. ges. Physiol. Menschen Tiere **277** (1963) Nr. 3. S. 347–356. – 5 Abb., 2 Tab., 23 Lit.

An Katzen wurden die Veränderungen der Empfindlichkeit und Erregbarkeit im präganglionär denervierten oberen Cervicalganglion im Vergleich zur intakten Seite untersucht. Besondere Aufmerksamkeit wurde den Veränderungen in der Empfindlichkeit der zwei Acethylcholin-Receptoren-Systeme gewidmet. Weiterhin wurde der Überempfindlichkeit der Nickhaut nach der Durchschneidung besondere Aufmerksamkeit geschenkt. Es wurde unter anderem festgestellt, daß die Erregbarkeit der postganglionären Fasern in dem denervierten Ganglion abfiel. Ihr Schwellenwert gegenüber direkten elektrischen Reizen war höher als bei den postganglionären Fasern im Kontrollganglion. Auf die Überempfindlichkeit der präganglionären Fasern und die Rolle des Acethylcholins im Gesamtgeschehen sowie auf die Atropinblockade wird eingegangen. W. Richter/Kleinmachnow. 2030.

**4-64/03-0144** Blois, G. de und Bremer, A.; Bruxelles, Univ. Libre. Effets de la dénervation vagale de l'antre sur l'activité sécrétoire de l'estomac chez le chien éveillé. **(Der Einfluß der Vagusdurchtrennung auf die sekretorische Aktivität des Magens beim wachen Hund.)** Arch. int. Physiol. Biochim. [Liège, Belgique] **71** (1963) Nr. 3. S. 408–418. – 1 Abb., 2 Tab., 19 Lit.

Bei insgesamt 3 Hunden mit Magenfisteln und 3 Hunden mit Pawlov-Magen wird die Magensekretion nach Vagusdurchschneidung untersucht. Nach Vagusdurchtrennung kommt es weder zur Verdünnung der Magensaftsekretion, die durch ein Probefrühstück ausgelöst wird, noch zu Abweichungen in der pro 24 Std. abgegebenen Menge an Magensaft. Die durch Insulinhypoglykämie ausgelöste sekretorische Reaktion ist nach Vagusdurchtrennung in 5 von 6 Fällen gehemmt. Die Verminderung der Magensekretion liegt zwischen 16 und 48%. Aus den Versuchsergebnissen wird geschlossen, daß die über den N. vagus gesteuerte Freisetzung von Gastrin für die Magensaftsekretion nur von untergeordneter Bedeutung ist. H.-A. Ketz. 2030.

**4-64/03-0145** Ruckebusch, Y.; Lyon, École Nat. Vétérin. Étude comparée du sommeil physiologique chez les équidés, ruminants, porcins et carnivores adultes. **(Vergleichende Betrachtung über den physiologischen Schlaf bei erwachsenen Equiden, Wiederkäuern, Schweinen und Carnivoren.)** Bull. Soc. Sci. vétérin. Méd. comparée Lyon **64** (1962) Nr. 4. S. 375–390. – 1 Abb., 6 Tab., 29 Lit.

Das Problem des Schlafes ist weit davon entfernt gelöst zu sein. Die Elektroencephalographie ermöglichte große Fortschritte in der Erforschung des Schlafes. Die schematische Gleichung: langsame Wellen = Schlaf blieb aber nicht lange allein in Kraft, da auch während des Schlafes eine corticale schnelle Aktivität von niederer Voltspannung entdeckt wurde. Der Vf. bemüht sich an Tag und Nacht beobachteten Tieren mit Hilfe von Elektroencephalogramm (EEG) über der dura mater, Elektromyogramm (EMG) an den Halsmuskeln und Elektrokardiogramm (EKG) diese Frage zu klären. Die Tiere blieben, wenn möglich, in ihrer gewohnten Umgebung. Die verschiedenen Zustände des Wachens, des Einschlafens, des „langsamen", des „rapiden" Schlafs und des Aufwachens werden im EEG in Verbindung mit den gleichzeitigen EMG und EKG in instruktiven Kurven gezeigt. Alle Tierarten zeigen bei fortgesetztem Schlaf Perioden von rapider elektroencephalographischer Aktivität. Die Carnivoren und die jungen Wiederkäuer vor der Entwicklung der Vormagentätigkeit zeigen auch Perioden einer rapiden corticalen Aktivität im Schlaf mit großer Schlaftiefe. Mit der anatomisch-funktionellen Entwicklung der Tätigkeit der Vormagen zeigen Ziege und Schaf Perioden von „rapider" corticaler Aktivität im Schlaf, verbunden mit einer Verlangsamung der Magenbewegungen. Gegenüber jungen Wiederkäuern ist Tiefe und Dauer des Schlafes reduziert. Der Esel schläft oft im Liegen, mit und ohne Aufstützen des Kopfes. Während kurzer Perioden von 5–10 Min. nimmt er eine richtige Seitenlage beim Schlafen ein. Dann zeigt das EEG einen rapiden Schlaf und der Tonus der Ohrmuskeln ist aufgehoben. Die Schweine dagegen haben Perioden eines „langsamen" Schlafes in Seitenlage aufzuweisen. Daneben gibt es aber beim Schwein Perioden von rapider corticaler Aktivität mit Sauggeräuschen und Augenbewegungen.
K. Preißler. 2090.

**4-64/03-0146** Wilkins, M. H. F.; London, Univ., King's Coll. Molecular configuration of nucleic acids. From extensive diffraction data and molecular model building a more detailed picture is emerging. **(Die molekulare Struktur**

**der Nucleinsäuren. Die Entstehung eines neuen Bildes aus Beugungsdaten und molekularen Modellen.)** Science [Washington] **140** (1963) Nr. 3570. S. 941 bis 950. – 13 Abb., 1 Tab., 23 Lit.

Der vorliegende Festvortrag anläßlich der Verleihung des Nobelpreises an den Vf. im Jahre 1962 beschäftigt sich mit Fragen der Struktur von Desoxynucleinsäuren, unter besonderer Berücksichtigung von Beugungsanalysen mittels Röntgenstrahlen. Die Anordnung der Bausteine in der DNS ist in so hohem Maße regelmäßig, daß das Molekül kristallisiert. In der DNS sind jeweils 2 Polynucleotidketten schraubenförmig angeordnet, wobei sich bestimmte Basen jeweils gegenüberstehen und durch Wasserstoffbrücken zusammengehalten werden. Als komplementäre Basen zum Guanin fungiert beispielsweise das Cytosin, zum Adenin das Thymin. Nach den bisherigen Untersuchungen kommt die DNS in allen Zellen aus den verschiedensten Quellen (Sperma, Bakteriophagen, Normalgewebe, Tumoren) in einheitlicher Struktur als Doppelspirale vor. Eine Ausnahme bildet die DNS lediglich bei sehr kleinen Bakteriophagen, bei denen sie einspiralig vorliegt. Die Kristallform der DNS ist vom Wasser- und Salzgehalt und von der Kationenzusammensetzung (zur Neutralisierung der Phosphatgruppen) abhängig. Zur Darstellung werden verschiedene Abbildungen von Beugungsbildern aus Röntgenanalysen gebracht und erläutert. Die Struktur der Transfer-RNS entspricht der der DNS, wobei die Aminosäuren jeweils an dem Ende mit der Basensequenz Cytosin-Cytosin-Adenin fixiert werden. Das Molekül enthält etwa 80 Nucleotide. E. Kolb. 2090.

## IV. RADIOBIOLOGIE

**4-64/03-0147** Melching, Hans-Joachim. **Zur Frage einer Beinflussung der Strahlenempfindlichkeit beim Säugetier.** Strahlentherapie **120** (1963) Nr. 1. S. 34–73. – 11 Abb., 4 Tab. Aus: Dok.-Dienst Kernforsch. u. Kerntechn.

Vf. berichtet zusammenfassend über seine umfangreichen Untersuchungen zur Beeinflussung der Strahlenresistenz des Säugetiers durch Verabreichung chemischer Substanzen. Im Ergebnis dieser Versuche wird angenommen, daß es durch Strahleneinwirkung zu einer Störung in Fermentsystemen kommt, bei denen das Pyridoxal-5-phosphat als Coenzym eine Rolle spielt. Die resistenzsteigernde Wirkung, die neben 5-Hydroxytryptamin (Serotonin) auch fast alle anderen biogenen Amine hervorrufen, kann dann dadurch erklärt werden, daß infolge einer strahlenbedingten Hemmung des Enzyms und des Coenzyms (Pyridoxal-5-phosphat) die Decarboxylierung dieser Amine aus den zugehörigen Aminosäuren gestört ist. Die Beobachtungen von strahlenbedingten Stoffwechselveränderungen, wie die Veränderungen der Ausscheidung von Taurin, Kynuremin, Kynurensäure und Anthranilsäure im Urin sowie Untersuchungen an Milz und Blinddarm bestrahlter Tiere bestätigten die Bedeutung des Pyridoxal-5-phosphats für das Strahlengeschehen. Vf. weist darauf hin, daß die vorliegenden Ergebnisse der Strahlentherapie neue Ansatzpunkte geben können. Roland Müller. 2150.

**4-64/03-0148** Allen, N. und Nicholls, J. G.; Oxford, Univ. A study of the effect of X-rays on the electrical properties of mammalian nerve and muscle. **(Die Wirkung von Röntgenstrahlen auf die elektrischen Eigenschaften der Nerven und Muskeln von Säugetieren.)** Proc. Roy. Soc. [London], Ser. B **157** (1963) Nr. 969. S. 536–561. – 20 Abb., 3 Tab., 50 Lit.

Nerv-Muskelpräparate aus dem Zwerchfell von Ratten wurden mit Röntgenstrahlendosen zwischen 5 und 150 kr bestrahlt. Die Reaktion des bestrahlten Gewebes auf Reizung mit Silber- oder Constantanelektroden wurde untersucht. Das Nervengewebe war relativ widerstandsfähig. Erst Dosen zwischen 70 und 150 kr hatten eine Blockierung der Impulsübertragung zwischen Nerv und Muskel durch eine präsynaptische Störung im intramuskulären Teil des Nervs zur Folge, die jedoch im allgemeinen keinen Einfluß auf die Größe der Potentialdifferenzen in Nerv und Muskel hatte. Die Störung der Impuls übertragung war von der Dosisrate stark abhängig. Bei 70 kr/min entwickelte sie sich sehr schnell und war von einem Anstieg der Endplattenpotentiale begleitet. Die Ergebnisse dieser Versuchsreihe können die Hypothese nicht unterstützen, daß kleine Dosen zu einer Funktionserweiterung führen bzw. die Membranpermeabilität verändern. J. Niepel. 2150.

**4-64/03-0149** Šmeleva, N. I.; Moskau, Zentr. Wiss. Forsch.-Inst. für Med. Radiol. **Langzeitige Beobachtung der leukocytären Reaktionen bei Ratten nach Einwirkung von Röntgenstrahlen.** Radiobiol., Radiotherap. [Berlin] **3** (1962) Nr. 1. S. 59–65. — 1 Abb., 1 Tab., 8 Lit. Aus: Dok.-Dienst Kernforsch. u. Kerntechn.

Vf. unterwarf Ratten beiderlei Geschlechts einer Röntgenganzkörperbestrahlung von 500 r (180 kV; 0,5 mm Cu + 0,5 mm Al; FA. 30 cm, 93,7 r/min), die bei 20–40% innerhalb von 30 Tagen zum Tode führte. Den Überlebenden injizierte Vf. 90; 180 oder 270 Tage nach Bestrahlung 1 ml Filatow-Serum i. m. und fertigte vor sowie 6; 24; 48; 72; 96 und 120 Min. nach Medikation ein Differentialblutbild an. Innerhalb der untersuchten Zeitpunkte zeigte sich nach Auffassung des Vf. eine mit Verschiebungen im Differentialblutbild verbundene vorübergehende Leukocytose. Ferner wurde nach 270 Tagen noch ein deutlicher Strahleninsult des peripheren Blutbildes beobachtet.
H.-W. Nitschke. 2150.

**4-64/03-0150** Hochmann, Abraham, Feige, Yehuda und Stein, Joseph A.; Jerusalem, Israel, Hebrew Univ., Hadassah Med. School, Rothschild Hadassah Univ. Hospital. The effect of X-irradiation on peripheral blood leukocytes in normal and adrenalectomized rats. **(Die Auswirkung von Röntgenstrahlen auf die Leukocyten des peripheren Blutes bei normalen und nebennierenlosen Ratten.)** Radiation Res. **15** (1961) Nr. 1. S. 39–44. — 2 Tab., 7 Lit. Aus: Dok.-Dienst Kernforsch. u. Kerntechn.

Adrenalektomierte (Dorsulumbalschnitt) und normale männliche, etwa 150 g schwere Ratten erhielten 24 Std. nach Operation auf den hinteren Körperabschnitt unter Bleiabschirmung des vorderen Körperteils wechselnde Dosen (50–100, 250–400, 600–800 r) Röntgenstrahlen (FA. 50 cm, HWS 1 mm Cu). Die Leukocytenzahlen zeigten nach 50–100 r am 2. und 3. Tag die niedrigsten, jedoch gegenüber denen der Kontrolltiere nicht wesentlich abweichende Werte. Nach 250–400 r sanken die Leukocytenwerte der Versuchstiere an den gleichen Tagen auf 57–61% ab und stiegen bis zum 7. Tag wieder auf 94% an. Demgegenüber lag der tiefste Wert der Kontrollen am 4. Tag (51%), während der nachfolgenden Anstieg nur 74% (7. Tag) erreichte. In der 3. Gruppe (600–800 r) gelangten infolge hoher Mortalität der Versuchstiere nur Normaltiere zur Auswertung. Der Tiefstwert der Leukocytenzahlen lag hier am 2.–3. Tag (43–44%). Der Ausgangswert wurde auch nach 7 Tagen (69%) nicht wieder erreicht. Die Differenzierung der Leukocyten zeigte nach 100 und 400 r keine signifikanten Unterschiede innerhalb der Versuchsgruppen. Die Ergebnisse lassen deutlich eine schnellere Regeneration der Leukocyten bei adrenalektomierten Tieren erkennen.
H.-W. Nitschke. 2150.

**4-64/03-0151** Zosimovskaja, A. I.; Inst. für Strahlen- und Physiko-Chem. Biol. der Akad. der Wiss. der UdSSR. Issledovanie mitotičeskogo cikla kletok kostnogo mozga u myšej metodami radioavtografii. **(Radioautographische Untersuchungen über den Mitosezyklus der Knochenmarkzellen bei Mäusen.)** Doklady Akademii nauk SSSR, Moskva **151(31)** (1963) Nr. 3. S. 687–690. — 4 Abb., 8 Lit.

Es wurde nach intravenöser Applikation von $H^3$-Thymidin die Dauer des Mitosezyklus bestimmt. Sie betrug für die myelopoietische Reihe 20,4 bis 21,5 Stunden und für die erythropoietische 14,3–14,5 Stunden.

D. Lindner. 2150.

**4-64/03-0152** Lavrinenko, V. M.; Rjasan, Med. Pawlow-Inst. Izmenenija nukleoproteidov v spinalnych ganglijach oblučennych životnych. **(Veränderungen der Nucleoproteide in den Spinalganglien bestrahlter Tiere.)** Doklady Akademii nauk SSSR, Moskva **151(31)** (1963) Nr. 3. S. 694–696. – 1 Abb., 18 Lit.

Weiße Ratten wurden einer einmaligen Röntgenbestrahlung (600 r) unterworfen und nach 1, 3, 5, 7, 12, 14, 30 und 40 Tagen bzw. nach 3, 4, 5, 6, und 8 Monaten getötet. Die Spinalganglien wurden auf Veränderungen ihrer Nucleoproteide mittels der von Brachet und Feulgen empfohlenen Methoden untersucht. Es wurden keine Veränderungen im Desoxyribonucleoproteidgehalt festgestellt. Die Ribonucleoproteide (RNP) zeigten dagegen stets markante Veränderungen, die sich sowohl auf die Menge als auch auf die Verteilung im Zelleib (klein- und großschollige, diffuse usw.) bezogen. Diese Veränderungen besaßen bei jedem Tier eine hohe Variationsbreite, so daß sich nur wenige Regelmäßigkeiten bzw. Gesetzmäßigkeiten ableiten ließen: drei Tage nach der Bestrahlung Steigerung des RNP-Gehaltes im größten Teil der Neuronen; am 12.–14. Tage Verminderung des RNP-Gehaltes; am 6.–8. Monat Annäherung an die Ausgangsverhältnisse bezüglich des Gehaltes und der Verteilung der RNP.

D. Lindner. 2150.

**4-64/03-0153** Korableva, N. P. und Metlickij, L. V.; Moskau, Biochem. Bach-Inst. der Akad. der Wiss. der UdSSR. Vlijanie gamma-oblučenija na rost luka i soderžanie nukleinovych kislot. **(Der Einfluß der Gammastrahlung auf das Wachstum der Zwiebel und auf den Nucleinsäuregehalt.)** Doklady Akademii nauk SSSR, Moskva **150(31)** (1963) Nr. 5. S. 1153 bis 1156. – 2 Abb., 2 Tab., 5 Lit.

Die Gammastrahlung ruft in den Zwiebeln Veränderungen im Nucleinaustausch hervor, so daß als Folge davon die Keimung in Abhängigkeit von den art- und sortenmäßigen Besonderheiten und vom physiologischen Zustand der Pflanzen im Augenblick der Bestrahlung abhängen. Es wurden Knollenzwiebeln, Ernte 1961, im Nov., als sich die Zwiebeln im Ruhezustand befanden, mit Dosen von 10,100 und 300 kr bei einer Leistung von 1340 r/min bestrahlt. Die Lagerung erfolgte danach bei einer Temperatur von 2 °C und einer relativen Luftfeuchtigkeit von 85–90%. Die Zwiebeln wurden im Febr./März 1962 ins Gewächshaus gepflanzt und in verschiedenen Zeitabständen nach der Pflanzung Proben zur morphologischen und biochemischen Untersuchung entnommen. Die Zwiebeln mit einer Exposition von 100 kr bildeten 3–5 cm lange Blätter und kleine Wurzeln. Die mikroskopische Untersuchung der grünen Blätter und der Wurzeln der Zwiebeln, Dosis 100 kr, zeigte, daß in diesen Geweben Zellen fehlen, die sich normal teilen. Ein Vergleich mit den Kontrollzwiebeln ergab, daß die Zellen aus den gleichen Zonen der bestrahlten Zwiebeln in ihrer Größe um das Mehrfache größer sind. Die Vergrößerungen der Blätter und Wurzeln bei der Auspflanzung bestrahlter Zwiebeln erfolgt hauptsächlich durch Ausweitung der Zellen, aber nicht durch Teilung. Ferner konnte ermittelt werden, daß Bestrahlungsdosen von 3–10 kr die Synthese der Nucleinsäuren hemmen. Höhere Dosiseinheiten rufen gleichzeitig mit der Abschwächung der Biosynthese der Nucleinsäuren auch ihren Zerfall hervor. Dabei führt die Gammastrahlung zu einer Veränderung des Nucleinsäuregehaltes in anatomisch verschiedenen Geweben. Am strahlungsempfindlichsten erwies sich das meristematische Gewebe. Bei einem Vergleich der Wirkung der Gammastrahlung auf die Knollenzwiebeln und die Kartoffeln ist festzustellen, daß die Zwiebeln eine größere

Widerstandsfähigkeit gegenüber der Strahlung besitzen als die Kartoffeln, wenn man von den Verzögerungen des Wachstums und den Störungen im Nucleinsäurehaushalt ausgeht. G. Mehlhorn. 2160.

**4-64/03-0154** Straimer, G.; Bad Godesberg. **Die Behandlung radioaktiver Abfälle nach der Ersten Strahlenschutzverordnung.** Kerntechn., Isotopentechn. u. -chemie **4** (1962) Nr. 11. S. 511–515. — 6 Tab., 2 Lit. Aus: Dok.-Dienst Kernforsch. u. Kerntechn.
Entsprechend den Bestimmungen der Ersten Strahlenschutzverordnung der Deutschen Bundesrepublik werden die Behandlungsmöglichkeiten für radioaktive Abfälle dargelegt. Zur Charakterisierung der bestehenden Situation sind in tabellarischer Übersicht Angaben über die in der Bundesrepublik seit 1956 insgesamt ausgelieferten Aktivitäten sowie über die daraus entstehenden Abfallmengen zusammengestellt. Auf Grund der in der SSVO festgelegten Freigrenzen für den Umgang mit Radionukliden werden erforderliche Verteilungsfaktoren einzelner Nuklide diskutiert, die ermöglichen, entstehende Abfallstoffe wie gewöhnlichen Abfall zu behandeln. Für radioaktive Abfälle, die beim genehmigungspflichtigen Umgang mit Radionukliden entstehen, ist bei kleineren Halbwertzeiten als 100 Tagen ebenfalls eine Behandlung wie bei normalen Abfallstoffen möglich, wenn die Grenzen um den Faktor 10 nicht überschritten werden. Weitere dafür erforderliche Voraussetzungen sowie auch die Bedingungen für das Einleiten von kontaminiertem Wasser in die Kanalisation oder in Oberflächengewässer werden ausführlich an Hand von Beispielen diskutiert. G. Sachse. 2180.

**4-64/03-0155** Loiseleur, J., Catinot, L. und Vomecourt, A.; de Paris Inst. Pasteur. Radiovaccination et traitement sérothérapique des radiolésions cutanées. **(Radiovaccinierung und Behandlung von Strahlenschäden der Haut durch Serumtherapie.)** Ann. Inst. Pasteur **104** (1963) Nr. 6. S. 811 bis 821. — 8 Abb. Zus. in Engl.
Es wird festgestellt, daß je komplexer die Moleküle der Zellbestandteile und je höher ihr Molekulargewicht sind (wie es bei den Nukleoproteinen der Fall ist), desto bedeutender ihre Auflösung durch ionisierende Strahlung ist. Die Versuche zeigten, daß diese Molekular-Strahlenläsionen wieder regeneriert werden können, wenn Regenerierungsfaktoren den veränderten Molekülen zugeführt werden. Dies kann geschehen durch Serum radiovaccinierter Tiere. Die Regenerierungsfaktoren werden in unverletzten Teilen bestrahlter Organe gebildet. G. Mehlhorn. 2180.

**4-64/03-0156** Witte, H.; Darmstadt, Donges Stahlbau-GmbH. **Strahlenschutztüren aus Stahl.** Kerntechn., Isotopentechn. u. -chemie 4 (1962) Nr. 11. S. 517–518. — 4 Abb. Aus: Dok.-Dienst Kernforsch. u. Kerntechn.
Für Strahlenschutztüren muß neben der Grundforderung nach ausreichender Abschirmung noch die Forderung der Festigkeit gestellt werden. Blei- oder Betontüren benötigen daher eine Tragkonstruktion oder einen geschlossenen Mantel aus Stahl. Eine massive Stahltür vereinigt die Vorteile großer Dichte und hinreichender Festigkeit. Grauguß hat geringere Festigkeit und größere Sprödheit und birgt die Unsicherheit der Porosität in sich. Als Material für Schutztüren eignet sich am besten Grobblech nach DIN 1543. Eine besondere Schweißgüte ist nicht notwendig. Die Türen werden als Dreh- oder Schiebetüren ausgebildet, meist mit Elektroantrieb. Quetschgefahr wird bei kleinen Türen durch Rutschkupplungen und bei großen Türen durch Sicherheitsschaltleisten vermieden. L. Albrecht. 2180.

**4-64/03-0157** Hoek, J. van den; Wageningen, Landbouw Inst. voor Toepassing van Atomenergie. Opname, secretie en excretie van fall-out radionucliden bij landbouwhuisdieren. **(Die Aufnahme, Sekretion und Exkretion von Radionukliden aus dem Fallout durch landwirtschaftliche Nutztiere.)**

Tijdschr. Diergeneeskunde 88 (1963) Nr. 10. S. 627–652. – 5 Abb., 8 Tab., 37 Lit. Zus. in Engl., Franz., Dtsch.

In der vorliegenden Arbeit wird eine ausführliche Übersicht der Aufnahme, Sekretion und Ausscheidung radioaktiver Substanzen aus dem Fallout durch die landwirtschaftliche Nutztiere gegeben. Es werden gleichzeitig die Prinzipien der Kernspaltung, der physikalischen und biologischen Eigenschaften der aus dem Fallout stammenden radioaktiven Isotope sowie die Verbreitung des radioaktiven Niederschlags in der Atmosphäre behandelt. Besondere Bedeutung wird den bodenwissenschaftlichen und botanischen Aspekten beigemessen. Die Aufnahme- und Sekretionsphänomene von $^{131}$J, $^{90}$Sr und $^{137}$Cs bei den Haustieren sind ausführlich dargelegt, wobei vor allem auf die Sekretion dieser Stoffe mit der Milch und die damit in Zusammenhang stehenden Faktoren aufmerksam gemacht wird. G. Mehlhorn. 2190.

**4-64/03-0158** Mayao, Noboku, Hayashi, Mitsuaki und Yonemura, Toshio. Strontium-90 in the bone of domestic animals in Japan of 1957–1962. **(Strontium-90 in den Knochen japanischer Haustiere 1957-1962.)** Nat. Inst. Animal Health Quart. [Tokyo] **3** (1963) Nr. 2. S. 93–100. – 4 Abb., 3 Tab., 7 Lit. Orig.: engl.

Vf. fassen die Ergebnisse von Strontiumuntersuchungen zusammen, die in den letzten sechs Jahren in 17 von 46 Präfekturen Japans an Pferde-, Rinder-, Ziegen-, Schweine-, Geflügel- und Vogelknochen durchgeführt wurden. Die Proben wurden bei 500–700 °C verascht und in $HNO_3$ gelöst. Die $^{90}$Sr-Analyse wurde mit rauchender Salpetersäure durchgeführt. Der Ausgangswert lag 1957 für Rinderknochen bei 4,0 $\mu\mu$c/g Ca, verdoppelte sich etwa 1958/59 und stieg 1961/62 bis auf 17,4 $\mu\mu$c/g Ca an. Für Pferdeknochen werden 11,8 $\mu\mu$c/g Ca 1957, schneller Anstieg und konstante Werte 1959/61 und starke Zunahme bis auf 30,8 $\mu\mu$c/g Ca 1962 angegeben. Das Verhältnis 1:2 zwischen den beiden Tierarten drückt sich auch in dem Sr/Ca-Gehalt der Knochen aus. Ein Einfluß des Alters auf die Inkorporation von $^{90}$Sr im Knochen konnte nicht einwandfrei nachgewiesen werden. Der $^{90}$Sr-Gehalt in Ziegen- und Schweineknochen lag weit unter dem der Großtiere. Zusammenfassend kann gesagt werden, daß die Konzentration am stärksten bei Pflanzenfressern in der Reihenfolge Pferd, Rind, Ziege war, ihnen folgen die Allesfresser und die Vögel. M. Worseck. 2190.

---

**4-64/03-0159** *Espersen, Gert.* **Multiple kaebecyster hos hesten.** Diss. vet. med. Fak. København. 1960. (110 S. m. 58 Abb.) 8°. (Diss. 8417)

## V. VERHALTENSFORSCHUNG

**4-64/03-0160** Mazanowski, A. Psychologia drobiu. **(Die Psychologie des Geflügels.)** Drobiarstwo **11** (1963) Nr. 2. S. 17–18.

Die Beobachtung des Geflügels liefert eine Reihe von Hinweisen, die zur Schaffung optimaler Bedingungen für kränkliches Geflügel beitragen können. Es wurde beobachtet, daß das Geflügel auf eine ganze Reihe äußerlicher Faktoren mittels seiner Sinnesorgane reagiert. Unter anderem wurde festgestellt, daß man das Geflügel lehren kann, auf Licht- oder Klanganreize in bestimmter Weise zu reagieren. Die Hühner haben ein sehr gutes Gehör. Das Fehlen von Ohrmuscheln gleichen sie durch die Geschmeidigkeit und Beweglichkeit des Halses aus; sie lokalisieren auf diese Weise die Laute. Darüber hinaus besitzt das Geflügel einen gut ausgebildeten Gleichgewichtssinn, Geruchssinn und gute Sehkraft. Gerade diese letztere spielt im Leben des Geflügels eine dominierende Rolle. Ein Sinn, der im Leben des Geflüges eine geringe Rolle spielt, ist der Geschmackssinn und besonders bei dem Geflügel, das sein Futter im ganzen verschluckt. Das Geflügel besitzt keinen angeborenen Sinn, die freßbaren Dinge von den nichtfreßbaren zu unterscheiden,

und erwirbt ihn erst durch die Erfahrung. Dies ist bei dem Umgang mit Küken in den ersten Tagen ihres Lebens von großer Bedeutung, denn es tritt die Befürchtung auf, daß von den Küken Stückchen der Streu gefressen werden. Deshalb ist es auch am ratsamsten, die Küken in der ersten Zeit ihres Lebens auf trocknem Sand oder auf Metallgeweben zu halten.
PRL/CBR. 2200.

4-64/03-0161 Schulze-Scholz, Inge. **Über den Einfluß verschiedener Verhaltensbesonderheiten auf die Lernfähigkeit von Haushühnern.** Z. wiss. Zool., Abt. A **168** (1963) Nr. 3/4. S. 209–280. 2200.

4-64/03-0162 Dücker, Gerti. **Spontane Bevorzugung arteigener Farben bei Vögeln.** Z. Tierpsychol. **20** (1963) Nr. 1. S. 43–65. 2200.

4-64/03-0163 Esser, M. **Vermögen zum Erlernen von Handlungsrhythmen bei bi- und monokular sehenden Hühnern.** Naturwissenschaften **50** (1963) Nr. 18. S. 602–603. 2200.

## VI. PATHOLOGIE, PATHOLOGIE DER VIRUSKRANKHEITEN, FUNKTIONELLE PATHOLOGIE

4-64/03-0164 Šmahel, J. und Charvát, Z.; Hradec, Králové, Karl-Univ., Med. Fak., Inst. für Histol. mit Embryol. **Regeneration des Gefäßsystems in der heilenden Hautwunde der Ratte.** Z. mikroskop.-anatom. Forsch. **70** (1963) Nr. 1. S. 21–47. — 26 Abb., 49 Lit. Zus. in Russ., Engl.

80 Ratten wurden auf dem Rücken je zwei Hautwunden von 8 mm Durchmesser zugefügt. In eintägigen Intervallen, beginnend mit 6 Std. nach der Applikation der Hautwunden bis zum 15. Tag (Zeitpunkt der klinischen Heilung), wurden Ratten mit einem Gelatine-Tusche-Gemisch unter Zusatz von Natrium nitrosum und Histamin injiziert und die herausgeschnittenen Totalpräparate unter dem Stereomikroskop, z. T. auch an Gefrier- und Paraffinschnitten, untersucht. Bei der Regeneration der Gefäße werden zwei Phasen unterschieden. Die 1. Regenerationsphase, welche bis zum 2. Tag nach dem Zufügen des Defektes dauert, ist durch arkadenförmige Gefäßnetze charakterisiert, die ausschließlich im subkutanen Bindegewebe am Boden der Wunde sowie in ihrer Nachbarschaft wachsen und eine flächenhafte Anordnung zeigen. In der 2. Regenerationsphase, beginnend am 3. Tag, entstehen auf der Grundlage der arkadenförmigen Gefäßnetze die Gefäßsträuche, welche räumlich angeordnet sind und mit ihren sehr zahlreichen blinden Kapillarausläufern, begleitet vom voll entwickelten Regenerationsblastem, systematisch in den Fibrin enthaltenden Raum der Wunde hineinwachsen und diesen schließlich ausfüllen. G. Michel. 2520.

4-64/03-0165 Müller, Erich; Erlangen; Nürnberg, Univ., Pathol. Inst. **Zelltod und Nekrose in morphologischer Sicht.** Naturwiss. Rdsch. **16** (1963) Nr. 7. S. 251–257. — 6 Abb., 17 Lit.

Es werden die Begriffe des Zelltodes und der Nekrose definiert und diskutiert. Der Zelltod ist ein schnelles und ungewöhnliches Erlöschen des Zellebens. Sein Eintritt ist durch Verlust der Reizbarkeit und irreversible Unterbrechung der geordneten Assimilation und Dissimilation gekennzeichnet. Die mikroskopische Betrachtung läßt kein sicheres Kriterium des eben eingetretenen Zelltodes erkennen. So wird in der morphologischen Betrachtungsweise der Nekrosebereich mit Nekrobiose, Nekrophanerose und Nekrolyse weiter gefaßt. Der Nekrobiose liegt ein fortlaufender katabiotischer Vorgang zugrunde, der in den Zustand der Nekrose einmündet. Die Nekrobiose besitzt keine typischen morphologischen Maßstäbe oder Substrate, da die meisten der dabei auftretenden Veränderungen auch reversibel sein können. So gibt es grundsätzlich eigentlich kein beweiskräftiges Kriterium einer Nekrobiose.

Wird ein bestimmter Umkehrpunkt überschritten, dann tritt Irreversibilität und dabei der Zelltod ein. Die im allgemeinen 4 bis 6 Std. dauernde Manifestationszeit umfaßt den Zeitraum vom eigentlichen Zelltod bis zu seiner morphologischen Erkennbarkeit. Darauf folgt die Nekrophanerose, die im wesentlichen durch irreversible Protoplasmagerinnung gekennzeichnet ist. Mit dem Auftreten des Kernschwundes geht die Nekrophanerose in die Nekrolyse über, die letzten Endes zur völligen Auflösung und Regeneration oder zum zellulären Abbau durch Resorptionsgewebe mit sekundärer Narbenbildung oder zur bindegeweblichen Abkapslung einer kernlosen Koagulationsnekrose, oft mit sekundärer Verkalkung, führt. Betrachtungen über die Ursachen des Zelltodes beschließen die Arbeit. H. Kronberger. 2538.

**4-64/03-0166** Fineberg, Ch. Revascularization of the dog myocardium. **(Revaskularisation des Hunde-Myocards.)** Arch. Surgery 85 (1962) Nr. 5. S. 711. 2540.

**4-64/03-0167** Taubert, G.; Jena, Friedrich-Schiller-Univ., Chirurg. Klin. **Pathophysiologische und therapeutische Probleme der Verbrennungskrankheit. 1. Mitt. Pathophysiologie.** Dtsch. Gesundheitswes. 18 (1963) Nr. 36. S. 1533 bis 1540.

Bei der Verbrennung handelt es sich nicht um einen lokalen Vorgang, sondern um ein kompliziertes, komplexes Allgemeingeschehen mit neurovasculären, fermentativ-enzymatischen und humoralen Störungen. Der im Gefolge von Verbrennungen auftretende Schock ist zunächst beim Menschen ein neurovegetativer Initialschock, der nach etwa 2 Std. in einen Blutvolumen-Mangelschock übergeht. Diesem Sekundärschock folgt der toxische Schock. Durch Rückströmung der Ödeme nach einigen Tagen kann es zur Spättoxämie kommen. Im Verbrennungsgebiet erfolgt neben der Diffusionszunahme eine Verschiebung der Elektrolyte mit Na-Zunahme. Es werden durch die hohe Temperatur intracelluläre Fermente, besonders proteolytisch wirkende Enzyme frei. Sie wirken entweder direkt toxisch oder sind an der Bildung blutdrucksenkender Polypeptide beteiligt. Aus diesem Grunde verspricht die Einführung eines Fermentinaktivators in die Therapie Aussicht auf Erfolg. Plasmaverluste bis zu 75% können eintreten, wodurch es zur Steigerung der Blutviskosität kommt. Die hierdurch bedingte Ischämie der Niere kann bei längerer Dauer zu Tubulusnekrose und interstitieller Nephritis führen. Die sich hieraus ergebenden therapeutischen Aspekte werden erörtert. In der Leber ist mit einer toxischen Einwirkung der Eiweiß-Zerfallsprodukte zu rechnen. Die wichtigsten Komplikationen sind heute in lokalen Infektionen zu suchen, die infolge Schwächung der körpereigenen Abwehr häufig zu schweren Allgemeininfektionen führen. Als weitere Komplikationen können Geschwürsbildung im Magen, Bronchopneumonie und als Spätschäden Osteoporose, periostale Neubildungen und Gelenkveränderungen auftreten. Lokal kommen Narbenkeloide, Narbenkrebs und Kontrakturen vor.

W. Seffner. 2540.

**4-64/03-0168** Wilkens, H. und Schwarz, R.; Hannover, Tierärztl. Hochschule, Anatom. Inst. **Teratologische Hyperdaktylie an der Beckengliedmaße eines Kalbes.** Tierärztl. Umschau 18 (1963) Nr. 8. S. 451–454. — 4 Abb.

Es wird eine als teratogenetisch bedingt gedeutete Verdoppelung der Gliedmaßenspitze des rechten Hinterfußes eines Kalbes nach röntgenologischer Untersuchung und Präparation beschrieben. An der medialen Seite des Hauptfußes saß ein zweiter, vollständiger, etwa um eine Klauenlänge kürzerer und insgesamt kleinerer Nebenfuß mit kaum voneinander getrennten Klauen. Die Skelett-, Muskel- und Sehnenverhältnisse werden eingehend beschrieben. Der Nebenfuß war stark nach lateral abgebeugt, da an ihm zwar Beugesehnen, aber keine Strecksehnen ausgebildet waren. H. Kronberger. 2625.

**4-64/03-0169** Kohl, Irmhild; Hannover, Tierärztl. Hochschule, Inst. für Pathol. **Über eine cervicale Nebenlunge beim Kalb.** Diss. Hannover **1962** 28 S. – 2 Abb., 33 Lit.
Nach Darstellung von 24 aus der Literatur ermittelten Fällen von Nebenlungen bei Tieren, zumeist bei Kälbern, wird eine 26 × 17 cm große, subcutan am Halse eines mit weiteren Mißbildungen behafteten Kalbsfetus gelegene, unregelmäßig gelappte Nebenlunge, deren Blutversorgung von Thoraxgefäßen ausging, beschrieben. Der histologische Aufbau glich dem einer atelektatischen normalen Lunge mit zahlreichen Bronchiektasien. Die Nebenlunge wird auf einen in allerfrühester Embryonalentwicklung abgesprengten Lungenanlagenteil zurückgeführt. H. Kronberger. 2625.

**4-64/03-0170** Goller, Hermann; München, Univ., Tieranatom. Inst. **Befund am Rückenmark bei einem Kalb mit beiderseitiger Abrachie.** Anatom. Anz. **112** (1963) Nr. 5. S. 447–457. – 13 Abb., 2 Tab., 15 Lit.
Es wurde ein männliches Grauviehkalb mit beidseitiger Abrachie untersucht. Zwischen dem 5. Hals- und 2. Brustsegment läßt sich eine Verbreiterung des Rückenmarksrohres zur Intumescantia cervicalis beobachten. Als wesentliche Tatsache ist anzusehen, daß sich bei dem mißgebildeten Tier die Intumescentia cervicalis trotz fehlender Extremitäten wie bei einem normal entwickelten Tier an dem Rückenmarksrohr abzeichnet. Gleiche Beobachtungen wurden über die Flächengröße der einzelnen Segmentquerschnitte gemacht. Sowohl beim Vergleichstier als auch beim mißgebildeten Tier besitzt das 7. Halssegment die größte Querschnittsfläche. Die Flächenanteile der grauen Substanz sind bei dem mißgebildeten Tier geringer. Die Form der grauen Substanz läßt keine auffälligen Abweichungen erkennen. Bei der Bestimmung der Zellgruppen ergaben sich vor allem im Ventralhorn Unterschiede zwischen dem mißgebildeten und dem normalen Tier. Am Nucleus motorius treten an allen Segmenten Abweichungen in der Zellzahl und der Zellgröße auf. So setzt sich der Nucleus motorius bei dem mißgebildeten Kalb aus insgesamt 20 und bei dem Vergleichstier aus 32 polygonalen Zellen zusammen. Es wird festgestellt, daß das Zellbild bei dem mißgebildeten Tier wesentlich geringer entfaltet ist als bei dem Vergleichstier. R. Berg. 2625.

**4-64/03-0171** Johansen, K. R. En ko med 2 levere. **(Eine Kuh mit zwei Lebern.)** Medlemsbl. danske Dyrlaegeforen. **46** (1963) Nr. 9. S. 286–287.
Außer der normalen Leber fand sich eine Extraleber, die in der rechten Lunge eingekapselt war. Sie hatte die Größe eines kleinen Brötchens. Das Lebergewebe hatte normale Farbe und Konsistenz sowie normal entwickelte Gallengänge. Die diese Leber umgebende Bindegewebskapsel haftete dem Lungengewebe an. E. Lehnert. 2625.

**4-64/03-0172** Nie, C. J. van; Leyden, Municipal Slaughterhouse. The ventral or apical ventricular septal defect in animals. **(Der ventrale oder apikale Ventrikelseptumdefekt bei den Tieren.)** Tijdschr. Diergeneeskunde **88** (1963) Nr. 16. S. 998–1001. – 2 Abb., 5 Lit. Zus. in Franz., Dtsch.
In der Präparatensammlung des Schlachthofes zu Leyden fand sich unter 400 Schweine- und Rinderherzen mit angeborenen Mißbildungen ein Herz eines 4 Mon. alten Kalbes mit einem ventralen Ventrikelseptumdefekt. Vf. ist der Ansicht, daß dieser in der Literatur nur dreimal bei Großtieren und zweimal beim Geflügel beschriebene Herzfehler einen angeborenen Hemmungsdefekt darstellt. W. Kuhlmann. 2625.

**4-64/03-0173** Chutná, Jitka. Fate of the second- and third-set grafts in animals with temporary tolerance of skin homograft. **(Das Schicksal der zweiten und dritten Transplantate bei Tieren mit zeitlicher Toleranz gegen das Hauthomotransplantat.)** Folia biol. [Praha] **9** (1963) Nr. 2. S. 104–110. – 1 Tab., 7 Lit. Zus. in Russ.

An verhältnismäßig homogenem Versuchsmaterial (24 Mäuse des Stammes A, bei denen 35–95 Tage nach der Transplantation die Zerstörung der ersten Transplantate vom Stamm CBA begonnen hatte) verfolgte man das Schicksal der anderen Hauttransplantate von CBA-Mäusen. Die Transplantation erfolgte zur Zeit der ausgeprägten Destruktion der ersten Homotransplantate. Unter diesen Bedingungen fand man mit Hilfe der anderen Transplantate keine Immunität vor, sondern eine bestimmte schwache Toleranz. Drei Monate nach der zweiten Transplantation wurde eine dritte vorgenommen, um festzustellen, welche Immunität oder Toleranz entstehen wird. In einigen Fällen zeigte sich eine Reinduktion der Toleranz von einem höheren Grade als es die durch Antigeninjektion bei neugeborenen Tieren hervorgerufene Toleranz war. Die Spezifität der induzierten Toleranz wurde an Kontrolltransplantaten des Stammes C 57 Bl/Sn überprüft. ČSSR/ÚVTI. 2540.

**4-64/03-0174** Georgiev, R., Vrigasov, A., Antonov, St. und Dimitrov, A.; Sofia, Bulgarien, Inst. für Erforsch. der Nichtansteckenden Krankh. der Haustiere. **Versuche zur Feststellung der Anwesenheit cancerogener Stoffe im Harn der mit Heu aus Hämaturiegebieten gefütterten Kühe.** Wiener tierärztl. Mschr. **50** (1963) Nr. 6. S. 589–595. – 4 Abb., 8 Lit.

Vff. stellten Extrakte aus dem Harn von Rindern her, welche in ausgesprochenen Hämaturiegebieten geboren und aufgewachsen waren, sowie speziell mit Heu von „Hämaturie-Wiesen" gefüttert worden waren. Als Kontrolle dienten Extrakte aus dem Harn von Rindern, die aus nicht hämaturiegefährdeten Gebieten stammten. Diese Extrakte wurden in die Harnblasenschleimhaut von Hunden, Kälbern und Ratten implantiert sowie in flüssiger Form über eine längere Zeit auf die Haut von weißen Mäusen aufgetropft und außerdem chemisch untersucht. Nach den bisher vorliegenden Ergebnissen konnten mit den Harnextrakten von Hämaturiekühen bei Hunden Veränderungen der Harnblasenschleimhaut in Form von Hämangiomen erzielt werden, während mit denselben Extrakten auf der Haut weißer Mäuse papillomähnliche Wucherungen entstanden. Vff. ziehen aus ihren bisherigen Untersuchungen nur eine vorläufige Schlußfolgerung. Danach besteht die Möglichkeit, daß als Ursache für die in der Literatur beschriebenen Veränderungen der Harnblasenschleimhaut bei an Hämaturie erkrankten Rindern cancerogene Substanzen anzusehen sind, die nur durch den Verdauungsablauf bei Wiederkäuern aufgeschlossen werden. E. Werner. 2665.

**4-64/03-0175** Chýle, P., Klement, V. und Svoboda, J. Attempts to induce formation of Rous sarcoma virus in cells of tumour XC. **(Versuche zur Hervorrufung der Bildung von Rous-Sarkom in Zellen des Tumors XC.)** Folia biol. [Praha] **9** (1963) Nr. 2. S. 92–98. – 5 Abb., 2 Tab., 11 Lit. Zus. in Russ.

Es ist nicht gelungen, die Bildung des infektiösen Rous-Virus durch Bestrahlung der XC-Tumorzellen in vitro durch eine Gabe von 300–10000 *r* und durch UV-Bestrahlung mit 6000–96000 erg/cm² hervorzurufen. Auch bei der Röntgenbestrahlung des XC-Tumors in vivo waren die Ergebnisse negativ. Die Kultivierung von XC-Tumorzellen in verschiedenen angereicherten Medien und bei verschiedenen Temperaturen (30 °–41,5 °C) hat die Bildung des infektiösen Rous-Virus gleichfalls nicht hervorgerufen. Auch in XC-Tumorextrakten und im Serum von jungen Ratten mit wachsendem oder regressivem Tumor wurde keine virusneutralisierende Aktivität festgestellt. ČSSR/ÚVTI. 2665.

**4-64/03-0176** Šimkovič, D., Svoboda, J. und Valentová, Nad'a. Clonal analysis of line $XC_{tc}$ rat tomour cells (derived from tumour XC) grown in vitro. **(Klonanalyse von Linien der Rattentumorzellen $XC_{tc}$ [aus XC-Tumoren gewonnen], die in vitro wuchsen.)** Folia biol. [Praha] **9** (1963) Nr. 2. S. 82–91. – 12 Abb., 4 Tab., 12 Lit. Zus. in Russ.

Zellen des Rattentumors XC, die das Rous-Virus enthielten, wurden für langsames Wachstum in vitro adaptiert. Es wurden drei Nichtklonlinien ($XC_{tc}$, $XC_{tc}$ und $XC_{tc}P$) gewonnen, die im Laufe von einigen Monaten des Wachstums in vitro die Fähigkeit behielten, bei Küken einen Tumor hervorzurufen, der dem typischen Rous-Sarkom der Hennen entsprach. Aus den Zellen der Linie $XC_{tc}$ T wurden 3 Subklone (Zellen S 16, S 17 und S 30 von einer Ausgangszahl von 16, 17 und 30 Zellen) und 3 Klone von einer einzigen Zelle (Single-cell) der Populationen K-1, K-2 und K-4 isoliert. Sämtliche aus den $XC_{tc}$ T-Linien gewonnenen Zellenlinien sind imstande, nach Inoculation die Tumorbildung bei Küken hervorzurufen. Um die Tumorbildung bei 50% der Küken hervorzurufen, müssen $5 \cdot 10^5$—$2{,}5 \cdot 10^6$ Zellen von $XC_{tc}T$ inokuliert werden. Nach der Inoculation von $10^5$ Zellen der Linie $XC_{tc}$, $CX_{tc}P$, $XC_{tc}T$ und der Subklone S 16 und S 17 wurde kein Tumorwachstum bei Küken beobachtet. Es werden die Versuchsergebnisse beurteilt, wo nach einer Inoculation von $10^4$ Zellen der Klone K-2 und X-4 je Küken der Tumor zum Vorschein kam. Die Zellen der Mutterlinie $XC_{tc}T$ und von ihnen gewonnene Subklone S 16, S 17 und S 30 besaßen eine hohe tumorogene Aktivität für neugeborene Küken: Nach einer Inoculation von $5 \cdot 10^5$ Zellen riefen sämtliche Arten dieser Zellen bei Jungratten das Tumorwachstum praktisch hundertprozentig hervor. Versuche mit dem Zweck, bei Küken das Tumorwachstum mit zellfreiem Nährboden der Klon- und Nichtklonlinien hervorzurufen, die aus Zellen $XC_{tc}T$ isoliert waren, blieben negativ. Es werden noch andere Versuche erwähnt, wo die Zellen des übertragbaren Tumors XC und der Zellkultur dieses Tumors in vitro (Linie $XC_{tc}$, $XC_{tc}T$ usw.) das infektiöse Rous-Virus weder enthalten noch ausscheiden. ČSSR/ÚVTI. 2665.

**4-64/03-0177** Sellyei, M. und David, H.; Budapest, Med. Univ., 1. Inst. für Pathol. Anatomie und Exp. Krebsforsch.; Berlin, Humboldt-Univ., Charité, Rudolf-Virchow-Haus, Pathol. Inst. **Untersuchungen über die Ultrastruktur einer Variante des Furthschen Mäusemastocytoms.** Z. mikroskop.-anatom. Forsch. **70** (1963) Nr. 1. S. 103–117. — 11 Abb., 31 Lit.

Es wurde Geschwulstmaterial von aus der 12. Passage bei nicht aus Inzucht stammenden weißen Mäusen gewonnenen, ursprünglich Furthschen Mastocytomen elektronenoptisch untersucht. Ein Teil der Mäuse wurde während der letzten 24 Std. vor der Tötung mit Protaminsulfat behandelt. Es wurde festgestellt, daß die Mastzellgranula in der Grundsubstanz und in den Kanälchen des endoplasmatischen Reticulum durch Materialkondensation entstehen. Im Cytoplasma der Geschwulstzellen wurden virusähnliche Partikel nachgewiesen.
H. Kronberger. 2670.

**4-64/03-0178** Goldbach, W., Haenel, H. und Schmidt, Ferdinand; Potsdam-Rehbrücke, Forschungsstelle für Exp. Onkol.; Inst. für Ernähr. der Dtsch. Akad. der Wiss. zu Berlin. **Über den Lysozymgehalt von malignen Rattentumoren im Vergleich zu normalen Rattengeweben.** Acta biol. med. german. [Berlin] **10** (1963) Nr. 5/6. S. 579–583.

Insgesamt 69 tumortragende Ratten und Kontrolltiere wurden untersucht. Der Lysozymgehalt folgender Transplantationstumoren wurde geprüft: Walker-Carcinosarkom 256, Jensen-Sarkom, Yoshida-Sarkom, Chlorom (SHAY), ein hepatocelluläres Rattenhepatom und ein polymorphzelliges ES 4-Sarkom. Außerdem wurde der Lysozymgehalt von 7 cancerogeninduzierten Spindelzellsarkomen untersucht. Der Lysozymgehalt der Niere von Tumortieren stieg gegenüber den Kontrollen mit fortschreitendem Tumorwachstum bis auf den 5–6fachen Wert an. Auch der Hoden und die Leber von Tumorträgern zeigte signifikante Lysozymzunahme. Lunge, Milz und Hirn zeigten keine signifikanten Unterschiede zwischen Tumorträgern und Kontrollen.
R. Widmaier. 2675.

**4-64/03-0179** Aull, Felice und Hempling, H. G.; New York City, Cornel Univ., Med. Coll. Sodium fluxes in the Ehrlich mouse ascites tumor cell. **(Natrium-Austausch in Ehrlich-Maus-Ascites-Tumorzellen.)** Amer. J. Physiol. **204** (1963) Nr. 5. S. 789–794.

Der $Na^+$-Transport in Ehrlich-Maus-Ascites-Tumorzellen wurde mittels markiertem Na ($Na^{22}$ und $Na^{23}$) und chemischen Methoden gemessen. Ein Teil des $Na^+$ wird anfangs schnell ausgetauscht (Geschwindigkeitskonstante 19,4 $Std.^{-1}$, Austausch 18–20 pmol/$cm^2$ Sek.), außerdem findet ein langsamerer $Na^+$-Austausch statt (Geschwindigkeitskonstante 3,7 $Std.^{-1}$, regelmäßiger $Na^+$-Austauschwert 1–2 pmol/$cm^2$ Sek.). Der Netto $Na^+$-Ausstrom (der Anteil, der langsamer ausgetauscht wird) kann weniger als die Hälfte des gesamten Ausstroms betragen. Sinkt das intracellulär vorhandene $Na^+$, so zeigt der Einstrom von $Na^+$ eine Abhängigkeit vom $Na^+$-Gehalt der Zelle. Die Befunde weisen darauf hin, daß der Hauptanteil des $Na^+$-Transportes nicht aktiv, sondern passiv stattfindet. R. Widmaier. 2675.

**4-64/03-0180** Thoonen, J. und Hoorens, J.; Gent, Lab. voor Dierlijke Pathol. Mastocytoma bij de hond. **(Mastocytome beim Hund.)** Vlaams diergeneeskund. Tijdschr. **32** (1963) Nr. 5. S. 133–142. – 4 Abb., 2 Tab., 21 Lit. Zus. in Engl., Franz., Dtsch.

Nach Besprechung der Literatur werden 15 Fälle von Mastocytomen bei Hunden beschrieben. Sie sind bei 4 Boxern, 3 Cocker Spaniels, 2 Deutschen Schäferhunden und 6 C.V. nachgewiesen worden. In 14 Fällen liegen die Neubildungen in der Haut, d.h. in 9% aller in dieser Zeit ermittelten Hauttumoren. Bei einem 6jährigen Deutschen Schäferhund finden sich die Mastocytome in der Milz (1,450 kg) und den Mesenteriallymphknoten, nicht aber in der Haut. Die meisten Hunde sind etwa 8 Jahre alt. Das pathologisch-histologische Bild wird an Hand von 4 Abbildungen beschrieben. E. Tempel. 2719.

**4-64/03-0181** Pasternak, G.; Berlin-Buch, Inst. für Exp. Krebsforsch. der Dtsch. Akad. der Wiss. zu Berlin. **Die unterschiedliche Reaktionsfähigkeit zweier Mäuseinzuchtstämme gegen spezifische Antigene isolog transplantabler Carcinogentumoren.** Acta biol med. german. [Berlin] **10** (1963) Nr. 5/6. S. 572 bis 578.

An Inzuchtmäusen der Stämme XVII und CBA wurde eine Restheterozygotie durch Hauttransplantationsversuche ausgeschlossen und dadurch die Möglichkeit geschaffen, tumorspezifische Antigene zu prüfen. Nach Immunisierung mit röntgenbestrahlten, carcinogeninduzierten Tumorgeweben des jeweils gleichen Mäusestammes wurden lebende Tumorzellen injiziert. Es wurde bei 60,9% der Mäuse vom Stamm XVII und bei 28,3% der Mäuse vom Stamm CBA eine Resistenz erzeugt. Hybriden aus Stamm XVII ♀♀ x CBA ♂♂ reagierten wie Stamm XVII-Mäuse gegen die Tumorantigene beider Elternstämme. Es wird eine genetisch determinierte, immunologische Reaktivität gegen tumorspezifische Antigene angenommen. R. Widmaier. 2720.

**4-64/03-0182** Köther, Horst; Leipzig, Karl-Marx-Univ., Veterinärmed. Fak., Veterin.-Pathol. Inst. **Untersuchungen über Gefäßwandveränderungen an der Arteria pulmonalis und ihren Aufzweigungen bei chronischer Lungentuberkulose des Rindes unter kritischer Stellungnahme zum Begriff der Arteriosklerose.** Diss. Leipzig **1961** 66 S. – 8 Abb., 111 Lit.

Rinderlungen mit schwersten tuberkulösen Veränderungen wurden in 132 Fällen makroskopisch und in 25 Fällen histologisch untersucht. Bei der makroskopischen Begutachtung der A. pulmonalis konnten in keinem Falle Gefäßwandveränderungen, die in der humanmedizinischen Literatur unter dem Begriff der Arteriosklerose geführt werden, diagnostiziert werden. Mit gleichem Ergebnis verlief auch die histol. Untersuchung des Gefäßes. Die mikroskopische Untersuchung von Lungengewebsschnitten ergab nach der Färbung mit

Sudan III, Hämatoxilin-Eosin, Azan und Orcein in 11 Fällen sklerotische Gefäßwandveränderungen, die der Arteriosklerose im weiteren Sinne zugeordnet werden konnten. Betroffen waren hauptsächlich die mittleren, kleinen und kleinsten Gefäße. Bei den Veränderungen handelte es sich um Ödembildung, Hyalinose, Bildung kollagener Fasern, Intimaproliferation, Mediahypertrophie und Neubildung elastischer Fasern. Lipoidose und Calcinose wurden bei den Gefäßwandumwandlungen nicht beobachtet. Als ätiologische Faktoren für die Entstehung der sklerotischen Gefäßwandveränderungen in den Ästen der Arteria pulmonalis werden die Hypertonie im kleinen Kreislauf infolge der chronischen Lungentuberkulose und Ernährungsstörungen der Gefäßwand in Betracht gezogen. H. Gürtler. 2760.

**4-64/03-0183** Blessing, M. H., Köppel, G. und Baust, P.; Düsseldorf, Med. Akad., Pathol. Inst. **Experimentelle Lungenembolie mit körpereigenem Knochenmark.** Beitr. pathol. Anatom. allg. Pathol. **128** (1963) Nr. 1. S. 63–77. — 7 Abb., 29 Lit. Zus. in Engl., Franz.

40 Kaninchen erhielten 0,5–1,0 ml frisch aus der eigenen Tibia entnommenes und in 6–8 ml suspendiertes Knochenmark in die V. jugularis injiziert. Unmittelbar bis wenige Stunden danach fanden sich Knochenmarkpartikelchen unversehrt in den Pulmonalarterienästen und auch Kapillaren, wobei die Gefäße stark erweitert waren. 1–4 Tage später waren die Gefäßwände gequollen und die Zellen der erythropoietischen Reihe, aber auch Megakaryocyten wurden pyknotisch. In Nachbarschaft dieser Zellen beginnt das Gefäßendothel zu wuchern. Kleinere Emboli sind schon am 3.–4. Tag völlig von Endothel überzogen. Bis zum 6.–7. Tag wuchern Leukocyten in den Gewebsbröckchen, und die Fettzellen nehmen an Größe zu. Sodann beginnt eine Umwandlung in Granulome, die sich nach etwa 3 Wochen und später zu fibrösen Intimapolstern bei gleichzeitiger Ausdehnung der Media retrahieren. Fettzellen mit Vacuolen und Cholesterinnadeln sind im Inneren noch lange zu finden. Eine echte andauernde extramedulläre Blutbildung konnte niemals erreicht werden. W. Seffner. 2760.

**4-64/03-0184** Taylor, C. Bruce, Cox, George E., Manalo-Estrella, Pacita und Southworth, Jane (unter Mitarb. von Patton, Dorothy E. und Cathcart, Catherine). Atherosclerosis in rhesus monkeys. II. Arterial lesions associated with hypercholesteremia induced by dietary fat and cholesterol. **(Atherosklerose bei Rhesusaffen. 2. Mitt. Arterienveränderungen bei durch Nahrungsfett und Cholesterin hervorgerufener Hypercholesterinaemie.)** Arch. Pathol. **74** (1962) Nr. 1. S. 16–34. — 20 Abb., 26 Lit.

Rhesusaffen sind gut geeignet zum Studium des menschlichen Cholesterinstoffwechsels und der Atherosklerose. Von 8 weiblichen und 7 männlichen Tieren, die eine cholesterinreiche Diät sowie 30 g Butter täglich erhielten, entwickelte sich bei 14 eine Hypercholesterinämie (H.) von 250 mg% und mehr gegenüber durchschnittlich 154 mg% bei den Kontrollen. Stärke und Ausmaß der sich bei den Versuchstieren entwickelnden Atherosklerose waren abhängig von Dauer und Grad der H. Die frühesten Veränderungen waren an Aorta, Carotissinus und A. iliaca sowie den proximalen Teilen der Coronararterien zu sehen. Bei längerer Dauer waren auch mehr periphere Arterien betroffen. Histologisch sind die ersten Veränderungen in Form interstitieller Fetttröpfchen in der Intima zu sehen. Im Gefolge wuchern subendotheliale Mesenchymzellen. Später kommt es zu Lipophagie und Intimanarben und nach etwa 2 Jahren zu degenerativen Veränderungen der Lipophagen. Nach 3–6 Jahren anhaltender H. kommt es zur Zerstörung der Elastica interna und Media mit reaktiver Arteritis, Narbenbildung und Gefäßverengungen einschließlich Thromben. W. Seffner. 2760.

**4-64/03-0185** Taylor, C. Bruce, Trueheart, Richard E. und Cox, George E.; Chicago, Presbyterian-St. Luke's Hospital, Pathol. Dep.; Univ. of Illinois,

Coll. of Med., Dep. of Biol. Chem. Atherosclerosis in rhesus monkeys. III. The role of increased thickness of arterial walls in atherogenesis. **(Atherosklerose bei Rhesusaffen. 3. Mitt. Die Rolle von Arterienwandverdickungen bei der Atherogenese.)** Arch. Pathol. **76** (1963) Nr. 1. S. 14–28. – 10 Abb., 1 Tab., 15 Lit. 2. Mitt. vgl. vorst. Ref.

Da die Dicke der Arterienwände besonders der Intima möglicherweise eine prädisponierende Rolle für die Entstehung der Atherosklerose spielt, wurde an 7 Rhesusaffen durch intraarterielle Einführung eines kältedurchströmten Instrumentes eine segmentale Narbenbildung mit Verdickung der entsprechenden Intimaabschnitte herbeigeführt. Nach Abheilung und anschließend diätetisch herbeigeführter Hypercholesterinämie (H.) zeigten diese Abschnitte eine geringere Fettablagerung als die angrenzenden unverletzten Abschnitte. Sie war, wenn vorhanden, nur in den Narbenrändern zu sehen. Wurde die H. bereits vor und während der Heilungsphase ausgelöst, so wurde Lipoidablagerung gesehen, ähnlich stark wie in unveränderten Abschnitten, und zwar jetzt im Zentrum der Läsionen besonders reichlich innerhalb der Elastica interna. In einigen dieser Fälle war die Elastica interna gerissen und Lipoidkonzentrationen fanden sich in der Media. Die Versuche zeigten somit, daß die Gefäßwandverdickung – beim Menschen altersbedingt – an sich keinen wichtigen sekundären Faktor in der Atherogenese darstellt, sondern nur die subendotheliale Wucherung von Mesenchymzellen die permanente Lipoidablagerung vergrößert. W. Seffner. 2760.

**4-64/03-0186** Gravez, E.; Sarajevo, Univ., Veterin. Patol. Inst. Benigne i maligne pulmonalne adenomatoze ovaca. **(Benigne und maligne Lungenadenomatose des Schafes.)** Veterinaria [Sarajevo] **11** (1962) Nr. 3. S. 289–299. – 43 Lit. Zus. in Engl.

Vf. untersucht (1955–1962) 250 Fälle von Lungenadenomatose (LA), die aus einem Untersuchungsmaterial von ca. 6000 Tieren stammten und stellt auf Grund seiner Beobachtungen fest, daß LA nodulär (miliar bis großknotig) und diffus auftreten kann, wobei die einzelnen Formen nebeneinander vorkommen. Durch Konfluenz kleiner Herde entstehen größere Knoten. Bei den diffusen Formen der LA ist die Lunge von fester Konsistenz, aber nicht brüchig. Die Häufigkeit der knotigen LA liegt über der der diffusen Form. P. Schmidt. 2770.

**4-64/03-0187** Brann, I. und Nilsson, O. **Die Morphologie der visceralen Meerschweinchenpleura bei experimentell erzeugter Exsudation. 1. Licht- und elektronenmikroskopisch feststellbare Veränderungen bei irritativer Pleuritis.** Beitr. pathol. Anatom. allg. Pathol. **127** (1962) Nr. 3. S. 406–423. – 12 Abb., 40 Lit. Zus. in Engl.

An 20 Meerschweinchen, bei denen durch intrapleurale Injektion von 0,05 ml Terpentin eine irritative Pleuritis erzeugt wurde und die nach 1, 2, 8 und 32 Tagen getötet wurden, werden die morphologischen Veränderungen der Pleura im Vergleich zu gesunden Kontrolltieren mit Hilfe licht- und elektronenmikroskopischer Methoden untersucht. Das elektronenmikroskopische Bild der normalen Pleura wird beschrieben. Unter der Mesothelzellschicht liegt eine PAS-positive Grundsubstanz und unter dieser eine amorphe Substanz aus 2 Schichten, von denen die untere wahrscheinlich der lichtmikroskopischen elastischen Schicht entspricht. Zwischen den Mesothelzellen finden sich zahlreiche Spalten. In der Exsudationsphase am 1.–2. Tage ist die Pleuradicke von 4 auf 40 $\mu$ gestiegen, was auf einer Vermehrung von Bindegewebsfibrillen, verschiedenen Zellen und Blutgefäßen beruht. Die Mesothelzellen haben ihre platte Gestalt verloren, sind kubisch geworden und bis 10 $\mu$ hoch. Ein Teil ist zugrunde gegangen. Ihr Cytoplasma zeigt $\alpha$-Cytomembranen, ein Zeichen gesteigerter Proteinsynthese. Die post-exsudative Phase am 8.–32. Tag ist durch viele Adhärenzen und lockere Fibroblasten-Anhäufung gekennzeichnet, wodurch eine elektronenmikroskopische Untersuchung erschwert wird. Zu dieser Zeit kommen vermehrt glatte Muskelfasern vor, die in die reichlichen kollagenen und elastischen Fasern eingelagert sind. W. Seffner. 2770.

**4-64/03-0188** Brann, Irene und Nilsson, O. **Die Morphologie der visceralen Meerschweinchenpleura bei experimentell erzeugter Exsudation. 2. Licht- und elektronenmikroskopisch feststellbare Veränderungen bei allergischer Pleuritis.** Beitr. pathol. Anatom. allg. Pathol. **128** (1963) Nr. 1. S. 122–138. – 12 Abb., 17 Lit. Zus. in Engl. 1. Mitt. vgl. vorst. Ref.
An 20 Calmette-vaccinierten tuberkulinpositiven Tieren wurde mittels intrapleuraler Injektion von BCG-Vaccine eine allergische Pleuritis erzeugt. Die morphologischen Veränderungen wurden am 1., 2., 8. und 32. Tag studiert. Makroskopisch bestand kein sicherer Unterschied gegenüber irritativer Pleuritis. Bei der elektronenmikroskopischen Untersuchung zeigte sich ein Unterschied insofern, als die unter der Basalmembran gelegene Substanz stark an Menge zugenommen hat und die intercellulären Räume der Mesothelzellschicht bei der allergischen Pleuritis eine elektronendichtere Substanz aufwiesen, die in ihrer Dichte der erwähnten, unter der Basalmembran gelegenen Substanz entspricht. Das bei der irritativen Pleuritis neutrophile bis basophile Cytoplasma ist hier leicht acidophil. Die $\alpha$-Cytomembranen kommen in geringen Mengen vor. Außerdem kommen im Cytoplasma helle Gebiete mit einer körnigen oder fadenähnlichen Struktur vor, und die Oberfläche der Mesothelzellen verläuft unregelmäßiger. In der postexsudativen Phase bestehen Unterschiede insofern, als bei der irritativen Pleuritis die Zellanhäufung in lockerem Fibroblastengewebe, bei der allergischen Pleuritis in dichtem Rundzellgewebe besteht und bei letzterem zudem bis 1,5 mm große Pleuragranulome auftreten. W. Seffner. 2770.

**4-64/03-0189** Pohlenz, Joachim; Hannover, Tierärztl. Hochschule, Inst. für Pathol. **Histologische Untersuchungen der Schilddrüse des Schweines im Kreise Steinburg. 34. Beitrag zur geographischen Pathologie der Schilddrüse.** Diss. Hannover **1962** 24 S. – 42 Lit.
Es wurden 212 Schilddrüsen von gesunden Schlachtschweinen, von denen 60% aus dem Marschgebiet und 40% aus der Geest stammten, am Schlachthof in Glückstadt entnommen. Davon wurden 131 gemessen und gewogen und 202 histologisch ausgewertet. Als Charakteristica des Klimas des Ursprungsgebietes der Schweine werden hohe Luftfeuchtigkeit und außerordentlich starker Jodgehalt der Luft (3 g/m³) bezeichnet. Die Durchschnittsmaße der Schilddrüsen, die alle in der letzten Februarwoche entnommen wurden, betrugen 5,3 × 3,3 × 1,6 cm. Sie wogen im Durchschnitt 18,8 g bei einem Gewicht der Schweine von 90–110 kg. 29,2% der Schilddrüsen erschienen als normale Stapeldrüsen und 10,39% als Stapeldrüsen mit Polsterbildung und Kolloidzellen. Bei 23,76% der untersuchten Drüsen fand der Vf. einen bisher in anderen Arbeiten nicht beschriebenen Typ mit sehr kleinen Follikeln und stark vermehrten interfolliculär gelegenen Epithelzellen, aber sonst regelmäßigem Bau, den er als Jugendform der Stapeldrüse deutet und auf die Schnellmast zurückführt. Bei 22,76% wurden verschiedene Grade einer interfolliculären Adenomatose beobachtet. Eine Schilddrüse wies einen typischen Follikelkollaps auf. Polsterbildung in der Stapeldrüse wurde mehr bei Tieren aus der Marsch, hochgradige interfolliculäre Adenomatose häufiger bei Schweinen aus der Geest gefunden. H. Kronberger. 2780.

**4-64/03-0190** Milcu, S. M., Lupulescu, A. und Petrovici, Al.; Bukarest, Rumänien, Inst. für Endokrinol. „C. I. Parbon"; Inst. „I. Cantacuzino". **Elektronenmikroskopische Untersuchungen über die Feinstruktur des experimentell erzeugten Rattenkropfes.** Z. mikroskop.-anatom. Forsch. **69** (1963) Nr. 4. S. 512–532. – 18 Abb., 10 Lit.

Es werden die Veränderungen der Feinstruktur in den drei Stadien des durch jodarme Kost hervorgerufenen Kropfes bei Ratten studiert, und zwar im hyperplastischen Stadium, im Kolloidstadium und im degenerativ-atrophischen Stadium. Im Kolloidstadium (Kolloidadenom) verdrängt das Kolloid das Follikelepithelium, die ergastoplasmatischen Säckchen sind mit Kolloid gefüllt und die α-Cytomembranen eingerissen. Es sind nur wenige Ribonucleoproteingranula vorhanden, und manchmal fehlen sie gänzlich. Die Mitochondrien sind seltener und weisen nur geringe Veränderungen auf. Im degenerativ-atrophischen Stadium werden die intensivsten Veränderungen beobachtet. Dadurch, daß das endoplasmatische Reticulum atrophisch ist und aus Membranfragmenten besteht, ist die Anzahl der Mitochondrien und der Kolloidtröpfchen verringert. Manchmal sind auch Zonen kompensatorischer Hypertrophie, die mit atrophischen Zonen abwechseln, festzustellen, wodurch eine Normalisierung des strukturellen Bildes angestrebt wird. Im hyperplastischen Kropf wurde eine Ausweitung des endoplasmatischen Reticulums festgestellt sowie eine erhöhte Anzahl der Kolloidtröpfchen, eine Hypertrophie des Zellkerns und des Kernkörperchens sowie ein größeres Volumen der Mitochondrien. W. Seffner. 2780.

**4-64/03-0191** Ostertag, H. G.; Stuttgart, Staatl. Tierärztl. Untersuchungsamt. **Schilddrüsenbefunde bei totgeborenen und verendeten Kälbern.** Berliner Münchener tierärztl. Wschr. **76** (1963) Nr. 13. S. 253–255. – 11 Lit. Zus. in Engl.
An den Schilddrüsen von 90 totgeborenen u. 150 verendeten Kälbern wurden nur 40 bzw. 70 Normalformen gesehen, die als Stapeldrüsen, häufiger als aktivierte Stapeldrüsen, bezeichnet werden. Es fanden sich 12 bzw. 46 interfolliculäre Adenomatosen, 13 bzw. 14 Strumaformen, 6 bzw. 13 papillomatöse Proliferationen, 0 bzw. 5 papillomatöse Solidifikationen, 14 bzw. 4 Kollapsformen sowie 1 bzw. 4 nicht funktionstüchtige Formen. Die als kompensatorisch zu beurteilenden Hyperplasien dürften mit einer Hypothyreose einhergehen. Es ist möglich, daß eine pränatale, vom Muttertier stammende Noxe für die Entstehung dieser abweichenden Formen verantwortlich zu machen ist. C.-H. Becker. 2785.

**4-64/03-0192** Dawson, F. L. M.; Hadstock, Cambridge, Min. of Agric., Fisheries and Food, Veterin. Investigation Serv. Uterine pathology in bovine infertility. **(Die Bedeutung der Uteruspathologie für die Unfruchtbarkeit des Rindes.)** J. Reproduct. Fertility **5** (1963) Nr. 3. S. 397–407. – 4 Abb., 7 Tab., 17 Lit.
Die Untersuchung der Genitalorgane von 300 wegen Unfruchtbarkeit ausgemerzten Kühen ergab in 59 Fällen makroskopische und in 244 Fällen histopathologische Veränderungen des Endometriums, der Eileiter und der Eierstöcke. Bei 27 Uteri konnten weder Drüsen noch Oberflächenepithel mehr nachgewiesen werden. Die Lage der Drüsen war häufig nur noch durch leukocytäre Ansammlungen angedeutet. Eine cystöse Entartung der Uterusdrüsen lag bei 13 Tieren vor. Bei der bakteriol. Untersuchung makroskopisch veränderter Uteri wurde hauptsächlich *Corynebacterium pyogenes* ermittelt. Vergleiche der Besamungsintervallänge ergaben, daß die Konzeptionsfähigkeit bei Kühen mit mäßiger Endometritis ebenso vorhanden ist wie bei Tieren mit normalem Endometrium. Letztere sind aber besser imstande, die Trächtigkeit aufrechtzuerhalten und zeigen weniger Neigung zu Stillbrünstigkeit. Aus diesen Untersuchungen ergibt sich die Forderung, bei „klinisch normalen Umrinderern" die Beschaffenheit des Endometriums und der Eileiter gründlich zu überprüfen. J. Jürgens. 2800.

**4-64/03-0193** Lombard, Ch., Belgarric, J. und Roset, J. Deux métaplasies osseuses aux formes curieuses. **(Zwei Fälle der Knochen-Metaplasie von merkwürdiger Gestalt.)** Bull. Acad. vétérin. France [N.S.] **36** (1963) Nr. 4. S. 167–169. 2810.

**4-64/03-0194** Renk, W. und Dämmrich, K.; Berlin-Dahlem, Univ., Inst. für Veterin.-Pathol. **Ein Beitrag zur Panostitis der Kieferknochen und zur Differentialdiagnose der Osteodystrophia fibrosa beim Hund.** Berliner Münchener tierärztl. Wschr. **76** (1963) Nr. 12. S. 226–229. – 9 Abb., 5 Lit. Zus. in Engl.

Bei einem 4 Mon. alten Highland-Terrier entwickelte sich, ausgehend von einer akuten eitrigen Periostitis nach Übergang auf die Haversschen Räume, eine rarefizierende Ostitis mit eitriger oder sklerosierender Osteomyelitis. Im weiteren Verlauf entwickelte sich eine chronische Entzündung mit Bildung von Fasergewebe und Einlagerung histo-plasmacellulärer Elemente, was im Pesïost zu Periost. fibrosa mit in die Umgebung ausstrahlender Phlegmone führte. Die Unterkieferäste waren spindelförmig verdickt, der Zahnrand des Oberkiefers wulstartig aufgetrieben. Starke Entzündungsvorgänge zeigten weiterhin die Backenfläche des Os maxillare sowie das Gaumenbein und einige Backenzahnanlagen des Oberkiefers. Im Schädeldach kam es infolge der herdförmigen rarefizierenden eitrigen.Ostitis und Osteomyelitis zu fibrösem Umbau und teils auch Periostitis ossificans. Auf die differentialdiagnostisch wichtige Osteodystrophia fibrosa, die histologisch sicher abzugrenzen ist, wird hingewiesen. W. Seffner. 2810.

**4-64/03-0195** Vickers, T. H.; München, Univ., Pathol. Inst. **Die Morphologie der durch Trypanblau bei Ratten verursachten Defekte der neurovertebralen Achse.** Beitr. pathol. Anatom. allg. Pathol. **128** (1963) Nr. 1. S. 39–62. – 12 Abb., 1 Tab., 11 Lit. Zus. in Engl., Franz.

54 Ratten von 4 verschiedenen Stämmen erhielten pro Tier bis zu 30 mg Trypanblau verschiedener Sorten am 7.–9. Trächtigkeitstag sc. verabreicht. Die Feten wurden nach 20tägiger Trächtigkeit entnommen. Von 204 Feten zeigten 75 makroskopisch erkennbare Achsendefekte, die histologisch in Serientransversalschnitten untersucht wurden. Auswertbar waren die Befunde an 40 Ratten, wobei sich 2 Gruppen unterscheiden ließen. Entweder ist die Haut in den Defekt einbezogen, oder die intakte Haut einschließlich Hautmuskeln überzieht den Defekt. In beiden Gruppen lassen sich wiederum 2 Typen unterscheiden. Bei dem ersten Defekttyp sind die Veränderungen auf die Wirbelbögen beschränkt. Es handelt sich hierbei um die klassische Spina bifida. Bei einer Variante dieser Defekte vereinigen sich die mißgestalteten Wirbelbögen über der Mittellinie und bilden hier einen querliegenden Knochenriegel, wobei das Rückenmark atrophisch ist. Der zweite Typ betrifft besonders den Wirbelkörper mit Bildung von Hemivertebra oder Fehlen von einem oder mehreren Wirbelkörpern. Diese Defekte werden von Rückenmarkschädigungen begleitet, und zusätzlich besteht häufig Anomalie der Wirbelbögen. Die Läsionen des Rückenmarks gehen wahrscheinlich den Mißbildungen der Wirbelbögen voraus und bestimmen deren Form, während die Defekte der Wirbelkörper vermutlich das Ergebnis eines zweiten Schädigungsmechanismus sind. W. Seffner. 2810.

**4-64/03-0196** Escolá, J. und Hager, H.; München, Dtsch. Forsch.-Anst. für Psychiatrie, Max-Planck-Inst. **Elektronenmikroskopische Befunde über die Kollagenfaserbildung im Rahmen mesenchymaler Organisationsvorgänge bei experimentellen Koagulationsnekrosen des Säugetiergehirns.** Beitr. pathol. Anatom. allg. Pathol. **128** (1963) Nr. 1. S. 25–38. – 9 Abb., 29 Lit. Zus. in Engl., Franz.

Zur Klärung der Frage der Durchdringung von kompakten nekrotischen Massen durch Bindegewebsfasern im Rahmen von Organisationsvorgängen wurden experimentell am Großhirn des Goldhamsters Nekrosen erzeugt und diese nach 5–150 Tagen elektronenmikroskopisch untersucht. Die Technik der Schnittherstellung wird genau beschrieben. Nach etwa einer Woche dringen argyrophile Fasern in die nekrotischen Herde ein und durchziehen sie später netzartig. Es handelt sich hierbei um Bündel von Kollagenfibrillen mit Querstreifung, die extracellulär gebildet werden. An den Fibroblasten wurden lange, schmale Fortsätze gesehen, die in die Nekrose eindringen und schlauch- oder rinnenförmig Bündel von Kollagenfasern umschließen können. Sie stellen die Leitbahnen für die Bildung, Bündelung und Orientierung der Kollagenfibrillen dar. W. Seffner. 2826.

**4-64/03-0197** Kalter, Harold; Cincinnati, O., Univ., Coll. of Med., Children's Hospital Res. Foundation. Experimental mammalian teratogenesis, a study of galactoflavin-induced hydrocephalus in mice. **(Experimentelle Teratogenese beim Säuger, eine Studie zum durch Galaktoflavin ausgelösten Hydrocephalus der Maus.)** J. Morphol. [Philadelphia] **112** (1963) Nr. 3. S. 303–317. – 8 Abb., 2 Tab., 63 Lit.

Trächtige Mäuse erhielten ab 9. Trächtigkeitstag 2–4 Tage eine Riboflavin-Mangeldiät, die pro kg 90 mg Galaktoflavin enthielt. Sie wurden am 11. bis 16. Trächtigkeitstag zusammen mit normal gefütterten, gleichlang trächtigen Kontrolltieren getötet. Nach 13 tägiger Trächtigkeit werden als erste Veränderungen Ventrikelerweiterung, besonders des 4. Ventrikels, und Unterentwicklung des angrenzenden Gewebes gesehen. In den folgenden 3 Tagen nahm der Hydrocephalus nur gering zu, aber sodann stark. Letzteres beruht auf einer extremen Erweiterung des 4. Ventrikels mit häufig völligem Fehlen des Kleinhirns. Ähnlich wie bei anderen Hydrocephalus auslösenden Substanzen ist die Ursache in einer Unterentwicklung des Plexus choreoideus und der Persistenz einer normalerweise zu dieser Zeit rückgebildeten Area membranacea zwischen Kleinhirn und Plexus und dadurch bedingter Zirkulationsstörung der Cerobrospinalflüssigkeit zu suchen. W. Seffner. 2826.

**4-64/03-0198** Behrens, H., Groth, W. und Horn, M.; Bonn, Univ., Inst. für Anatomie und Physiol. der Haustiere; Hannover, Landwirtschaftskammer, Tiergesundheitsamt. **Pathologisch-anatomische und histologische Untersuchungen über die Verträglichkeit von Myofer-100 beim Ferkel.** Dtsch. tierärztl. Wschr. **69** (1962) Nr. 21. S. 618–621. – 3 Tab., 11 Lit. Zus. in Engl.

An 676 Saugferkeln aus 38 Beständen wurden je 2,0 eines Eisen-Dextran-Präparates mit 100 mg/ml Eisen (= Myofer 100) und bei 137 Ferkeln je 2,0 eines entsprechenden Präparates mit 75 mg/ml Eisen (= Myofer) i.m. vornehmlich während der ersten Lebenswoche verabreicht. Innerhalb der ersten 14 Tage nach der Behandlung verendeten 3,7% der mit Myofer 100 und 9,4% der mit Myofer behandelten Tiere. Sektion und histologischer Befund an Leber, Milz und Nieren geben keine Anhaltspunkte für eine durch die Eiseninjektion bedingte Schädigung oder Funktionsbeeinträchtigung. Die histologische Untersuchung von Haut, Unterhaut und Muskulatur im Injektionsgebiet ergab 80 Std. nach Myoferbehandlung kein extracellulär nachweisbares Eisen; bei Myofer 100 war dies erst nach 160 Std. der Fall. Örtliche Entzündungserscheinungen waren bei 40% der verendeten Tiere zu finden. Die Ablagerung von Hämosiderin erfolgte in Fibrocyten, Histiocyten und Endothelzellen des Applikationsortes, Kupfferschen Sternzellen der Leber und später auch in den Glomerulum-Endothelien der Niere und Reticulumsträngen von Lymphknoten und teilweise der Milz. W. Seffner. 2830.

**4-64/03-0199** Moriwaki, Tadashi, Ishitani, Ruizo, Miyazaki, Motoyoshi und Hayakawa, Seiichi. Histopathology of rats devoid of sulfur-containing amino acids. **(Histopathologische Untersuchungen von Ratten bei Mangel an schwefelhaltigen Aminosäuren.)** Nat. Inst. Animal Health Quart. [Tokyo] **3** (1963) Nr. 2. S. 101–109. – 9 Abb., 3 Tab., 19 Lit. Orig.: engl.

Bei verschiedenen Gruppen von Ratten wurden ein Mangel an Methionin und Cystin, an beiden Aminosäuren sowie an Protein und Cystin erzeugt und die Veränderungen der Leber untersucht. In keinem Falle führte die Mangelernährung zum Auftreten von Nekrosen, von bindegewebigen Verhärtungen bzw. von Blutungen. Bei Mangel an Protein und Cystin bzw. bei kombiniertem Mangel an Methionin und Cystin nahm das Körpergewicht ab, und es kam zu einer fettigen Degeneration der Leber, die mit einer Vergrößerung des Nucleolus verknüpft war. Ähnliche Veränderungen waren auch von anderen Autoren bei Mangel an essentiellen Aminosäuren in der Leber bereits beschrieben worden. Bei Cystinmangel wurde das Körpergewicht nicht beeinflußt, die fettige Degeneration war nur geringfügig, und der Nucleolus war unverändert. Bei der genannten Mangelernährung nahm der Glykogengehalt der Leberzellen zu, um nach Ergänzung mit der jeweiligen Aminosäure abzunehmen. E. Kolb. 2830.

**4-64/03-0200** Guillon, J. C., Groulade, P. und Vallée, A. Leucose myéloide chez un lièvre. **(Myeloische Leukose bei einem Hasen.)** Bull. Acad. vétérin. France [N.S.] **36** (1963) Nr. 4. S. 157. 2929.

**4-64/03-0201** Seshadri, S. J. und Chandrasekaran, K. P.; Madras, Veterin. Coll. Studies on diagnosis of rabies. A critical evaluation of some of the methods for staining of Negri bodies. **(Studien über die Diagnose der Tollwut. Eine kritische Abschätzung einiger Färbemethoden für Negri'sche Körperchen.)** Indian veterin. J. **40** (1963) Nr. 4. S. 194–205.
Es werden alle bekannten Färbemethoden für Negri'sche Körperchen untersucht. Mit Hilfe einiger tollwutpositiver Gehirne werden sie gegeneinander abgewogen, um die für die Routineuntersuchungen beste Methode herauszufinden. Eine ausführliche Literaturübersicht wird vorangestellt, es folgt eine sehr genaue Beschreibung der verschiedenen Färbemethoden. Es konnte festgestellt werden, daß die Färbung nach Sellers am sichersten zu einer richtigen Diagnose führt und außerdem die einfachste und kürzeste Methode darstellt. Als beste Färbung der histologischen Schnitte des Ammonshorns hat sich bei diesen Versuchen die Methode nach Lillie (modifizierte Methode nach Stovall und Black) bewährt. F. Friedrichs. 2950.

**4-64/03-0202** Switzer, W. P.; Ames, Iowa State Univ., Veterin. Med. Res. Inst. Inclusion body rhinitis. **(Einschlußkörperchenrhinitis.)** Iowa State Univ. Veterinarian **25** (1962/63) Nr. 3. S. 156–159. – 2 Abb., 10 Lit.
Es wird über den ersten Fall der Einschlußkörperchenrhinitis in einem Schweinebestand von Iowa berichtet, der mit hohen Verlusten unter den Schweinen einherging. Nach Diskussion ähnlicher Viruserkrankungen beim Menschen werden die klinischen und histologischen Befunde mit den Berichten aus dem Ausland verglichen und es wird völlige Übereinstimmung festgestellt. Auf die Notwendigkeit strenger Quarantänemaßnahmen in einem sonst unverseuchten Gebiet wird hingewiesen. Th. Hubrig. 2985.

**4-64/03-0203** Tünnerhoff, Friedrich Karl und Schwabe, Hasso Kurt; Bonn, Med. Univ.-Klin. **Tierexperimentelle Untersuchungen über den Einfluß von Milzextrakten auf Bindegewebsbildungen nach Fibrin-Implantation. 4. Mitt.** Arzneimittel-Forsch. **12** (1962) Nr. 12. S. 1171–1174. – 2. Mitt. vgl. LZ. Abt. IV **5** (1960) Nr. 4. S. 618.
Erhalten männliche Meerschweinchen (5 Gruppen zu 10 Tieren) vor und nach Anlegung einer Bauchhauttasche mit oder ohne Implantation von Fibrin täglich 0,25 ml Milzextrakt i.m., so wird festgestellt, daß der Milzextrakt entweder eine stimulierende Wirkung auf die Zellvermehrung oder eine Hemmwirkung entfaltet, je nachdem, ob er auf zellärmeres (Kontrollgruppe) oder zellreicheres (Fibrin-Implantation) Gewebe stößt. Es besteht Grund zu der Annahme, daß es sich bei einem Teil der gebildeten Zellen um phagocytierende Reticulumzellen handelt, die überschießende Reaktionen abfangen können. R. Maune. 3005.

**4-64/03-0204** Galansino, Giorgio, Guidotti, Guido, Parmeggiani, Andrea, Kanameishi, Doris, Billinger, Dorothy und Foà, Piero P. Failure to alter glucose tolerance in the guinea pig by active immunization with bovine insulin. **(Ein Mißerfolg, die Glukose-Toleranz beim Meerschweinchen durch aktive Immunisation mit Rinder-Insulin zu verändern.)** Endocrinology **73** (1963) Nr. 1. S. 120–121. 3110.

**4-64/03-0205** Malaisse, W., Conard, V. und Franckson, J. R. M.; Bruxelles, Univ. Libre. Retentissements d'une déshydratation cellulaire isolée, causée par hyperglycémie prolongée chez le chien anesthésié. **(Die Folgen einer isolierten cellulären Dehydratation, die durch eine verlängerte Hyperglykämie bei narkotisierten Hunden hervorgerufen wurde.)** Arch. int. Physiol. Biochim. [Liège, Belgique] **71** (1963) Nr. 3. S. 419–430. — 1 Abb., 7 Tab., 25 Lit.

Bei 7 narkotisierten Hunden, die einer verlängerten Glukoseinfusion unterworfen wurden (3 g Glukose/kg/Std. über 4–8 Std.), führte sowohl die extracelluläre Glukosebelastung als auch die osmotische Diurese zu einer cellulären Dehydratation, die sich erhöhte und in der 6.–8. Std. der Perfusion einen mittleren Wert von 62 ml/kg (maximal 80 ml/kg) erreichte, was einem Verlust von 12% (9–20%) des cellulären Wassers entspricht. Diese celluläre Dehydratation, die durch Messung der Kationenkonzentration der Erythrocyten objektiviert werden konnte, bewirkte eine Erhöhung der Körpertemperatur und in zweiter Linie eine oberflächliche und beschleunigte Atmung mit fortschreitender Dauer der Perfusion. Diese Hyperpnoe ist verantwortlich für die weitere Erhöhung des Wasserverlustes und demgemäß für das Auftreten eines Circulus vitiosus, der zu einer Verschärfung der cellulären Dehydratation führt. E. Grün. 3110.

**4-64/03-0206** Woods, K. R. Corticotropin-induced hyperlipemia in rabbits. **(Corticotropin-induzierte Hyperlipämie bei Kaninchen.)** Proc. Soc. exp. Biol. Med. **111** (1962) Nr. 2. S. 257. 3120.

**4-64/03-0207** Boguth, W., Soliman, M. K. und Weiser, H. **Vitamin-A-Mangelerscheinungen bei hypophysektomierten Ratten.** Berliner Münchener tierärztl. Wschr. **76** (1963) Nr. 16. S. 315–316. — 3 Tab., 3 Lit.

Hypophysektomierte und nicht vorbehandelte Ratten ertrugen den Vitamin-A-Mangel etwa gleiche Zeit lang. Bei hypophysektomierten Tieren war die Abnahme des Körpergewichtes im Endstadium der Vitamin-A-Verarmung weniger ausgeprägt, und es fehlte der starke Abfall des Lymphocytenanteils im Differentialblutbild. Aus den Ergebnissen von Kernmessungen an Nebennierenschnitten und den Reaktionen nach ACTH-Zufuhr wird gefolgert, daß die Corticosteronbildung bei Vitamin-A-Mangel nicht eingeschränkt ist. H. Kronberger. 3160.

**4-64/03-0208** Galvão, Paulo Enéas, Tarasantchi, Jacob und Magalhães, Carlos Alberto E. De. Energy metabolism of dogs after total destruction of the central nervous system. **(Energie-Stoffwechsel bei Hunden nach völligem Ausfall des Zentralnervensystems.)** Amer. J. Physiol. **204** (1963) Nr. 2. S. 330–336. 3170.

**4-64/03-0209** Galvão, Paulo Enéas, Magalhães, Carlos Alberto E. De und Tarasantchi, Jacob. Energy metabolism in dogs during anesthesia, curarization, or acute arterial hypotension. **(Energie-Stoffwechsel bei Hunden während der Anästhesie, Curarisation oder akuter arterieller Hypotension.)** Amer. J. Physiol. **204** (1963) Nr. 2. S. 337–342. 3170.

## VII. BAKTERIOLOGIE, HYGIENE

**4-64/03-0210** Leach, Kay K., Sanders, D. C. und Leach, F. R.; Stillwater, Oklahoma State Univ. A method for the preparation of permanent slides from cell culture cells grown in plastic vessels. **(Eine Methode zur Herstellung dauerhafter Präparate von Gewebekulturzellen, welche in Plastikflaschen gezüchtet wurden.)** Exp. Cell Res. **30** (1963) Nr. 2. S. 405–409. – 3 Abb., 4 Lit.
Es wird eine Methode zur Herstellung dauerhafter Präparate von Gewebekulturzellen beschrieben. Die Zellen werden in Plastikflaschen gezüchtet und dort nach dem Ende des Wachstums in situ fixiert und gefärbt. Das Plastikmaterial wird nach Einwirkung von Weichmachern (½–2½ Std.) ausgeschnitten und auf gläserne Objektträger bzw. Petrischalen aufgeklebt. Auf diese Weise kann eine längere Aufbewahrung erfolgen. E. Grün. 3280.

**4-64/03-0211** Müller, R. W. **Entwurf zu einem mykobakteriologischen Wörterverzeichnis.** Tuberkulosearzt **17** (1963) Nr. 5. S. 313. 3360.

**4-64/03-0212** Watanabe, Tsutomu. Infective heredity of multiple drug resistence in bacteria. **(Infektive Heredität von multipler Drogenresistenz bei Bakterien.)** Bacteriol. Rev. **27** (1963) Nr. 1. S. 87–115. 3370.

**4-64/03-0213** Busch, M., Petersen, K. F. und Khatri, A.; Freiburg/Br., Univ., Hyg. Inst. **Über den Einfluß des Nährsubstrates auf die Hemmung des Bakterienwachstums durch Cyanid.** Z. Hyg. Infektionskrankh. **149** (1963) Nr. 3. S. 170–177.
Bei Durchführung des KCN-Testes an Enterobakterien ist ein Einfluß der Nährbodenart und -konzentration auf den Reaktionsausfall zu beobachten. Die Ursachen dieser Erscheinung werden von Vff. anhand eigener Versuche analysiert. Vff. glauben, daß die Sulfhydrylgruppen des Cysteins bzw. Cystins, das in Peptonen in verschieden starkem Maße vertreten ist, für die Entgiftung des KCN sowie für die Senkung des Redoxpotentials einer Nährlösung verantwortlich sind. Den Versuchen zufolge wären Nährböden mit einem niedrigen Cystin-Cysteingehalt für die Durchführung des KCN-Tests am geeignetsten. Der natürliche Eisengehalt der Medien hat auf den Reaktionsablauf offenbar keinen Einfluß. G. Train. 3370.

**4-64/03-0214** Perkins, H. R.; Mill Hill, London, England, Nat. Inst. for Med. Res. Chemical structure and biosynthesis of bacterial cell walls. **(Die chemische Struktur und die Biosynthese der Bakterienzellwand.)** Bacteriol. Rev. **27** (1963) Nr. 1. S. 18–55. – 9 Abb., 2 Tab., 182 Lit.
Es wird eine Literaturübersicht über die chemische Struktur und die Biosynthese der Bakterienzellwand gegeben. Nach Darstellung der Methoden zur Isolierung der Zellwand wird die Beschaffenheit der Zellwand der grampositiven und gramnegativen Bakterien sowie der Rickettsien und Organismen der Psittacosis-Lymphogranuloma-Gruppe geschildert. Dabei wird auf die quantitative Zusammensetzung und Struktur der Mucopeptide, Teichoinsäure, Polysaccharide und Proteine sowie die Methoden zu deren Ermittlung ausführlich eingegangen. Gesondert werden die Enzyme, welche die Zellwand angreifen, sowie die Antibiotica, welche die Zellwandbildung spezifisch hemmen, dargestellt. Schließlich werden die Beweise für die Biosynthese der Bestandteile der Zellwand (Biosynthese von Muramin- und Diaminopimelinsäure, der Mucopeptide und Uridinnucleotide) sowie die Methoden zur Erforschung derselben angeführt, wobei darauf hingewiesen wird, daß der Mechanismus der Bildung der Makromoleküle aus kleinen Einheiten sowie der Anordnung derselben zur Zellwand der zukünftigen Forschung noch offen steht. E. Grün. 3380.

**4-64/03-0215** Balayan, M. B., Belyaeva, A. P. und Seibil, V. B. Use of preciptin test in the diagnosis of infections caused by ECHO and Coxsackie

Viruses. **(Anwendung des Präzipitintestes zur Diagnostik von Infektionen, die von ECHO- und Coxsackieviren verursacht werden.)** Acta virol. [Praha] 7 (1963) Nr. 3. S. 241–249. – 4 Tab., 16 Lit.

Für den Präzipitintest wurden Antigene der ECHO-Viren vom Typus 1, 6, 8, 9, 13, 19 und Coxsackie-Virustypen A 9 und A 7 aus einer flüssigen Kultur durch Evaporation und Ultrazentrifugierung hergestellt und bei –20 °C aufbewahrt. Die Antigene der Coxsackieviren A 9 und A 7 bildeten mit dem Standardserum zwei Präzipitationslinien, die Antigene der ECHO-Viren nur eine. Dieser Test hat sich bei der Diagnostik seröser Meningitiden bewährt, die von den erwähnten Virentypen hervorgerufen waren. Die Präzipitine ließen sich in den ersten Tagen nach der ECHO- oder Coxsackieinfektion nachweisen und erreichten rasch einen hohen Spiegel. Kontrolltests mit gesunden Menschenseren und mit Präparaten des menschlichen Gammaglobulins haben gezeigt, daß gegen die ECHO-Viren vom Typus 6, 8 und 17 nur in einer niedrigen Anzahl der Fälle Präzipitine im Serum anwesend waren, gegen den Typus 1 und 8 fanden sie sich in 66 und 39% der Sera und in sämtlichen Proben des zu untersuchenden Gammaglobulins. Präzipitine gegen Coxsackie-Viren A 9 und A 7 sowie ECHO-9 sind weder in den Seren noch im Gammaglobulin festgestellt worden. ČSSR/ÚVTI. 3400.

**4-64/03-0216** Stamatin, N.; Bucarest, République Populaire de Roumanie, Fac. de Méd. Vétérin. Sur une classification des vaccins. **(Klassifizierung von Vaccinen.)** Recueil Méd. vétérin. **139** (1963) Nr. 7. S. 563–567. – 10 Lit. Zus. in Engl., Ital.

Vaccinen sind der Menschheit schon lange bekannt. Die Chinesen haben vor etwa 3000 Jahren Material von Pockenkranken auf Kinder übertragen und diese dadurch geschützt. Bei der Anwendung dieser Methode müssen 3 Faktoren beachtet werden: 1) daß die Pocken übertragbar sind, 2) daß sie nicht rezidivieren, 3) daß die künstliche Infektion gutartiger verläuft als die natürliche Infektion. Durch die Forschungen von Jenner und Pasteur hat die Prophylaxe mikrobieller Krankheiten mit Hilfe von Vaccinen einen neuen Weg beschritten. Die verschiedenen Vaccinen lassen sich auf Grund der Art ihres aktiven Prinzips in 4 Gruppen einteilen: 1) Vaccine des Typs Willems, die lebende und virulente Keime als immunisierenden Faktor enthält, 2) Vaccine vom Typ Jenner-Pasteur, die aus Mikroben mit abgeschwächter Virulenz hergestellt wird (sie kann eine manifeste Infektion bei bestimmten Tieren wie Hühnerembryonen oder in Gewebekulturen den cytopathogenen Effekt verursachen), 3) Vaccine vom Typ Salmon-Smith, die aus inaktiven Bakterien oder Viren besteht, die keine Infektion hervorrufen können, 4) Vaccine vom Typ Toussaint, deren aktives Prinzip durch Sekrete oder Bestandteile der Mikrobenzelle dargestellt wird. In diese Gruppe gehören die Anatoxine von Ramon, die chemischen Vaccinen wie das Protein von *B. anthracis*. E. Tempel. 3460.

**4-64/03-0217** Katalinić, H.; Zagreb, Serum Zavoda Kalinovica. Značaj pasmine, boje i starosti serumskih konja za kvalitetu seruma. **(Zum Einfluß der Rasse, Farbe und des Alters von Serumpferden auf die Qualität des Serums.)** Veterinaria [Sarajevo] **11** (1962) Nr. 3. S. 347–349. – Zus. in Engl.

An 701 Pferden verschiedener Rasse (Lippizaner, Nonius u. a.), die zur Gewinnung von Immunseren gegen Diphtherie dienten, und 521 zur Gewinnung von Tetanus-Immunserum ließ sich ermitteln, daß Rassenmerkmale auf die Eigenschaften des Immunserums keinen Einfluß haben. Auch Farbe und Alter der Serumpferde standen mit der Qualität des Tetanus- und Diphtherie-Immunserums in keinem Zusammenhang. P. Schmidt. 3470.

**4-64/03-0218** Schützler, H.; Dessau, Forsch.-Inst. für Impfstoffe. **Leistungen der Pferde bei der Hyperimmunserumgewinnung mit besonderer Berück-**

**sichtigung des Vorkommens und der Diagnostik der Leberruptur des Pferdes.** Arch. exp. Veterinärmed. **17** (1963) Nr. 3. S. 507–523.
Der Immunisierungsvorgang und die anschließenden Blutentnahmen stellen an den Organismus der Serumpferde hohe Anforderungen. Besonders häufig werden als Folge einer Amyloidose Leberrupturen beobachtet, die je nach dem Grade der Veränderungen m.o.w. schnell zum Tode durch Verblutung führen. Anhand von insgesamt 44 Fällen beschreibt Vf. die klinische Diagnostik der Leberruptur und ihre Abgrenzung von der Kolik und den Anämien. Er stellt fest, daß besonders ältere Pferde nach etwa 3–6jähr. Nutzung den Gefahren einer Leberruptur ausgesetzt sind. Die Zahl der Hyperimmunisierungen und die Menge des gespendeten Blutes spielen dabei eine entscheidende Rolle. Ohne Bedeutung scheinen Farbe und Geschlecht der Pferde zu sein, während die jahreszeitliche Häufung der Rupturen im Juni/Juli auf den Immunisierungsturnus und die eiweißreiche Sommerfütterung zurückgeführt werden kann. Bezogen auf die Art der Belastung traten Leberrupturen in der Regel 4–8 Tage nach Injektionen und 16–17 Tage nach Blutentnahmen auf.
G. Train. 3470.

**4-64/03-0219** Houweling, C. D. van; Ames, Iowa, U.S. Dep. of Agric., Nat. Animal Disease Lab. The federal program for licensing and inspection of veterinary biological products. **(Das Bundesprogramm für die Genehmigung und Überwachung veterinärmedizinischer Impfstoffe.)** J. Amer. veterin. med. Assoc. **142** (1963) Nr. 5. S. 525–530. – 3 Abb.
Seit ca. 50 Jahren werden vom US Ministerium für Landwirtschaft Genehmigungen und Überwachungen der Impfstoffe durchgeführt. In den ersten 25–30 Jahren erstreckten sich diese auf Schweinepestserum, -kulturen und -vaccine. In den letzten 25 Jahren dehnte sich die Kontrolltätigkeit auch auf andere Impfstoffe aus. An Beispielen wird die Prüfung der Impfstoffe besprochen.
P.-G. Schoop. 3490.

**4-64/03-0220** Möhlmann, H., Meese, M. und Gürtler, D.; Dessau, Forsch.-Inst. für Impfstoffe. **Über die Prüfung der Wirksamkeit von Rotlauf-Lebendimpfstoff und Rotlauf-Adsorbatvaccine.** Arch. exp. Veterinärmed. **17** (1963) Nr. 3. S. 665–677.
Vff. prüften in vergleichenden Untersuchungen die Leistungsfähigkeit verschiedener Methoden zur Wirksamkeitsbestimmung von Rotlauf-Adsorbatvaccinen. Mit Hilfe eines empirisch gefundenen Umrechnungsschlüssels wurden die Ergebnisse der amtlich vorgeschriebenen Wertigkeitsbestimmung an der Maus den Resultaten des Schweineversuchs bei cutaner oder conjunctivaler Infektion gegenübergestellt. Es wurde nachgewiesen, daß die Methode nach Prigge und Eißner einen ausreichend reproduzierbaren Maßstab liefert, welcher sich mit den Ergebnissen des Schweineversuchs in gewissen Grenzen deckt. Der Schweineversuch hat allerdings den Nachteil größerer Streuungsfehler aufgrund der geringen Tierzahlen und der bei Schweinen häufigen interkurrenten Antikörper. Außerdem ist die derzeit geübte cutane Infektionsmethode der conjunctivalen unterlegen. Vaccinen mit nur 20–50 IE sind nicht in der Lage, bei artefizieller Infektion eine Septikämie zu verhindern.
G. Train. 3490.

**4-64/03-0221** Fuller, R. und Newland, L. G. M.; Reading, Univ., Nat. Inst. for Res. in Dairying. The serological grouping of three strains of Streptococcus equinus. **(Die serologische Gruppenbestimmung bei 3 Stämmen des Streptococcus equinus.)** J. gen. Microbiol. **31** (1963) Nr. 3. S. 431–434. – 3 Tab., 11 Lit.
Die 3 Stämme dienten zur Herstellung der vom Kaninchen in üblicher Weise gewonnenen Antiseren. Die Antigen-Extrakte wurden nach der Methode von Lancefield bereitet und durch Präzipitation mit Aethanol konzentriert. Es stellte sich heraus, daß die Antiseren nicht in der Lage waren, den normalen

HCl-Extrakt der Gruppe D-Streptokokken zu präzipitieren, wohl aber deren konzentrierten HCl-Extrakt. Es konnte somit nachgewiesen werden, daß der *Streptococcus equinus* zu der serologischen Gruppe D gehört, doch scheint das D-Antigen nur in geringer Menge vorhanden zu sein. W. Kuhlmann. 3560.

**4-64/03-0222** Silverman, Sidney J.; Fort Detrick, Frederick, Md., U.S. Army Biol. Lab. Serological assay of culture filtrates for Staphylococcus enterotoxin. **(Eine serologische Methode der Kulturfiltration für Staphylokokkus-Enterotoxin.)** J. Bacteriol. 85 (1963) Nr. 4. S. 955–956. – 1 Tab.
Mittels Agar-Diffusions-Technik wurden die relativen Antigenkonzentrationen in Staphylokokken-Enterotoxin-Präparaten und ihre antigenen Beziehungen bestimmt. Dabei wurde gereinigtes Enterotoxin und aus Kaninchen selbst hergestelltes Antitoxin verwendet. Die Methodik der Gel-Diffusion und der quantitativen Präzipitation wird beschrieben. Der Vergleich beider Verfahren zeigte eine gute Übereinstimmung bei Prüfung von 13 Proben.
W. Lehmann. 3565.

**4-64/03-0223** Barrow, G. I.; Bradford, Public Health Lab. Microbial antagonism by Staphylococcus aureus. **(Mikrobieller Antagonismus durch Staphylococcus aureus.)** J. gen. Microbiol. **31** (1963) Nr. 3. S. 471–481. – 3 Abb., 2 Tab., 19 Lit.
Von 100 Staphylokokkenstämmen, welche ausnahmslos von Menschen mit banalen Infektionen isoliert worden waren, zeigten 7 Stämme gegenüber Corynebakterien eine antagonistische Wirkung insofern, als sie das Wachstum dieser Keime hemmten. Es war auffallend, daß die 7 Stämme dem Phagentyp 71 angehörten und auch das Wachstum anderer Staphylokokken- und Streptokokkenstämme hemmten, jedoch keine Wirkung auf gramnegative Bakterien erkennen ließen. Ferner waren die 7 Stämme penicillinresistent und trübten zwar Pferdeserumagar, aber nicht das Eigelbmedium. Möglicherweise verhindern diese Staphylokokken des Phagentyp 71 Infektionen anderer Keime.
W. Kuhlmann. 3565.

**4-64/03-0224** Beining, Paul R. und Kennedy, E. R.; Washington, Catholic Univ. of America. Characteristics of a strain of Staphylococcus aureus grown in vivo and in vitro. **(Characteristica von einem in vivo und vitro gezüchteten Staphylococcus aureus-Stamm.)** J. Bacteriol. 85 (1963) Nr. 4. S. 732 bis 741. – 4 Abb., 5 Tab., 18 Lit.
Ein aus einem Furunkel isolierter *Staphylococcus*-Stamm wurde nach in vivo und in vitro Züchtung vergleichend geprüft. Es wurde dabei von einer Einzelkolonie ausgegangen und ein Meerschweinchen infiziert sowie parallel eine in vitro-Behandlung vorgenommen. Diese Behandlung erfolgte durch Lagerung bei 5 °C, Züchtung auf festen und in flüssigen Nährmedien bei 37 °C, Zentrifugieren bei 2 °C und Aufschwemmung in einer Veronal-Pufferlösung, die wieder bei 5°C gelagert wurde. Der aus dem Peritonealexsudat des Meerschweinchens rückisolierte Stamm war in folgenden Merkmalen mit dem in vitro gezüchteten Stamm identisch: Koagulase, Bacteriophagentyp, Antibioticaresistenz, übliche Fermentreaktionen, Grundzusammensetzung der Desoxyribonucleinsäure und Bestimmung der Qualität von Hämolysin, Desoxyribonuclease, Ribonuclease, Staphylokinase, Staphyloprotease, Lipase und Phosphatese. Eine Abweichung des in vivo gezüchteten Stammes ergab sich in folgenden Eigenschaften: Respirationsrate, Agargeldiffusion gegen *E. coli*, gegen Meerschweinschenkomplement und gegen verschiedene Präparate dieser beiden Stämme; Agglutinabilität im Röhrchentest, Virulenz bei Mäusen und Kaninchen war bei dem in vitro-Stamm vermindert, Wachstum auf Tellurit-Glycerin-Agar fehlt beim in vivo-Stamm, das Verhalten zu humanem $\gamma$-Globulin im Agar war abweichend. Die produzierte Menge von Desoxyribonuclease, $\alpha$-Hämolysin, Leukocidin und Hyaluronidase liegt bei dem in vivo-Stamm wesentlich höher. W. Lehmann. 3565.

**4-64/03-0225** Estola, T. und Vasenius, Helvi; Helsinki, State Veterin. Med. Inst. Studies on the sensitivity to antibiotics of Staphylococcus aureus strains isolated in canine skin diseases. **(Studien über die Empfindlichkeit von aus Hautkrankheiten beim Hund isolierten Staphylococcus aureus-Stämmen gegenüber Antibiotica.)** Nord. Veterinärmed. **15** (1963) Nr. 6. S. 418–423. – 7 Lit.

Das Material bezieht sich insbesondere auf Furunkulose. 98 Stämme wurden gegen 10 Antibiotica und Nitrofurantoin geprüft. 90 % der Stämme waren empfindlich bzw. hochempfindlich für Erythromycin, 75–90% für Neomycin, Streptomycin und Tetracyclin. Für Penicillin, Chloramphenicol, Novobiocin und Oleandomycin erwiesen sich 50–75% der Stämme empfindlich. 29% der Stämme waren gegen schwache Penicillinkonzentration (1.5 I. U.) und 20% gegen starke Konzentration (5 I.U.) völlig resistent. Zwischen den Ergebnissen der Sensibilitätsprüfung und denjenigen der Behandlung ließ sich eine gute Übereinstimmung feststellen. E. Lehnert. 3565.

**4-64/03-0226** McDonald, William C., Felkner, Ira C., Turetsky, Abraham und Matney, Thomas S.; Fort Detrick, Frederick, Md., U. S. Army Biol. Lab. Similarity in base compositions of deoxyribonucleates from several strains of Bacillus cereus and Bacillus anthracis. **(Ähnlichkeit in der Grundzusammensetzung der Desoxyribonucleate von einigen Stämmen von Bacillus cereus und Bacillus anthracis.)** J. Bacteriol. **85** (1963) Nr. 5. S. 1071–1073. – 1 Tab., 8 Lit.

Die Untersuchungen ergeben, daß die Species des Genus *Bacillus* verschiedenen Gruppen angehören in bezug auf die Grundzusammensetzung ihrer DNA. Bis auf den Stamm 569 von *Bac. cereus* zeigen sämtliche geprüften Stämme von *Bac. cereus* und *Bac. anthracis* große Ähnlichkeit in bezug auf die Grundzusammensetzung der Desoxyribonucleate. Während *Bac. subtilis* und *Bac. licheniformis* innerhalb ihrer eigenen Gruppen eine gute Homogenität aufweisen, unterscheiden sie sich erheblich von den anderen Species. Der Unterschied zwischen *Bac. cereus* und *Bac. anthracis* basiert auf der Pathogenität des letzteren. Die Abtötungstemperaturen sowie die entsprechenden Prozentsätze von Guanin plus Cytosin sind bei beiden ganz ähnlich. E. Tempel. 3570.

**4-64/03-0227** Lawton, W. D. und Surgalla, M. J.; Fort Detrick, Frederick, Md., U. S. Army Biol. Lab. Immunization against plague by a specific fraction of Pasteurella pseudotuberculosis. **(Immunisierung gegen Pest durch eine spezifische Fraktion von Pasteurella pseudotuberculosis.)** J. infect. Diseases **113** (1963) Nr. 1. S. 39–42. – 2 Tab., 17 Lit.

Es ist schon lange bekannt, daß man Meerschweinchen mit einer aus *Pasteurella pseudotuberculosis* gewonnenen Vaccine gegen eine Infektion mit virulenter *Pasteurella pestis* schützen kann. Durch umfangreiche technische Methoden wird versucht, den protektiven Faktor (PF) von einem avirulenten Stamm 4 C (Typ I) von *Pasteurella pseudotuberculosis* zu isolieren. Er schützt Meerschweinchen gegen Pest bereits einen Tag nach der Vaccinierung. PF ist wahrscheinlich ein Protein-Lipopolysaccharid-Komplex. Er ähnelt einem Endotoxin das die Resistenz gegenüber Infektion erhöht, aber für Mäuse und Meerschweinchen nicht toxisch ist. PF unterscheidet sich von früher beschriebenen Antigenen, die gegen Pest schützen, und enthält diese auch nicht.
E. Tempel. 3710.

**4-64/03-0228** Perreau, P. und Petit, J.-P. (unter techn. Mitarb. von Bergeron, D., Gayt, P. und Marquet, A.); Alfort, Inst. d'Élevage et de Méd. Vétérin. des Pays Trop.; Farcha-Fort-Lamy, Lab. Antigène lipopolyosidique de Pasteurella multocida type E. **(Lipopolyosid-Antigen von Pasteurella multocida, Typ E.)** Rev. Élevage Méd. vétérin. Pays trop. [N.S.] **16** (1963) Nr. 1. S. 5–18. – 6 Abb., 6 Tab., 12 Lit. Zus. in Engl.

Stämme vom Typ E aus Adamaoua (Kamerun) und vom Typ B — Stamm Insein von Birma und Stamm R 2 vom Iran — von *Pasteurella multocida* werden vergleichend in bezug auf ihre biologisch-chemischen und immunologischen Eigenschaften untersucht. Ausführlich werden die technischen Einzelheiten der Gewinnung von Lipopolyosid-Antigenen und deren serologische Untersuchungen erörtert. Als Versuchstiere werden Kaninchen, Mäuse und Zebus verwendet. Die Isolierung eines Lipopolyosid-Antigens von *Pasteurella multocida* Typ E gelingt nach der Methode von Westphal. Es besitzt die Haupteigenschaften der Endotoxine gramnegativer Keime. Seine Grundzusammensetzung, toxischen Eigenschaften und serologischen Besonderheiten gehen mit denen des Lipopolysaccharid-Typ B parallel. Eingehende serologische Untersuchungen zeigen aber, daß das Antigen E sich qualitativ vom Antigen B unterscheidet. Wie die spezifischen Lipopolyoside anderer Typen von *Pasteurella multocida* ist das Endotoxin E das für das Phänomen der passiven Hämagglutination verantwortliche Antigen. Es besitzt in vivo eine gewisse Antigenwirkung. Durch entsprechende Behandlung von Kaninchen damit erhält man ein agglutinierendes und präzipitierendes Serum, das die Maus schützt. In einer späteren Arbeit müssen noch die chemischen Unterschiede zwischen den Lipopolyosiden B und E ermittelt werden. E. Tempel. 3710.

**4-64/03-0229** Meisler, Natalie und Simmonds, Sofia; New Haven, Conn., Yale Univ. The metabolism of glycyl-L-leucine in Escherichia coli. **(Der Stoffwechsel des Glycyl-L-Leucins bei Escherichia coli.)** J. gen. Microbiol. **31** (1963) Nr. 1. S. 109–123. — 7 Abb., 14 Lit.

An einer Leucin-auxotrophen Mutante des *Escherichia coli*-Stammes K-12 wurde der Stoffwechsel des Glycyl-L-Leucins untersucht. Durch dieses Peptid wurde das Wachstum der Mutante im Anfang gehemmt; diese Hemmung war relativ gering, wenn die für die Wachstumsteste benutzten Bakterien von sich aktiv vermehrenden Kulturen gewonnen wurden; sie war dagegen ausgeprägt, wenn die zur Beimpfung benutzten Bakterien aus Kulturen stammten, die in einem säureproduzierenden, schlecht gepufferten Nährboden gewachsen waren. Dagegen führte das Altern der Bakterien in gut gepuffertem oder neutralem Medium nicht zur Peptidempfindlichkeit. Zellfreie Extrakte der gealterten Keime hatten die gleiche enzymatische Aktivität wie zellfreie Extrakte junger Keime. Die erzielten Ergebnisse lassen vermuten, daß die Aufnahme von Glycylleucin durch junge Keime unmittelbar von dessen Hydrolyse gefolgt ist, während das von gealterten Zellen aufgenommene Peptid nur sehr langsam hydrolysiert wird. Die hydrolytische Aktivität ganzer Keime, die auf Agarplatten gewachsen sind, ist signifikant niedriger als die junger Organismen; die Aktivität zellfreier Extrakte dieser Keime ist annähernd gleich der der ganzen Bakterien. W. Wittig. 3730.

**4-64/03-0230** Hill, Ruth F.; New York, Columbia Univ. The stability of spontaneous and ultraviolet-induced reversions from auxotrophy in Escherichia coli. **(Die Stabilität spontaner und durch ultraviolettes Licht induzierter Reversionen von Auxotrophie bei Escherichia coli.)** J. gen. Microbiol. **30** (1963) Nr. 2. S. 289–297. — 4 Abb., 2 Tab., 21 Lit.

Die Untersuchungen wurden an Revertanten der tryptophanbedürftigen *Escherichia-coli*-Stämme WP 2 und WWP 2 durchgeführt. Bei wiederholter Überimpfung erwiesen sich diese Revertanten als unstabil. Diese Instabilität manifestierte sich durch Ersatz der ursprünglichen Revertanten durch Revertanten mit langsamerem Wachstum auf Minimalmedium und das Auftreten auxotropher Organismen. In einem Falle war die Instabilität ausgeprägter, wenn die Organismen in der logarithmischen Wachstumsphase gehalten wurden. Diese Befunde werden durch die Hypothese erklärt, daß der auxotrophe Organismus ein episomales Element enthält, das am Suppressor-Locus lokali-

siert ist und bei der Bestrahlung abgelöst wird. Die prototrophe Zelle kann dann durch Wiederaufnahme dieses Episoms wieder auxotroph werden.
W. Wittig. 3730.

**4-64/03-0231** Ryan, F. J., Okada, T. und Nagata, T.; New York, Columbia Univ. Spontaneous mutation in spheroplasts of Escherichia coli. **(Spontane Mutation bei Sphaeroplasten von Escherichia coli.)** J. gen. Microbiol. **30** (1963) Nr. 2. S. 193–199. – 2 Abb., 1 Tab., 16 Lit.
Von einem his⁻*Escherichia coli*-Stamm wurden mit Hilfe von Penicillin Sphaeroplastensuspensionen in einem Medium ohne Histidin hergestellt, die nur 1 Stäbchen je 1000 Keime enthielten. Die Sphaeroplasten konnten fast vollständig in Stäbchen rückverwandelt werden. Bei Bebrütung dieser in zahlreiche Röhrchen verteilten Suspensionen traten spontane Rückmutationen zu $his^+$ nicht nur im Anfang der Bebrütung, sondern auch später noch auf, also in einem Stadium, in dem keine Zellvermehrung stattfand. Diese Ergebnisse sprechen dafür, daß Mutation von $his^-$ zu $his^+$ auch in sich nicht teilenden Zellen auftritt. Im Zusammenhang damit wird die Frage diskutiert, ob zu einer Mutation die DNS-Reproduktion erforderlich ist oder ob der Irrtum bei der Paarung der Basen, der zur Mutation führt, auch bei spezifischem Austausch der nicht in Vermehrung befindlichen DNS auftreten kann. W. Wittig. 3730.

**4-64/03-0232** Furuya, Akira und Hayashi, James A.; Chicago, Univ. of Illinois, Coll. of Med. Glycolic acid oxidation by Escherichia coli adapted to glycolate. **(Glykolsäure-Oxydation durch Escherichia coli, angepaßt an Glykolat.)** J. Bacteriol. **85** (1963) Nr. 5. S. 1124–1131. – 5 Abb., 6 Tab., 24 Lit.
Der Crook-Stamm von *Escherichia coli* wird auf einem Nährboden zum Wachstum veranlaßt, der Glykolat als einzige Kohlenstoffquelle enthält. Durch Aufnahme von Sauerstoff und Reduktion von 2,6-dichlorophenol-indophenol wird die Enzymtätigkeit angeregt. Das Enzym läßt durch Oxydation des Glykolats Glyoxylsäure entstehen. Die Enzymaktivität nimmt bei Lagerung erheblich ab. Sie erreicht ihr Maximum bei pH 6–7. Die Oxydation des Glykolats wird durch folgende Verbindungen gehindert: p-Hydroxymercuribenzoat, Natriumacid, Jodacetat, o-Phenanthrolin und Aethylendiamintetraessigsäure. Untersuchungen über die Enzymspezifität besagen, daß folgende Verbindungen mehr oder weniger stark oxydiert werden: Glykolat, D-Lactat, L-Lactat, DL-$\alpha$-Hydroxybutyrat, DL-Malat und DL-Glycerat. Keine Oxydation erfolgt bei Citrat, Tartrat und DL-$\beta$-Hydroxybutyrat. Kaliumcyanid stimuliert die Sauerstoffaufnahme, wenn Glykolat und Lactat oxydiert werden. Die Oxydation von Glykolat, D-Lactat und L-Lactat wird durch Lagerung bei 0 °C für 6 Tage verschiedengradig herabgesetzt. Die z.T. gereinigten Glykoloxydase-Produkte sind wahrscheinlich Gemische von einigen verschiedenen Oxydasen. E. Tempel. 3730.

**4-64/03-0233** Ginoza, Herbert S. und Matney, Thomas, S.; Fort Detrick, Frederick, Md., U.S. Army Biol. Lab. Transmission of a resistance transfer factor from Escherichia coli to two species of pasteurella. **(Übertragung eines Resistenz übertragenden Faktors von Escherichia coli auf 2 Species von Pasteurella.)** J. Bacteriol. **85** (1963) Nr. 5. S. 1177–1178. – 1 Tab., 4 Lit.
Von Martin und Jacob ist eine Übertragung des sexualen Episom F-$lac^+$ von *Escherichia coli* auf den avirulenten Stamm H 27 von *Pasteurella pestis* festgestellt worden. Den Vff. gelingt die Transmission des episomen Resistenzübertragenden Faktors (RTF) von *Escherichia coli* auf *Pasteurella pestis* und *P. pseudotuberculosis*. Die RTF-Episomen sind bereits mit Hilfe der Konjugation von Shigellen auf *E. coli*, *Salmonella typhimurium* und *S. enteritidis* übertragen worden. In den Versuchen wird *E. coli B* als „donor"'-Stamm verwendet und Mutanten von avirulenter *Pasteurella pestis* sowie *P. pseudotuberculosis* als „recipients". Die letzteren sind resistent gegenüber T 2-, T 3- und T 4-Phagen und wachsen nicht auf minimalem Medium, ergänzt durch Thymin

und Prolin. Die RTF-Übertragung geht mit einer Häufigkeit von etwa $10^{-6}$ vor sich. Alle geprüften Stämme von *P. pestis* und *P. pseudotuberculosis* sind in der Lage, das Episom RFT zu empfangen und zu behalten.

E. Tempel. 3730.

**4-64/03-0234** Ogg, James E. und Humphrey, Ronald D.; Fort Collins, Colorado State Univ. Small-cell segregants from a possibly homozygous diploid strain of Escherichia coli. **(Kleinzellige Absonderungen von einem möglicherweise homozygot diploidem E. coli-Stamm.)** J. Bacteriol. **85** (1963) Nr. 4. S. 801–807. – 2 Abb., 3 Tab., 17 Lit.

Es wird dargestellt, wie ein *E. coli*-Stamm, wenn er unter bestimmten chemischen Bedingungen gezüchtet wird, kleinzellige Gebilde mit haploiden Eigenschaften absondert. Diese Gebilde besitzen nur die Hälfte der Desoxyribonucleinsäure von den diploiden Zellen. Veränderungen in den Oberflächen-Antigenen, die von dem Absonderungs-Phänomen begleitet wurden, konnten nicht aufgeklärt werden. Die haploidähnlichen Gebilde konnten durch Züchtung in Gegenwart von Kampfer-Dämpfen in den konstant diploiden Stamm verwandelt werden. Die fermentativen Eigenschaften sind ähnlich dem haploiden Eltern-Stamm des homozygot-diploiden Stammes.

W. Lehmann. 3730.

**4-64/03-0235** Rosenkranz, Herbert S. und Carr, Howard S.; New York, N.Y., Columbia Univ., Coll. of Physicians and Surgeons. Lethality of streptomycin for alkaline phosphatase constitutive Escherichia coli. **(Letalität des Streptomycins für E. coli unter alkalischer Phosphatase.)** J. Bacteriol. **85** (1963) Nr. 4. S. 751–753. – 3 Abb., 16 Lit.

Während in einem phosphorreichen Medium eine Konzentration von 5 mg Streptomycin den ursprünglichen Stamm nicht beeinflußt, wird der gleiche Stamm unter alkalischer Phosphatase innerhalb 3 Std. abgetötet. In einem phosphorschwachen Medium ist dagegen der bactericide Effekt bei gleicher Streptomycin-Konzentration auf beide Stämme etwa gleich stark. Die größere Empfindlichkeit im phosphorreichen Medium unter Einfluß alkalischer Phosphatase wird dem Fehlen von anorganischem Phosphor in diesen Bakterien zugeschrieben. Es wird dargestellt, daß Anionen an der Reaktion zwischen Antibiose und Desoxyribonuclease beteiligt sind. W. Lehmann. 3730.

**4-64/03-0236** Langendorff, H. und Geyer, H.; Freiburg/Br., Univ., Radiol. Inst. **Untersuchungen über den Einfluß von Röntgenstrahlen auf Pyridoxalphosphat in Escherichia coli.** Arch. Mikrobiol. **46** (1963) Nr. 1. S. 1–8. – 5 Abb., 3 Tab., 18 Lit. Zus. in Engl.

Durch Untersuchung ruhender und wachsender Zellen von *E. coli* auf ihren Gehalt an Pyridoxalphosphat sollte ermittelt werden, ob der Tod von Zellen nach Einwirkung von Röntgenstrahlen auf eine Zerstörung des Pyridoxalphosphates zurückzuführen sei. – Nach Bestrahlung der Zellen mit 10,4 sowie 80 kr war der Pyridoxalphosphatgehalt von *E. coli* nicht verändert.

H. Seidel. 3730.

**4-64/03-0237** Geyer, Helmut; Freiburg/Br., Univ., Radiol. Inst. **Die Wirkung von Ultraschall auf Tryptophanase aus Escherichia coli.** Arch. Mikrobiol. **46** (1963) Nr. 1. S. 9–12. – 1 Abb., 1 Tab., 17 Lit. Zus. in Engl.

Die Wirkung des Ultraschalles auf die Typtophanase von *E. coli* wurde durch Ermittlung der Indolkonzentration pro mg Protein untersucht. – Nach 30 Min. Beschallungsdauer war die Indolproduktion auf 38% gefallen; die Pyridoxalphosphatkonzentration blieb unverändert. H. Seidel. 3730.

**4-64/03-0238** Bragg, P. D. und Polglase, W. J.; Vancouver, Canada, Univ. of Brit. Columbia. Effect of dihydrostreptomycin on tetrazolium dye reduction in Escherichia coli. **(Der Einfluß von Dihydrostreptomycin auf die**

**Tetrazolium-Farbreaktion bei Escherichia coli.)** J. Bacteriol. **85** (1963) Nr. 4. S. 795–800. – 3 Abb., 5 Tab., 18 Lit.
Es wurde die Wirkung von Dihydrostreptomycin auf die Reduktion von Tetrazoliumsalzen bei Zellextrakten von *E. coli*-Mutanten beobachtet. Extrakte von normalen *E. coli*-Stämmen enthalten eine Dihydrostreptomycin hemmende Succinat-triphenyltetrazoliumchlorid (TTC)-Reduktase-Aktivität. Diese Aktivität von Extrakten von *E. coli,* welche bei Gegenwart von Dihydrostreptomycin gezüchtet wurde, war relativ niedrig und wurde von dem Antibioticum nicht gehemmt. Bei einer mittelmäßigen Magnesiumkonzentration war der Grad der Hemmung der Succinat-TTC-Reduktase-Aktivität durch Dihydrostreptomycin so deutlich, daß eine wichtige Stelle im Mechanismus der Antibiose erkannt werden konnte. So zeigte es sich, daß die Dihydrostreptomycinwirkung u.a. auf einem Eingriff in den Elektronentransport in den Überständen der untersuchten Bakterienstämme beruht, die durch Zentrifugieren gewonnen wurden. Bei diesen Untersuchungen erwiesen sich Magnesium, Putrescin und Spermidin als Antagonisten des Dihydrostreptomycins im Succinat-TTC-Reduktasesystem. W. Lehmann. 3730.

**4-64/03-0239** Koppel, Z., Belobrad, G., Bogdan, J. und Pauer, T. Zhodnotenie výskytu hemolytickej varianty E. coli z uhynutých ošípaných. **(Beurteilung des Auftretens einer hämolytischen Variante E. coli von verendeten Schweinen.)** Veterinářství **13** (1963) Nr. 3. S. 125–127.
Es wird über eine Gastroenteritiserkrankung von 53 Ferkeln, Absatzferkeln und Läufern, die aus 35 verschiedenen Lokalitäten stammten, berichtet. Aus ihren Därmen und in einigen Fällen auch aus parenchymatösen Organen isolierte man *E. coli var. haemolytica.* Die Tiere gingen meistens plötzlich ein, und zwar unter Symptomen einer Ödemkrankheit (Appetitlosigkeit, Augenliderschwellung, Taumeln) und litten an Durchfällen. Gut genährte Absatzferkel erkrankten nur selten. Die Sektion ergab in 30% der Fälle ein Magen- und Darmödem, hämorrhagische nekrotische Gastroenteritis, ferner fand man Degenerierung von Leber, Niere und Myocard, und in einigen Fällen gab es auch Kopf- und Halsödeme, eventuell Nieren- und Harnblasenblutungen. Da es gelang, eine reine oder überwiegend reine Kultur von *E. coli, var. haemolytica* zu züchten, sind Vff. der Meinung, daß diese Erkrankung durch die Wirkung der Toxine *E. coli* verursacht wurde. Bei 2 Absatzferkeln fand man auch *Salmonella cholerae suis,* in 7 Fällen *Pasteurella multocida* in der Lunge und in weiteren 7 Fällen hämolytische Streptokokken. In den Zuchthaltungen wurden hygienische und Fütterungsmängel (fehlerhafter Weizen oder Kleie bzw. Schrot) festgestellt. ČSSR/ÚVTI. 3730.

**4-64/03-0240** Ringdal, G.; Copenhagen, State Veterin. Serum Lab. Culture of Mycobacterium johnei. **(Die Kultur von Mycobacterium johnei.)** Acta veterin. scand. **4** (1963) Nr. 1. S. 85–91. – 2 Tab., 2 Lit.
Das Untersuchungsmaterial wurde homogenisiert, 15 bis 30 Min. lang mit 10%iger Schwefelsäure versetzt, danach mit 10 ml NaCl-Lösung verdünnt, 10 Min. bei 3000 bis 4000 Umdrehungen/Min. zentrifugiert und das Sediment in 2 bis 3 ml Besredka-Medium suspendiert. Dieses Material wurde einmal auf Löwenstein-Medium, welches 5% abgetötete bovine Tuberkelbakterien enthielt, und weiterhin auf dem gleichen Nährboden, der außerdem noch INH enthielt, mit je 2 Tropfen verimpft. Die Kulturen wurden 3 Mon. lang beobachtet. Dabei wurde festgestellt, daß der Zusatz von INH auf das Wachstum von Paratuberkulose-Kulturen keinen Einfluß hat. Von 527 Proben, aus denen die Anzüchtung der Kultur gelang, war die direkte mikroskopische Untersuchung nur in 350 Fällen positiv. Bei 580 Proben hatte die mikroskopische Untersuchung ein positives Ergebnis, doch konnten kulturell Paratuberkulosebakterien nur bei 60,3% nachgewiesen werden.
W. Lehmann. 3760.

**4-64/03-0241** Frágner, P. Rychlá diagnostika Candida albicans (Robin) Berkhout. **(Schnelldiagnostik von Candida albicans [Robin] Berkhout.)** Československ. Epidemiol., Mikrobiol., Imunol. **12** (1963) Nr. 3. S. 188–189. – 5 Lit. Zus. in Russ., Engl.
Bei der Schnelldiagnostik von *Candida albicans* hat sich der modifizierte Raubitsche-Nährboden (Fel tauri siccum 5,0, Agar 10,0, Aq. destil. 500,0) bewährt. Die Mikrokulturen werden auf Objektträgern in Petrischalen gezüchtet. Das Ergebnis wird unter dem Mikroskop nach 24–48 Std. Incubation bei 24 °C von der primären Kultur abgelesen. Die Chlamydosporen sind kugelförmig, von etwa 7–10 μ Durchmesser und besitzen eine starke Membrane. Ihre Anordnung ist verschieden, je nachdem, um welchen Stamm von *Candida albicans* es sich handelt. ČSSR/ÚVTI. 3770.

**4-64/03-0242** Hörter, R.; Arnsberg/Westf., Staatl. Veterinäruntersuchungsamt. **Über eine enterale Candida albicans-Infektion bei einem Eichhörnchen.** Dtsch. tierärztl. Wschr. **70** (1963) Nr. 9. S. 245–246. – 2 Abb., 7 Lit.
Aus dem Darminhalt eines verendeten, im Käfig gehaltenen Eichhörnchens wurde massenhaft und in Reinkultur *C. albicans* nachgewiesen. Ein bakterielles Wachstum war auf allen Nährböden unterblieben. In vitro-Versuche in Nährbouillon zeigten einen starken Antagonismus von Coli- und Proteusbakterien gegenüber dem isolierten *C. albicans*-Stamm, während sich Streptokokken und *C. albicans* gleich gut entwickelten. In Übereinstimmung mit Literaturangaben nimmt Vf. als eigentliche Todesursache eine durch unnatürliche Fütterung entstandene unphysiologische Darmflora an. P. Kielstein. 3770.

**4-64/03-0243** Kujumgiev, I.; Sofia, Accad. Bulg. delle Sci., Ist. di Microbiol. Eziologia leptospirosica delle ulcere prepuziali nei suini maschi. **(Leptospiren als Ursache der Präputialgeschwüre beim Eber.)** Zooprofilassi [Rom] **18** (1963) Nr. 6. S. 389–398.
Die Präputialgeschwüre beim Eber werden durch Leptospiren der Gruppe „biflexa" verursacht. Die Leptospiren befinden sich ohne Reizungen zu verursachen in den tieferen Schichten der Gewebe, wo sich keine anderen Keime anfinden. Serologisch fand man nur bei den Ebern mit charakteristischen Veränderungen am Präputium mehr oder weniger hohe Agglutinationstiter gegenüber *L. biflexa* (1:200 – 1:51200) und eine teilweise Mitagglutination gegenüber *L. leeds* (1:100 – 1:200). Die Erreger ließen sich nur schwer oder gar nicht auf Nährböden züchten, es gelang in einem Falle auf dem festen Kulturmedium nach Cox und Larson. *L. leeds* wird als ein saprophytischer Keim der Genitalsphäre angesprochen, der eine gewisse Pathogenität erlangen kann. K. Reinhardt. 3790.

**4-64/03-0244** Bowers, L. E. und Williams, O. B.; Austin, Univ. of Texas. Effect of arginine on growth and lysis of Clostridium botulinum. **(Der Einfluß von Arginin auf Wachstum und Lysis von Clostridium botulinum.)** J. Bacteriol. **85** (1963) Nr. 5. S. 1175–1176. – 1 Abb., 6 Lit.
Perkins und Tsuji stellten fest, daß *Clostridium botulinum* in einem synthetischen Medium, das dem von Williams und Blair ähnelt, unregelmäßiges Wachstum und keine Sporenbildung aufweist. Ein synthetisches Medium mit zusätzlichen Aminosäuren fördert das Wachstum, und steigende Zusätze von Arginin hindern die extensive Sporenbildung. Das schnelle Wachstum wird gefolgt von einer raschen und extensiven Lysis der Zellen. Während der frühen logarithmischen Wachstumsphase werden die Zellen zuerst grampositiv und verwandeln sich in plumpe Keime. Die wenigen gramnegativen Zellen sind ausgesprochen schlank. Später vermehren sich die gramnegativen gegenüber den grampositiven Zellen erheblich, bis die aktive Lysis beginnt. Der Einfluß des Arginins ist maximal bei Konzentrationen von 10–20 mg pro ml. Wachsende Konzentrationen von Glukose rufen den gleichen Effekt hervor. E. Tempel. 3815.

4-64/03-0245 Warnecke, Bernd; Bremen, Staatl. Hyg.-Inst. **Zur Züchtung der Listeria monocytogenes.** Zbl. Bakteriol., Parasitenkunde, Infektionskrankh. Hyg., I. Abt., Orig. **189** (1963) Nr. 2. S. 162–177.
Die bekannten Züchtungsverfahren zur Selektierung von L.m. aus stark verkeimtem Material, wie tellurithaltige Nährböden und Kälteanreicherung, genügen nicht den Erfordernissen. Grampositive Keime, wie Mikrokokken, Erreger der *Mesentericus-subtilis*-Gruppe, stören i. allg. beim Nachweis nicht. Schwierigkeiten bieten jedoch die mit gramnegativen Keimen verunreinigten Proben. Vf. bedient sich daher zur Selektion des Serumbaktericidiefaktors, der gramnegative Keime weitgehend im Wachstum unterdrückt. Im Ausgangsmaterial mit *E. coli* überwucherte Proben ergaben nach Zusatz von nicht inaktiviertem Menschenserum nach 24stündiger Bebrütung i.d.R. fast vollkommene Hemmung des Wachstums von *E. coli*, so daß Listerien in großer Zahl und sogar in Reinkultur gezüchtet werden konnten. Desgleichen konnte *Proteus vulgaris* stets gehemmt werden, während Pseudomonaskeime eine weit größere Resistenz zeigten. Der Nachweis der Haltbarkeitsdauer der Listerien betrug in Erde 629, Sand 323, Milch 748, Serum 679 und Leitungswasser 377 Tage. H. Linsert. 3845.

4-64/03-0246 Welshimer, H. J.; Richmond, Med. Coll. of Virginia. Vitamin requirements of Listeria monocytogenes. **(Der Vitaminbedarf von Listeria monocytogenes.)** J. Bacteriol. **85** (1963) Nr. 5. S. 1156–1159. – 3 Abb., 2 Tab., 7 Lit.
Es wurden teilweise und vollständig bestimmte Nährböden dazu verwendet, die Wachstumsreaktion von *Listeria monocytogenes* auf verschiedene Vitamine zu prüfen. Alle geprüften Stämme wuchsen nicht länger als 1 oder 2 Nährbodenpassagen, wenn irgendeines der folgenden Vitamine fehlte: Riboflavin, Biotin, Thiamin und Thioktansäure. Der Thioktansäurebedarf und der antagonistische Effekt seines Analogons, 8-Methylthioktansäure, konnte durch Veränderung der Thiaminkonzentration modifiziert werden.
Th. Hubrig. 3845.

4-64/03-0247 Keudell, R. v. **Offenstallhaltung im harten Winter 1962/63.** Mitt. dtsch. Landwirtsch.-Ges. **78** (1963) Nr. 17. S. 584–586.
Der Vf. ist mit seiner Offenstallanlage für 60 Kühe (keine Rassenangabe) sehr zufrieden. Die Tiere liegen auf dem Vorplatz nicht nur in der Sonne, sondern auch im Schnee und Regen. 25 °C Kälte schaden nichts, Zugluft wird jedoch nicht vertragen. Ausgemistet wird 3× im Jahre mit dem Hecklader, die Jauche wird von der Streu aufgesogen. Der Erdboden ist ungepflastert, die Krippen können im standplatzfreien Laufstall angehoben werden. Melkstand für 4 Tiere zugleich. Die Milch wird durch die Rohrleitung über Filter aus dem Vakuum über einen Flächenkühler von dort in einen Vorratstank gepumpt. Nebenan befindet sich ein Abkalbestall für 7 Kühe (Normalstall). Hier werden die Tiere einige Wochen vor dem Kalben vorbereitet und verlassen ihn 14 Tage nach dem Kalben. Dahinter liegen die Kälberbuchten. In die Scheunenseite des Hofes sind 2 Jungviehlaufställe und ein Kälbermaststall in für das Personal wegetechnisch günstiger Weise eingebaut. Fütterung vom Wagen in die beiderseits gelegenen verstellbaren Krippen. Während des Melkens erhalten die besten Kühe im Melkstand eine Sonderration Kraftfutter. Heu und Stroh auf dem Boden, Schnitzel- und Kraftfutter in einer über dem Melkstand erreichbaren Kammer. Tränken nur mit einer 40-Watt-Birne beheizt, da der Dung die Rohre wärmt und die Birne nur das Festfrieren der Ventile zu verhindern braucht. Rohrleitungen in der Melk- und Milchkammer bleiben bei sehr niedrigen Temperaturen, wenn keine Heizmöglichkeit besteht. Die Wasserleitungen müssen selbstverständlich frostsicher verlegt werden. Kein Milchleistungsabfall beim Einsetzen des strengen Frostes. Ohne Erhöhung der Kraftfuttergabe betrug die Januarleistung 11,5 l täglich mit 4,60% Fett. Ruhe

bei der Stallarbeit ist eine Voraussetzung für hohe Leistung. Der Einstreubedarf ist hoch. Über seine Höhe und den Anstieg im Verbrauch von Rauh- und Saftfutter bei strenger Kälte liegen keine Angaben vor. Seit 10 Jahren kein Fall von Tuberkulose mehr. H. Busse. 3980.

**4-64/03-0248** Deter, H. **Desinfektionskocher.** Medizintechnik **3** (1963) Nr. 5. S. 137–139. 4020.

**4-64/03-0249** Balducci, M. und Bracalenti, S. La disinfezione dei ricoveri infetti quale importante elemento dei piani di bonifica sanitaria del bestiame attuati in provincia di Ascoli Piceno. **(Die Desinfektion verseuchter Ställe als ein wichtiger Planbestandteil des in der Provinz Ascoli Piceno durchgeführten Tiergesundheitsdienstes.)** Veterin. ital. **14** (1963) Nr. 6. S. 532–544. 4020.

---

**4-64/03-0250** *Mráz, Oldřich, Tesarčik, Jan* und *Vařejka, František.* **Nomina und Synonyma der pathogenen und saprophytären Mikroben, isoliert aus den wirtschaftlich oder epidemiologisch bedeutenden Wirbeltieren und Lebensmitteln tierischer Herkunft.** Jena: Fischer. 1963. (488 S.) 8°. (1963 A 474)

**4-64/03-0251** *Čajkina, Tat'jana Georgievna.* **Postrojki dlja gruppovogo soderžanija skota.** (Bauten für die Gruppenhaltung des Viehs.) Moskva: Izd. Minist. sel'skogo chozjajstva RSFSR. 1962. (134 S.) 8°. (1963 A 1003)

## VIII. PHARMAKOLOGIE, TOXIKOLOGIE

**4-64/03-0252** Schulze, W. und Bollwahn, W.; Hannover, Tierärztl. Hochschule, Klin. für Kleine Klauentiere und Forens. Med.; Ambulator. Klin. **Die Applikation von Arzneimitteln beim Schwein.** Dtsch. tierärztl. Wschr. **69** (1962) Nr. 18. S. 513–519.

Vff. geben zahlreiche Hinweise über die Möglichkeiten der Verabreichung von Medikamenten bei Schweinen. 17 Abb. erläutern anschaulich die verschiedenen angeführten Applikationsarten. Chr. Meinecke. 4225.

**4-64/03-0253** Kunz, H. A. und Wilbrandt, W. **Antagonistische Wirkung zwischen Herzglykosiden und Steroiden auf die Kaliumabgabe des Herzmuskels.** Helv. physiol. pharmacol. Acta **21** (1963) Nr. 2. S. 83–87. 4275.

**4-64/03-0254** Lassiter, J. W., Hamdy, M. K. und Buranamanas, Prasob; Athens, Univ. of Georgia. Effect of sodium bicarbonate on microbial activity in the rumen. **(Die Wirkung von Natriumbicarbonat auf die Bakterientätigkeit im Pansen.)** J. Animal Sci. **22** (1963) Nr. 2. S. 335–340. – 2 Abb., 3 Tab., 18 Lit.

Bei 4 Herford-Ochsen mit Pansenfisteln, die ein pelletiertes Futter erhielten, wurde der Einfluß der Verabreichung von Natriumbicarbonat auf den pH-Wert des Panseninhaltes und die mikrobielle Pansenbesiedlung überprüft. Die vorherrschenden Mikroorganismen wurden aus jeder Probe isoliert und u.a. hinsichtlich ihrer Koloniebildung, Morphologie, Beweglichkeit, Färbbarkeit sowie ihrer Sauerstoff- und Gasbildung untersucht. Außerdem wurde der Gehalt der einzelnen niederen Fettsäuren sowie der an Gesamtfettsäuren untersucht. Die Zugabe von Natriumbicarbonat zum Trinkwasser bewirkte einen Anstieg der Anzahl der anaëroben Keime. Dagegen konnte eine signifikante Regression zwischen der anaëroben Keimzahl und der Wasser- bzw. Futteraufnahme nicht nachgewiesen werden. Die Bakterienzahl lag bei etwa $10^6$ pro ml, die häufigsten Bakterien waren Vertreter der Gattungen *Ruminococcus*, *Lactobacillus* und *Clostridium.* Ein Einfluß des Natriumbicarbonats auf den pH-Wert des Panseninhaltes war nicht nachweisbar, ebenso konnte nach der Verabreichung kein prinzipieller Wechsel in der Flora beobachtet werden. Die Zugabe von Natriumbicarbonat zum Trinkwasser hat eine Verminderung der Konzentration der Summe aller flüchtigen Fettsäuren zur Folge und bewirkt auch eine Verminderung der einzelnen Vertreter derselben. H. Gürtler. 4290.

**4-64/03-0255** Michel, M. C. (unter techn. Mitarb. von Boche, Simone); Jouy-en-Josas; Centre Nat. de Rech. Zootechn., Serv. de Biochim. et de Nutrition. Métabolisme de la flore intestinale du porc. Influence de la chlortétracycline sur le catabolisme du glucose. **(Veränderungen der Darmflora des Schweines. Der Einfluß von Chlortetracyclin auf die Dissimilation der Glukose.)** Écon. Méd. animales 4 (1963) Nr. 2. S. 125–134. – 3 Abb., 5 Tab.
Der Einfluß des Chlortetracyclins in subbakteriziden Gaben von 20 mcg/ml auf die Bakterienflora und die Fermentbildung wurde in vitro und in vivo beim Schwein untersucht und kritisch beurteilt. Die Ergebnisse sind aus graphischen Darstellungen und Tabellen ersichtlich. M. Dietrich. 4290.

**4-64/03-0256** Howard, Evelyn (unter techn. Mitarb. von Bujnovszky, Piroska); Effects of steroids on epiphysiodiaphysial union in prepuberal mice. **(Wirkungen von Steroiden auf die Epiphysen-Synostose bei präpuberalen Mäusen.)** Endocrinology 72 (1963) Nr. 1. S. 11–18. 4315.

**4-64/03-0257** Clark, John D., Dyer, I. A., Templeton, Judith und Galgan, M. W.; Pullman, Washington State Univ. Effects of cortisone on ruminant performance. **(Wirkungen von Cortison auf die Entwicklung beim Wiederkäuer.)** J. Animal Sci. 22 (1963) Nr. 2. S. 463–465. – 2 Tab., 9 Lit.
In 4 Versuchen bei Mastlämmern und in einem Versuch bei Mastochsen wurden die Auswirkungen einer Zufuhr von Cortisonacetat in Mengen von 12–600 mg als Implantat bzw. nach s. c. Injektion auf die Gewichtszunahme überprüft. Dabei ergab sich eine statistisch gesicherte tägliche Mehrzunahme nur bei den behandelten Mastochsen, wogegen diese bei Lämmern zwar vorhanden, jedoch statistisch nicht gesichert war. Weiterhin wurde festgestellt, daß die Tiere, die 55 bzw. 26 Tage vor der Schlachtung Cortison erhalten hatten, ein niedrigeres spezifisches Gewicht des Schlachtkörpers aufwiesen. Für die Abnahme des spezifischen Gewichtes durch Cortison ist vermutlich ein Stress, z. B. eine niedrige Umgebungstemperatur, Voraussetzung. H. Gürtler. 4320.

**4-64/03-0258** Hashizume, K., Matsumoto, H., Ishikawa, H. und Sasaki, Y.; Osaka, Japan, Osaka-Präfektur-Univ., Landwirtsch. Hochschule. **Über den Einfluß des Bayer L 13/59 (Neguvon) auf Cholinesterase, insbesondere auf die unspezifische Cholinesterase in Serum, Leber, Pankreas und Milz der Hunde.** Veterin.-med. Nachr. **1963** Nr. 2/3. S. 246–259.
Die Zielsetzung der Versuche besagt: welchen Einfluß übt Bayer L 13/59 (Neguvon) auf die Cholinesterase im Blut und in den Organen aus, weiterhin: bedingt die gegenwärtig klinisch vielfach angewandte Methode (50 mg/kg per os 3mal) irgendeine kumulative Toxizität durch Cholinesterasehemmung ? Die Untersuchungen wurden an 22 Hunden durchgeführt. 10 Tiere dienten als Kontrolle, 5 Tiere erhielten einmalig 50 mg Neguvon/kg per os und 7 Hunde dreimal je 50 mg/kg per os am 1., 3. und 10. Tage. 4 Std. nach der letzten Gabe wurden die behandelten Tiere unter Narkose entblutet und daraufhin die Aktivitätswerte der unspezifischen Cholinesterase in den Organen bestimmt. Die Aktivitätswerte waren im Pankreas (654,3) am höchsten, der Reihe der Aufzählung nach abnehmend in Leber (197,3), Serum (100), Milz (36), Gehirn (12,3) und Herzkammer (7,9). Die Größe der Aktivitätswerte sind auf den Wert von Serum = 100 bezogen. Es ließ sich bei den Versuchen zeigen, daß die individuelle Verschiedenheit der Tiere hinsichtlich der ermittelten Aktivitätswerte z.T. groß ist und daß eine Erniedrigung der Aktivitätswerte bei den behandelten Tieren eintritt, wobei aber ein Unterschied zwischen den Werten der 1 × oder 3 × behandelten Tiere nicht deutlich sichtbar zu erkennen ist. Eine kumulative Wirkung konnte nach der 3maligen Medikation an den 7 Tieren nicht festgestellt werden. F. Coch. 4350.

**4-64/03-0259** Ritzel, Günther und Leisinger, Susanne; Basel, Univ., Physiol.-Chem. Inst. **Untersuchungen über den Einfluß oral verabreichten**

**Oxytetracyclins auf Leberlipide und Serumcholesterin der weißen Ratte.** Z. Ernährungswiss. **4** (1963) Nr. 1/2. S. 1–4. – 4 Tab., 6 Lit.
Junge Ratten erhielten bei eiweiß- und fettarmer Ernährung therapeutische (0,2%) und nutritive Dosen (0,0025%) Oxytetracyclin. Die Tiere wurden nach vier Wochen durch Entbluten getötet. Die Lebern wurden zur Bestimmung der Gesamtlipoide und Blut zur Feststellung des Cholesteringehaltes im Serum entnommen. Die Untersuchungen wurden nach der Methode von Schönheimer und Sperry durchgeführt. Niedrige Antibioticumdosen beeinflußten die sich bei Cholinmangeltieren entwickelte Lebersteatose nicht, während hohe Dosen die Verfettung wesentlich steigerten. Sowohl die nutritiven als auch therapeutischen Gaben von Oxytetracyclin führten zu einer signifikanten Verminderung des Serumcholesteringehaltes. Chr. Meinecke. 4350.

**4-64/03-0260** Koch, M. und Klinger, W. **Die Beeinflussung des Ascorbinsäurestoffwechsels durch verschiedene Pharmaka bei Ratten.** Acta biol. med. german. [Berlin] **10** (1963) Nr. 5/6. S. 561–571. 4350.

**4-64/03-0261** Bisping, W.; Hannover, Tierärztl. Hochschule, Inst. für Mikrobiol. und Tierseuchen. **Die Kehrseite der Antibiotikatherapie aus der Sicht der Veterinärmedizin.** Dtsch. tierärztl. Wschr. **69** (1962) Nr. 18. S. 495 bis 498.
Vf. greift aus dem Problem der Nebenwirkungen antibiotischer Präparate das Auftreten von Allergie und die bakterielle Resistenz heraus. Penicillin und Streptomycin wirken am häufigsten und stärksten allergen, während sich die Tetracycline durch ein niedriges Sensibilisierungsvermögen auszeichnen. Wegen der geringen Neigung der Tiere zur Allergie und des Umstandes, daß Tiere weniger häufig mit Antibiotica (wirtschaftliche Gründe, kurze Lebensdauer) behandelt werden, treten allergische Erscheinungen in der Veterinärmedizin nur selten auf. Unter dem Gesichtspunkt der Allergie wird auf die Gefahr der Sensibilisierung hingewiesen, die dem Tierarzt selbst durch den ständigen Umgang mit antibiotischem Medikamenten droht. Die Antibioticaresistenz bei Tieren hat nicht das Ausmaß wie in der Humanmedizin. Der Grad und die Geschwindigkeit des Resistenzerwerbes sind je nach Bakterienart und verabreichtem Antibioticum verschieden. Staphylokokken und Tuberkelbakterien neigen leichter als Colibakterien oder Salmonellen zur Resistenz, während Rotlaufbakterien und Galtstreptokokken kaum Resistenz erwerben. Vf. warnt jedoch vor kritik- und indikationsloser Anwendung der Antibiotica und empfiehlt, soweit es technisch und zeitlich möglich ist, eine Resistenzbestimmung in vitro vorzunehmen, um eine gezielte Therapie durchführen zu können. Chr. Meinecke. 4400.

**4-64/03-0262** Kharchenko, G. I.; Simferopol, Krim, UdSSR, Crimean Med. Inst. The role of proteins in the distribution of antibiotics in the body. **(Die Rolle der Proteine bei der Verteilung der Antibiotica im Körper.)** Zbl. Bakteriol. Parasitenkunde, Infektionskrankh. Hyg., I. Abt., Orig. **189** (1963) Nr. 1. S. 95 bis 101. – 3 Abb., 11 Lit.
Sowohl der Transport der Antibiotica vom Applikationsort als auch die Verteilung im Organismus geschieht mit Hilfe elektiver Absorption von Blut- und Gewebeproteinen. Je nach Art der Proteine, die am Transport bzw. der Verteilung beteiligt sind, lassen sich zwei Gruppen von Antibiotica unterscheiden. So gehören Penicillin, Streptomycin und Crystallomycin zur Gruppe des Albumintyps, Tetracyclin zur Gruppe des Globulintyps. Chr. Meinecke. 4400.

**4-64/03-0263** Glawischnig, E.; Wien, Tierärztl. Hochschule. **Über die Antibiotikaausscheidung mit der Saumilch und deren Nachweis im Blute der Saugferkel.** Wiener tierärztl. Mschr. **50** (1963) Nr. 7. S. 685–691. – 1 Tab., 15 Lit. Zus. in Engl., Franz., Ital.

Da in der Literatur widersprechende Angaben über die Ausscheidung von Antibiotica mit der Sauenmilch vorhanden sind, werden diesbezügliche Versuche mit folgenden Antibiotica angestellt: 1) Procain-Penicillin in Öl, 2) Dihydrostreptomycinsulfat allein und 3) zusammen mit Penicillin, 4) Terramycin, 5) Aureomycin und 6) Chloramphenicol. 15 Sauen im Kgw. von ca. 200 kg werden intramuskulär mit hohen Dosen der obigen Antibiotica behandelt. Mit Hilfe der Lackmusmilchmethode nach Diernhofer und Scharfen sowie der Methode nach Diernhofer bzw. Glawischnig wird der Antibiotica-Gehalt in der Milch von Sauen und im Blut von Ferkeln bestimmt. Antibiotica lassen sich in der Sauenmilch nach Verabreichung folgender Dosen ermitteln: 3 Mill. IE Procain-Penicillin in Öl, 10 g Dihydrostreptomycin, 2 g Terramycin und 5 g Chloramphenicol sowie 1 mg/kg Kgw. und mehr Aureomycin. Alle Antibiotica außer Penicillin sind auch im Blutserum der Ferkel vorhanden. Auch bei der peroralen Verabreichung von hohen Dosen Antibiotica wie 20 g Dihydrostreptomycinsulfat oder 20 g Chloramphenicol oder 2 g Aureomycin lassen sich diese sowohl in der Sauenmilch als auch im Ferkelblut nachweisen. E. Tempel. 4400.

**4-64/03-0264** Gebauer, H. **Euteraffiner Penicillin-ester.** Prakt. Tierarzt **44** (1963) Nr. 11. S. 475. 4400.

**4-64/03-0265** Metzgar jun., D. P. und Moskowitz, M.; Lafayette, Ind., Purdue Univ. Studies on the effect of streptomycin on mammalian cells in culture. I. Isolation of resistant strains. **(Untersuchungen über die Wirkung von Streptomycin auf Kulturen von Säugetierzellen. 1. Mitt. Die Isolierung resistenter Stämme.)** Exp. Cell Res. **30** (1963) Nr. 2. S. 379–387. – 1 Abb., 3 Tab., 9 Lit.

Aus Gewebekulturen von Mäusezellen (Mox-Stamm) isolierten Vff. 2 Arten von Zellen: streptomycin-resistente und -empfindliche Zellen, deren Verhalten sie untersuchten. Resistente Zellen konnten über 4 Jahre sowohl in Gegenwart als auch in Abwesenheit von Streptomycin unverändert weitergezüchtet werden. Während empfindliche Zellen in Gegenwart von 2,5–3 mg Streptomycin/ml Kultur bereits abgetötet wurden, konnten resistente Zellen selbst bei Zugabe von mehr als 5 mg/ml nicht beeinflußt werden. Durch Änderung physikalischer (Oberfläche der Glasflaschen) und Ernährungsfaktoren (Art des zugegebenen Pferdeserums) konnte eine Beeinflussung der Resistenz gegen Streptomycin erzielt werden. Streptomycinempfindliche setzen in viel größerem Maße als resistente Zellen Material frei, welches bei 260 nm absorbiert. Dieses Material wird umso stärker freigesetzt, je empfindlicher die Zellen sind. Daraus wird die Schlußfolgerung gezogen, daß wahrscheinlich durch Streptomycin eine Schädigung der Zellmembran bewirkt wird. E. Grün. 4400.

**4-64/03-0266** Metzgar jun., D. P. und Moskowitz, M.; Lafayette, Ind., Purdue Univ. Studies on the effect of streptomycin on mammalian cells in culture. II. Effect on mixtures of sensitive and resistant strains. **(Untersuchungen über die Wirkung von Streptomycin auf Kulturen von Säugetierzellen. 2. Mitt. Die Wirkung auf Mischungen empfindlicher und resistenter Zellen.)** Exp. Cell Res. **30** (1963) Nr. 2. S. 388–392. – 3 Abb., 1 Tab., 1 Lit. 1. Mitt. vgl. vorst. Ref.

Die Wechselwirkungen zwischen Streptomycin-empfindlichen und -resistenten Zellen von Mäusezellkulturen wurden untersucht. Wurden Zellen von 2 resistenten Stämmen, welche bei Zugabe von mehr als 5 mg Streptomycin/ml Kultur nicht geschädigt wurden, zusammen kultiviert, so trat eine Steigerung der Empfindlichkeit ein, so daß sie schon bei geringeren Streptomycindosen abgetötet wurden. Solche resistenten Stämme, welche bei Mischungen miteinander gegen Streptomycin empfänglich wurden, wurden als „unverträglich“ bezeichnet. 10 Zellstämme wurden durch Kombination miteinander getestet, wobei sich 9 Stämme als unverträglich mit allen anderen und 1 Stamm als teilweise verträglich mit den anderen 9 Stämmen erwies. Die Verwendung dieser Technik zur Untersuchung der Wechselbeziehungen zwischen Zellen wird diskutiert. E. Grün. 4400.

**4-64/03-0267** Legay, C. und Vors, J. La chlortétracycline injectable en clientèle rurale bilan statistique de cinq années d'application. **(Injizierbares Chlortetracyclin in der Landpraxis. Bilanz über 5 Jahre Anwendung.)** Bull. mens. Soc. vétérin. prat. France 47 (1963) Nr. 5. S. 211–216.
Auf der Grundlage von Tausenden von Fällen wird eine neue Art der Anwendung des Chlortetracyclin empfohlen. In der Praxis der Vff. kommen besonders häufig Jungtierkrankheiten (Septikämien, Bronchopneumonien, Arthritiden) und Bronchopneumonien der erwachsenen Tiere vor. Da die Besitzer reichlich spät Hilfe anfordern, ist keine Zeit mehr zur Typenbestimmung der Erreger vor Behandlungsbeginn. Chlortetracyclin wirkt ein auf grampositive und gramnegative Bakterien, auf Rickettsien, auf gewisse größere Viren und auf Protozoen und wird deshalb entweder allein oder in Verbindung mit den Sulfonamiden, Sulfaméthopyrazine oder Sulfadimérazine, in diesem Falle als Lösungsmittel anstelle von destilliertem Wasser angewendet. Chlortetracyclin löst sich augenblicklich. Die Lösung wird dann langsam intravenös eingespritzt, ohne daß (von den Vff.) je eine Schockwirkung festgestellt worden wäre. Infolge der Addition zweier Medikamente wurde eine Resistenzbildung der Erreger nicht festgestellt. Die Behandlung muß im Fieberstadium beginnen und unter Kontrolle mittels Fieberkurve solange fortgesetzt werden, bis die Temperatur normal ist und normal bleibt. Septikämien der Neugeborenen werden mit 0,5 g injizierbarem Chlortetracyclin und 30 ml Sulfaméthopyrazine mit 85% Erfolg bei 4000 Tieren behandelt, wobei die Hälfte intravenös, die Hälfte interperitoneal injiziert wird. Bei Omphalo-Phlebitiden wird dieselbe Menge, aber alles intraperitoneal injiziert. Bei 1000 Tieren werden 85% Heilung erzielt. Kälberdurchfälle bis zum Alter der Tiere von 1 Mon. werden mit 0,5 g Chlortetracyclin + 50 ml Sulfonamid, halb i v. halb i. p. behandelt. Arthritiden von Fohlen und Kälbern sind prognostisch ungünstiger, besonders die von Fohlen. Trotz Behandlung sterben 30–35% Jungtiere von über 3 Wochen. Solche Tiere mit mehr als 2 erkrankten Gelenken sind unheilbar, dagegen sind Jungtiere bis 8 Tage zu 70% heilbar. Neben einer sorgfältigen Nabeldesinfektion und einer Darmantisepsis erhalten diese Tiere 0,5 g inj. Chlortetracyclin und 30 ml Sulfométhopyrazine, intravenös je nach Notwendigkeit alle 24 Std. Außerdem wird das betr. Gelenk punktiert, die Flüssigkeit abgelassen und 100 mg Chlortetracyclin + 5 ml Sulfonamide + 5 ml destilliertes Wasser ins Gelenk injiziert. Das Gelenk schwillt an, aber in 3–4 Wochen auch wieder ab. Die Bronchopneumonie der Erwachsenen, meist auf Grund von Pasteurellen, wird mit 2 g Chlortetracyclin und 100 cm³ Sulfonamid intravenös behandelt. Auch Oxytetracyclin (2 g) + Cortanmycétine (½ Flasche) gibt die gleichen guten Resultate. Zur Unterstützung der antiparasitären Lungenwurmbehandlung (Carbamacine) zur Abwehr dabei entstehender bakterieller Lungenkomplikationen gibt man Tieren von 5–6 Mon. gleichzeitig 0,5 g Tetracyclin + 300 ml Sulfaméthopyrazine. Arthritiden nach Brucellose-Abort werden mit 2 g Chlortetracyclin + 80 ml Sulfaméthopyrazine oder 100 ml Sulfadimérazine alle 24 Std. intravenös behandelt, eventl. noch zusätzlich mit wiederholten Injektionen von 100 mg Chlortetracyclin + 5 ml Sulfonamid + 5 ml destilliertem Wasser in das erkrankte Gelenk. Bei Schweinen werden nur bei Pneumonie 0,5 g Chlortetracyclin und 50 ml Sulfonamid auf mehrere Stellen verteilt mit 80% Erfolg gegeben. K. Preißler. 4400.

**4-64/03-0268** Smrček, Z., Ibrović, M. und Bajrić, A.; Sarajevo, Univ., Veterin. Fak., Interne Klin. Klinička iskustva o doziranju, djelovanju i praktičnoj upotrebi klorpromazina kod preživača i svinja. **(Klinische Erfahrungen über Dosierung und Wirkung von Chlorpromazin bei Anwendung in der Praxis**

**bei Wiederkäuern und Schweinen.)** Veterinaria [Sarajevo] **11** (1962) Nr. 3. S. 331–338. – 1 Abb., 1 Tab., 16 Lit. Zus. in Engl.
Für eine Reihe von Untersuchungen, Behandlungen sowie für den Transport erwies sich die sedative Wirkung von Chlorpromazin als sehr günstig. Die Dosierung kann wie folgt vorgenommen werden: Rind 0,5–1,5 mg/kg i.m. oder 0,5–0,7 mg/kg i.v.; Schaf und Ziege 2–4 mg/kg i.m. oder 0,5–2,0 mg/kg i.v.; Schwein 2–3 mg/kg i.m. – Nachteilige Folgen wurden nicht beobachtet. Die Beruhigung und Entspannung tritt 30–45 Min. nach der Applikation ein (nach i.v. Applikation 15 Min.) und hält einige Stunden an. Bei der Tetanusbehandlung und zur künstlichen Hervorrufung eines Penisprolapsus erwies sich Chlorpromazin als sehr wirkungsvoll. P. Schmidt. 4400.

**4-64/03-0269** Khazan, N., Primo, Ch., Danon, A., Assael, M., Sulman, F. G. und Winnik, H. Z.; Jerusalem, Israel, Hebrew Univ., Hadassah Med. School; School of Pharmac., Talbieh Psychiatric Hospital. The mammotropic effect of tranquillizing drugs. **(Die mammotrope Wirkung von Tranquillizern.)** Arch. int. Pharmacodynam. Thérap. [Gand, Belgique] **136** (1962) Nr. 3/4. S. 291–305. – 5 Abb., 3 Tab., 28 Lit.
Bei Ratten, Meerscheinchen, Tauben, Kaninchen und Menschen wird die mammotrope und lactogene Wirkung verschiedener Tranquillizer (Reserpin, Phenothiazinderivate, div. Tranquillizer) untersucht. Es wird festgestellt, daß alle untersuchten hypothalamuswirksamen Tranquillizer, außer denen mit einer verzweigten Kette in 10-Stellung, eine mehr oder minder ausgeprägte mammotrope Wirkung besitzen, die hypothalamusunwirksamen Tranquillizer dagegen nicht. R. Maune. 4412.

**4-64/03-0270** Christensen, L. R., Wolff, G. L., Matanic, B., Bond, E. und Wright, E.; New York, N.Y., Berg Inst. Accidental chloroform poisoning of BALB/cAnNIcr mice. **(Zufällige Chloroformvergiftung bei BALB/cAnNIcr-Mäusen.)** Z. Versuchstierkunde **2** (1963) Nr. 5/6. S. 135–140. – 1 Abb., 1 Tab., 5 Lit. Zus. in Dtsch.
Die Einwirkung von Chloroform in einem Tierraum führte zu Todesfällen bei 38 von 40 Böckchen des genannten Stammes, während die weiblichen Tiere desselben Stammes sowie männliche und weibliche Tiere des im gleichen Raum untergebrachten C3H/HeNIcr-Stammes keine offensichtlichen Krankheitserscheinungen zeigten. Autopsie und histologische Untersuchung ergaben eine schwere Nierenschädigung mit Tubulusnekrose, Schwellung der Bowmanschen Kapsel und Glomerulaschlingen sowie Vacuolenbildung in letzteren. Albuminöses Material war in Tubuli und Bowmanschen Kapseln zu finden. Außer Blutfülle der Lungen waren an den anderen Organen keine Veränderungen wahrzunehmen. Die histologische Untersuchung einiger überlebender Mäuse nach etwa einem Monat ergab nur bei einer BALB/c-Maus Nierenveränderungen, während sich die anderen Gruppen als negativ erwiesen. Die Nierenschädigungen sind identisch mit den von anderen Autoren beschriebenen. W. Seffner. 4415.

**4-64/03-0271** Bolz, Walther; Stuttgart-Hohenheim, Landwirtsch. Hochschule, Inst. für Tierheilkunde; Tierklin. **Neuroleptica und potenzierte Narkose speziell bei Zootieren.** Nord. Veterinärmed. **14** (1962) Suppl. Nr. 1. S. 17–29. – 1 Tab., 17 Lit. Zus. in Engl., Dän.
Die Neuroleptica blockieren pharmacodynamisch das zentrale und vegetative Nervensystem an den Schaltstellen. Sie bewirken zentrale psychische Dämpfung und allgemeine Antriebsverarmung sowie Senkung des Blutdruckes und des $O_2$-Verbrauches. Außerdem schätzt man ihre sekretionsbeschränkenden und antiemetischen Eigenschaften sowie die Unterdrückung prae- und postnarkotischer Exzitationen. Die Abkömmlinge der Phenothiazinreihe werden bevorzugt angewendet, da sie sich gleichzeitig gut zur Narkoseprämedikation eignen. A. Kuntze. 4415.

**4-64/03-0272** Comberg, G. und Meyer, H.; Hannover, Tierärztl. Hochschule, Inst. für Tierzucht und Vererbungsforsch. **Zur Oestrogenwirkung auf den Mineralstoffgehalt der Kuhmilch.** Dtsch. tierärztl. Wschr. **69** (1962) Nr. 18. S. 506–509.
Nach einer einmaligen Injektion von 25 mg Oestradiolmonobenzoat stieg bei sechs in der 2. Laktation stehenden Kühen der Rasse des Deutschen Schwarzbunten Rindes der Calciumgehalt der Milch innerhalb von 10 Tagen von durchschnittl. 115 mg-% auf über 130 mg-% an, um nach einem langsamen Abfall nach 22 Tagen die ursprüngliche Höhe wieder zu erreichen. Der Magnesiumgehalt zeigte ein ähnliches Verhalten. Der Phosphorgehalt der Milch stieg um etwa 10–15 mg-% und fiel nur sehr langsam ab. Beim Kaliumgehalt kam es nach vier Tagen zu einem Abfall von rd. 20%, nach 14 Tagen wieder zu einem allmählichen Ansteig und erst nach 26 Tagen zur ursprünglichen Konzentration von 167 mg-%. Beim Fett- und Natriumgehalt waren die Veränderungen nicht eindeutig. S. Willer. 4420.

**4-64/03-0273** Rommel, W. und Rommel, P.; Leipzig, Karl-Marx-Univ., Ambulator. und Geburtshilfl. Tierklin. **Untersuchungen über die abortive Wirkung von PMS und Oestradiolmonobenzoat beim Rind.** Mh. Veterinärmed. **17** (1962) Nr. 19. S. 764–769. – 7 Abb., 24 Lit.
Bei einer überträchtigen Kuh, einer Kuh und einer Färse mit mumifizierter Frucht sowie bei einer Kuh im 4. Trächtigkeitsmonat wurde die abortive Wirkung des PMS-Präparates „Gestyl“ (N.V. Organon, Holland) und des oestrogenen Steroidhormonpräparates „Progynon B oleosum forte“ (VEB Berlin-Chemie) an Hand des klinischen Verlaufes und der Oestrogenausscheidung im 24-Stunden-Urin vergleichend beurteilt. Durch intramuskuläre Verabreichung von 100 mg Progynon konnte binnen kurzer Zeit bei Überträchtigkeit Geburt und bei mumifizierter Frucht Abort herbeigeführt werden. Oestradiolmonobenzoat scheint sich als Abortivum beim Rind besser zu eignen als die Stilbene. Die Dosierung sollte im Interesse der Behandlungskosten niedrig gehalten werden (100 mg Progynon = DM 27,20 lt. At m. U.). Nebenwirkungen (cystöse Degeneration der Ovarien) treten nur geringgradig und vorübergehend auf, da Ausscheidung und Abbau offenbar rasch erfolgen. Mit 3000 E PMS ließ sich eine Trächtigkeit im 4. Mon. unterbrechen, jedoch gelang es nicht, mit der gleichen Dosierung bei mumifizierter Frucht Abort auszulösen. Über die Zweckmäßigkeit einer Verwendung von PMS als Abortivum läßt sich noch nichts Definitives aussagen. J. Wollrab. 4420.

**4-64/03-0274** Sinclair, A. N.; Mascot, New South Wales, Sunbeam Corporation Limited. Surface spraying and dusting as means of controlling external parasites of sheep. **(Oberflächenspray und Puderverfahren als Bekämpfungsmaßnahmen bei Ektoparasiten des Schafes.)** Austral. veterin. J. **39** (1963) Nr. 3. S. 81–87. – 43 Lit.
Vf. gibt einen Überblick über Möglichkeiten und Grenzen der Oberflächenbehandlung bei Ektoparasitenbefall in Schafherden. Nach dem derzeitigen Stand der Kenntnisse kann angenommen werden, daß oberflächlich applizierte Insektizide die Haut durch Diffusion erreichen (Ausnahme: DDT!) und ihre Wirkung entfalten, wenn folgende Voraussetzungen gegeben sind: 1) die Mittel müssen bereits in niedriger Konzentration abtötend wirken; 2) sie müssen in genügender Menge auf das Vlies gebracht werden; 3) das Vlies darf eine bestimmte Länge nicht überschreiten. In den vorliegenden Untersuchungen wird speziell die Einwirkung der Insektizide Diazinon, Aldrin und Dieldrin auf Läuse, Schaflausfliegen, Räudemilben und Schmeißfliegen geprüft. Als Anwendungsformen werden der Oberflächenspray sowie das Puderverfahren angegeben. Mit dem Sprayverfahren ist es möglich, die Körperlaus *Damalinia ovis* sowie *Melophagus ovinus* sicher abzutöten. Dazu sind mindestens 0,5 g wirksame Substanz pro Tier notwendig. Der günstigste Zeit-

punkt für die Behandlung liegt innerhalb 24 Std. nach der Schur. Mit der vom Vf. eingehend beschriebenen Anlage für die Behandlung von Schafherden ist es bei einwandfreier Bedienung möglich, pro Minute 30–40 Schafe einer Behandlung zu unterziehen. Voraussetzung ist vor allem die kontinuierliche Bewegung der Tiere durch die Anlage. Mit dem Puderverfahren, das in klimatisch ungünstigen Gebieten angezeigt ist, können bei Anwendung der genannten Insektizide ebenfalls Läuse und Schaflausfliegen beseitigt werden. Von Bedeutung ist hierbei der Feinheitsgrad des verwendeten Puders. Die günstigste Partikelgröße beträgt 20 $\mu$. Der Gehalt an wirksamer Substanz ist abhängig von der Länge des Vlieses; bei frisch geschorenen Schafen soll er mindestens 2% betragen. Aus ökonomischen Gründen wie auch aus Gründen der Wirksamkeit ist auch bei dieser Anwendungsform eine Behandlung innerhalb 24 Std. nach der Schur angezeigt. Ein Nachteil des Puderverfahrens liegt in seiner Abhängigkeit von Luftbewegungen. Bei korrekter Bedienung der Anlage können pro Minute 60–80 Schafe behandelt werden. Von Wichtigkeit ist, daß bei der Verwendung von Aldrin und Dieldrin keine Bestäubung des gesamten Körpers notwendig ist, während das bei Diazinon unumgänglich erscheint. Ein Nachteil beider Anwendungsformen der Oberflächenbehandlung liegt darin, daß lediglich Läuse und Schaflausfliegen beeinflußt werden und daß eine restlose Abtötung der Parasiten nur bei frisch geschorenen Schafen erfolgt. R. Buchwalder. 4450.

**4-64/03-0275** Euzéby, J., Bussiéras, J. und Gevrey, J.; Lyon, École Vétérin. Chimio-prophylaxie des coccidioses intestinales du lapin par le mélange nitrofural + furazolidone (aa) incorporé à la nourriture des animaux. 1[re] note. **(Chemoprophylaxe der Darmcoccidiosen des Kaninchens mit einer Mischung von Nitrofural-Furazolidon [aa] mit dem Futter der Tiere. 1. Mitt.)** Bull. Soc. Sci. vétérin. Méd. comparée Lyon **64** (1962) Nr. 4. S. 399–407. — 3 Tab.

In mehreren Versuchsreihen bei Kaninchen wurde der prophylaktische und therapeutische Wert eines Gemisches von Nitrofural und Furazolidon zu gleichen Teilen in Gaben von 100 g und 200 g pro Tonne Futter über längere Zeiträume gegenüber Kontrollgruppen überprüft und beurteilt. Bei erkrankten Tieren wurden *Eimeria perforans*, *E. irresidua*, *E. magna*, *E. flavescens* und *E. lugdunumensis* festgestellt. Die unterschiedlichen Ergebnisse sind aus Tabellen ersichtlich. M. Dietrich. 4460.

**4-64/03-0276** Euzéby, J., Bussiéras, J. und Gevrey, J.; Lyon, École Vétérin. Chimio-prophylaxie des coccidioses intestinales du lapin par le mélange nitrofural + furazolidone (aa) incorporé à la nourriture des animaux. Deuxième note: Influence de l'administration du médicament sur la sporogénèse des ookystes. **(Chemoprophylaxe der Darmcoccidiosen des Kaninchens mit einer Mischung von Nitrofural und Nitrofurazon [aa] mit dem Futter der Tiere. 2. Mitt. Der Einfluß der Verabreichung des Medikamentes auf die Sporogenese der Oocysten.)** Bull. Soc. Sci. vétérin. Méd. comparée Lyon **64** (1962) Nr. 5. S. 415–416. — 1. Mitt. vgl. vorst. Ref.

Es wurde festgestellt, daß eine Mischung von Nitrofural und Nitrofurazon zu gleichen Teilen in einer Menge von 200 g pro Tonne Futter die Sporulation der Oocysten von Erregern der Kaninchencoccidiose hemmt. Das Mittel wurde über einen Zeitraum von 6 Wochen in infizierten Beständen verabfolgt. M. Dietrich. 4460.

**4-64/03-0277** Euzéby, J., Bussiéras, J. und Gevrey, J.; Lyon, École Vétérin., Lab. de Parasitol. Chimio-prophylaxie des coccidioses intestinales du lapin par le mélange nitrofural + furazolidone (aa) incorporé à la nourriture des animaux. Troisième note: Étude de la toxicité chronique du mélange médicamenteux. **(Chemoprophylaxe der Darmcoccidiosen des Kaninchens mit**

**einer Mischung von Nitrofural und Nitrofurazon [aa] mit dem Futter der Tiere. 3. Mitt. Studie über die chronische Toxizität der Mischung.)** Bull. Soc. Sci. vétérin. Méd. comparée Lyon **64** (1962) Nr. 5. S. 417–420. – 2. Mitt. vgl. vorst. Ref.

Das Mittel wurde an zwei Gruppen von 5 Wochen alten Tieren in Mengen von 100 und 200 ppm über einen Zeitraum von 6 Wochen verabfolgt. Gegenüber einer dritten Kontrollgruppe wurden keine Unterschiede in der Gewichtszunahme festgestellt. Histologische Untersuchungen zeigten keine toxischen Veränderungen der Keimdrüsen. M. Dietrich. 4460.

**4-64/03-0278** Krnjevič, K. und Phillis, J. W.; Babraham, Cambridge, A.R.C. Inst. of Animal Physiol. Pharmacological properties of acetylcholine-sensitive cells in the cerebral cortex. **(Die pharmakologischen Eigenschaften der Acetylcholin-empfindlichen Zellen der Hirnrinde.)** J. Physiol. [London] **166** (1963) Nr. 2. S. 328–350. – 12 Abb., 62 Lit.

Die pharmakologischen Eigenschaften der Acetylcholin-empfindlichen (ACh) Zellen der Hirnrinde der Katze (sowie einiger Kaninchen und Affen) wurden in Narkose durch lokale Iontophorese verschiedener Substanzen mit Hilfe von Mikropipetten untersucht. Die wirksamsten Cholinomimetica waren Muscaron, Muscarin und Acetyl-β-Methylcholin; eine Exzitation wurde auch mit anderen Cholinestern (Propionyl-, Acrylyl-, Nicotinoyl-, Carbaminoyl- und Succinylcholin, jedoch nicht Butyrylcholin) sowie Pilocarpin, Arecolin und Oxotremorin erzielt. Nicotin sowie andere Erreger von Ganglienzellen hatten keinen spezifischen Einfluß. Tensilon und Prostigmin potenzierten die Wirkung von ACh; in großen Dosen wirkten sie auch erregend. Eine Erregung mit ACh konnte durch Atropin, Hyoscin und in geringerem Maße durch Gallamin verhindert werden. Zentrale anticholinerge Arzneimittel wie Benactycin und Caramiphen bewirkten ebenfalls eine Depression. Tubocurarin, Dihydro-β-Erythroidin, Toxiferin und Hexamethonium waren unwirksam. Aus diesen Ergebnissen wurde der Schluß gezogen, daß die ACh-Zellen einen streng muscarinen Charakter haben. Cholin-rezeptive Zellen unterscheiden sich nicht von anderen Neuronen mit Ausnahme ihrer Reaktion auf verschiedene Aminosäuren sowie die Catechol- und Indolamine. Die Wirkung potenzierender bzw. antagonistischer Medikamente auf die spontane Aktivität der Zellen lassen den indirekten Schluß zu, daß die cholinrezeptiven Zellen durch cholinerge Nervenfasern versorgt werden. Die Aktivität und ACh-Empfindlichkeit dieser Zellen wird bei i.v. Injektion von Atropin (1 ml/kg) stark gehemmt. Chloralose (20–50 mg/kg i.v.) reduziert ihre charakteristischen Reaktionen ohne große Beeinflüssung der ACh-Empfindlichkeit, was beweist, daß Chloralose spezifisch die Freisetzung von ACh aus cholinergen Synapsen im Zentralnervensystem hemmt.

E. Grün. 4500.

**4-64/03-0279** Kieckebusch, W., Griem, W. und Lang, K.; Mainz, Johannes-Gutenberg-Univ., Physiol.-Chem. Inst. **Untersuchungen über die chronische Toxizität der Ascorbinsäure bei der Ratte.** Z. Ernährungswiss. 4 (1963) Nr. 1/2. S. 5–14. – 6 Tab., 6 Lit.

Vff. sahen sich veranlaßt, über die chronische Verträglichkeit von Ascorbinsäure Untersuchungen anzustellen, da in letzter Zeit behauptet wurde, Ascorbinsäure könne in hohen Dosen schädlich wirken. Sprague-Dawley-Ratten (♀) wurde zehn Wochen lang 6,5 g Ascorbinsäure pro kg Kgw. oral verabreicht. Dabei konnten keine toxischen Erscheinungen beobachtet werden. Auch bei Belastung des Körpers durch einen Eiweißmangelstress von vierwöchiger Dauer konnte keine schädliche Wirkung durch die hohen Ascorbindosen festgestellt werden. Weitere Versuche zeigten, daß Tagesdosen von 27,3 g/kg Kgw. sicher toxisch wirken, wobei die Mortalitätsrate 77% innerhalb von 4 Wochen betrug. Die histologische Untersuchung der Organe der Ratten, die toxische Mengen von Ascorbinsäure erhielten, ergaben keinen Hinweis auf den Mechanismus der toxischen Wirkung. Als oberste Grenze der Verträglichkeit nehmen Vff. auf Grund ihrer Versuche 10 g Ascorbinsäure pro kg/Kgw. an. Daraus ergibt sich in bezug auf die für den Menschen als wünschenswert erachtete tägliche Dosis von 75 mg eine Sicherheitsspanne von etwa 1:10000. Selbst bei therapeutischer Dosierung von 1 g Ascorbinsäure pro Tag beträgt die Sicherheitsspanne noch rund 1:700. Chr. Meinecke. 4500.

**4-64/03-0280** Genderen, H. van; Utrecht, Rijksuniv., Veterin. Farmacol. en Biol. Toxicol. De toxicologische gesteldheid van het milieu. **(Die toxikologische Beschaffenheit der Umwelt.)** Tijdschr. Diergeneeskunde **88** (1963) Nr. 14, S. 861–878.

Vf. bespricht die Bedeutung von Giften und anderen schädlichen chemischen Stoffen sowie radioaktiven Verbindungen in der Umwelt, besonders in Nahrungsmitteln, Luft und Wasser, und die toxikologische Bedeutung der ärztlichen und tierärztlichen Arzneimittel. W. Wittig. 4610.

**4-64/03-0281** Kal'niń, E. Predupreždenie otravlenija skota karbamidom. **(Vorbeugung gegen Vergiftungen der Rinder mit Amidharnstoff.)** Veterinarija, Moskva **40** (1963) Nr. 5. S. 50.

Zum Ausgleich der Eiweißfütterung bei Rindern wurde in letzter Zeit in größeren Mengen synthetischer Harnstoff benutzt. Nach Ansicht verschiedener Autoren ist die Verfütterung dieses Mittels besonders an Milchkühe nicht ungefährlich. Vf. prüfte deswegen den toxischen Einfluß des Harnstoffs auf den funktionellen Leberstoffwechsel. Als Methode führte er dabei eine Vermischung von Blutserum (1,0 ml) mit 35–40%igem Formalin (0,1 ml) durch. Liegt eine Störung im Leberstoffwechsel vor, so tritt in der Probe eine Gel-Bildung auf, welche je nach Stärke verschieden abgestuft wird. Das Blutserum gesunder Rinder verändert sich nicht. Vf. weist abschließend darauf hin, daß besonders in Betrieben, in welchen Harnstoff an Milchkühe verfüttert wird, jährlich mindestens einmal eine entsprechende Testung des Leberstoffwechsels dieser Rinder durchgeführt werden muß.
E. Werner. 4720.

**4-64/03-0282** Richter, Helga Elisabeth; Wien, Tierärztl. Hochschule, Bot. Inst. **Beeinflussung der Milchqualität durch einheimische Pflanzen. I. Ausscheidung von Giften pflanzlicher Herkunft mit der Milch.** Wiener tierärztl. Mschr. **50** (1963) Nr. 7. S. 692–699. — 4 Abb.

In Grünfutter, Heu und Silage finden sich nicht selten Pflanzen, die entsprechend ihrem Gehalt an spezifischen Inhaltsstoffen auf die Qualität gewisser tierischer Produkte einen ungünstigen Einfluß ausüben. Mitunter sind die Tiere gegen bestimmte Pflanzengifte resistent oder sie erwerben allmählich eine völlige Immunität. In derartigen Fällen werden dann die Gifte u. U. im tierischen Körper nicht mehr umgebaut und damit entgiftet, sondern gespeichert oder unverändert ausgeschieden. Unter diesem Gesichtspunkt kann beispielsweise die Milch die Gesundheit von Tieren und Menschen ungünstig beeinflussen, ohne daß die ausscheidenden Tiere selbst irgendwelche Krankheitserscheinungen zeigen würden. Unter Erwähnung der botanischen Merkmale, des Vorkommens, der Inhaltsstoffe und der dadurch bedingten Krankheitserscheinungen beschreibt Vfn. Goldregen, Gnadenkraut, Herbstzeitlose, Eibe, grünen Knollenblätterpilz und Klappenschorf. E. Wiesner. 4730.

**4-64/03-0283** Spensley, P. C.; London, Trop. Products Inst. **Aflatoxin, das Gift der Truthahn-Krankheit.** Endeavour **22** (1963) Nr. 86. S. 75–79. — 2 Abb., 16 Lit.

1960 wurde in den Geflügelfarmen von England und Schottland ein Massensterben von Truthühnern und Enten beobachtet. Innerhalb weniger Monate verendeten 100000 Truthühner. Man glaubte zunächst an eine Epidemie, die als Truthahn-X-Krankheit bezeichnet wurde. Die erkrankten Vögel verloren ihre Freßlust, wurden schläfrig und kraftlos und gingen innerhalb einer Woche ein. Übertragungsversuche verliefen negativ. Fütterungsversuche bestätigten den Verdacht einer Vergiftung durch Erdnußmehl. Auch Schweine und Kälber waren empfindlich und wiesen vor allem Lebersymptome auf. Man wies *Aspergillus flavus* als Befallspilz nach und isolierte den neuen Giftstoff „Aflatoxin", dessen $LD_{50}$ weniger als 20 $\mu$g für eintägige Enten beträgt. Da sich *A. flavus* nur bei genügender Feuchtigkeit entwickelt, kann die Aflatoxinbildung bei einwandfrei getrockneten Erdnüssen nicht mehr stattfinden, sofern nicht nachträglich wieder Feuchtigkeitsbedingungen auftreten. Im Versuch zeigte sich, daß junge Tiere gegenüber Aflatoxin viel empfindlicher als alte sind und daß vom Geflügel junge Enten und unter den Säugern Ferkel am anfälligsten sind. E. Wiesner. 4730.

**4-64/03-0284** Bampton, S. S.; London, Trop. Products Inst. Growth of Aspergillus flavus and production of aflatoxin in groundnuts. Part I. **(Wachstum von Aspergillus flavus und Bildung von Aflatoxin in Erdnüssen. 1. Mitt.)** Trop. Sci. 5 (1963) Nr. 2. S. 74–81. – 2 Abb., 14 Lit.

1960 tritt bei Puten in England eine rätselhafte Krankheit auf, der in wenigen Monaten 100000 Tiere zum Opfer fallen. Da die Ursache anfangs nicht ermittelt werden kann, wird sie als Puten-„X"-Krankheit bezeichnet. Es handelt sich um keine Infektionskrankheit. Als Ursache wird später ein toxischer Faktor erkannt, der von brasilianischem Erdnußmehl ausgegangen ist. Dieses Mehl ist nicht nur für Jungputen, sondern auch für Küken, Entenküken, Schweine, Kälber und andere Tiere toxisch. Das Toxin wird von *Aspergillus flavus* gebildet. Die Produktion des Aflatoxins geht vom Myzel aus. Von da aus gelangt das Toxin in das umgebende Medium. Nicht alle Stämme von *Aspergillus flavus* bilden Toxin. Erdnüsse aus Gambia, Nigeria und Uganda sind besonders giftig. Unter tropischen Bedingungen gehen die Verschimmelung und die Toxinproduktion besonders schnell vor sich. *Aspergillus flavus* haftet vor allem dann, wenn die Schale verletzt wird. Begünstigend wirkt außerdem erhöhte Feuchtigkeit. In manchen Fällen ist der Kern stark giftig. In vielen Fällen wird durch eine Infektion mit *A. flavus* Verfärbung der Erdnüsse beobachtet. Vorläufig steht noch nicht fest, inwieweit der Erdboden einen fördernden Einfluß ausübt. E. Tempel. 4730.

**4-64/03-0285** Freytag, U. und Tettenborn, D.; Hannover, Tierärztl. Hochschule, Inst. für Tierhyg. und Geflügelkrankh. **Vergiftungen durch Frostschutzmittel bei Enten.** Tierärztl. Umschau 18 (1963) Nr. 8. S. 464–466. – 1 Abb., 9 Lit.

Vff. berichten über Vergiftungen mit Glysantin (enthält über 99% Aethylenglykol) (I) bei Hühnern und Enten. Die Tiere (10 Enten und ca. 37 Hühner) verendeten zwischen 6–24 Std. nach Verabreichung von eingeweichtem (in einer mit Kühlwasser gefüllten Wanne) Brot. Hauptangriffspunkt von (I) sind die Nieren. Klinisches Bild: Benommenheit, Schlafsucht, Krämpfe und Durchfall. Pathologisch-anatomischer Befund: wenig charakteristisch, Herzmuskeldegeneration und Nierenschwellung. Histologische Veränderungen der Nieren: starke Hyperämie, Ablagerung von Oxalatkristallen und abnorme Durchlässigkeit besonders der Leberkapillarwände. H. Liebenow. 4750.

**4-64/03-0286** Schöberl, A. und Musche, R.; Hannover, Tierärztl. Hochschule, Chem. Inst. **Arsenhaltige Vergiftungsquellen für Tiere.** Tierärztl. Umschau 18 (1963) Nr. 8. S. 462–464. – 2 Tab.

Neue Vergiftungsquellen durch Arsen sind besonders die Schädlingsbekämpfungsmittel (akute Fälle) sowie die zu meist indirekten Schäden führenden

Hüttenabgase (enthalten im Flugstaub das mit der Rauchfahne sehr weit getragene Arsenik = Arsentrioxyd). Bei akuten Vergiftungen Nachweis im Verdauungstrakt beweisend (bis zu 24–30 ppm Arsen im Pansen), bei chronischen in der Leber, da in dieser der Arsengehalt verdoppelt sein kann (normal 30 $\gamma\%$ in der Frischsubstanz und ca. 120 $\gamma\%$ in der Trockensubstanz; photometrische Arsenbestimmung als sog. „Molybdänblau" bei 644 nm).
H. Liebenow. 4750.

**4-64/03-0287** Knesl, Miroslav. Neobvyklé onemocnění telat v centrálním teletníku. **(Außergewöhnliche Erkrankung der Kälber in einem Zentralkälberstall.)** Veterinařství **13** (1963) Nr. 4. S. 182–183.
Es wird eine Erkrankung von 18 Kälbern an Bleivergiftung beschrieben, die nach dem Lecken des Schutzanstriches des Eisengitters mit Minium im Zentralkälberstall in V. verursacht wurde. Die Erkrankung verlief akut, nach Excitation und darauffolgenden Krampfanfällen die mit verstärkter Speichelausscheidung, Atmungs- und Pulsbeschleunigung verbunden waren, stellte sich Agonie ein. Bei der Sektion fand man nur eine mäßige Leberdegeneration. Der giftige Anstrich wurde mit unschädlicher Deckfarbe überstrichen, die jedoch im Laufe von 6 Mon. wieder abgeleckt wurde, so daß eine neue Erkrankung bei einigen Kälbern auftrat. Diese Erkrankung konnte mit Edtacal und Devenan (Natrium thiosulfuricum) mit Erfolg behandelt werden, und zwar mit wiederholten 20 ml-Gaben. Aus diesem Grunde wurde der Grundanstrich gänzlich entfernt, und das Gitter wurde mit einer ungiftigen Farbe angestrichen. ČSSR/ÚVTI. 4750.

**4-64/03-0288** Derivaux, J. Accidents toxiques dus à la phenothiazine. **(Vergiftungsfälle durch Phenothiazin.)** Ann. Méd. vétérin. [Bruxelles] **107** (1963) Nr. 2. S. 131–133.
Das Pferd zeigt eine besondere Empfindlichkeit gegenüber dem sonst ausgezeichneten Arzneimittel. Infolge Überdosierung (30 g bei einem Pony, 50 g bei einem Fohlen im Alter von 1 Jahr, 60 g in 2–3 Tagen an Pferde von 450–500 kg) konnte Vf. mehrere Fälle von Vergiftungen durch Phenothiazin kennenlernen. In der Literatur ist dagegen als höchste Tagesdosis 10 g erarbeitet, manche schlagen sogar je 1 g an 30 aufeinanderfolgenden Tagen vor. Als Symptome der Vergiftung zeigten sich innerhalb von 48 Std. nach der Verabreichung Appetitlosigkeit, Niedergeschlagenheit, Muskelzittern, Koliken, Hämoglobinurie mit Anämie und hämolytischem Ikterus. Die Augen-, Nasen- und Scheidenschleimhaut nehmen eine schmutziggraue Farbe an, zeigen stellenweise rote Flecken oder Nekroseherde. Der Verlauf ist sehr schnell und das Pferd stirbt an Hyperacotämie. Als Sektionsbefund sind die Leber und die Nieren geschwollen und degeneriert, das subcutane Zellgewebe ist infiltriert und gelblich, die Blase ist oft gefüllt mit einem nachdunkelnden schwärzlichen Harn. Die anderen Tierarten sind dagegen nicht so empfindlich wie das Pferd. Das Schwein und das Rind vertragen 30–40 Centigramm pro kg Kgw. und das Schaf 50 ctg/kg. Nicht tödliche Zwischenfälle wurden aber vom Schwein bekannt in Form von Bewegungsstörungen, Hinfälligkeit, vorübergehender Blindheit. Bei Rindern und Schafen wirkt Phenothiazin photosensibilisierend, so daß die Tiere vor dem Sonnenlicht geschützt werden müssen. Die Behandlung beim Pferd ist nur symptomatisch und fast aussichtslos. Vf. rät also seinen Kollegen, Phenothiazin bei Pferden nur in erlaubten und dabei noch fraktionierten Dosen anzuwenden, um nicht juristisch haftpflichtig gemacht zu werden. K. Preißler. 4760.

---

**4-64/03-0289** *Dziubek, Tadeusz.* **Wpływ środowiska zanieczyszczonego związkami fluoru na organizm przezuwaczy.** (Der Einfluß der durch Fluorverbindungen verunreinigten Umwelt auf den Organismus der Wiederkäuer). Poznań: Polsk. akad. nauk 1963. (62 S.) 8° = Prace komisji nauk rolniczych i komisji nauk leśnych Bd. 16 Nr. 1. (SR 1401, 16,1)

# IX. INNERE MEDIZIN, NICHT INFEKTIÖSE KRANKHEITEN, INFEKTIONSKRANKHEITEN

**4-64/03-0290** Dirksen, G.; Hannover, Tierärztl. Hochschule, Richard-Götze-Inst., Klin. für Rinderkrankh. **Einfache Pharyngo- und Laryngoskopie beim Rind.** Dtsch. tierärztl. Wschr. **69** (1962) Nr. 20. S. 592–593. — 3 Abb.
Auf der Suche nach einem einfachen und geeigneten Verfahren zur Betrachtung des Larynx und Pharynx bei Jungrindern erwiesen sich die zur Besichtigung der Vagina des Rindes üblichen Röhrenspecula als gut brauchbar. Beim Einführen des Rohres in die Mundhöhle wird die Zunge ein wenig seitlich hervorgezogen, während gleichzeitig eine Hilfsperson den Kopf im Untergriff hält. Die Überwindung des Zungenwulstes erfordert gewöhnlich etwas stärkeren Druck. Sichtbar werden das Ende des Gaumensegels, die obere Hälfte des Schlund- und Kehlkopfes. Zur Besichtigung der unteren Partie muß der Kopf in eine mehr nach oben gerichtete Haltung gebracht und zugleich der Kehlkopf von außen etwas angehoben werden. Auf diese Weise können ohne Schwierigkeiten alle Bezirke des Pharynx und des Larynx besichtigt und bei geöffneter Stimmritze sogar der Anfang der Trachea eingesehen werden. O. Dietz. 4912.

**4-64/03-0291** Krause, D.; Hannover, Tierärztl. Hochschule, Richard-Götze-Inst.; Inst für Haustierbesam. und -androl. **Zur Harngewinnung beim Bullen.** Dtsch. tierärztl. Wschr. **69** (1962) Nr. 20. S. 594–595.
Nach einer Übersicht über die bisher bekannten Methoden zur Harngewinnung bei Bullen beschreibt Vf. eine einfache Methode, die zur Gewinnung von 5–350 ml Harn zur chemischen Untersuchung genügte. Nach einer möglichst schonenden Vorbereitung der Haut an der Präputialöffnung (Kürzen der Haare des Vorhautpinsels, trockene Reinigung der Vorhautöffnung und Entfernen stark verschmutzter Haare nur im Bedarfsfalle) umgreift man fest mit einer Hand das freie Vorhautende, wobei ein knapp fingerbreiter Teil der Haut an der Präputialöffnung unbedeckt bleibt. Dieser freibleibende Teil wird mit der anderen Hand kräftig unter raschen Reibebewegungen gegen die Präputialöffnungen gedrückt. Der Hautreiz in diesem Bereich genügt, um den Harnabsatz hervorzurufen. Von bisher 316 Bullen konnte in allen Fällen Harn erhalten werden. Zur bakt. Untersuchung sind so gewonnene Proben nicht geeignet. Beim Waschen oder Desinfizieren erfolgt vorzeitiger Harnabsatz und Vermischung mit dem Wasch- oder Desinfektionsmittel.
S. Willer. 4930.

**4-64/03-0292** Šlesingr, Lubomír. Bromthalein a jeho význam u domácích zvířat. **(Bromphthalein und seine Bedeutung für die Haustiere.)** Veterinářství **13** (1963) Nr. 3. S. 123–124. — 3 Abb.
Es wurde die Ausscheidung von Bromphthalein (BSP) durch die Leber von gesunden und kranken Kühen, Pferden und Hunden verfolgt. Die Tiere erhielten eine Gabe von 0,1 ml/kg Kgw. i.v., und der Farbstoff wurde in nichthämolytischem Blutserum mittels eines Colorimeters festgestellt. Das Blut hierzu wurde der gegenüberliegenden Vene nach 3, 15, 20 und 30 Min. entnommen. Bei sämtlichen gesunden Tierarten war der BSP-Spiegel des Blutserums niedriger als 5%, und innerhalb der nächsten 10 Min. verschwand die Verfärbung. Bei Lebererkrankung (Cirrhose, toxische Hepatitis) und bis zu einem gewissen Grade auch bei Sepsis und bei katarrhaler Bronchopneumonie trat eine deutliche Verlangsamung in der Ausscheidung des Farbstoffes ein.
ČSSR/ÚVTI. 4962.

**4-64/03-0293** Fox, M. W.; Bar Harbor, Me., Hamilton Stat., Roscoe B. Jackson Memorial Lab. The clinical application of the formol-gel reaction in the dog. **(Die Formol-Gel-Reaktion im klinischen Untersuchungsgang beim Hund.)** J. Amer. veterin. med. Assoc. **142** (1963) Nr. 11. S. 1292–1295.

Die Formol-Gel-Reaktion hängt vom Albumin: Globulin-Verhältnis des Blutes ab. Eine positive Reaktion zeigt eine Hypergammaglobulinämie an. Positive Ergebnisse werden beim Vorliegen chron. Eiterungen (Pyometra), Infektionen (chron. Enteritis) und maligner Tumoren in Signifikanz erhalten. Weniger verläßlich ist die Reaktion bei alten Hunden, bei denen schleichende, multiple suppurative und neoplastische Prozesse gewöhnlich gleichzeitig vorliegen können. Bei jungen Hunden ist nach positiver Reaktion ein chirurgischer Eingriff (Laparotomie) oder antibiotische Therapie unbedingt angezeigt. Zweifelhafte und negative Reaktion nach einer Behandlung berechtigt zu günstiger Prognose. Im Versuch standen 80 Hunde aller Altersklassen mit unterschiedlichen Leiden sowie 41 Kontrollhunde. H.-J. Gußmann. 4962.

**4-64/03-0294** Burns, M. J. und Clark, C. H.; Auburn, Ala., Univ., School of Veterin. Med. A modification of the rose bengal method for measuring the excretory function of the canine liver. **(Eine Modifikation der Bengalrosa-Methode zur Messung der exkretorischen Funktion der Hundeleber.)** J. Amer. veterin. med. Assoc. **142** (1963) Nr. 9. S. 1007–1009. – 2 Tab., 2 Lit.

Es wird eine Methode zur Leberfunktionsprüfung beim Hund beschrieben, welche ohne Verwendung eines Spektrophotometers genau und schnell durchführbar ist. Sie beruht auf dem Prinzip, daß die normale Leber in 6 Min. mehr als 50% des 2 Min. nach der Injektion im Plasma vorhandenen Farbstoffs entfernt. Vff. fanden, daß bei gesunden Hunden 52,7–60%, bei Hunden mit experimenteller $CCl_4$-Vergiftung aber nur 12,5–40% des Farbstoffs entfernt wurden. Die Methode stimmte mit einer solchen, bei der ein Spektrophotometer verwendet wurde, gut überein, wobei die Hämolyse der Blutproben ohne Einfluß war. E. Grün. 4962.

**4-64/03-0295** Mickwitz, G. v.; Hannover, Tierärztl. Hochschule, Klin. für Kleine Klauentiere und Forens. Med.; Ambulator. Klin. **Die Kreislaufdiagnostik beim Schwein unter Praxisverhältnissen.** Dtsch. tierärztl. Wschr. **69** (1962) Nr. 22. S. 663–667. – 2 Abb., 37 Lit. Zus. in Engl.

Der Autor beweist in seinen Ausführungen, daß auch beim Schwein unter Praxisbedingungen eine recht gründliche Untersuchung des Kreislaufsystems möglich ist. Bei der Darstellung des Untersuchungsganges wird die Bedeutung der Farbveränderungen der Haut betont. Palpatorisch sollen die Hauttemperatur und die Intensität des Herzschlages geprüft werden. Weiterhin ist es möglich, an der A. coccygica oder der A. auricularis magna den Puls zu fühlen und dessen Qualität zu beurteilen. Auch die Untersuchung des Atmungsapparates gibt wichtige Hinweise für Kreislauferkrankungen. In Kliniken kann auch das Phonokardiogramm und Elektrokardiogramm mit zur Diagnosestellung herangezogen werden. Die wichtigsten Symptome der Kreislaufinsuffizienz werden getrennt für Gefäß- und Herzinsuffizienz beschrieben. M. Schäfer. 4962.

**4-64/03-0296** Makarov, S. M., Bartaš, A. N., Taran, I. E. und Kokašinskij, I. I. Primenenie želudočnogo soka lošadi molodnjaku životnych. **(Die Anwendung von Pferde-Magensaft bei Jungtieren.)** Veterinarija, Moskva **40** (1963) Nr. 4. S. 65–66.

Um die Ursachen von Dyspepsien bei Kälbern zu erkennen, wurden Untersuchungen des Vitamin-A-Gehaltes und der Alkalireserve des Blutes bei tragenden Rindern durchgeführt. Dabei lag Vitamin A weit unter der Norm. Der Gehalt des Futters an leichtverdaulichem Eiweiß, Calcium, Phosphor und Vitaminen war zu niedrig. Die Muttertiere waren abgemagert, die Kälber wurden lebensschwach geboren und erkrankten bald an Dyspepsie. Vff. behandelten die erkrankten Kälber mit Pferde-Magensaft, den sie von klinisch und serologisch gesunden Pferden gewannen. Von jedem Pferd wurden im Verlauf von 4 Stunden ca. 4 Liter Magensaft fraktioniert gewonnen, welcher mit einer 0,03%igen Salicylsäurelösung konserviert wurde. An Dyspepsie erkrankte Kälber erhielten zwei- bis dreimal täglich 30–50 ml dieses Magensaftes z. T. verdünnt, 20–30 Minuten vor der Milchfütterung verabreicht. Diese Behandlung wurde über 2–3 Tage, bei toxischer Dyspepsie über 3–4 Tage fortgesetzt. Danach wurde die Milch für einige Tage zur Hälfte mit Wasser verdünnt. Von 130 auf diese Art behandelten Kälbern genasen 124. Pferde-Magensaft verabreichten Vff. auch bei Durchfall und Schwäche in den ersten Lebenstagen an Ferkel. Dabei erhielten die Tiere je nach Größe mit gutem Erfolg bis zu 20 ml Magensaft pro Tier und Tag über 2–3 Tage, in schweren Fällen auch über 5–7 Tage. E. Werner. 5030.

**4-64/03-0297** Rosenberger, G.; Hannover, Tierärztl. Hochschule, Richard-Götze-Inst., Klin. für Rinderkrankh. **Die Indigestionen des Rindes in neuer Sicht.** Veterin.-med. Nachr. **1963** Nr. 2/3. S. 112–126. — 1 Abb., 6 Lit.

Der Begriff Indigestion hat im Laufe der Jahre erhebliche Einengungen erfahren. Verstand man früher eine Vielzahl von Krankheitsbildern darunter, so ist er heute auf bestimmte Vormagenstörungen beschränkt. Eine Reihe von Erkrankungen, die sich aus diesem Komplex einwandfrei bestimmen lassen, wie z. B. die Reticuloperitonitis traumatica und die Tympanien, sind aus dem Sammelbegriff bereits wieder herausgelöst. Zu den Faktoren Störungen der Vormagenmotorik und vermehrte Gasproduktion, die früher als wichtigste Krankheitskriterien angesehen wurden, sind seit 15–20 Jahren die Störungen der chemischen und mikrobiellen Vormagenprozesse dazugekommen. An Versuchstieren mit permanenten Pansenfisteln konnten sowohl sehr wesentliche Feststellungen zur Ätiologie gefunden als auch die Wirkungen der verschiedenen Futtermittel, Futterstoffe usw. auf die chemischen und mikrobiellen Pansenfunktionen ermittelt werden. Der Pansen-Acidose liegt eine zu schnelle Steigerung des Zuckergehaltes im Futter zugrunde, die zu einer verstärkten Milchsäurebildung führt. Die Therapie besteht in der Verabreichung von 300–500 g $CaCO_3$. Fehlende Futteraufnahme hat nach 6 bis 8 Tagen das Absterben der physiologischen Pansenflora zur Folge, in solchen Fällen ist die Übertragung von Pansensaft gesunder Tiere notwendig. Die Verfütterung hoher eiweißreicher Kraftfuttergaben ohne genügend Rauhfutter und leicht verdaulichen Kohlenhydraten wie Melasse oder Rüben führt zur Pansen-Alkalose, die Parese-ähnliche Schwächezustände mit Nachhandschwanken verursacht. Die Therapie besteht in der Injektion von Ca-Mg-Lösungen und Glukose und der oralen Verabreichung von Milchsäure (50 bis 70 ml in 8–10 l Wasser). Ursache der Kurzfutterkrankheit sind fehlende oder zu geringe Rauhfuttergaben — Norm 2 kg/Tier/Tag —, einmal kommt es dadurch zur Schädigung der Pansenflora und zum anderen zur Störung der Sortierung des Panseninhaltes im Netzmagen. Verdauungsstörungen nach plötzlichem Futterwechsel lassen sich durch die fehlende spezifische Mikroflora des Pansens für das gereichte Futter erklären. Verdorbenes und/oder verschmutztes Futter und Wasser führen auf Grund des hohen *Coli-Proteus*-Gehaltes, der die physiologische Pansenflora überwuchert, zur Pansenfäule. Klinisch zeichnet sich die Krankheit durch schwere Verdauungsstörungen und beeinträchtigtes Allgemeinbefinden aus. Die Therapie richtet sich nach der Schwere der Krankheit, selbst die Rumenotomie mit Ausräumung des Pansens kann sich erforderlich machen. Die Pansensaftbeurteilung ist auch unter Praxisbedingungen möglich, denn die grobsinnliche Prüfung gestattet fundamentierte Hinweise über die Qualität. Der Viscositätsgrad läßt sich durch eine einfache Sedimentierprobe beurteilen, und die mikroskopische Pansensaftuntersuchung gibt Auskunft über Dichte und Bewegung der Protozoen. Der pH-Wert läßt sich mit Indikatorpapier ermitteln. Bei der Therapie müssen die früher im Vordergrund stehenden Ruminatorien zurücktreten, das Fasten ist höchstens noch einmal bei der Pansenfäule vertretbar. Zur

Regulierung des pH-Wertes stehen bei Übersäuerung $CaCO_3$ und bei hochalkalischen Reaktionen Milch- oder Salzsäure zur Verfügung. Begünstigend auf die Pansenflora wirken gutes Wiesenheu, Rüben, Kartoffeln, Getreideschrot und Kleie, Silage und eiweißreiches Kraftfutter sind abzusetzen. Pansensaft verliert bei bis zu 8stündiger Aufbewahrung nicht seine therapeutische Wirkung. Pansensaftentnahme und -übertragung werden beschrieben.
H. Hasse. 5065.

**4-64/03-0298** Eid Zayed, Ibrahim El. D.; Utrecht, Netherlands, Fac. of Veterin. Med. A contribution to the pathogenesis of diarrhoea in cattle. **(Beitrag zur Pathogenese der Diarrhoe des Rindes.)** Tijdschr. Diergeneeskunde 88 (1963) Nr. 14. S. 892–899. – Zus. in Niederl.
Teile der Darmwand von 21 Rindern mit Paratuberkulose, unspezifischer chronischer Enteritis und anderen mit Diarrhoe einhergehenden Darmerkrankungen sowie 5 normale Kontrolltiere wurden unter besonderer Beachtung der Ganglien des Auerbachschen und Meißnerschen Plexus eingehend pathologisch-anatomisch und histologisch untersucht. Bei Paratuberkulose bestand in einem gewissen Grad keine Beziehung zwischen dem makroskopischen Aussehen des Darmes und den bakteriologischen und histologischen Befunden. Duodenum und Rectum waren selten betroffen. In den Teilen des Darmkanals, die der Sitz der spezifischen oder unspezifischen Entzündung waren, bestand eine bemerkenswerte Verdickung der Lamina propria und der Submucosa, während die Dicke der Muscularis mucosae nicht verändert war. Deutliche pathologische Veränderungen der intramuralen Ganglien wurden in gleichem Maße in dem Teil des Darmkanals, in dem die chronische Entzündung auftrat, wie auch in den nicht betroffenen Teilen beobachtet. Auch bei Kühen mit Diarrhoe als Folge einer Leberdistomatose wurden die gleichen Veränderungen an den Plexus festgestellt. Diese Veränderungen in den Plexus werden als primär sowohl gegenüber den histologischen Veränderungen der Darmwand als auch gegenüber den funktionellen Störungen angesehen, und es wird als sehr wahrscheinlich betrachtet, daß die Diarrhoe die Folge der regressiven Veränderungen in den Plexus ist. W. Wittig. 5070.

**4-64/03-0299** Weipers, W. L. und Sanford, J.; Bearsden, Univ. of Glasgow, Veterin. Hospital. Demonstration of kinins in intestinal obstruction in dog. **(Nachweis von Kininen bei Darmverstopfung der Hunde.)** Nature [London] **198** (1963) Nr. 4882. S. 813.
Um die Todesursachen bei Darmverstopfung von Hunden zu untersuchen, wurden Proben aus nach Harper und Blain isolierten Darmabschnitten gewonnen und ihre Wirkung auf isolierte glatte Muskeln (Ileum) untersucht. Es ist bekannt, daß solche Proben, wenn sie intravenös an gesunde Hunde verabreicht werden, toxisch wirken. Am Ileum führen sie zu langsamen Kontraktionen, die auch durch Atropin, Mepyramin oder Lyserginsäure-Diäthylamid nicht verhindert werden. 5–10 Min. Incubation der Proben mit Hunde-Pseudoglobulin führt zur Bildung einer langsam kontrahierenden Substanz; es handelt sich hierbei vermutlich um ein bradykininartiges Polypeptid. Längere Incubationen verursachen einen Aktivitätsverlust. Durch Sojabohnen-Trypsininhibitor wird die Kininbildung vollständig gehemmt. Histidinbestimmungen zeigten zwar einen Histidingehalt von 0,06–2,5 $\mu$g/ml, jedoch bestand keine Korrelation zwischen Histidin- und Kiningehalt der Proben. G. Pose. 5075.

**4-64/03-0300** Schoene, Harald; Hannover, Tierärztl. Hochschule, Klin. für Kleine Klauentiere und Forens. Med.; Ambulator. Klin. **Versuche der Behandlung von diarrhöischen Erkrankungen der Schweine mit dem Streptomycinpräparat Enterastrept und dem Streptomycin-Sulfonamidpräparat Enterastrept „cumsulfa".** Diss. Hannover **1962** 49 S. – 1 Abb., 6 Tab., 56 Lit.

Die mit Durchfall einhergehenden Erkrankungen der Ferkel und Läufer sind sehr mannigfaltig und sind in letzter Zeit stark vermehrt aufgetreten. – Das Enterastrept ist eine Kombination von Streptomycin und Dihydrostreptomycin, während bei dem Entera-strept (E.s.) „cumsulfa" noch Sulfoguanidin zusätzlich enthalten ist. Die Applikation erfolgt nach Auflösung der Tabletten mittels einer Schlauchspritze oral. Beide Mittel wurden ohne Nebenwirkungen vertragen, besonders gut wirkte das E.s. „cumsulfa", obwohl keine signifikanten Unterschiede zum anderen Mittel bestehen. Eine Besserung des Zustandes der Ferkel trat bald nach der Verabreichung auf. Gleichzeitig wird aber auch auf die Notwendigkeit der guten Haltung und Fütterung der Muttertiere und Ferkel hingewiesen, besonders zum Zeitpunkt der Beifütterung.

E. Werner. 5080.

**4-64/03-0301** Allen, George W.; Guelph, Ontario, Veterin. Coll. Acute atypical bovine pneumonia caused by Ascaris lumbricoides. **(Akute atypische Pneumonie beim Rind, verursacht durch Ascaris lumbricoides.)** Canad. J. comparat. Med. veterin. Sci. **26** (1962) Nr. 10. S. 241–243. – 9 Lit.

Vf. berichtet über Auftreten, Verlauf und Ursache von akuter atypischer Pneumonie bei einer Gruppe von Mastrindern (Jährlingen). Die Tiere waren nach dem Weideabtrieb Ende Nov. in einem Stall untergebracht worden, der vorher mit unbehandelten Schweinen belegt und nicht gereinigt worden war. 10 Tage nach dem Aufstallen traten innerhalb 24 Std. bei fast allen Rindern Atembeschwerden auf; die Lungengeräusche ließen auf Lungenödem und -emphysem schließen. Nach einer Behandlung mit Neomycin zwecks Verhütung einer Sekundärinfektion waren die klinischen Symptome nach 6 Tagen abgeklungen. Bei der Sektion eines verendeten Tieres konnten in der Lunge zahlreiche Larven nachgewiesen werden, die die charakteristischen Merkmale des IV. Larvenstadiums von *Ascaris lumbricoides* zeigten. Bei der Untersuchung von Bodenproben aus dem Stall wurden in großer Anzahl infektionsfähige Eier von Schweineaskariden gefunden. R. Buchwalder. 5103.

**4-64/03-0302** Gründer, H.-D.; Hannover, Tierärztl. Hochschule, Richard-Götze-Inst., Klin. für Rinderkrankh. **Möglichkeiten einer klinischen Einteilung der Nierenerkrankungen des Rindes (Untersuchungen an 80 Erkrankungsfällen).** Tierärztl. Umschau **18** (1963) Nr. 8. S. 426. 435–443. – 1 Tab.

Unter Zugrundelegung der Krankenberichte der innerhalb von 10 Jahren bei 76 Kühen, 3 Bullen und einem Jungrind beobachteten entzündlichen und degenerativen Nierenerkrankungen unternahm Vf. den Versuch, die Krankheitsformen nach klinischen Gesichtspunkten abzugrenzen und einzuteilen. Die Diagnostik und Differenzierung der Nierenerkrankungen stützte sich auf die klinische Untersuchung, die Harnuntersuchung, die Feststellung harnpflichtiger Substanzen und in Einzelfällen auf die Cystoskopie. Bei 55 Patienten erfolgte die bakteriol. und histol. Untersuchung von Harn-, Kot- und Organproben. Das Untersuchungsmaterial bestand aus 49 eitrigen (25 metastatischen Nephritiden und 24mal Pyelonephritis) und 31 nichteitrigen Nierenerkrankungen (14 Nephritiden und 17 Nephrosen). Nephropathien in Verbindung mit Mißbildungen, traumatischen Einwirkungen, Leukose und Harnsteinerkrankungen wurden nicht berücksichtigt. Von den Kühen hatten 30 innerhalb der letzten 1–6 Wochen gekalbt, 20 waren tragend und die übrigen 26 waren entweder nicht tragend oder kurzfristig gedeckt. Auffällig war, daß reichlich 50% der Tiere mit metastatisch-eitriger Nephritis oder Nephrose sich im Puerperium befanden, daß ungefähr die Hälfte der Tiere mit Pyelonephritis zu den Nichttragenden gehörte und 50% der Patienten mit einer nichteitrigen Nephritis 5 Mon. und länger tragend waren. Mit Ausnahme der Nephrosen traten bei den übrigen Krankheitsformen zwei Drittel der Fälle im Winterhalbjahr auf. 4 Formen entzündlicher und degenerativer Nierenerkrankungen wurden voneinander abgegrenzt. In einer Übersicht sind die wichtigsten Angaben dieser Formen hinsichtlich Vorkommen, Verlauf und Symptombild zusammengestellt. Anhaltend diffuse Harntrübung, konstante Proteinurie und eine vergrößerte linke Niere begründen die Diagnose nichteitrige Nierenentzündung. In nicht wenigen Fällen war nur eine Wahrscheinlichkeitsdiagnose zu stellen. Typisch für Nierendegenerationen sind stark gestörtes Allgemeinbefinden, Nierenvergrößerung und erhebliche Proteinurie, der Harn ist dabei makroskopisch wenig verändert. Bei einigen Tieren dieser Gruppe stand der Leberschaden im Vordergrund. Stark gestörtes Allgemeinbefinden, febrile Körpertemperatur, knotig oder körnig veränderte Niere und makroskopisch erheblich veränderter Harn mit starkem Leukocyten- und Keimgehalt kennzeichnen die metastatisch-eitrige Nephritis. Bei der Pyelonephritis ist das klinische Bild wechselhaft, das Allgemeinbefinden oft nur wenig gestört; stark veränderter, meist bluthaltiger Harn wird abgesetzt und teilweise Kolik und Strangurie beobachtet. Während die kompensierte Niereninsuffizienz als Folge aller 4 Nierenerkrankungsformen auftreten kann, kommt es beim Rind nur sehr selten zur Urämie. Die klinische Diagnostik ist nur auf deutliche und fortgeschrittene Fälle beschränkt; zur Feststellung frischer Erkrankungen gilt es, weitere Untersuchungen anzustellen. H. Haase. 5142.

**4-64/03-0303** Bruyère, P.; Bruxelles, École de Méd. Vétérin., Travail Réalisé à la Clin. Considérations sur l'étiologie et la composition chimique des calculs urinaires du chien. **(Betrachtungen über die Ätiologie und die chemische Zusammensetzung von Harnsteinen beim Hund.)** Ann. Méd. vétérin. [Bruxelles] **107** (1963) Nr. 1. S. 25–53. – 4 Abb., 2 Tab., 41 Lit. Zus. in Engl., Dtsch.

Bei Harnsteinen ist es mit der Operation oft nicht getan. Um Rezidive zu vermeiden, muß Ursache und Art des Steines erforscht werden. Als Ursache wird nicht unbedingt ein Überangebot von harnsteinbildenden Stoffen angenommen, da der Körper selbst solche aus der Nahrung oder dem eigenen Körpergewebe synthetisieren kann. Ein Mangel an Vit. A bzw. eine Überdosierung von Vit. D wirkt begünstigend auf Harnsteinbildung. Wenn durch Keratinisierung durch Vit.-A-Mangel oder durch pH-Wert-Änderung des Harns durch eine Infektion die im Harn vorhandenen Schutzkolloide behindert werden, werden Salze ausgefällt. Zu ihrer Zusammenballung zu Harnsteinen muß sich ein Anlagerungskern aus abgestorbenen Zellen, Fibrinflocken, Schleim, Eiter, Bakterien, Parasiten, Fremdkörpern usw. bilden. Auch Sulfonamide im Harn können den Anlaß geben, desgleichen Hindernisse im Harnabfluß. Bei Cystinurie liegt eine Abweichung vom normalen Cystinstoffwechsel vor, so daß es nach Entnahme eines Steines Rezidive geben kann. Auch Hyperparathyreoidismus kann zu Hypercalciurie und Hyperphosphaturie und damit zu Harnsteinen führen. Bakterien, besonders *B. proteus*, schaffen ein günstiges Milieu zur Steinbildung. Zusammenfassend ist also erst eine Mehrzahl von Faktoren zur Steinbildung erforderlich. Der Vf. beschreibt beim Hund Phosphat-, Oxalat-, Carbonat-, Cystin- und Harnsäuresteine und ihre Unterscheidung durch einfache Verfahren. Organische Harnsteine (aus Cystin, Harnsäure und anderen organischen Substanzen) verbrennen mit keinem oder einem nur geringen mineralischen Rückstand. Anorganische Harnsteine werden durch Analyse der Kationen ($NH_4$, Mg, Ca) und der Anionen ($CO_2$, Oxalat-Ion, Phosphat-Ion) differenziert. An Hand einer Liste über 34 durch Operation gewonnene Harnsteine werden 31 Phosphatsteine, 1 Oxalatstein, 2 Cystinsteine registriert. Daraus wird geschlossen, daß die Entzündungen der Harnwege beim Hund eine Bedeutung für die Bildung von Harnsteinen haben. K. Preißler. 5142.

**4-64/03-0304** Ekman, Lars, Orstadius, Kerstin und Åberg, Bertil; Stockholm, Sweden, Roy. Veterin. Coll. Distribution of $Se^{75}$-tagged sodium

selenite in pigs with nutritional muscular dystrophy. **(Die Verteilung von mit radioaktivem $^{75}$Se markiertem Natriumselenit bei Schweinen mit ernährungsbedingter Muskeldystrophie.)** Acta veterin. scand. **4** (1963) Nr. 1. S. 92 bis 96. – 2 Tab., 9 Lit. Zus. in Schwed., Dtsch.
In bisherigen Untersuchungen (Orstadius und Åberg 1961) sollte geklärt werden, inwieweit durch die Behandlung der Muskeldystrophie beim Schwein (MD) mit Natriumselenit eine Gefahr für den menschlichen Konsumenten erwachse. Bekanntlich erfährt der Stoffwechsel im erkrankten Gewebe gewisse Veränderungen. Andererseits könnte unter Umständen bei Muskeldystrophie mehr Selen als bei gesunden Individuen im Muskel abgelagert werden. Bei den Versuchsschweinen war das Vorliegen der Muskeldystrophie durch die Transaminasebestimmungen und den Sektionsbefund nachgewiesen. Im Vergleich zu den bei gesunden Schweinen gefundenen Selenwerten speichern kranke Schweine bei Muskeldystrophie nicht mehr des genannten Spurenelementes in der Muskulatur als gesunde. Die Werte für gesunde Schweine waren im vorliegenden Versuchsergebnis mit denen erkrankter Tiere durchaus vergleichbar. In Übereinstimmung mit Grant (1961) und Orstadius und Åberg wurde in den Nieren eine hohe Selenkonzentration gefunden. Die in früheren Veröffentlichungen zum Ausdruck gebrachte Zurückhaltung bezüglich der Selenbehandlung findet durch die vorstehenden Ergebnisse keine Stützung. Grundsätzlich soll man die Schweine nicht mit Selensalzen überfüttern und ihnen 14 Tage vor der Schlachtung kein Selen mehr verabreichen. H. Busse. 5177.

**4-64/03-0305** Muth, O. H.; Corvallis, Oregon State Univ. White muscle disease, a selenium-responsive myopathy. **(Die Weiße Muskelkrankheit, eine auf Selen ansprechende Myopathie.)** J. Amer. veterin. med. Assoc. **142** (1963) Nr. 3. S. 272–277. – 1 Abb., 1 Tab., 64 Lit.
Unter den mit dem Selen in Zusammenhang stehenden Krankheiten kommt der weißen Muskelkrankheit (WMD) der Lämmer und Kälber die größte Bedeutung zu. Obwohl das Spurenelement Selen in der Natur weit verbreitet ist, kommt es zu den in die WMD mündenden pathologisch-physiologischen Abweichungen. Mit der Verfütterung von Leguminosen werden diese in Zusammenhang gebracht und treten panzootisch als beträchtliche Verlustursachen auf. Wegen der Erkrankungssymptome und der günstigen Reaktion auf eine Tokopheroltherapie hält man die WMD auch für eine Vitamin-E-Mangel-Erscheinung. Bei Hunderten unter Tausenden von Tieren hat man mit Hilfe des Selens einen prophylaktischen und therapeutischen Erfolg erzielt. Trotz der potentiellen toxischen Eigenschaften besteht bei exakter Dosierung für die Anwendung der Selensalze ein weiter Sicherheitsspielraum. Ihre Verwendung als Zusatzfuttermittel oder Bestandteil von Mineralstoffgemischen ist bisher jedoch nicht sichergestellt. H. Busse. 5177.

**4-64/03-0306** Reichel, K.; Hannover, Tierärztl. Hochschule, Klin. für Kleine Klauentiere und Forens. Med.; Ambulator. Klin. **Die Differentialdiagnose der nicht zentralnervös bedingten Motilitätsstörungen des Schweines.** Dtsch. tierärztl. Wschr. **69** (1962) Nr. 22. S. 653–658. – 4 Abb., 1 Tab., 30 Lit. Zus. in Engl.
Da die Differentialdiagnose der nicht zentralnervös bedingten Bewegungsstörungen beim Schwein häufig Schwierigkeiten bereitet, wird vom Autor eine differentialdiagnostische Übersicht der häufigsten Erkrankungen dieser Art angefertigt. In der Tabelle sind folgende Erkrankungen erfaßt: Epiphysiolysis, Arthrosis deformans der Sprunggelenke, Osteomalacie, Rachitis, Rotlaufpolyarthritis, Pyogenesbakterieninfektion der Gelenke, Brucellose, MKS, fibrinöse Serosen- und Gelenkentzündung, Kronsaum- und Klauengelenkentzündung und Frakturen. Von allen diesen Erkrankungen wird ein Überblick über den Vorbericht, die Häufigkeit des Auftretens im Bestand, die

bevorzugt erkrankte Alters- und Nutzungsgruppe und die bevorzugte Lokalisation gegeben. Des weiteren wird von jeder Krankheit ein Leitsymptom genannt und ob ein fieberhafter Verlauf mit Störungen im Allgemeinbefinden zu erwarten ist oder nicht. Die Therapie der Erkrankung findet nur insoweit Beachtung, als sie für die Differentialdiagnose bedeutsam ist.
M. Schäfer. 5182.

**4-64/03-0307** Adrichem, P. W. M. van; Hoorn, Inst. voor Veevoedingsonderzoek. Een beenafwijking bij jonge schapen. **(Eine Veränderung an den Beinen bei jungen Schafen.)** Tijdschr. Diergeneeskunde **88** (1963) Nr. 15. S. 933–939. – 7 Abb., 1 Tab., 9 Lit. Zus. in Engl., Franz., Dtsch.

Durch klinische, röntgenologische und chemische Untersuchungen wurde bei jungen Schafen Rachitis festgestellt. Durch intramuskuläre Injektion von Vitamin $D_3$ konnten alle Tiere geheilt werden. Vf. ist der Ansicht, daß allen abgesetzten Lämmern prophylaktisch ein Vitamin-$D_3$-Stoß verabreicht werden sollte.
W. Kuhlmann. 5205.

**4-64/03-0308** Medek, T. Tokoferolové hypovitaminózy. **(Tokopherol-Hypovitaminosen.)** Veterinářství **13** (1963) Nr. 3. S. 115–117. – 1 Tab.

Es wird über die Bedeutung der Tokopherole als Wachstumsfaktoren berichtet, die dank ihren Antioxydationseigenschaften die Oxydation organischer Stoffe hemmen und dadurch das Wachstum der lebenden Substanz ermöglichen. Die größte biologische Wirksamkeit besitzt das Alpha-Tokopherol. Bei unrichtiger Ernährung handelt es sich in der Regel um eine Polyavitaminose oder Polyhypovitaminose, wobei das Fehlen eines der defizienten Stoffe die charakteristischen Symptome der Krankheit hervorrufen kann. Die Symptome der durch den Mangel an Tokopherolen entstehenden Krankheiten weisen verschiedene Entwicklung auf. Bei männl. Tieren kann sich eine Hodenatrophie, Spermiendegeneration und eventuelle Sterilität einstellen. Bei weibl. Tieren kommen Störungen der physiologischen Gebärmuttertätigkeit vor, die zu Fehlgeburten führen bzw. eine Gebrechlichkeit der Nachkommenschaft verschulden. Ferner können sich Veränderungen der Skelettmuskulatur sowie der glatten Muskulatur entwickeln, und es kann zu Störungen des Blutkreislaufes kommen, bei denen Ataxien und Lähmungen bei Lämmern und Kaninchen und Encephalomalacie bei Küken auftreten. Um Verluste zu vermeiden, muß man dem Tokopherolspiegel im Blut und in inneren Organen von Tieren mit verdächtigen Symptomen sowie auch dem Tokopherolgehalt in Futtermitteln eine größere Aufmerksamkeit widmen und besonders den trächtigen Tieren preiswertes Futter bieten.
ČSSR/ÚVTI. 5205.

**4-64/03-0309** Dämmrich, K.; Berlin-Dahlem, Univ., Inst. für Veterin.-Pathol. **Experimentelle $D_3$-Hypervitaminose bei Ferkeln.** Zbl. Veterinärmed. R. A **10** (1963) Nr. 4. S. 322–349. – 30 Abb., 56 Lit.

Vf. applizierte an Ferkel über einen Zeitraum von maximal 48 Tagen Vit. $D_3$ (z. T. in Kombination mit Vit. A) in einer Gesamtdosis von über vier Mill IE. Die Tiere zeigten während des Versuches Dyspnoe, Husten, wenig Hautelastizität, großes Wärmebedürfnis und fast vollständigen Wachstumsstillstand. In der Lunge, im Herzen, in den Nieren, im Magen und in den Gefäßen dieser Organe traten Verkalkungen auf. In den befallenen Organen konnten teilweise auch degenerative Veränderungen festgestellt werden, die scheinbar vor den Verkalkungen vorhanden waren. Bei den Zähnen standen degenerativnekrobiotische Prozesse an den Odontoblasten sowie Bildungsanomalien im Dentin und Überverkalkungen des Zements und der Alveolarknochen im Vordergrund. Im histologischen Bild der Knochen (Schädel-, Wirbel- und Röhrenknochen) zeigte sich zuerst vermehrt osteoblastischer Knochenabbau, welchem die überstürzte Bildung kalklos bleibenden Knochengewebes folgte, danach trat wieder Abbau ein usw. — Abschließend kann gesagt werden, daß die Vit.-$D_3$-Überdosierung schwerwiegende Stoffwechselstörungen in verschiedenen Organsystemen mit sich bringt. E. Werner. 5236.

**4-64/03-0310** Dijkstra, R. G.; Friesland, Lab. van de Gezondheidsdienst voor Vee. Enige aspecten betreffende de bestrijding van salmonellose onder kalveren. **(Einige Gesichtspunkte zur Bekämpfung der Salmonellose bei Kälbern.)** Tijdschr. Diergeneeskunde **86** (1961) Nr. 19. S. 1278–1286. 5360.

**4-64/03-0311** Stellmacher, W.; Berlin, Staatl. Veterinärmed. Prüfungsinst. **Zur Salmonellen-Bekämpfung. 1. Mitt. Salmonellen-Beifütterung an Kälber.** Arch. exp. Veterinärmed. **17** (1963) Nr. 3. S. 679–684.

Im Modellversuch an 10 Milchkälbern untersuchte Vf. die Auswirkungen einer 3-, 5- und 7wöchigen Verabreichung von *S. taksony* per os. Bei massiver Beifütterung gelang der Salmonellennachweis aus dem Kot nach 24 Std. und täglich, bei geringeren Dosen nach etwa 2 Tagen und in Intervallen von 1–5 Tagen. Klinisch waren die Tiere unauffällig; die bakteriologische Untersuchung nach der Schlachtung erbrachte positive Befunde lediglich aus Darmteilen, bes. dem Blinddarm. 5 bzw. 15 Tage nach Absetzen der Beifütterung war eine Ausscheidung mit dem Kot nicht mehr nachzuweisen. G. Train. 5360.

**4-64/03-0312** Stellmacher, W.; Berlin, Staatl. Veterinärmed. Prüfungsinst. **Zur Salmonellen-Bekämpfung. 2. Mitt. Salmonellen-Beifütterung an Schweine.** Arch. exp. Veterinärmed. **17** (1963) Nr. 3. S. 685–690. — 1. Mitt. vgl. vorst. Ref.

An zehn Schweinen wurden die Folgen einer 4½monatigen Beifütterung von *S. taksony* und *S. derby* untersucht. Trotz Verabreichung hoher Kulturdosen und teilweiser Verwendung eines durch *Pseudomonas* vorgeschädigten Tiermaterials wurden weder klinische Symptome noch positive Seroreaktionen beobachtet. Sämtliche Organe mit Ausnahme des Darmes blieben salmonellenfrei. Die Ausscheidung mit dem Kot sistierte 5–6 Tage nach Absetzen der Bakterienbeifütterung. G. Train. 5360.

**4-64/03-0313** Miller, C. Phillip und Bohnhoff, Marjorie; Chicago, Ill., Univ. Changes in the mouse's enteric microflora associated with enhanced susceptibility to Salmonella infection following streptomycin treatment. **(Veränderungen in der Darm-Mikroflora der Maus, verbunden mit erhöhter Empfänglichkeit gegen Salmonella-Infektion nach Streptomycin-Behandlung.)** J. infect. Diseases **113** (1963) Nr. 1. S. 59–66. — 3 Tab., 10 Lit.

Als Versuchstiere werden 9–12 Wochen alte, weibliche Cf-1-Mäuse verwendet. Als Testkeim dient ein streptomycin-resistenter Stamm von *Salmonella enteritidis*. Alle Impfungen sowie Behandlungen mit Antibiotica werden per os mit Hilfe einer Magensonde durchgeführt. Die technische Durchführung der kulturellen Kotuntersuchung wird ausführlich beschrieben. Die Kotuntersuchung wird vor und nach der oralen Verabreichung von 50 mg Streptomycin vorgenommen. Im allg. werden Enterococcen und Lactobacillen 1 Tag nach der Behandlung reduziert. Alle gramnegativen Bakterien werden ausgeschieden, sind aber nach wenigen Tagen in bezug auf Zahl und Auftreten wieder vorhanden, *Escherichia coli* langsamer als die anderen Keime. Manche Stämme von *Bacteroides* hemmen die Vermehrung der Salmonellen in vitro. Die Wiederansiedlung solcher Stämme im Darmkanal durch orale Verabreichung stellt z. T. die verlorene Resistenz der mit Streptomycin behandelten Mäuse gegen eine Infektion mit *S. enteritidis* wieder her. E. Tempel. 5360.

**4-64/03-0314** Lichonos, A. N.; Stawropol, Sanitär-Epidemiol. Stat. der Region. Opyt bor̆by s brucellezom v Stavropol'skom krae. **(Erfahrungen**

**bei der Brucellosebekämpfung im Stawropoler Gebiet.)** Žurnal mikrobiologii, ėpidemiologii i immunobiologii, Moskva **40** (1963) Nr. 6. S. 3–8. – 4 Abb. Zus. in Engl. 5470.

**4-64/03-0315** Pilet, Ch., Berthet, A. und Goret, P.; Alfort, École Nat. Vétérin. Essai sur l'épizootiologie actuelle des brucelloses animales en France. Résultats d'une enquête. **(Über die gegenwärtige Epizootiologie der tierischen Brucellosen in Frankreich. Ergebnisse einer Umfrage.)** Recueil Méd. vétérin. **139** (1963) Nr. 8. S. 647–663.

Die Rinderbrucellose ist gegenwärtig die wichtigste und wirtschaftlich schädlichste Tierseuche in Frankreich. Da exakte Kenntnisse über die Epizootiologie der Brucellose bei Haustieren in Frankreich nicht zu erlangen war, haben Vff. eine Umfrage bei den praktizierenden Tierärzten gehalten, die zugleich eine Grundlage für die künftig zu ergreifenden prophylaktischen Maßnahmen gegen die Brucellose abgeben soll. Obgleich die Antworten teils gar nicht, teils nur unvollständig eingingen, entsteht doch ein klares Bild über Verbreitung und Dichte der Brucellosefälle. Die Schweine- und Pferdebrucellose spielen in Frankreich keine Rolle, während die Schaf- und Ziegenbrucellose in den Mittelmeerdepartements, neuerdings auch in den Basses-Pyrénées und in Meurthe et Moselle, vorwiegend in den gebirgigen Gegenden und gehäuft auftritt. Die Rinderbrucellose ist über das ganze Land verbreitet, wobei sich jedoch vier Hauptherde abzeichnen: der Norden und Nordwesten des Landes, die Normandie, das Zentrum von Cantal und Lozère und das Departement les Basses-Alpes. Die Seuchendichte ist in den einzelnen Departements sehr verschieden, doch überwiegt die Erkrankung dort, wo größere Wirtschaften vorherrschen, und ist in gebirgigen Gegenden in der Regel am geringsten. Im Durchschnitt erwiesen sich zur Zeit der Erhebung rund 10–14% aller Wirtschaften als mit Rinderbrucellose verseucht. Hierbei sind nur die Fälle gerechnet, in denen die Erkrankung klinisch ihren Ausdruck im Auftreten des Verkalbens fand und nicht die Bruccelloseinfektion. Eine Erhebung, die sich auf das Ergebnis serologischer Untersuchungen stützen könnte, würde zweifellos viel höhere Zahlen zu Tage fördern. K. Reinhardt. 5475.

**4-64/03-0316** Panda, S. N. und Mishra, M.; Bhubaneswar, Orissa Coll. of Veterin. Sci. and Animal Husbandry. The efficacy of milk ring test as compared to serum agglutination tests in the diagnosis of brucellosis in cows. **(Die Wirksamkeit der Ringprobe verglichen mit der Serumagglutination bei der Diagnose der Rinderbrucellose.)** Indian veterin. J. **40** (1963) Nr. 5. S. 297–300. – 1 Tab., 11 Lit.

Von insgesamt 59 nichtvaccinierten Kühen aus 2 verseuchten Dörfern in der Nähe von Bhubaneswar wurden gleichzeitig Blut- und Milchproben innerhalb 2 Std. nach der Entnahme im Labor untersucht. Beim Serumtest (Platten und Röhrchen) reagierten 11 Tiere positiv und 7 zweifelhaft, beim Milch-Ring-Test (M.R.T.) nach Marr und Williams dagegen 13 positiv und 3 zweifelhaft. Ein Vergleich zwischen den Ergebnissen beider Tests ergibt 3 Tiergruppen: 1) positiv sowohl im Bluttest als auch im M.R.T. = 13 Tiere, 2) zweifelhafter Serumtest, positiver M.R.T. = 3 Tiere; hier wird eine Frühinfektion angenommen, 3) positiv bzw. zweifelhaft im Serumtest, negativ im Milchtest = 2 Tiere. Bei 54 Kühen stimmten die Ergebnisse beider Tests in der Differenzierung der positiv, negativ oder zweifelhaft reagierenden Tiere überein. Aus den Untersuchungen geht hervor, daß der M.R.T. als Routinetest bei Übersichtsuntersuchungen angewendet werden kann und mit fast derselben Genauigkeit wie der Serumtest arbeitet. Er kann jedoch den Serumtest nicht völlig ersetzen. H. Heimbürge. 5475.

**4-64/03-0317** Oberdoerster, F. und Horn, H.; Berlin, Humboldt-Univ., Inst. für Med. Mikrobiol. und Epidemiol. **Mitteilung über die antibakterielle**

**Wirkung von Vitamin $K_3$ gegenüber Brucella abortus Bang.** Z. ges. Hyg. Grenzgebiete **9** (1963) Nr. 8. S. 618–621. – 2 Tab. Zus. in Russ., Engl.
Das Wachstum von *Brucella abortus* wurde durch Vit. $K_3$ (2-Methyl-1,4-naphthochinon) in vitro schon bei einer Verdünnung von 1 $\gamma$/ml behindert. Bakteriostase konnte bei einer Konzentration von 10 $\gamma$/ml festgestellt werden. *Brucella melitensis* erwies sich als weit weniger empfindlich, desgleichen *Shigella dysenteriae, Shigella flexneri, Proteus vulgaris* und *Klebsiella pneumoniae. Pnseudomonas aeruginosa* ließ sich durch Vit. $K_3$ überhaupt nicht beeinflussen. Das Vit. $K_3$ scheint eine gewisse selektive Wirkung gegenüber *Brucella abortus* zu besitzen. Eine direkte Prüfung an erkrankten Rindern, bei Anwendung einer Vit.-$K_3$-Dosis von 10–20 mg/kg Kw., wird angeregt.
G. Scheibner. 5475.

**4-64/03-0318** Kauker, E. und Zettl, K.; Kassel, Staatl. Veterinäruntersuchungsamt. **Milzbrand in der Welt (1955–1961).** Berliner Münchener tierärztl. Wschr. **76** (1963) Nr. 9. S. 172–174.; Nr. 10. S. 194–197. – 3 Abb., 7 Tab.
Milzbranderkrankung bei Tieren erfolgt nur, wenn Blut oder Ausscheidungen Kranker in frische Haut- oder Schleimhautverletzungen Gesunder geraten. Die Fähigkeit des *Bac. anthracis* zur Sporulation und Langlebigkeit bestimmt die Epidemiologie des Milzbrandes. Hohe Empfänglichkeit für Milzbrand haben Schaf, Ziege, Rind, Büffel, Pferd, Kamel, Ren, Elefant und Nerz, mittlere Hund, Katze, Ratte und Mensch, geringe Schwein, und fast resistent sind Vögel. Die Infektion wird durch den Erdboden vermittelt, in den die Erreger durch Ausscheidungen, Abwässer und dgl. gelangen. Begünstigende Entwicklungsbedingungen für den Erreger im Erdboden sind alkalische und leicht neutrale Reaktionen der Böden, relative Luftfeuchtigkeit von mindestens 60% und Lufttemperatur zwischen 21–37 °C, die die Sporulation ermöglicht. Die in Europa häufigen Erkrankungen im Winter sind auf Importe (Knochen, Fleisch- und Blutmehl, Tierhäute und -haar) aus warmen Erdteilen zurückzuführen. – In Indien, Indonesien und Südafrika wird die Hautform durch blutsaugende Insekten übertragen. Bekämpfung erfolgt durch Verhütung von Übertragung, Übertragungswege verschließen und Seuchenherde eindämmen. In einigen Ländern des Commonwealth, in USA und Südamerika erfolgen Schutzimpfungen mit Vaccine. Asien nimmt die 1. Stelle und Australien die letzte in der Milzbranderkrankung ein. Der Mensch infiziert sich direkt oder indirekt. Dieser Weg erfolgt durch Kontakt mit kranken Tieren, Tierkörpern oder Fleischgenuß, besonders in Ländern ohne geordnete Veterinärpolizei und mit mangelnder Fleischhygiene. Meistens treten Hauterkrankungen, selten intestinale Infektionen auf. In Industrien, die sich mit der Bearbeitung und Verarbeitung tierischer Produkte beschäftigen, gilt Milzbrand als „Berufskrankheit". Das jährliche Milzbrandvorkommen beim Menschen in der Welt beträgt ca. 9000 Fälle. Die Bedeutung des Milzbrandes im Vergleich zu anderen Zoonosen erscheint gering. Die wirtschaftliche Bedeutung ist jedoch erheblich, wenn neben den Tierverlusten die Kosten für veterinärhygienische Maßnahmen und für systematische jährliche Immunisierungsverfahren berechnet werden. Durch die Anwendung der Vaccination, teilweise Besserung der hygienischen Verhältnisse und Trockenlegen verseuchter Weideplätze hat im Vergleich zu früher der Milzbrand eine fallende Tendenz.
P.-G. Schoop. 5515.

**4-64/03-0319** Begović, I.; Sarajevo, Univ., Veterin. Fak. Ambulantnoj Službi. Prilog terapiji tetanusa konja upotrebom klor-promazina. **(Beitrag zur Tetanusbehandlung des Pferdes mit Chlorpromacin.)** Veterinaria [Sarajevo] **11** (1962) Nr. 3. S. 365–370. – 7 Lit. Zus. in Engl.
Zwei an Tetanus erkrankte Pferde erhielten neben Hochimmunserum Chlorpromacin, das den Krampf der quergestreiften Muskulatur löst und damit

die Wirkung der bereits irreversibel gebundenen Menge an Toxin aufhebt, was mit Immunserum allein nicht möglich ist. Die Dosierung ist so zu bemessen, daß es nicht zu einer ausgeprägteren Hypotonie der Muskulatur kommt und liegt etwa bei 150 mg/dosi. Nach 14tägiger Behandlung waren Temperatur, Puls und Atmung normal. P. Schmidt. 5520.

**4-64/03-0320** Glawischnig, E.; Wien, Tierärztl. Hochschule, Lehrkanzel für Buiatrik. **Über eine Rotlaufseptikämie bei einem drei Wochen alten Wurf von 12 Saugferkeln.** Wiener tierärztl. Mschr. **50** (1963) Nr. 6. S. 599–601. – 6 Lit.
Vf stellt zuerst an Hand einiger Literaturangaben fest, daß die Ansicht, nach welcher Ferkel, solange sie sich beim Muttertier befinden, nicht an Rotlauf erkranken können, nicht mehr den neuesten Forschungsergebnissen entspricht. – Bei seinen eigenen Untersuchungen konnte Vf. feststellen, daß drei Tage nach der Rotlauferkrankung der Muttersau auch einige Ferkel des Wurfes an Rotlauf erkrankten und drei sogar starben. Bakteriologisch konnte der Erregernachweis geführt werden. Die übrigen Ferkel konnten durch Rotlaufserum und Penicillin geheilt werden. – Abschließend wird festgestellt, daß Sauen, welche nicht in jedem Jahr gegen Rotlauf immunisiert werden, nur wenige Antikörper mit der Milch an die Ferkel weitergeben. Dadurch bedingt kann es dann auch zu Rotlauferkrankungen bei Saugferkeln kommen. E. Werner. 5527.

**4-64/03-0321** Reichel, K.; Hannover, Tierärztl. Hochschule, Ambulator. Klin.; Klin. für Kleine Klauentiere und Forens. Med. **Klinische Untersuchungen bei der Rotlaufpolyarthritis des Schweines mit besonderer Berücksichtigung der Corticosteroidtherapie.** Tierärztl. Umschau **18** (1963) Nr. 6. S. 304–309. – 3 Abb., 2 Tab.
In Anbetracht der zunehmenden Feststellungen von Rotlaufpolyarthritiden wurde die Prednisolonbehandlung bei 69 Schweinen mit gutem Erfolg durchgeführt. Es wurden täglich bis etwa 8 Tage lang die synthetischen Präparate Prednisolon-TMA (Trimethylacetat, CIBA) und Dexamethason-TMA in folgender Menge appliziert: Schweine über 100 kg 60–125 mg Prednisolon-TMA oder 10–25 mg Dexamethason-TMA pro Dosis. Dabei zeigte sich, daß aus wirtschaftlichen Gründen und wegen der Gefahr unerwünschter Nebenwirkungen bei längerwährender Therapie diese nur dann sinnvoll ist, wenn die Tiere nicht wesentlich länger als 3 Wochen lahm gehen. Unter Praxisbedingungen ist es empfehlenswert, eine länger als 8 Tage dauernde Corticosteroidbehandlung mit einer ACTH-Verabfolgung abzuschließen. Unter Umständen kann im Hinblick auf eine mögliche Infektaktivierung ein antibiotischer Schutz nützlich sein. W. Lehmann. 5535.

**4-64/03-0322** Ringdal, Grete; Copenhagen, State Veterin. Serum. Lab. Johne's disease in pigs. **(Paratuberkulose bei Schweinen.)** Nord. Veterinärmed. **15** (1963) Nr. 4. S. 217–238. – 7 Lit.
Durch Übertragungsversuche mit Keimen, die aus Organmaterial eines seit mehreren Jahren mit Paratuberkulose behafteten Rinderbestandes isoliert worden waren, ließ sich die Identität dieser Keime mit Paratuberkelbakterien feststellen. Mit den betreffenden Stämmen bereitetes Antigen gab Komplementbindung. E. Lehnert. 5590.

**4-64/03-0323** Šterk, V.; Beograd, Univ., Zavod za Zoohig. Prilog dijagnostici afričke sakagije – nov način bojenja mikroskopskih razmaza. **(Beitrag zum Studium der Diagnose der epizootischen Lymphangitis – eine neue Methode der Färbung mikroskopischer Ausstrichpräparate.)** Veterinaria [Sarajevo] **11** (1962) Nr. 3. S. 411–414. – 14 Lit.
Während die mikroskopische Diagnose an frischem Material kaum Schwierigkeiten bereitet, sind die Färbemethoden bei eingetrocknetem Material nicht

zufriedenstellend. Gute Erfolge wurden bei der Untersuchung auf Lymphangitis epizootica mit trockenem Material nach folgender Färbung erzielt: Fixieren des Ausstrichs in der Flamme, Färbung mit Loefflers Methylenblau 3 Min., Wässern, Färbung mit Carbolfuchsin nach Gram eine halbe Sekunde, Wässern. P. Schmidt. 5630.

**4-64/03-0324** Petunin, F. A.; Krasnodar, Landwirtsch. Inst. Ėpizootologičeskoe značenie Rhipicephalus bursa Can. et Fanz. i puti likvidacii ego v uslovijach Krasnodarskogo kraja. **(Die epizootiologische Bedeutung von Rhipicephalus bursa Can. et Fanz. und die Wege für seine Tilgung unter den Bedingungen des Krasnodarer Gebietes.)** Trudy Vsesojuznogo instituta ėksperimental'noj veterinarii, Moskva 28 (1963) S. 249–252. – Zus. in Franz. 5660.

**4-64/03-0325** Matikašvili, N. V.; Grusin. Zootechn.-Veterinärmed. Lehr-Forsch.-Inst. Ėpizootologija tejlerioza krupnogo rogatogo skota v Gruzinskoj SSR. **(Die Epizootiologie der Theileriosis der Rinder in der Grusinischen SSR.)** Trudy Vsesojuznogo instituta ėksperimental'noj veterinarii, Moskva 28 (1963) S. 109–117. – 18 Lit. Zus. in Franz. 5680.

**4-64/03-0326** Rasulov, I. Ch.; Forsch.-Inst. für Veterinärmed. des Min. für Landwirtsch. der Usbek. SSR. Opyty perekrestnogo zaraženija štammami Theileria annulata (Dschinkowsky et Luhs, 1904), proischodjaščimi iz različnych oblastej Uzbekskoj SSR. **(Versuche der wechselseitigen Impfung mit Stämmen von Theileria annulata [Dschinkowsky et Luhs, 1904], die aus verschiedenen Gebieten der Usbekischen SSR stammen.)** Trudy Vsesojuznogo instituta ėksperimental'noj veterinarii, Moskva 28 (1963) S. 140–147. – 7 Lit. Zus. in Franz. 5680.

**4-64/03-0327** Bürki, F. und Wiesmann, E.; Bern, Univ., Veterin.-Bakteriol. Inst.; Kanton St. Gallen, Bakteriol. Inst. **Zur serologischen Diagnostik des Leptospirenaborts beim Rind.** Wiener tierärztl. Mschr. **50** (1963) Nr. 8. S. 748–761.
Durch Zuhilfenahme der KBR versuchten Vff. die beim Leptospirenabort der Rinder nur beschränkt verwertbare Agglutinationsreaktion zu ergänzen. Sie untersuchten insgesamt 49 Aborttiere mehrmals mit Hilfe beider Techniken und fanden, daß bei Vorliegen einer Leptospireninfektion in der Regel beide Reaktionen schon am Tage des Verwerfens positiv sind. Ein positiver Ausfall der Langsamagglutination allein hat geringen diagnostischen Wert, während ein negativer Befund bei beiden Reaktionen die Leptospirenätiologie mit hoher Wahrscheinlichkeit ausschließt. Bei Titerverlaufskontrollen wird den Erwartungen entsprechend fast stets ein Absinken der serologischen Werte beobachtet, wobei die KBR früher und deutlicher einen Titerrückgang anzeigt. Gleichbleibend niedrige Titer besitzen lediglich anamnestische Bedeutung. Nach den Beobachtungen der Vff. haben sowohl *L. pomona* als auch *grippotyphosa* und *australis* ätiologische Bedeutung für den Leptospirenabort der Rinder in der Schweiz, während *L. sejroe*-Titer als unspezifisch angesehen werden müssen. G. Train. 5710.

**4-64/03-0328** Bürki, F., Egli, P. und Wiesmann, E.; Bern, Univ., Veterin.-Bakteriol. Inst.; Avenches, Eidg.-Hengsten- und Fohlendepot; Kanton St. Gallen, Bakteriol. Inst. **Experimentelle Infektion von Pferden mit Leptospira pomona.** Berliner Münchener tierärztl. Wschr. **76** (1963) Nr. 14. S. 265–269. – 3 Abb.
Die periodische Augenentzündung des Pferdes wird allgemein als eine Spätfolge einer Leptospiroseinfektion betrachtet. Um sie zu verhüten, erscheint eine Behandlung im akuten Stadium der Leptospirose erforderlich. Zur Klärung wurden 3 empfängliche 1½jährige Hengstfohlen einmal nasal und oral (durch Spray) mit *Leptospira pomona* infiziert. 1–3 Tage danach traten

geringgradiges Fieber, gefolgt von Fieberzacken verschiedener Höhe und Dauer, erhöhte Senkungsgeschwindigkeit und Verschiebungen im Leukocytenbild auf. Durch den Goldhamster-Tierversuch wurde in 2 Fällen eine Leptospirämie von 3 bzw. 7 Tagen Dauer ermittelt. Agglutinations- und Komplementbindungswerte hatten 13 Tage nach der Infektion ihren Höchststand erreicht. Die Harnuntersuchungen verliefen bis zur 4. Versuchswoche hinsichtlich Albuminurie und Erregernachweis negativ. Ohne Temperaturmessung wäre wahrscheinlich die akute Infektionsphase der Fohlen nicht erkannt worden. Bei einem Fohlen trat nach einem Vierteljahr eine von einer Fieberzacke begleitete, schwere einseitige Iridocyclitis auf, die als Spätfolge einer Leptospirose angesehen wurde. Die Augenentzündung heilte vollständig ab, und es traten innerhalb der nächsten 9 Mon. keine Rezidive auf. Vff. kommen zu dem Schluß, daß wegen des nahezu symptomlosen Verlaufs der akuten Phase trotz massiver Infektion eine Erkennung des akuten Infektionsstadiums nicht möglich ist. Damit entfällt eine Verhütung der nachfolgenden Augenentzündungen durch therapeutische Eingriffe Ein Schutz vor der periodischen Augenentzündung kann deshalb nur auf der Infektionsprophylaxe basieren. A. Meyer. 5730.

**4-64/03-0329** Roever-Bonnet, H. de; Amsterdam, Inst. voor Trop. Hyg. and Geograf. Pathol. Toxoplasmose bij schapen in Nederland. **(Toxoplasmose bei Schafen in den Niederlanden.)** Tijdschr. Diergeneeskunde 88 (1963) Nr. 15. S. 940–949. – 4 Abb., 4 Tab., 9 Lit. Zus. in Engl., Franz., Dtsch.
175 Schafseren wurden in den Verdünnungen 1:16 bis 1:16384 mit dem Sabin-Feldman-Test auf das Vorkommen von Toxoplasma-Antikörpern untersucht. 11% der Seren wiesen keinen Titer auf, 12% einen Titer von 1:16 und 77% einen solchen von 1:64 und höher. Es konnte nicht geklärt werden, ob in den Niederlanden Toxoplasmen-Aborte bei Schafen auftreten.
W. Kuhlmann. 5740.

**4-64/03-0330** Hochstein-Mintzel, V.; Schleißheim, Bayer. Landesanst. für Tierseuchenbekämpf. **Beitrag zur Serodiagnostik der Schaflisteriose.** Tierärztl. Umschau 18 (1963) Nr. 6. S. 290–292. – 1 Abb., 1 Tab., 10 Lit.
In 3 Herden wurde an Seren von 807 Schafen die Langsamagglutination durchgeführt. In 2 unverseuchten Herden reagierten 2,4% noch bei einem Titer von 1:160, während alle übrigen Seren bis zu einer Verdünnung von höchstens 1:80 reichten. In der verseuchten Herde waren 10,8% bei der Verdünnung 1:160 positiv, 3,6% hatten einen Titer von 1:360 und darüber. Im Herdentest wird somit eine Verdünnung von 1:80 als Normaltiter betrachtet. Bei 3 experimentell infizierten Schafen wurde außerdem die Komplementbindungsreaktion vorgenommen. Nur bei 2 Tieren stieg der KBR-Titer über 1:10 an. Der Titeranstieg in der Langsamagglutination bei diesen 3 Tieren war nur kurz und erreichte keine hohen Werte. Eines der experimentell infizierten und 3 natürlich erkrankte Schafe hatten Agglutinationstiter von 1:80 und darunter. Die serologische Untersuchung von Einzeltieren erscheint somit bedeutungslos. W. Lehmann. 5760.

**4-64/03-0331** Bisping, W.; Hannover, Tierärztl. Hochschule, Inst. für Mikrobiol. und Tierseuchen. **Die Konkurrenz von Immunität und Allergie bei Infektionskrankheiten.** Tierärztl. Umschau 18 (1963) Nr. 8. S. 405–408.
Die allodynen Reaktionsweisen Immunität und Allergie werden an den Beispielen Tuberkulose, Brucellose, Schweinerotlauf und Streptokokkenerkrankungen der Atmungsorgane des Pferdes erläutert. Beide Reaktionsweisen sind spezifische Antigen-Antikörper-Reaktionen und dienen dem Ziel, ein körperfremdes Antigen abzuwehren. Beide Reaktionsweisen treten bei den einzelnen Infektionskrankheiten quantitativ außerordentlich unterschiedlich auf. Zuerst entsteht die Immunität unter der antigenen Wirkung des lebenden Erregers. Danach prägt sich die Allergie durch den Einfluß des toten Antigens

aus. Die primär entstehende Immunität hat dabei als Lieferant und Erzeuger des toten und allergisierenden Antigens zu gelten. Verlauf und Gestaltung von Infektionskrankheiten werden weitgehend durch das Zusammenwirken von Immunität und Allergie bestimmt. G. Scheibner. 5770.

**4-64/03-0332** Meynard, J. A., Groulade, P. und Groulade, J. Syndrome hémolytique infecteux chez le chien. Étude clinique et biologie. **(Hämolytisch-infektiöses Syndrom beim Hund. Eine klinische und biologische Studie.)** Bull. Acad. vétérin. France [N.S.] **36** (1963) Nr. 3. S. 123–130. – 6 Abb., 6 Tab.

Von 45 Erkrankungen beim Hund in den letzten 10 Jahren wurden 15 Fälle des Jahres 1962 ausgewertet. Im Vordergrund stand eine hämolytische infektiöse Anämie. Der Verlauf war bei 13% perakut, bei 41% akut und bei 33% subakut. 13% der Erkrankungen verliefen chronisch. Bei der perakuten Form waren die Schleimhäute ziegelrot, und der Exitus trat nach 24–48 Std. ein. In akuten Fällen war die Temperatur gering oder mäßig erhöht, die Futteraufnahme sistierte und das Allgemeinbefinden war stark gestört. Die anfangs roten Schleimhäute wurden am 3. Tag porzellanweiß, manchmal mit schwachem Ikterus. Die Milz war häufig stark vergrößert und der Harn bei manchen Patienten fast schwarz verfärbt. Bei nichtbehandelten Hunden trat ein komatöser Zustand ein. Sie verendeten am 4.–6. Tag. Bei gleichen klinischen Erscheinungen verzögerte sich der Exitus bei subakuten Fällen bis zum 10. Tag. Bei chronisch erkrankten Patienten traten akute Rückfälle auf. Hämatologisch lag eine starke Erythropenie und Leukocytose (bis 44000) mit starker Neutrophilie (75–85%) vor. Weiterhin waren Thrombopenie, erniedrigte Hb- und Hämatokritwerte, Aniso- und Poikilocytose sowie Polychromasie und beschleunigte Blutsenkung zu beobachten. Serologische Untersuchungen und Übertragungsversuche auf Kaninchen, Meerschweinchen und Mäuse verliefen negativ. Bei der Sektion wurde eine allgemeine Blässe der Haut, der Schleimhäute und Organe sowie ein Lungenödem und eine Glomerulonephritis gefunden. Bei frühzeitig einsetzender Behandlung mit Chlortetracyclin (Aureomycin) – 50 mg/kg mindestens 4 Tage – und Vitamin $B_{12}$ konnten 65% der Patienten geheilt werden. A. Meyer. 5770.

**4-64/03-0333** Hagen jun., Karl W. Disseminated staphylococcic infection in young domestic rabbits. **(Disseminierte Staphylokokken-Infektion bei jungen Hauskaninchen.)** J. Amer. veterin. med. Assoc. **142** (1963) Nr. 12. S. 1421–1422. 5770.

---

**4-64/03-0334 Rekomendacii po ul'trafioletovomu obluč̌eniju sel'skochozjajstvennych životnych i ptic.** (Empfehlungen zur Behandlung landwirtschaftlicher Nutztiere und des Geflügels mit UV-Bestrahlung.) Hrsg.: Akad. nauk SSSR, Minist. sel'skogo choz. SSSR. Moskva: Izd. akad. nauk SSSR. 1962. (46 S.) 8°. (1963 A 903)

**4-64/03-0335** *Fennestad, K. L.* **Experimental leptospirosis in calves.** Diss. Vet. med. Fak. København. 1963. (146 S.) 8°. (Diss. 9298)

## X. HÄMATOLOGIE

**4-64/03-0336** Rademacher, Rudolf und Antalovský, Augustin. Hematologické nálezy při akutních a vleklých zánětech vemene. **(Hämatologische Befunde bei akuten und chronischen Euterentzündungen.)** Veterinářství **13** (1963) Nr. 3. S. 111–115. – 4 Abb., 2 Tab.

Die Arbeit bewertet Ergebnisse von 150 hämatologischen Untersuchungen von Kühen mit akuten und chronischen Euterentzündungen, die durch nicht hämolytische Streptokokken, Keime der Coli-Gruppe, durch alpha-hämolytische Streptokokken, Tbc-Mykobakterien, Corynebakterien und pyogene Staphylokokken verursacht wurden. In Übereinstimmung mit Theilen, Schalm und Cole fand man in den ersten Tagen der Infektion, bzw. der Milchdrüsenentzündung eine auffallende Leukopenie, und zwar nur während einer kurzen Zeit (in 33–50% der Fälle). Außerdem fand man die Leukopenie bei chronischen Tbc-Mastitiden zugleich mit der generalisierten Tbc. Bei der katarrhalischen Streptokokken- oder Coli-Mastitis scheint für die Beurteilung der Bedeutung der Infektion die Intensität der Neutrophilie und der Verschiebung nach links mit der entsprechenden Eosinophilie oder Eosinopenie wichtiger zu sein. Bei chronischen pyogenen Mastitiden zeigte sich eine starke Ausscheidung von unreifen Neutrophilen bei starker Neutrophilie. Im roten Blutbild fand man bei akuten Mastitiden keine sichtbaren Veränderungen, während bei chronischen Tbc- und eiternden Mastitiden makrocytäre Anämie festgestellt wurde. Die Behandlungsprognose kann man nicht nur nach dem hämatologische Befund bestimmen, sondern es muß auch die laufende bakteriologische Kontrolle berücksichtigt werden.

ČSSR/ÚVTI. 5910.

**4-64/03-0337** Khalifa, K. und Keller, H. M. **Untersuchungen über die Erythropoietin-Produktion beim Schaf nach wiederholten Aderlässen und Phenylhydrazin.** Acta haematol. [Basel] **29** (1963) Nr. 4. S. 242. 5940.

**4-64/03-0338** Provost, A. und Queval, R.; Fort-Lamy, Tchad, Lab. de Farcha. Note sur l'hétéro-agglutinabilité des hématies de chèvres par les sérums de zébus. **(Die Hetero-Agglutination der roten Blutkörperchen von Ziegen durch das Serum von Zebus.)** Ann. Inst. Pasteur **105** (1963) Nr. 1. S. 109–110.

Nach Angaben des Schrifttums werden rote Blutkörperchen von Ziegen vom Rinderserum nicht agglutiniert. Vff. nahmen an, daß die gleichen Voraussetzungen auch für das Blut von Zebus vorliegen würden. Bei serologischen Arbeiten über Lungenseuche und Rinderpest stellte sich aber heraus, daß 2,2% der Zebuseren die Ziegenblutkörperchen agglutinierten. Insbesondere handelte es sich um solche Seren, deren Spender gegen Lungenseuche, Milzbrand und Pasteurellose schutzgeimpft waren. Dieses Phänomen entfiel bei Zebus, die gegen Rinderpest schutzgeimpft waren. Die weiteren Untersuchungen ergaben, daß die Vaccine gegen Lungenseuche aus einer Hühnerembryonen-Kultur durch Zerreiben usw. hergestellt wurde, während die Rinderpestvaccine von einer Ziegenpassage stammte. Vff. sind der Ansicht, daß es sich um heterophile Antikörper handelt, die durch das Kulturmedium der Vaccinen bestimmt sind (Hühnerembryo). Diese Annahme wird noch bestärkt durch die Tatsache, daß es gelang, die heterophilen Antikörper im Zebuserum durch einen auf 56° erhitzten Auszug aus zerriebenen Meerschweinchennieren zu absorbieren (Forssman-Antigen). Die ausgedehnte Anwendung von Schutzimpfungen gegen Lungenseuche, Pasteurellose und Milzbrand bei Rindern in Zentralafrika wird die Häufigkeit dieser Hetero-Agglutinine erheblich vermehren. Aus diesem Grunde lassen sich die beabsichtigten serologischen Untersuchungen bei Lungenseuche nicht durchführen.

A. Meyer. 5955.

**4-64/03-0339** Gramlich, F., Mohring, D. und Müller, H. E.; Mainz, Johannes-Gutenberg-Univ., Med. Poliklin. **Quantitative Untersuchungen zur Beladbarkeit normaler und vorbehandelter Kaninchenerythrocyten mit Humanalbumin-$J^{131}$ und -gammaglobulin-$J^{131}$.** Z. Hyg. Infektionskrankh. **149** (1963) Nr. 3. S. 187–193.

Bei Untersuchungen mit Hilfe der indirekten Hämagglutination interessiert das quantitative Bindungsvermögen der Erythrocyten gegenüber Proteinen. Vff. prüften die Beladbarkeit im Modellversuch mit normalen, tanninisierten und benzidinvorbehandelten Erythrocyten gegenüber Albumin-$^{131}J$ und Gammaglobulin-$^{131}J$. Sie stellten fest, daß tanninisierte Zellen gegenüber normalen eine relativ hohe Beladbarkeit besitzen und daß die Bindung an normale und tanninisierte Kaninchen-Erythrocyten nach Maßgabe allgemeingültiger Adsorptionsisothermen erfolgt. Bei kleinen Antigenmengen, d. h.

geringem Eiweißangebot bietet die Vorbehandlung mit Benzidin Vorteile. Gealterte Zellen haben gegenüber frischen eine etwas geringere Bindungskapazität. G. Train. 5955.

**4-64/03-0340** Mester, Th. und Kuwert, E.; Hamburg-Eppendorf, Lab. der Stift. zur Erforsch. der Spinalen Kinderlähm. und der Multiplen Sklerose. **Über die Bestimmung der 50%igen Hämolyse und deren Beziehung zur Anzahl der sensibilisierten Erythrocyten bei der Komplementauswertung.** Zbl. Bakteriol., Parasitenkunde, Infektionskrankh. Hyg., I. Abt., Orig. **189** (1963) Nr. 1. S. 102–113.
Bei gewissen Krankheitsformen hat die Bestimmung des Komplementtiters eine mögliche diagnostische Bedeutung. Liegen niedrige Titerwerte oder geringfügige Schwankungen vor, so macht sich die Anwendung empfindlichkeitsgesteigerter Meßmethoden erforderlich. Diese werden in ihrem Ergebnis vom pH, vom Ionenmilieu, der Temperatur, dem Reaktionsvolumen und der Konzentration des hämolytischen Systems beeinflußt. Vff. zeigen, daß zwischen der für eine 50%ige Hämolyse benötigten Komplementmenge und der Erythrocytenkonzentration eine lineare Beziehung besteht. Bei Verwendung kleiner Erythrocytenmengen lassen sich bei sonst gleichen Versuchsbedingungen niedrigere Titer als gewöhnlich erfassen. Die Anwendung eines hämolytischen Systems mit einer Konzentration von $0{,}007 \cdot 10^9$ Erythrocyten/ml wird empfohlen. G. Train. 5960.

**4-64/03-0341** Reichel, K. und Braun, D.; Hannover, Tierärztl. Hochschule, Klin. für Kleine Klauentiere und Forens. Med.; Ambulator. Klin. **Bestimmung der Bluteosinophilen und der freien 17-OH-CS im Plasma des Schweines vor und nach ACTH-Applikation. 1. Mitt. Untersuchung am klinisch gesunden Schwein.** Dtsch. tierärztl. Wschr. **69** (1962) Nr. 20. S. 588–591.
Nach Stimulierung der NNR mit ACTH (0,5 IE Depot-ACTH-Frederiksberg pro kg Kgw.) stiegen bei 30 veredelten Landschweinen im Gewicht von 22–254 kg (14 männl., davon 4 kastriert, 12 weibl., 4 Zwitter) die freien Plasma 17-OH-CS von durchschnittl. $2{,}77 \pm 2{,}43$ $\gamma$-% auf $10{,}3 \pm 4{,}02$ $\gamma$-% an und fielen die Bluteosinophilenwerte von $474{,}0 \pm 200{,}3/\text{mm}^3$ auf $4{,}13 \pm 12{,}91/\text{mm}^3$ ab. Der Ausgangswert der Eosinophilen korrelierte mit dem 5-Stunden-Endwert ($r = +0{,}48$). Das gleiche Verhalten mit umgekehrten Vorzeichen zeigte die 17-OH-CS-Konzentration ($r = -0{,}42$). Die Höhe der 17-OH-CS-Konzentration korrelierte mit der Eosinophilenzahl pro $\text{mm}^3$ ($r = +0{,}38$). S. Willer. 5968.

**4-64/03-0342** Gillissen, G.; Mainz, Johannes-Gutenberg-Univ., Inst. für Med. Mikrobiol. **Der Ablauf der Leukocytolysereaktion im Verhältnis zur Zellart.** Z. Hyg. Infektionskrankh. **149** (1963) Nr. 3. S. 210–217.
Histaminzugaben führen bei Meerschweinchen-Leukocyten in vitro zu cellulärpathologischen Effekten, wobei die Neutrophilen empfindlicher als die lymphocytären Elemente reagieren. Vf. bringt diese Erscheinung in Beziehung zu cytopathologischen Phänomenen bei bestimmten Antigen-Antikörper-Reaktionen (Tuberkulincytolyse), als deren Ursache Histaminfreisetzungen vermutet werden. G. Train. 5990.

**4-64/03-0343** Stormorken, Helge; Oslo, Norwegen, Univ., Veeartsenijschool. Mechanisme van hemostase en koagulatie. **(Mechanismus von Haemostase und Koagulation.)** Vlaams diergeneeskund. Tijdschr. **32** (1963) Nr. 3. S. 65–95. – 3 Abb., 16 Tab.
Vf. bespricht den Beitrag der Gefäße, der Blutplättchen und der Koagulationsfaktoren zum haemostatischen Mechanismus und die gegenseitigen Beziehungen zwischen diesen Faktoren und dem fibrinolytischen System. Auf Störungen dieses Mechanismus und ihre Diagnose wird näher eingegangen. W. Wittig. 6000.

**4-64/03-0344** Tanaka, Kyoichi und Aoki, Sadaharu. Electrophoretic analysis on the serum proteins of chicks at various ages. **(Elektrophoretische Analysen der Serumeiweißkörper von Küken verschiedenen Alters.)** Nat. Inst. Animal Health Quart. [Tokyo] **3** (1963) Nr. 1. S. 49–54. – 2 Abb., 2 Tab., 6 Lit.

Vf. führten elektrophoretische Untersuchungen an den Serumeiweißkomponenten von Hennen durch, um die Abweichungen, die entspr. dem Alter und Reifegrad der Tiere auftraten, festzustellen. Verwendet wurden Weiße Leghorns, die im eigenen Bestand ausgebrütet worden waren und die unter den Bedingungen einer Geflügelfarm gehalten wurden. Die Tiere wurden in 8 Altersgruppen (40, 60, 80, 100, 120, 140, 170, 210 Tage alt) unterteilt. Jede Versuchsgruppe bestand aus 6–10 Tieren. Das Serum wurde durch schwaches Zentrifugieren gewonnen und tiefgekühlt (–20 °C) bis zur Verwendung gelagert. Zur Bestimmung der Gesamtserumproteine diente ein Hand-Eiweißrefraktometer. Elektrophorese: HT-B-Hitachi-Tiselius-Apparatur (Techn. früher beschrieben); Pufferlösung: 1/20 M Phosphatpufferlösung (pH 8,2); Zeit 40–45 Min. Die Elektrophoresebilder der Kükensera differierten erheblich gegenüber denen von Säugetieren und waren nicht immer klar getrennt. Die Eiweißfraktionen des Kükenserums wurden wie folgt benannt: Albumin, $\alpha$-Globulin, und $\beta + \gamma$-Globulin. Es wurde festgestellt, daß das Gesamteiweiß zunahm, prozentual nahm Albumin ab und prozentual erfolgte eine Zunahme von $\beta$ und $\gamma$-Globulin. Diese Veränderungen wurden in Übereinstimmung mit zunehmendem Alter registriert. Bemerkenswerter Wechsel bei den Serumeiweißen der Küken trat in den Altersgruppen 170 und 210 Tage auf. Diese Tiere gehörten sowohl zu bereits legenden Hennen als auch zu noch nicht legenden Tieren. Chr. Garlt. 6027.

**4-64/03-0345** Koefoed Jensen, I.; Lindholm, Kalvehave, State Veterin. Inst. for Virus Res.; Copenhagen, Denmark, Univ., Inst. of Biochem. Electrophoretic studies of normal bovine and guinea-pig serum. **(Elektrophoretische Untersuchungen an normalem Rinder- und Meerschweinchenserum.)** Acta veterin. scand. **4** (1963) Nr. 1. S. 64–84. – 4 Abb., 2 Tab., 29 Lit. Zus. in Dän., Dtsch.

Vf. berichtet über elektrophoretische Untersuchungen (Immunelektrophorese, Agar-Gel-Mikroelektropharese und Papierelektrophorese) an normalem Rinder- und Meerschweinchenserum. Die durch die Immunelektrophorese gefundenen Eiweißfraktionen wurden durch einige ihrer physikalisch-chemischen Eigenschaften (Löslichkeit, enzymatische Aktivität, Kohlehydrat- und Fettgehalt) näher charakterisiert. Die Rinderseren stammten von 1–2 Jahre alten Dänenrindern und die Meerschweinchenseren von jungen, erwachsenen, nichtträchtigen Tieren (ca. 400 g schwer). Um die gefundenen Ergebnisse später mit solchen von infizierten oder vaccinierten Rindern vergleichen zu können, wurden trocken stehende Rinder ausschließlich mit Heu gefüttert. Zur Herstellung von 5 Anti-Rinder-Sera wurden 5 Albinokaninchen in 2wöchentlichen Abstand s.c. mit 0,5, 0,5, 1 und 0,5 ml Rinderserum unter Zugabe von 0,5 ml Freund's Adjuvans zur ersten Dosis (1:1) injiziert. 7 Tage nach der letzten Injektion wurde das Blut gesammelt. Ein 6. Anti-Rinder-Serum war ein Ziegen-Anti-Rinderserum. Ferner wurden 5 Kaninchen-Anti-Meerschweinchensera und 1 Ziegen-Anti-Meerschw.-Serum hergestellt. Zum Entsalzen diente Ammoniumsulfat (Konz. 1,2; 1,6; 2,0; 2,4; 2,8 M). Zur Herstellung der Salzkonzentrationen wurden entsprechende Mengen von 4 M Ammoniumsulfat den Serumlösungen zugesetzt. Die Mischungen wurden 24 Std. im Wasserbad (37 °C) incubiert und anschließend zentrifugiert (4 °C; 20 Min.; 1800 rpm.). Die Präzipitate wurden 2 × gewaschen mit Ammoniumsulfatlösung der gleichen Konzentration, wie sie zur Präzipitation gebraucht wurde. Anschließend erfolgte die Isolierung durch Zentrifugieren und weiterhin Auflösung und Verdünnung, bis das Ausgangsvolumen erreicht war. Für immunelektrophoretische Untersuchungen diente die Mikromethode nach Scheidegger, für Agar-Gel-Unters. die Methode n. Wieme und für papierelektrophoretische Untersuchungen die Methode nach Laurell u. Skoog. Autoradiographische Untersuchungen wurden n. Clausen u. Munker durchgeführt. Dazu wurden 1000 $\mu$l Serum mit 50 $\mu$l einer Eisencitratlösung (pH 5,5; Aktivität 1,5 $\mu$l) versetzt. Die radioaktiven Seren wurden immunelektrophoretisch untersucht und die getrockneten Streifen für 7–8 Tage auf Röntgenfilme gebracht. Nach der Belichtung des Filmes und Färbung der Streifen auf Eiweiß (Amidoschwarz 10 $\beta$) konnte die eisenbindende Fraktion im Serum identifiziert werden. Ferner wurden Spezialfärbungen zur Darstellung der Fette, Glykoproteine, Esterasen und Oxydasen angewendet. Fettfärbung: Ölrot-O n. Wieme (brauchbar f. Agar-Gel-Mikorelektroph., nicht f. Immunelektrophorese). Esterase-Aktivität: Methode n. Uriel (Enzyme wurden durch $\beta$-Naphthyl-Acetat und Elektrophorese getrennt; frei gewordenes $\beta$-Naphthol reagierte mit Diazoblau unter Bildung eines rötlichen Farbkomplexes). Zur Prüfung der Esterase-Hemmung wurde Physostigmin gebraucht. Die Bestimmung der Oxydase-Aktivität erfolgte n. Uriel, abgeändert durchgeführt (Dimethylparaphenylendiamin diente als Medium). Glykoproteinfärbung: modif. PAS-Methode n. Arronnson. Im Rinder- und Meerschweinchenserum zeigte die Agar-Gel-Mikro-Elektrophorese 6–7 Fraktionen, in seltenen Fällen konnten nach der Elektrophorese des Rinderserums im $\gamma$-Gebiet mehrere Fraktionen unterschieden werden. Mittels der Agar-Gel-Mikroelektrophorese war es möglich, die Proteinfraktionen näher zu charakterisieren. (Weitere Einzelheiten s. Original.) Chr. Garlt. 6027.

**4-64/03-0346** Scheurlen, P. Gerhardt; Tübingen, Med. Univ.-Klin. **Immunologische Untersuchungen an heterogen zusammengesetzten Plasmocytom-$\gamma$-Globulinen.** Klin. Wschr. **41** (1963) Nr. 14. S. 723–727. – 8 Abb., 13 Lit.

Vf. berichtet über Versuche, das $\gamma$-Globulin des Normalserums und des Plasmozytoms näher zu differenzieren. Dies gelang durch Kombination der Stärke-Gel-Elektrophorese (Meth. n. Smithies) mit der Stärke-Gel-Immunoelektrophorese und Doppeldiffusionsversuchen. Nach Beendigung der elektrophoretischen Trennung wurden die 6 mm dicken Stärke-Gel-Blöcke in zwei je 3 mm starke Scheiben halbiert und eine Hälfte zur genauen Lokalisation der Proteinbanden mit Amidoschwarz 10 B gefärbt. Aus der zweiten Hälfte wurden Zylinder von 3 mm Durchmesser ausgestanzt. Diese wurden in gleich große Löcher eingesetzt, die, nach der üblichen Ouchterlony-Technik in Rossetten angeordnet, aus einer 2 mm dicken Agargelschicht ausgehoben worden waren. Radius der Rossette: 12–15 mm. Die Stärkegelzylinder wurden jeweils mit einem Tropfen Pufferlösung bedeckt. Das Antiserum wurde nach 4–6 Std. eingefüllt. Antiseren: spezif. Antihuman-$\gamma$-Globulinserum vom Kaninchen; polyvalentes Antihumanserum vom Pferd. Beide Antiseren wurden jeweils 1:1 mit 0,9%iger NaCl-Lösung verdünnt. Es konnte festgestellt werden, daß das $\gamma$-Globulin anodenwärts bis in den Bereich der Haptoglobuline wanderte. Kleinmolekulare $\gamma$-Globulinkomponenten wie das Bence-Jones-Protein können die Beweglichkeit des Transferrins besitzen und hier durch Präzipitation in der Stärke-Gel-Immunelektrophorese nachgewiesen werden. Die einzelnen Subfraktionen des Plasmocytom-$\gamma$-Globulins waren mit dem normalen $\gamma$-Globulin antigenverwandt, aber nicht identisch. In den Doppeldiffusionsversuchen, die sich in der Kombination Stärgegel/Agargel durchführen ließen, zeigte sich, daß auch die Paraproteinkomponenten, deren elektrophoretische Beweglichkeit von der des normalen 7 S $\gamma$-Globulins abwich, mit Immunserum gegen $\gamma$-Globulin präzipitiert werden konnte. Unter den Präzipitaten ließen sich die des normalen und des abnormen $\gamma$-Globulins unterscheiden. Mit dem hier verwandten

Anti-γ-Globulinserum reagierten die Paraprotein-Subfraktionen gleichartig. Es wird die Möglichkeit erwähnt, daß sich bei Verwendung individualspezifischer Immunseren oder Immunseren gegen einzelne Subfraktionen Unterschiede der Antigenstruktur erfassen lassen. Chr. Garlt. 6065.

**4-64/03-0347** Zimmermann, G.; Dessau, Forsch.-Inst. für Impfstoffe. **Zur Kenntnis der Properdine.** Acta biol. med. german. [Berlin] **10** (1963) Nr. 5/6. S. 691–693. — 1 Abb., 3 Lit.

Bei einem Anteil von ca. 0,03% an dem Serumprotein des Menschen ist dieses kein geeignetes Ausgangsmaterial für die Properdingewinnung. An Großtieren konnten vom Vf. hochtitrige Properdin-Nativseren gewonnen werden, deren Eigenschaften untersucht wurden. Im tiefgefrorenen bzw. im lyophilisierten und kühlgelagerten Zustand erwiesen sich die Präparate mehrere Monate lang ohne wesentlichen Aktivitätsverlust als haltbar. Das Properdin ist beim Rind nicht in das Komponentensystem der Gammaglobuline einzubeziehen; es handelt sich vielmehr um eine selbständige Properdinfamilie mit wenigstens 2 Hauptkomponenten der elektrophoretischen Beweglichkeit von Betaglobulinen. Die Properdine bilden Antikörper, die in der Immunelektrophorese und im Neutralisationsversuch gegen Properdinseren an Coli-infizierten Mäusen nachweisbar sind. Sie bilden ein dissoziables Komponentensystem von Makroglobulinen verschiedener Sedimentationskonstanten. Im Makroglobulinanteil wurden bei Seren in der Ultrazentrifuge $S_{20}$-Konstanten zwischen S = 10,3–24,6 und bei Properdin-Fraktionen (in ca. 1,5%iger Lösung) zwischen S = 15,4–30,8 gefunden, mit einer starken Werteballung bei S = 15,4, 17,6 und 20,6 in Seren und Fraktionen. E. Kolb. 6065.

**4-64/03-0348** Hegde, V. Ravivarma; Hebbal, Bangalore, Mysore Veterin. Coll. An evaluation of the Lamotte-Kit method with the photoelectric colorimeter in the estimation of blood urea for clinical purposes. **(Überprüfung der Lamotte-Kit-Methode zur Bestimmung des Harnstoffs im Blut für klinische Zwecke mit einer kolorimetrischen Methode.)** Indian veterin. J. **40** (1963) Nr. 5. S. 280–284. — 1 Tab., 7 Lit.

Es wird eine einfache und schnelle Methode zur Bestimmung des Harnstoffgehaltes des Blutes beschrieben, die darauf beruht, daß sich Harnstoff mit Hg verbindet. Das freie Hg wird dann als rotes Carbonat titrimetrisch bestimmt. Aus der Differenz des zugesetzten zum freien Hg wird der Harnstoffgehalt ermittelt. Vf. verglich die mit dieser Methode erhaltenen Werte mit solchen, die er mit Hilfe einer colorimetrischen Methode unter Verwendung eines photoelektrischen Colorimeters erzielt hatte. Die Differenzen waren so gering (0,2–9,6%), daß er eine Anwendung für klinische Zwecke (besonders in kleineren Laboratorien) empfiehlt. E. Grün. 6074.

**4-64/03-0349** Shimbayashi, Koichi und Yonemura, Toshio. Free amino acids in the blood plasma or serum of some domestic animals. **(Freie Aminosäuren im Blutplasma oder Serum von einigen Haustieren.)** Nat. Inst. Animal Health Quart. [Tokyo] **3** (1963) Nr. 1. S. 36–43. — 4 Tab., 19 Lit.

Vff. führten Untersuchungen durch, die den Zweck hatten, den Aminosäuregehalt im Plasma oder Serum bei Rind) 5 erwachsene Holsteiner Kühe, 3–6 J., 500–600 kg Kgw. sowei Kälber männl., 1 J., 300–400 kg Kgw.), Ziege (25 kg Kgw., trockenstehend); Pferd (2 männl. Tiere, 1 u. 2 J., 235–330 kg Kgw.) und Hausgeflügel (3 weiße Leghornhähne, 2–3 Mon. alt, 1300 g Kgw. und 1 Rhodelandhenne, 2½ J., 2500 g Kgw.) mittels Ionenaustauschchromatographie zu bestimmen. Dabei wurden die Werte untereinander und mit denen bei Kaninchen, Katzen und Meerschweinchen gefundenen verglichen. Die Rinder erhielten ca. 100% gesamtverdauliche Nährstoffe und 120% verdauliches Roheiweiß. Die Ziege erhielt 585 g gesamtverdauliche Nährstoffe und 73 g verdauliches Roheiweiß. Die Pferde wurden in der üblichen

Weise gefüttert. Für das Geflügel stand Handelsfutter (17,8% Roheiweiß, 4,4% Rohfett, 4,7% Rohasche, 4,4% Rohfaser, 57% N-freier Extrakt) ad lib. zur Verfügung. Verwendet wurden Nüchternblutproben (Venenpunktion Sgt., Herzblut Geflüg.). 12,5 ml Plasma wurden unter Zugabe von 50 ml 1%iger Pikrinsäurelösung enteiweißt. Nach Schütteln wurde die Suspension 20 Min. zentrifugiert, und 50 ml des Überstandes wurden in eine Dowex-Säule -2-X8, 1 × 5 cm gegeben. Ausfluß und Spülicht wurden bis auf ein Volumen von 10 ml im Wasserbad konzentriert. Zur Analyse der Aminosäuren (Methode n. Morre u. a., modifiz.) wurden Dowex 50-X 8 Ionenaustauscher für beide Säulen (15 u. 150 cm) verwendet. Saure und neutrale Aminosäuren wurden in langer, basische Aminosäuren in der kurzen Säule getrennt. Zur Bestimmung des Ornithins wurde die Methode n. Hamilton (0,1 M Citratpuffer, pH = 5,0) verwendet. Proteinfreies Filtrat, entsprechend 4,5 ml Plasma, war adäquat für jede Säule. Aus 2 ml Fraktionen wurden die Aminosäuren unter Verwendung von Ninhydrin und Hydrantin analysiert (Best. d. Gelbfärbung mittels Standardaminosäuregemisch). Die Proben wurden in 2 N hydrochloriger Säure bei 120 °C 15 Min. lang hydrolysiert, damit sich Glutamin und Asparagin quantitativ in Ammonium und die entspr. Dicarboxylsäure verwandeln konnten. Zur weiteren Identifizierung wurde die PCG verwendet. (Nähere Einzelheiten s. Orig.). Die im Plasma der Tiere gefundenen Aminosäuren waren dieselben, wie sie gewöhnlich auch bei anderen Tieren gefunden worden sind. Glutaminsäure, Glycin, Alanin, Lysin und Arginin, in absteigender Folge, kamen reichlich im Pferdeserum vor. Serin, Threonin, Lysin + Ornithin, Arginin und Valin waren sehr reichlich im Geflügelplasma vorhanden. Lysin und Ornithin, Alanin, Glycin, Valin und Glutaminsäure enthielt das Rinderplasma reichlich. Lysin + Ornithin, Glycin, Valin, Arginin und Citrullin war reichlich im Ziegenplasma enthalten. Die bei diesen Tieren aufgetretenen Unterschiede wurden untersucht und die Werte mit denen von anderen Tieren verglichen. Chr. Garlt. 6082.

**4-64/03-0350** Loeven, W. A.; Leyden, Netherlands Inst. for Preventive Med. The inhibition of elastoproteinase by serum and isolated serum fractions. **(Die Hemmung von Elastoproteinase durch Serum und isolierte Serumfraktionen.)** Acta physiol. pharmacol. neerl. **11** (1962) Nr. 3/4. S. 350–370. – 7 Abb., 6 Tab., 31 Lit.

Vf. untersuchte die hemmende Wirkung von Serum und von verschiedenen Serumfraktionen auf die Aktivität der Elastoproteinase in Abhängigkeit von der Konzentration des Serums und des Fermentes, vom pH-Wert, von der Temperatur und der Zeit der Elastolyse. Die inaktivierende Wirkung des Serums geht bei einer Erwärmung desselben über 65 °C verloren, ebenso bei einer Veränderung des pH-Wertes unter 6,0 und über 10,0. Nach einer Fraktionierung des Serums nach der Methodik von Cohn zeigte die Fraktion IV, die Muco- und Glykoproteine sowie $\alpha_2$-Lipoprotein enthält, die stärkste Hemmwirkung. H. Gürtler. 6105.

**4-64/03-0351** Koivusalo, Martti und Pispa, Jaakko; Helsinki, Finland, Univ. Biotinidase activity in animal tissues. **(Die Biotinidase-Aktivität tierischer Gewebe.)** Acta physiol. scand. **58** (1963) Nr. 1. S. 13–19. – 1 Abb., 3 Tab., 23 Lit.

Die Biotinidase-Aktivität im Serum des Menschen, der Ratte, des Kaninchens und des Meerschweinchens sowie in der Leber und im Darmkanal von Ratte, Kaninchen und Meerschweinchen wurde durch Feststellung des freien Biotins mit Hilfe des *Lactobacillus arabinosus* nach Einwirkung des Ferments auf Biocytin ermittelt. Die Aktivität lag im menschlichen und Rattenserum in der gleichen Größenordnung (5,77 ± 0,90 bzw. 5,63 ± 1,10 m$\mu$mol/min/ml), betrug jedoch im Serum des Meerschweinchens nur 10% und des Kaninchens nur 1% dieser Aktivität. Gleiche, jedoch weniger deutliche Unterschiede

bestanden auch in der Biotinidase-Aktivität der untersuchten Organe der verschiedenen Tierarten. Eine Hemmung der Aktivität trat im menschlichen und Rattenserum mit p-Chlormercuribenzoat, Arsenit und Monojodacetat, eine Anregung mit Glutathion ein. EDTA und Cyanid waren ohne Einfluß. Bei der Zonenelektrophorese hatte die Biotinidase-Aktivität beim pH 8,6 eine wenig geringere Mobilität als das Albumin, wobei nur ein Gipfel auftrat.
E. Grün. 6105.

**4-64/03-0352** Stahl, F., Hertling, I. und Knappe, G.; Berlin, Humboldt-Univ., Charité, Inst. für Exp. Endokrinol.; I Med. Klin. **Eine einfache fluorometrische Methode zur Routinebestimmung von Corticosteroiden in kleinen Plasmamengen.** Acta biol. med. german. [Berlin] **10** (1963) Nr. 5/6. S. 480 bis 487.
Vff. beschreiben eine einfache Methodik zur Bestimmung von Corticosteroiden, zu deren Durchführung eine Plasmamenge von 5 ml genügt. Nach Petrolaetherwaschung, Methylendichloridextraktion und Natronlaugewaschung wird in Aethanol-Schwefelsäure eine Fluoreszenz der Corticosteroide angeregt, die im Photometer „Eppendorf“ unter Verwendung der Filter 436 nm und 520–570 nm gemessen wird. Die höchste Fluoreszenzintensität wird mit 70%iger Schwefelsäure und nach einer Reaktionsdauer von 30 Min. erzielt. Die optimale Reaktionstemperatur beträgt 22 °C. Die Spezifität wurde durch Untersuchung von 12 natürlichen und synthetischen Steroiden gesichert. Die Genauigkeit beträgt 92,1 $\pm$ 11%. Bei 18 gesunden männl. und weibl. Personen wurde eine mittlere Konzentration von 19,1 $\pm$ 3,1 μg% (12,7–28,0 μg%) ermittelt. Mit ACTH-Stimulierung wurde ein deutlicher Anstieg und durch Glukocorticoidzufuhr ein typischer Abfall der Corticosteroidkonzentration erhalten.
S. Willer. 6110.

**4-64/03-0353** Bach, S. J. und Shepherd, D. A. L.; Bristol, Univ. The stability of pyruvate in bovine blood. **(Die Stabilität des Pyruvats im Rinderblut.)** Veterin. Rec. **75** (1963) Nr. 20. S. 513–514. – 2 Tab., 6 Lit.
Der Pyruvatgehalt von Rinderblut war nach Aufbewahrung desselben bei Zimmertemperatur für 8 bzw. 24 Std. praktisch identisch (0,36 bzw. 0,41 mg pro 100 ml), während bei 48stündiger Aufbewahrung eine Erhöhung auftrat. Wird Serum 8 Std. nach der Blutgewinnung abgetrennt, tritt in ihm bis 40 Std. praktisch keine Änderung des Pyruvatgehaltes auf. Diese Ergebnisse bestätigen die von Bach und Hibbitt erhobenen Befunde, stehen jedoch im Gegensatz zu den Resultaten von Pearce, welcher bereits innerhalb von 24 Std. einen starken Anstieg feststellte. Diese Differenz beruht auf der ungenügenden Spezifität der von Pearce verwendeten Methode.
E. Grün. 6115.

**4-64/03-0354** Langendorf, H.; Mainz, Physiol.-Chem. Univ.-Inst. **Säure-Basen-Gleichgewicht und chronische acidogene und alkalogene Ernährung.** Z. Ernährungswiss., Suppl. **3** (1963) Nr. 2. S. 1–76. – 9 Abb., 15 Tab., 440 Lit.
Nach einer Übersicht über die Terminologie, die physicochemischen Grundlagen und die physiologische Regulation des Säure-Basen-Gleichgewichts werden die natürlichen acidogenen und alkalogenen Nahrungsfaktoren besprochen und ihr Einfluß auf das Säure-Basen-Gleichgewicht diskutiert. In mehreren langfristigen Versuchen an Ratten, deren sonst gleiches Futter durch den Zusatz von 100–300 mÄquiv. Ammoniumchlorid oder Natriumbicarbonat pro kg einen acidogenen bzw. alkalogenen Charakter erhalten hatte, wurde versucht, die auf das Säure-Basen-Gleichgewicht gerichteten Effekte einseitiger Kostformen zu erfassen. Die Belastungen wurden so gewählt, daß sie einen gerade noch erkennbaren Einfluß auf das Wachstum ausübten; sie waren etwas größer als sie beim Menschen durch einseitige Kostformen auf die Dauer bewirkt werden können. Nach 8 bzw. 32 Mon.

Versuchsdauer waren die Elektrolytkonzentrationen im Serum nur wenig verändert, wohl aber gewisse Veränderungen im Kohlenhydrat-, Fett- und Cholesterinstoffwechsel nachweisbar. Der Haupteffekt einer chronischen Verstellung des Säure-Basen-Gleichgewichtes war dabei die signifikante Verkürzung der Lebenszeit infolge einer erhöhten Sterblichkeit im frühen und mittleren Lebensalter. Bei alkalogener Fütterung traten schwere Blasenentzündungen und Blasensteine auf. Extrem einseitige und gleichförmige Kostformen sollen weder als Dauernahrung noch als Krankendiät für längere Zeit Verwendung finden. E. Kolb. 6120.

**4-64/03-0355** Koch, Johannes; Göttingen, Georg-August-Univ., Tierärztl. Inst.; Inst. für Tierzucht und Haustiergenetik. **Blutgruppenuntersuchungen beim Schwein unter Berücksichtigung des Nachweises der Elternschaft.** Diss. Göttingen **1962** 85 S. – 7 Abb., 3 Tab., 71 Lit.
Neben der Erläuterung der Blutgruppenverhältnisse bei verschiedenen Tieren und Darstellung von Untersuchungsmethoden wird besonderer Bezug auf die Iso- und Heteroimmunisierung beim Schwein genommen. Es konnten mittels eingehend beschriebener Methodik Testseren zum Nachweis der Blutgruppenfaktoren $F_a$, $K_a$, $K_b$, $E_a$ und $G_b$ isoliert werden. An 449 Nachkommen aus 83 Würfen wurde die angegebene Elternschaft geprüft. Von 51 Ferkeln, die anderen Würfen zugesetzt worden waren, konnten durch die Bluttypenbestimmung 41 Tiere als nicht zugehörig ermittelt werden. Hinweise auf eine rezessive Vererbung der A-Eigenschaft waren nicht zu erhalten. Für den Abstammungsnachweis wird in Zukunft auch in der Schweinezucht die Blutgruppenserologie unentbehrlich sein. G. Becker. 6125.

**4-64/03-0356** Brucks, R.; Göttingen, Univ., Tierärztl. Inst.; Inst. für Tierzucht und Haustiergenetik. **Anwendungsmöglichkeiten der Blutgruppenforschung in der Schweinezucht unter besonderer Berücksichtigung des Elternschaftsnachweises.** Schweinezucht u. Schweinemast **10** (1962) Nr. 8. S. 153 bis 156. – 4 Tab.
Vfn. gibt eine allgemeine Darstellung der Blutgruppeneigenschaften des Schweines und erwähnt kurz die Anwendungsmöglichkeiten der Blutgruppenforschung. Der Elternschaftsnachweis wird an 3 Beispielen erklärt.
G. Becker. 6125.

**4-64/03-0357** Schmid, D. O.; München, Inst. für Blutgruppenforsch. der Tierzuchtforsch. e. V. **Die Bedeutung der Blutgruppenforschung für die Geflügelzucht.** Züchtungskunde **35** (1963) Nr. 5. S. 196–204. – 2 Tab. Zus. in Russ., Engl., Franz.
Mit Hilfe der Blutgruppenforschung ist es möglich, leistungsfähige Hybriden durch gezielte Anpaarung bestimmter Tiere zu züchten, deren für die Leistung verantwortliche Gene durch Blutgruppen markiert werden können. Bei dieser Forschung werden Substanzen gesucht, die als Genmarkierer zur Untersuscheidung einzelner Individuen innerhalb einer Population dienen. Als derartige Genmarkierer werden die Blutgruppen, die Serumeiweißgruppen im Blutserum, die Blutfarbstoff- oder Hämoglobintypen sowie die Eiweißtypen im Eiklar des Hühnereis genannt. Einzelne Beispiele der Blutgruppenuntersuchungen und die Vielzahl der Möglichkeiten werden erörtert. Besonders England und die USA haben sich um diese Forschung verdient gemacht und mit Hilfe der Blutgruppenmarkierung hochleistungsfähige Linien gezüchtet. Neben den Blutgruppen stehen neuerdings die erblichen Serumeiweißmerkmale und Blutfarbstofftypen im Mittelpunkt des Interesses, vor allem seit bekannt ist, daß offensichtliche Zusammenhänge zwischen Serumeiweißtyp der Elterntiere und Fruchtbarkeit bestehen. M. Richter. 6125.

**4-64/03-0358** Prolić, I.; Sarajevo, Univ., Veterin. Fak., Zavod za Biohem. Fiziol. i Patofiziol. Uticaj paljenja na krvnu sliku, sedimentaciju eritrocita, frakcioni odnos serumskih proteina i sadržaj kalcija i fosfora u serumu kod konja. **(Zum Einfluß der Kauterisierung auf Blutbild, Erythrocytensenkung, Verhältnis der Eiweißfraktionen und auf den Ca- und P-Gehalt im Serum des Pferdes.)** Veterinaria [Sarajevo] **11** (1962) Nr. 3. S. 377–385. – 4 Abb. Zus. in Engl.

Das Kauterisieren an den Gliedmaßen führt zur Senkungsbeschleunigung der Erythrocyten, zu einer Leukocytose (Neutrophilie), einer Veränderung im Verhältnis der Serumeiweißfraktionen (Vermehrung der $\beta$- und $\gamma$-Globuline). Die unspezifischen Veränderungen entsprechen den Verhältnissen bei einem lokalen entzündlichen Prozeß, wodurch auch die Ursache des therapeutischen Erfolges chrakterisiert wird. P. Schmidt. 6135.

**4-64/03-0359** Scheuch, D., Wagenknecht, C., Wagner, J. und Hykeš, P.; Berlin, Humboldt-Univ., Physiol.-Chem. Inst.; Prag, Karls-Univ., I. Inst. für Med. und Gerichtl. Chem. **Über den Einfluß des Hydroxylamins auf den Stoffwechsel von roten Blutzellen.** Acta biol. med. german. [Berlin] **10** (1963) Nr. 5/6. S. 459–467. – 5 Abb., 1 Tab., 25 Lit. Zus. in Russ., Engl.

In roten Blutkörperchen entstehen unter der Einwirkung von Hydroxylamin und anderen Amino- und Nitroverbindungen Methämoglobin und Heinz-Körperchen; Glutathion wird dabei oxydiert, die Lactatbildung ist vermindert. In vorliegenden Untersuchungen wurde geprüft, ob die Herabsetzung der Glykolyse durch Hydroxylamin auf die Inaktivierung von SH-Enzymen des Embden-Meyerhoff-Weges zurückgeführt werden kann. Es zeigte sich, daß die Glykolysekapazität durch Hydroxylamin bei Incubation der Erythrocyten um 30–60% vermindert wurde, wobei der Effekt über die Inaktivierung der Hexokinase eintritt; Triosephosphatdehydrogenase, Glutathionreduktase I, Glukose-6-phosphatdehydrogenase und Diaphorase werden durch Hydroxylamin nicht inaktiviert. Die Aktivität der anorganischen Pyrophosphatase wird durch Hydroxylamin stark herabgesetzt. In Anwesenheit von Glukose wird GSH gegen die Einwirkung von Hydroxylamin geschützt, und die Glykolysekapazität wird nicht vermindert; die Hexokinase bleibt aktiv. Die Verminderung der Glykolyseaktivität und der GSH-Abfall sind nach 6stündiger Incubation mit Hydroxylamin nicht reversibel. GSH- und Hb-Oxydation haben gegenüber der Inaktivierung der SH-Fermente eine unterschiedliche Temperaturabhängigkeit. E. Kolb. 6135.

**4-64/03-0360** Prietz, Gerhard; Berlin, Humboldt-Univ., Veterinärmed. Fak., Chirurg. Tierklin. **Untersuchungen des Hämoglobingehaltes im Plasma nach intravenöser Verabreichung von Injektionsnarkotica unterschiedlicher Konzentrationen und unter gleichzeitiger Berücksichtigung der kombinierten Injektionsnarkose mit Guajakolglycerinaether bei Pferd und Rind.** Diss. Berlin **1963** 112 S. – 9 Tab., 60 Lit.

Um den Grad und die Dauer einer Hämolyse nach i. v. Applikation von Narkose- bzw. Narkosehilfsmitteln zu bestimmen, wurden an 123 Pferden und 34 Rindern nach 10%iger und 20%iger Chloralhydratlösung und 20%iger Guajakolglycerinaether-Lösung sowie nach Kombination von Chloralhydrat (10%ig) mit Guajakolglycerinaether (20%ig) und Cloralhydrat (10%ig) mit Morphinum hydrochloricum Bluntuntersuchungen durchgeführt. Das freie Hämoglobin wurde nach Umsetzung zu Cyanhämiglobin am Pulfrich-Photometer bestimmt. Dabei hat sich gezeigt, daß das Entstehen einer Hämolyse in erster Linie von der Konzentration des applizierten Narkoticums (bzw. Analgeticums oder Muskelrelaxans) abhängig war. Ihr Auftreten und Abklingen nach unterschiedlich konzentrierten Lösungen waren bei den einzelnen Tieren sehr verschieden, ohne daß Beziehungen zu Alter, Geschlecht und Rasse bestünden. Das Pferdeblut zeigte nicht in dem Maße Hämolysebereitschaft wie das des Rindes. Eine aufgetretene Hämolyse war in der Regel unmittelbar nach der Infusion am stärksten. Die beobachteten Hämolysen zeigten keine bleibenden klinischen Symptome und stellten bei den genannten Betäubungsverfahren für die Patienten keine beachtenswerten Narkosebelastungen dar. E. Wiesner. 6135.

**4-64/03-0361** Freireich, Emil J. The effect of 6-mercaptopurine on the duration of steroid-induced remissions in acute leukemia: a model for evaluation of other potentially useful therapy. **(Die Wirkung von 6-Mercaptopurinen auf die Dauer von Steroid-erzeugten Remissionen bei akuter Leukämie. Ein Modell für die Auswertung einer anderen möglichen und brauchbaren Therapie.)** Blood 21 (1963) Nr. 6. S. 699–716. – 8 Abb., 10 Tab., 15 Lit.
Da die Corticosteriode vorwiegend bei akuter lymphatischer Leukämie im Jugendalter wirksam sind, wurden 92 Patienten unter 20 Jahren für die Untersuchungen verwendet. Für die Behandlung wurde ein Schema aufgestellt, das drei verschiedene Phasen umfaßt. Zur Erzeugung der Einführungsphase der Remission wurde Prednison in einer Dosis von 40 mg/Qadratmeter Körperoberfläche pro Tag, in 2 bis 3 Portionen oral verabreicht. Die in der ersten Phase durchgeführte Prednisontherapie erfolgte bis zur vollständigen Remission des Knochenmarkes. In der Regel wurde dieses Ziel in einer Zeit bis zu 28 Tagen erreicht. Patienten, die nach dieser Zeit keine Besserung zeigten, wurden mit 6 Mercaptopurin weiterbehandelt. Als Kontrollgruppe dienten Patienten, die mit einem Placebo behandelt wurden. Die durchschnittliche Dauer der vollständigen Remission bei der 6-MP-Therapie belief sich auf 33 Wochen, die der Placebotherapie auf 9 Wochen. Die aktive und antileukämische Zusammensetzung des 6-Mercaptopurin wirkte sich bei dem aufgestellten Versuchsplan optimal aus. Die Remissionserfolge beider Behandlungsprogramme waren nicht signifikant verschieden, da bei den mit 6-MP behandelten Patienten Rückfälle auftraten. W. Verter. 6135.

**4-64/03-0362** Klinger, W. und Kersten, L. **Die Wirkung von Vanillinsäurediäthylamid auf den Blutzucker beim Kaninchen und die Leber- und Nebennieren-Ascorbinsäure bei der Ratte.** Acta biol. med. german. [Berlin] 10 (1963) Nr. 5/6. S. 689–690. 6135.

**4-64/03-0363** Böhme, Reiner; Berlin, Humboldt-Univ., Veterinärmed. Fak., Inst. für Veterin.-Physiol. **Der Einfluß hoher Außentemperaturen und wechselnder Luftfeuchtigkeit auf das Blutbild des Huhnes.** Diss. Berlin **1963** 56 S. – 6 Abb., 7 Tab., 59 Lit.
Bei verschiedenen Temperaturen und wechselnder Luftfeuchtigkeit wurden die Reaktionen im Blutbild des Huhnes verfolgt. Dabei konnte folgendes festgestellt werden. Die Luftfeuchtigkeit hat bei 35 °C einen starken Einfluß auf das Blutbild. Eine Steigerung der Temperatur bis 45 °C führt zu einer Erythro- und Leukocytose. Eine Lymphopenie und Neutrophilie tritt bis 40 °C auf. Bei 45 °C erscheinen eine Lymphocytose und Neutrophilie. Auf dreimalige Wiederholung von 35 °C und 90% Luftfeuchtigkeit erfolgte keine signifikante Änderung der Reaktionen des Blutbildes. In einem Dauerversuch geht die anfängliche Erythrocytose, Neutro- und Eosinophilie in eine Erythro-, Neutro- und Eosinopenie über. Die Lymphopenie wird umgekehrt zu einer Lymphocytose. Die Ergebnisse der Versuche des Vf. wurden mit den gleichzeitig von Liesack beobachteten Veränderungen der Körpertemperatur und der Pulsfrequenz verglichen. E. Wiesner. 6140.

**4-64/03-0364** Ulrich, S., Hilpert, P. und Bartels, H.; Tübingen, Univ., Physiol. Inst. **Über die Atmungsfunktion des Blutes von Spitzmäusen, weißen Mäusen und syrischen Goldhamstern.** Pflügers Arch. ges. Physiol. Menschen Tiere **277** (1963) Nr. 2. S. 150–165. – 2 Abb., 11 Tab., 13 Lit. Zus. in Engl.
An Spitzmäusen, weißen Mäusen und Goldhamstern wurden Untersuchungen über die Atmungsfunktion des Blutes angestellt. Es wurden pH-Messungen, Bestimmungen des Bohr-Effektes und Zelluntersuchungen durchgeführt.

Aus beigefügten Tabellen können die Werte zur Berechnung des Bohr-Effektes vom Blut der weißen Mäuse und Goldhamster entnommen werden. Weiterhin sind die Werte zur Aufstellung der Sauerstoff-Dissoziationskurve bei 37 °C für Spitzmäuse, weiße Mäuße und Goldhamster angegeben. Desgleichen sind die Daten der Mittelwert-Sauerstoff-Dissoziationskurven für pH-Werte 7,2, 7,4 und 7,6 zusammengestellt. Bei der Untersuchung der Erythrocytenzahl ergab sich, daß Spitzmäuse die größte Erythrocytenzahl mit 11,5 Millionen/mm³ haben. Bei allen 3 Tierarten ist die Hb-Konzentration im Erythrocyten auffallend hoch, zwischen 45–48%, die Erythrocytendicke ist mit 1,83 am stärksten bei Goldhamstern. Einzelheiten sind dem Original zu entnehmen. W. Richter/Kleinmachnow. 6140.

---

4-64/03-0365 *Andresen, Erik.* **A study of blood groups of the pig.** Diss. Vet. med. Fak. København. 1961. (229 S.) 8°. (Diss. 9207)

## XI. VIRUSKRANHEITEN

**4-64/03-0366** Rada, B., Blašković, D., Gut, J. und Šorm, F. Screening of antimetabolites inhibiting virus multiplication. I. Inhibition of virus multiplication by acetylurea derivatives. **(Überprüfung von Antimetaboliten, die die Virusvermehrung inhibieren. 1. Mitt. Durch Acetylurea-Derivate inhibierte Virusvermehrung.)** Acta virol. [Praha] 7 (1963) Nr. 2. S. 152–155. — 1 Abb., 1 Tab., 7 Lit.
Sechs Acetylurea- (Chloro-, Dichloro-, Trichloro-, Bromo-, Tribromo- und Jodoacetylurea) und zwei Pyrimidinderivate (5,5-Dibromobarbitursäure und 5-Thiozyanodihydrouracil) wurden anhand des Inhibitionsplaquetestes mit dem Vaccinevirus, mit Virus der Newcastle-Krankheit (NDV) und Virus der westlichen Pferdeencephalomyelitis (WEE) geprüft. Die Vermehrung des Kuhpockenvirus wurde durch Chlorderivate von Acetylurea selektiv inhibiert. Bromo- und Jodoacetylurea waren unwirksam. Die Plaquebildung] bei NDV und WEE wurde von keinem der gepüften Präparate inhibiert. ČSSR/ÚVTI. 6210.

**4-64/03-0367** Borecký, L., Rathová, V. und Križanová, O. Nonspecific resistence of the organism and myxovirus inhibitors. (Comparison of some antibacterial and antiviral mechanisms.) **(Nichtspezifische Resistenz des Organismus und die Myxoviren-Inhibitoren. [Vergleich einiger antibakterieller und Antivirus-Mechanismen.])** Folia Microbiol. [Praha] 8 (1963) Nr. 3. S. 137 bis 146. — 4 Abb., 5 Tab., 41 Lit. Zus. in Russ.
Es wird über die gegenwärtige Situation in der Klassifizierung von Myxoviren-Inhibitoren berichtet. Vff. betonen die analog. Eigenschaften der sog. Betainhibitoren der Influenzaviren und der sog. Bakteriziden der gramnegativen Keime. Ergebnisse von Versuchen, bei denen es gelang, die Herkunft der Betainhibitoren aufzuklären, und zwar durch Immunisierung von Mäusen, Ratten und Meerschweinchen sowohl mit Hilfe der Nahrung (Mäuse) als auch mittels der eigentlichen Darmmikroflora (Meerschweinchen) oder mit Salmonellen und O- oder Vi-Antigen. Es zeigte sich, daß die nach der Immunisierung der Ratten durch Influenzaviren entstehenden und mit O- oder Vi-sensibilisierten Erythrocyten reagierenden Antikörper die Antikörper gegen das Wirtsgewebe bildeten und in der Alantoisflüssigkeit der Kükenembryonen enthalten waren. ČSSR/ÚVTI. 6220.

**4-64/03-0368** Kawamura, Hitoshi und Tsubahara, Hikokichi. Serological relationship between celo and gal viruses. **(Serologische Verwandtschaft zwischen Celo- und Gal-Viren.)** Nat. Inst. Animal Health Quart. [Tokyo] 3 (1963) Nr. 2. S. 77–82. — 1 Abb., 2 Tab., 9 Lit. Orig.: engl.
Durch die KBR und die Präzipitation im Agar-Gel wird zwischen dem chicken-embryo-lethal orphan (Celo)Virus und dem gallus adeno-like (Gal)Virus eine

teilweise serologische Verwandschaft nachgewiesen. Im Neutralisationstest zeigte lediglich das Celo-Immunserum eine leichte Neutralisation des Gal-Virus. H. Liebermann. 6220.

**4-64/03-0369** Valentine, R. C. **Die Gestalt der Viren.** Endeavour **22** (1963) Nr. 86. S. 85–88. – 7 Abb., 8 Lit.
Allgemeine Zusammenfassung der bisherigen Ergebnisse der Virusstrukturforschung und ihrer Theorien. Dem hexagonalen Umriß des Adenovirus und anderer Viren entspricht von den 5 regelmäßigen euklidischen Körpern am besten das aus 20 gleichseitigen Dreiecken bestehende Ikosaeder, das auch der Kugelgestalt am nächsten kommt. Nach Rö.-Diffraktion pflanzlicher Viruskristalle und aus theoretischen Überlegungen ergab sich, daß der Proteinmantel aller runden Viren wahrscheinlich aus identischen Untereinheiten (U. E.) in kubischer Symmetrie aufgebaut ist (Crick und Watson 1958). Dem Ikosaeder entspricht eine 5·3·2-Symmetrie. Der Vergleich mit dem tatsächlichen Bild der U. E. des Adenovirus ergab, daß die U. E. in sich symmetrisch sein müssen. Die 12 U. E., die die Ecken des Ikosaeders bilden, haben 5, alle übrigen U. E. 6 identische Nachbarn. Ein weiterer Beweis für die Existenz der U. E. ist der Nachweis verschiedener Antigene, am besten im Agardiffusionstest. Nucleinsäuren können die Bildung spezifischer Proteine veranlassen, die sich zum Viruspartikel zusammenschließen. Eine Theorie über das Phänomen der speziellen Virusgrößen haben Klug und Caspar (1963) aufgestellt. Der Proteinmantel soll aus kleineren kristallographischen Grundeinheiten (G. E.) bestehen, deren Bindungen eine geringe, bis zu 5 Grad gehende Deviation aufweisen können. Die elektronenoptisch sichtbaren U. E. sollen aus einem Bündel von 6 spindelförmigen, parallel und hexagonal zueinander stehenden G. E. mit gleichartigen chemischen Bindungen bestehen. Durch Einführung von Fünfergruppen wird nur eine sehr geringe Deformation der Bindungswinkel zur Bildung eines sphärischen Körpers bestimmter Größe notwendig. Die stabilste Anordnung entspricht einem Ikosaeder mit 12 pentagonalen U. E. an den Ecken. Die Form relativ großer Viren würde sich dabei mehr einem idealen Ikosaeder, die von sehr kleinen Vieren infolge stärkerer Deformation der Bindungswinkel mehr einer Kugel nähern. W. Vetterlein. 6225.

**4-64/03-0370** Wagner, Robert R. Cellular resistance to viral infection, with particular reference to endogenous interferon. **(Zellularresistenz gegen Virusinfektion mit besonderer Berücksichtigung des endogenen Interferons.)** Bacteriol. Rev. 27 (1963) Nr. 1. S. 72–86. 6225.

**4-64/03-0371** Spaar, Dieter und Pu, Schen-Zsin; Moskau, Landwirtsch. Timirjasew-Akad., Lehrstuhl für Phytopathol. **Über die Anwendung von Methoden der Stimulierung der Antikörperbildung bei der Herstellung diagnostischen X-Virusantiserums.** Zbl. Bakteriol., Parasitenkunde, Infektionskrankh. Hyg., II. Abt. **116** (1963) Nr. 7. S. 750–761.
Durch Injektion serologisch blockierter oder isoviscöser Antigene sowie durch Zusatz von Biostimulatoren versuchten Vff. bei Kaninchen die Antikörperbildung zu erhöhen. Es wurde festgestellt, daß im Vergleich zu freiem Antigen (X-Virus) ein Präzipitat den Antikörpertiter um etwa 2–4 Verdünnungsstufen höher trieb. Mit Antiserum abgesättigtes Präzipitat ergab eine Steigerung um 5–6 Titerstufen. Gleichzeitig wurde eine Erhöhung der Spezifität und Dauer der Antikörperproduktion beobachtet. Zusätze von RES-cytotoxischen Seren oder von Gewebepräparaten führten zu einem Titergewinn von 2–4 Verdünnungsstufen, während die Verwendung isoviscöser Antigene keine Titersteigerung bewirkte. G. Train. 6225.

**4-64/03-0372** Svoboda, J., Chýle, P., Šimkovič, D. und Hilgert I. Demonstration of the absence of infectious Rous virus in rat tumour XC, whose structurally intact cells produce Rous sarcoma when transferred to chicks. **(Nachweis der Abwesenheit des infektiösen Rous-Virus im Rattentumor XC, dessen strukturell unbeschädigte Zellen nach der Übertragung auf Küken das Rous-Sarkom hervorrufen.)** Folia biol. [Praha] **9** (1963) Nr. 2. S. 77–81. – 1 Tab., 17 Lit. Zus. in Russ.

In zellfreien Präparaten des Rattensarkoms XC, das Filtrate, sämtliche wichtigsten Zellfraktionen und konzentrierte Mikrosomalfraktion enthielt, gelang es nicht, die Anwesenheit des infektiösen Rous-Virus nachzuweisen, obwohl die unbeschädigten Zellen diese Sarkoms, wenn in ausreichender Gabe vorhanden, bei Küken das Rous-Sarkom hervorriefen. Das Virus wurde auch im Sediment nach Zentrifugieren von 700 ml der Kultivierungsflüssigkeit aus langsam wachsender Linie der XC-Zellen, die lange Zeit in vitro kultiviert wurden, bei großer Umdrehungszahl nicht festgestellt. Im Rattenserum, in dem die Destruktion des XC-Sarkoms stattgefunden hat, wurde bei der Reaktion mit dem Rous-Virus keine virusneutralisierende Aktivität festgestellt. Das Hennenantiserum, durch das nach Zusatz in die Gewebekultur der sich vermehrenden XC-Zellen das Rous-Virus neutralisiert wird, übte keinen Einfluß auf ihre Fähigkeit, bei Küken die Bildung des Rous-Sarkoms hervorzurufen. Im Extrakt des XC-Sarkoms wurde kein Virus mit onkogener Aktivität gegenüber den Ratten festgestellt. In Präparaten, die aus dem Rous-Sarkom und dem XC-Geschwür zubereitet wurden, fand man kein hämagglutinierendes Antigen vom Polyoma Virus Typ. ČSSR/ÚVTI. 6225.

**4-64/03-0373** Simon, Joseph und Brewer, R. L.; Urbana, Univ. of Illinois, Coll. of Veterin. Med. Lymphosarcoma in a calf. **(Lymphosarkom beim Kalb.)** J. Amer. veterin. med. Assoc. **142** (1963) Nr. 12. S. 1388–1389. – 3 Abb., 1 Tab.

Bei einem 8 Tage alten Bullenkalb (Aberdeen Angus × Shorthorn-Guernsey) waren Tarsalgelenk, Nabelgegend und Kniefaltenlymphknoten geschwollen. Das Tier wurde zunächst mit Penicillin auf Nabelentzündung behandelt. Da die Therapie nicht anschlug, erfolgte wiederum 1 Woche später zur Diagnose eine teilweise Entnahme des betroffenen Lymphknotens. Aufgrund des histologischen Befundes wurde nunmehr ein Lymphosarkom diagnostiziert. Es werden die klinischen, pathologisch-anatomischen und -histologischen Veränderungen beschrieben. Im Blut war die Zahl der Leukocyten vermindert, das Differentialblutbild zeigte kaum Veränderungen. Milz, Leber und Nieren waren vergrößert. Die Lymphknoten waren ebenfalls hyperplastisch und wiesen vermehrt lymphoide Elemente und Mitosefiguren auf.

E. Wiesner. 6288.

**4-64/03-0374** Fey, F. und Schneider, E. J.; Berlin-Buch, Inst. für Exp. Krebsforsch. der Dtsch. Akad. der Wiss. zu Berlin. **Alkalische Phosphatase bei virusinduzierten Leukämien der Maus.** Acta biol. med. german. [Berlin] **11** (1963) Nr. 2. S. 264–273. – 1 Abb., 2 Tab., 17 Lit.

Auf der Suche nach weiteren Möglichkeiten für eine exakte Differenzierung und Klassifizierung der einzelnen Leukämieformen erwies sich der cytochemische Enzymnachweis, speziell der alkalischen Phosphatase, als sehr brauchbar. Dazu wurden bei verschiedenartigen, virusinduzierten Mäuseleukämien bestimmte Organe (insbes. Thymus, Lymphknoten und Milz) cytochemisch und z. Z. auch biochemisch auf ihren Gehalt an alkalischer Phosphatase-Aktivität untersucht. Während Normalgewebe nur eine sehr geringe Aktivität zeigen, konnte bei lymphatischen und Paramyeloblasten-Leukämien durchweg eine starke alkalische Phosphatase-Aktivität gefunden werden, bei Reticulumzellen-Leukämien dagegen nur ein geringer Effekt, der den Normalwerten weitgehend entsprach. Vermutlich besteht eine Korrelation zwischen Reifegrad der Leukämiezellen und der alkalischen Phosphatase-Aktivität, so daß die Bestimmung der alkalischen Phosphatase im leukotischen Gewebe zur Differenzierung der einzelnen Leukämietypen der Maus herangezogen werden kann. Ob diese Ergebnisse auch auf menschliche akute Leukose und Lymphadenosefälle übertragbar sind, soll in weiteren Untersuchungen geprüft werden. J. Martin. 6297.

**4-64/03-0375** Pasternak, G., Horn, K.-H. und Graffi, A.; Berlin-Buch, Inst. für Exp. Krebsforsch. der Dtsch. Akad. der Wiss. zu Berlin. **Weitere Untersuchungen über Antigendifferenzen zwischen Geweben virusinduzierter myeloischer und lymphatischer Leukosen der Maus.** Acta biol. med. german. [Berlin] **11** (1963) Nr. 2. S. 293–297. – 2 Tab., 13 Lit.

Die Leukosen viralen Ursprungs bei der Maus wiesen eine spezifische Antigenität auf. Vorliegende Untersuchungen betreffen die antigenen Beziehungen zwischen virusinduzierten myeloischen und lymphatischen Leukosen der Maus sowie mögliche Cross-Reaktionen zwischen lymphatischer, durch zellfreie Filtrate einer myeloischen Mäuseleukose induzierter Rattenleukose und den myeloischen Leukosen der Maus. – Nach Behandlung von Mäusen mit homologen Transplantaten lymphatischer Leukosen konnte keine Resistenz gegen isologe Transplantate myeloischer Leukosen nachgewiesen werden. Ebenso konnte nach Vorbehandlung mit virusinduzierter myeloischer Leukose keine Resistenz gegen isologe Transplantate einer lymphatischen Leukose der Maus erzeugt werden. Demnach bestehen keine gesicherten antigenen Beziehungen zwischen myeloischen und lymphatischen Mäuseleukosen. Dagegen konnte bei Prüfung der Resistenz gegen isologe Transplantate myeloischer Mäuseleukose nach heterologer Transplantation einer lymphatischen Rattenleukose ein leichter Immunisierungseffekt des heterologen Leukosegewebes gefunden werden. Eine weitere Bestätigung der experimentell erzeugten Cross-Reaktivität zwischen der getesteten lymphatischen Rattenleukose und den myeloischen Mäuseleukosen würde bedeuten, daß das gleiche Virus Leukosen differenten Zelltyps induzieren kann und die entstandenen spezifischen Antigene unabhängig von der Species weitgehend identisch sind.
J. Martin. 6297.

**4-64/03-0376** Chieco-Bianchi, L., Fiore-Donati, L., Benedictis, G. de und Tridente, G.; Bari, Italy, Univ., Ist. di Anatomia Patol. Influence of urethane on susceptibility to leukaemia induction by Graffi virus in adult mice. **(Der Einfluß von Urethan auf die Empfänglichkeit erwachsener Mäuse gegenüber einer Leukämieinduktion mit dem Graffi-Virus.)** Nature [London] **199** (1963) Nr. 4890. S. 292–293. – 1 Tab., 13 Lit.

Durch eine Behandlung mit Urethan vor der Applikation des Graffi-Leukämievirus war es den Autoren möglich, bei einem Teil der erwachsenen Mäuse des C 57 BL Stammes eine Leukämie zu induzieren. In Verbindung mit den aus der Literatur bekannten Ergebnissen über die Leukämieerzeugung bei erwachsenen Tieren durch Virusverabreichung und Röntgenbestrahlung bzw. Cortisongaben werden die Befunde kurz diskutiert. W. Wittmann. 6297.

**4-64/03-0377** Tolle, A., Eger, W. und Schreier, Chr.; Göttingen, Univ., Tierärztl. Inst.; Pathol. Inst. **Übertragbare Nierenveränderungen bei männlichen Mäusen des Stammes N. M. R. I. nach Injektion von Rinderleukosematerial.** Dtsch. tierärztl. Wschr. **69** (1962) Nr. 21. S. 609–612.; Nr. 23. S. 680–685. – 10 Abb., 2 Tab., 7 Lit.

Aus einem früher bei Mäusen nach Injektion von leukotischem Rindermaterial gezüchteten Tumor und aus frischem Material (verschiedene Organ- sowie Heparin- und Citratblutproben) 12 verschiedener leukotischer Rinder konnte nach Injektion des Materials an Säuglingsmäuse des N. M. R. J. Stammes ein passagierbares Agens isoliert werden, das bei männlichen Mäusen atypische Nierenveränderungen erzeugt. Neben diesen (Nephrose mit Verkalkung) ist häufig auch bei beiden Geschlechtern die Leber verändert, während Herz und

Milz weniger beteiligt sind. Als örtliche Reaktionsprodukte entstehen Tumoren, die als reticulumzellige Blastome, z. T. auch als Hämangioendotheliome diagnostiziert werden. Nach diesen Befunden möchten die Autoren es in Frage stellen, „ob die Definition einer echten lymphatischen Leukose für die Rinderleukose überhaupt zutrifft.“ W. Wittmann. 6297.

**4-64/03-0378** Tokuda, Goichi, Fukusho, Kanematsu, Morimoto, Tomiaki und Watanabe, Morimatsu. Studies on rinderpest virus in bovine leukocyte culture. II. Susceptibility of leukocyte culture to the virus. **(Untersuchungen über das Rinderpestvirus in der Rinderleukocytenkultur. 2. Mitt. Empfänglichkeit der Leukocytenkulturen gegenüber dem Virus.)** Nat. Inst. Animal Health Quart. [Tokyo] **3** (1963) Nr. 2. S. 55–63. – 2 Abb., 6 Tab. 8 Lit. Orig. engl. 1. Mitt. vgl. LZ. Abt. IV **8** (1963) Nr. 10. S. 2157.

Die nach einer bereits früher (vgl. l. c.) beschriebenen Methode hergestellten Rinderleukocytenkulturen wurden auf ihre Empfänglichkeit gegenüber verschiedenen Stämmen des Rinderpestvirus (RPV) geprüft. Dabei erwiesen diese sich gegenüber dem lapinisierten RPV empfänglicher als Rinderembryonal- und Hühnerembryonalzellkulturen, waren aber nicht so empfänglich wie Kaninchen. Gegenüber frischem Virus waren die Leukocytenkulturen nicht so empfindlich wie Rinderembryonalzellkulturen, gegenüber dem eiadaptierten RPV waren Hühnerembryonalzellkulturen entschieden empfänglicher. Leukocytenkulturen von RPV-immunen Rindern sind erst nach Waschen mit Phosphatpufferlösung empfänglich. Die spezifischen Einschlußkörperchen wurden in den Kulturen nur durch das lapinisierte Virus nicht hervorgerufen, traten aber sonst stets auf. W. Wittmann. 6330.

**4-64/03-0379** Heuschele, W. P. und Barber, T. L.; Greenport, Long Island, N. Y., U. S. Dep. of Agric., A. R. S. Hematologic studies of rinderpest-infected swine. **(Hämatologische Untersuchungen rinderpestinfizierter Schweine.)** Canad. J. comparat. Med. veterin. Sci. **27** (1963) Nr. 3. S. 56 bis 60. – 2 Abb., 1 Tab., 10 Lit.

8 Schweine im Alter von 5–6 Mon. wurden mit mindestens 10000 für Rinder letalen Dosen eines ostafrikanischen Rinderpeststammes infiziert. 2 Gruppen von je 2 Schweinen dienten als Kontrollen, wobei der einen Gruppe eine Suspension normaler Rinderlymphknoten injiziert wurde. Bei den mit Virus infizierten Schweinen entwickelte sich eine statistisch signifikante Leukopenie mit den niedrigsten Werten am 2. und 3. Tag post infectionem. Am 8. Tag p. i. waren die normalen Werte wieder erreicht. Die übrigen hämatologischen Werte, insbesondere auch das Differentialblutbild, zeigten keine signifikanten Veränderungen. Am 2.–3. Tag trat eine Erhöhung der Körpertemperatur auf, die bis zu 7 Tagen anhielt. Die klinischen Symptome waren sehr mild und wurden nur am 3. und 4. Tag beobachtet. 4 infizierte Schweine wurden am 23. Tag p. i. reinfiziert; abnorme Veränderungen des Blutbildes oder der Körpertemperatur traten nicht auf. Die mit Rinderpestvirus infizierten Schweine entwickelten Antikörper, die im Virusneutralisationstest am Kaninchen nachgewiesen werden konnten. W. Wittig. 6330.

**4-64/03-0380** Heinig, A.; Insel Riems, Friedrich-Loeffler-Inst. der Dtsch. Akad. der Landwirtsch.-Wiss. zu Berlin. **Betrachtungen zur gegenwärtigen Situation der Maul- und Klauenseuche (MKS) in der DDR.** Mh. Veterinärmed. **18** (1963) Nr. 8. S. 283–285.

Seit 25 Jahren steht zur Bekämpfung der Maul- und Klauenseuche die Riemser MKS-Vaccine zur Verfügung. Die Erfahrungen lehren, daß nur durch regelmäßige prophylaktische Impfungen das MKS-Problem gelöst werden kann. In der DDR ist diese Impfung durch das Gesetz vom 6. 9. 1950 vorgeschrieben. Der Rinderstapel steht gegen die in Mitteleuropa am häufigsten auftretenden Typen O und A unter Impfschutz. Bis zum Sommer 1962 ist die DDR von MKS-Epizootien größeren Ausmaßes verschont geblieben.

Aus technischen Gründen konnte nur ein kleiner Teil der Rinderbestände auch gegen Typ C vacciniert werden (trivalent). Früher trat der Typ C relativ seltener auf, wurde aber wiederholt in die DDR eingeschleppt und konnte durch Ringimpfungen leicht getilgt werden. – Nächst den Rindern sind die Schweine für das MKS-Virus sehr empfänglich. So überstieg infolge Immunität der Rinder die Erkrankung der Schweine. Die MKS ist so zu einem Problem geworden, das trotz intensiver Forschungen in der Welt bisher noch nicht gelöst wurde. Es steht zur Zeit noch kein Impfstoff zur Verfügung, der Schweine sicher zu immunisieren vermag. Allerdings ist die MKS-Vaccine, sinnvoll eingesetzt, bei gleichzeitiger Durchführung der bekannten veterinärhygienischen Maßnahmen ein wertvolles Hilfsmittel zur Bekämpfung der MKS der Schweine. Die gegenwärtig ungünstige Seuchenlage basiert zum größten Teil auf Nichtbeachtung der veterinärhygienischen Maßnahmen. Der Erfolg hängt ausschlaggebend von der aufgeschlossenen Mitarbeit der Tierbesitzer und Tierpfleger ab. Die Wissenschaft wird die Anstrengungen zur Verbesserung der MKS-Vaccine für Schweine bzw. die Entwicklung einer für Schweine geeigneten Lebendvirusvaccine weiter verstärken. P.-G. Schoop. 6342.

**4-64/03-0381** Sellers, R. F.; Caracas, Inst. Venezolano de Investigaciones Ci. Multiplication, interferon production and sensitivity of virulent and attenuated strains of the virus of foot-and-mouth disease. **(Vermehrung, Interferonproduktion und Sensitivität virulenter und attenuierter Maul- und Klauenseuche-Virusstämme.)** Nature [London] **198** (1963) Nr. 4886. S. 1228 bis 1229. – 2 Tab., 14 Lit.

Die Experimente zum Nachweis der Interferonproduktion und zur Prüfung der Interferonsensitivität wurden auf Rinderzungenepithel-Kulturen nach Frenkel und auf BHK-Zellen mit dem virulenten Typ-O-Stamm O VEN und seinen attenuierten Varianten ATT VI und ATT XII durchgeführt. Ferner wurden der virulente Typ-A-Stamm A ZUL und der attenuierte Typ-A-Stamm A CRUZ geprüft. Näheres über die Technik im Original. Bei quantitativen Bestimmungen der Interferonproduktion während der Virusvermehrung ergaben sich bei den attenuierten Stämmen höhere Werte als bei virulenten Virusstämmen, obwohl letztere höhere Virustiter erreichten. Die $\log_{10}$ Plaquereduktion gegenüber dem Vesiculärstomatitis-Virusstamm Indiana C betrug bei ATT VI 4,5 log Reduktion, bei ATT XII 3,0 log Reduktion und bei A CRUZ nur 1,3 log Reduktion. Die Interferonproduktion erfolgte etwa um einen Tag später als die Virusvermehrung und führte teils am 2., teils am 4. Tag zu Maximaltitern. Die Höhe des Interferontiters wechselte in verschiedenen Versuchsansätzen. Bei Sensitivitätsprüfungen mit Semliki-Forest-Virus-Interferon ergab sich bei ATT VI eine 3–5fache Plaquereduktion, während sich das avirulente O VEN-Virus in Interferon-behandelten Kulturen besser vermehrte als in den Kontrollen. Auto-Interferenz-Versuche mit ATT VI zeigten eine 6fache Reduktion des ATT VI-Titers und keinen Effekt des ATT VI-Interferons gegenüber dem virulenten Virusstamm O VEN. Die attenuierten Stämme ATT VI und A CRUZ erwiesen sich auch sensitiver als virulentes Virus gegenüber Interferonpräparaten aus Kulturen, die mit den Gelbfiebervirusstämmen FN und D 17 infiziert wurden. Beziehungen zwischen der Interferon-Sensitivität in BHK-Zellen und der Avirulenz für Hamster wurden nicht geprüft. Der Mechanismus der Interferonproduktion wird diskutiert. Die eindeutige Korrelation zwischen Fehlen der Rinderpathogenität, reduzierter Vermehrungsrate, höherer Interferonproduktion und -sensitivität in Frenkel-Kulturen wird hervorgehoben und auf die Bedeutung der Auto-Interferon-Sensitivität im Hinblick auf die Avirulenz hingewiesen. In diesem Zusammenhang wird das gelegentliche Auftreten von Läsionen nach intradermaler Applikation attenuierter Virusstämme auf die Rinderzunge besprochen. Die im Vergleich zu virulenten Stämmen erhöhte Interferonproduktion der attenuierten Virusstämme wird als „marker" betrachtet. E. Hahnefeld. 6345.

**4-64/03-0382** Goret, P., Pilet, Ch. und Fontaine, J. (unter techn. Mitarb. von Moraillon, R.). Préparation chez le bovin et titrage d'un sérum contre la maladie de Carré. Étude comparée de son pouvoir protecteur. **(Gewinnung und Untersuchung eines Serums vom Rind gegen die Carrésche Krankheit. Vergleichende Feststellung seiner Schutzwirkung.)** Bull. Acad. vétérin. France [N. S.] **36** (1963) Nr. 1. S. 41–45. – 1 Tab., 6 Lit.

Ein ausgezeichnetes spezifisches heterologes Serum gegen die Carré'sche Krankheit kann vom Pferd gewonnen werden. 8 ml schützen Frettchen gegen das Virus der Carré'schen Krankheit (Staupe). Das vom Hund gewonnene Serum muß in einer Menge von 8–9 ml angewandt werden. Bei dem vom Rind hergestellten Serum benötigt man nur 6 ml zum Schutz von Frettchen. Die technische Durchführung der Versuche wird eingehend beschrieben. Mit Hilfe der Methode der Serumneutralisation im Ei werden die Titer der einzelnen Sera ermittelt. Das bovine Serum weist den höchsten Titer auf und damit auch die beste Schutzwirkung. E. Tempel. 6360.

**4-64/03-0383** Kubin, G.; Wien, Bundesanst. für Virusseuchenbekämpf. bei Haustieren. **Virusneutralisierende Antikörper gegen die ansteckende Schweinelähmung nach der Impfung mit inaktivierten Adsorbatimpfstoffen.** Wiener tierärztl. Mschr. **50** (1963) Nr. 1. S. 170–178. – 1 Abb., 7 Tab., 4 Lit.

In Österreich wird zur aktiven Immunisierung gegen die ansteckende Schweinelähmung eine auf Gewebekulturbasis hergestellte Formalin-inaktivierte Adsorbatvaccine eingesetzt. Als Ausgangsvirus für die Impfstoffproduktion dient ein Feldstamm, der durch laufende Kulturpassagierung seine Neurovirulenz verloren hat. In der vorliegenden Publikation wird geprüft, inwieweit der Serumneutralisationstest zur Information über die durch die Impfung erzeugte Immunität dienen kann. Es wird gezeigt, daß die Vaccination bereits nach 6 Tagen mit einer guten humoralen Antikörperbildung beantwortet wird. Die Antikörper erreichen bei intracutaner Applikation nach 13 Tagen, bei subcutaner Verimpfung nach 24 Tagen ihre Maximaltiter und haben bei subcutan geimpften Schweinen eine längere Verweildauer als bei intracutan behandelten Tieren. Eine absolute Relation zwischen den im Serumneutralisationstest ermittelten Antikörpertitern und der Immunität bestand offenbar nicht, da bei intracerebraler Testinfektion auch Tiere mit höheren Titern paralytisch erkrankten. Die Versuchsergebnisse werden dahingehend ausgewertet, daß die mit dem Neutralisationstest erfaßbare humorale Immunität nur als Teilstück des gesamten Immunitätskomplexes zu werten sei und nicht identisch ist mit der Gewebsimmunität. Die Methode der intracerebralen Testinfektion wird dagegen als ein umfassendes Prüfungsverfahren hingestellt mit der Einschränkung, daß sie den natürlichen Infektionsverhältnissen nicht entspricht. E. Hahnefeld. 6400.

**4-64/03-0384** Steele, J. H.; Atlanta, Ga., U. S. Gesundheitsamt. **Übersicht zum Vorkommen von Tollwut bei Mensch und Tier in den Vereinigten Staaten.** Veterin.-med. Nachr. **1963** Nr. 2/3. S. 205–220. – 4 Tab., 6 Lit.

Nach einem kurzen geschichtlichen Überblick über die Verbreitung der Rabies in den Vereinigten Staaten wird das klinische Bild der Tollwuterkrankung beim Menschen beschrieben und neben der klinischen Diagnose auf die Laboratoriumsdiagnose eingegangen. Außer den üblichen Verfahren (Histologie und Tierversuch) geht der Vf. auf die Bedeutung fluoreszierender Antikörperseren bei der Tollwutdiagnose ein. Im Anschluß daran werden an Hand der Empfehlungen des Tollwutsachverständigen-Ausschusses der Weltgesundheitsorganisation die Grundsätze der prophylaktischen Tollwutbehandlung beim Menschen erwähnt sowie der derzeitige Stand der Tollwut in den USA erläutert, wobei die zahlreichen Tollwutfälle bei wildlebenden Säugetieren und Fledermäusen und die Tollwutfälle beim Menschen innerhalb der letzten Jahre zur Beschreibung kommen. Zum Abschluß wird die Notwendigkeit einer intensiven Tollwutbekämpfung bei den Haustieren und den wildlebenden Säugetieren betont. Dabei weist der Autor darauf hin, daß die Ausmerzung der Krankheit bei Wildtieren weitaus schwieriger erscheint, als je angenommen wurde. W. Wittmann. 6412.

**4-64/03-0385** Kauker, E. und Zettl, K.; Kassel, Staatl. Veterinäruntersuchungsamt. **Zur Epidemiologie der sylvatischen Tollwut in Mitteleuropa und zu den Möglichkeiten ihrer Bekämpfung.** Veterin.-med. Nachr. **1963** Nr. 2/3. S. 181–204. – 5 Abb., 2 Tab., 42 Lit.

An Hand einer Schilderung der Ökologie des Rotfuchses wird klargelegt, daß die sylvatische Tollwut in Deutschland einen Dichte-abhängigen Begrenzungsfaktor der Fuchsbevölkerung darstellt. Charakteristische Besonderheiten (jährliche Anhäufung der Fälle am Anfang und Ende des Jahres, periodisch-zyklisches Auftreten u. a.) zeichnen das Tollwutgeschehen aus. In Abhängigkeit dazu verläuft die Tollwut bei den Haustieren (klargelegt an den Tollwutfällen beim Rind) und beim Menschen. Eingehend werden die Möglichkeiten der Tollwutbekämpfung (Bedenken und Notwendigkeit der Bekämpfung) diskutiert und einige Voraussetzungen für die erfolgreiche Bekämpfung klargelegt. Dabei wird der Begasung der Fuchsbaue besondere Aufmerksamkeit geschenkt. W. Wittmann. 6412.

**4-64/03-0386** Štěpánek, Ivan. Nové poznatky o vzteklině se zvláštním zřetelem na změnu epizootologického charakteru. **(Neue Erkenntnisse über die Tollwut mit besonderer Rücksicht auf die Veränderung des epizootiologischen Charakters.)** Studijní Inform., Veterinářství **1963** Nr. 1. S. 3–40. – 62 Lit.

Eingangs wird über einige neuere Erkenntnisse in bezug auf die Incubationszeit und den Verlauf der Tollwut bei einzelnen Tierarten (Hunde, Katzen, Rinder, Wild, bes. Wölfe und Füchse) und bei Blutsaugern (Phylostoma) die in den lateinamerikanischen Ländern als Virusträger bezeichnet werden, berichtet. Bei den Blutsaugern kennt man 6 Erkrankungsformen, und zwar 3 Wutformen sowie je eine paralytische, apoplektische und latent subklinische Form. Es werden die Eigenschaften des Virus, sein Kreislauf im infizierten Organismus und seine Verbreitungsmöglichkeiten beschrieben. Erwähnt wird auch die durch Nikolič gemachte Entdeckung des Tollwutvirus bei europäischen Fledermäusen, die sich ausschließlich mit Insekten und vor allem mit den Totengräbern ernähren. Nach Konradi hält sich das Virus im Kadaver unter der Erde 3 Mon., und nach Britz dienen ihm wahrscheinlich auch Larven anderer Insekten als Vektoren. Derselbe Autor erwähnt auch die Möglichkeit der Infektion von Fledermäusen durch stechende Insekten (Milben), und die WHO macht auch auf die aërogene Infektion der Fleischfresser aufmerksam. Bei diesen wurde die Ausscheidung des Virus durch den Speichel 2–15 Tage vor dem Auftreten der klinischen Symptome erwiesen. Bei der Bekämpfung der Tollwut, die gegenwärtig vorwiegend wildlebende Tiere befällt, wie z. B. in Deutschland, Polen oder in den Vereinigten Staaten die Füchse, muß der Bestand des Raubwildes in den Wäldern radikal herabgesetzt werden. So hat man im Jahre 1958 in der DBR 103634 Füchse und 12304 Dachse und in der DDR im Jahre 1959 etwa 50000 Füchse abgeschossen. Es empfiehlt sich, den Abschuß der Füchse mit der Vergasung der Fuchsbaue zu verbinden. ČSSR/ÚVTI. 6412.

**4-64/03-0387** Sikes, R. K.; Atlanta, Ga., U. S. Dep. of Health, Education and Welfare. Pathogenesis of rabies in wildlife. I. Comparative effect of varying doses of rabies virus inoculated into foxes and skunks. **(Die Pathogenese der Tollwut bei Wildtieren. 1. Mitt. Die vergleichende Wirkung von verschieden dosiertem Tollwutvirus, mit dem Füchse und Stinktiere geimpft wurden.)** Amer. J. veterin. Res. **23** (1962) Nr. 96. S. 1041–1047.

Um die Pathogenese der Tollwut bei Wildtieren zu studieren, werden 28 Füchse und 25 Stinktiere gleichzeitig mit Tollwutvirus geimpft, das aus der Speicheldrüse eines Fuchses gewonnen worden ist, wobei für je 4 Gruppen Füchse und Stinktiere verschiedene Dosierungen benutzt werden. Es werden folgende Beobachtungen gemacht. Die Skunks sind gegenüber einer Infektion 100mal resistenter als Füchse. Die Incubationszeit war umgekehrt proportional zur Virusdosierung. Die Incubationszeit war bei den Füchsen 12 bis 109 Tage, bei Skunks 14 bis 88 Tage. Die Krankheitsdauer mit klinischen Zeichen der Tollwut war bei Füchsen etwas kürzer als bei Skunks. Von 24 tollwütigen Füchsen hatten nur 10 Virus in der Speicheldrüse, von 18 Skunks 15. Skunks scheiden grundsätzlich mehr Virus über die Speicheldrüse aus als Füchse. Die mit der geringsten Virusdosis geimpften Füchse haben prozentual die größte Virusausscheidung durch die Speicheldrüsen, während bei Skunks hier kein Unterschied festzustellen ist. Das Virus wurde in den Speicheldrüsen bei Füchsen 1 bis 3 Tage, bei Stinktieren 1 bis 9 Tage vor dem Tode festgestellt. Nicht alle Tiere scheiden Tollwutvirus mit dem Speichel aus, auch wenn in der Speicheldrüse Virus festgestellt wurde. F. Friedrichs. 6412.

**4-64/03-0388** Carski, T. R., Wilsnack, R. E. und Sikes, R. K.; Atlanta, Ga., U. S. Dep. of Health, Education and Welfare. Pathogenesis of rabies in wildlife. II. Fluorescent antibody studies. **(Die Pathogenese der Tollwut bei Wildtieren. 2. Mitt. Untersuchungen über fluoreszierende Antikörper.)** Amer. J. veterin. Res. **23** (1962) Nr. 96. S. 1048–1052. – 4 Tab., 9 Lit. Zus. in Interlingua. 1. Mitt. vgl. vorst. Ref.

Es werden verschiedene Methoden der Tollwutdiagnose verglichen, die mit Hilfe von künstlich infizierten Stinktieren und Füchsen vorgenommen werden. Als beste Methoden erwiesen sich bei Benutzung von Gehirnmaterial der Tierversuch mit weißen Mäusen und der Nachweis der fluoreszierenden Antikörper. Beide Methoden waren gleich empfindlich, jedoch nicht vollkommen sicher, da jeweils 1 Fall durch eine Methode ermittelt wurde, während er bei der anderen negativ blieb. Die unterschiedliche Reaktion der beiden Methoden wurde noch größer, als man für die Versuche Speicheldrüsenproben benutzte. Es wird dann ausführlich die Methode des fluoreszierenden Antikörper-Nachweises beschrieben. F. Friedrichs. 6412.

**4-64/03-0389** Pitzschke, H. und Gottschalk, C.; Jena, Veterinäruntersuchungs- und Tiergesundheitsamt. **Untersuchungen über die Rolle wildlebender Kleinsäuger in der Infektionskette der Tollwut.** Mh. Veterinärmed. **18** (1963) Nr. 12. S. 471–473.

Für die Bekämpfung des gegenwärtigen, hauptsächlich unter den Wildtieren verlaufenden Tollwut-Seuchenzuges ist die Frage nach dem Bestehen eventueller Virusreservoire von besonderem Interesse. In dieser Richtung von den Vff. durchgeführte Untersuchungen an vorläufig 23 Fledermäusen, 425 Hamstern, 4 Maulwürfen und 202 Bisamratten (Feststellung Negrischer Körperchen im nach Sellers gefärbten Gehirnquetschpräparat und von Virus mit Hilfe des Tierversuches) ergaben keine Hinweise für das Vorliegen einer Tollwut-Virusinfektion, mithin für das Vorhandensein von Virusträgern unter den genannten Tierarten. R. Kokles. 6412.

**4-64/03-0390** Mitchell, Frank E. und Monlux, William S.; Indianapolis, Ind., Pitman-Moore Co.; Ames, Iowa State Univ. Diagnosis and incidence of rabies in a selected group of domestic cats. **(Diagnose und Vorkommen der**

**Tollwut bei einer ausgewählten Gruppe von Hauskatzen.)** Amer. J. veterin. Res. **23** (1962) Nr. 94. S. 435–442.

Es werden verschiedene Laboratoriumsmethoden angewandt, um das Vorliegen der Tollwut bei 100 verdächtigen Katzen nachzuweisen und um andere neurologische Erkrankungen zu entdecken, die die klinischen Erkrankungen der Tollwut hervorrufen können. Die mikroskopische Untersuchung von Quetschpräparaten auf Negri'sche Körperchen ist nicht ausreichend, die histologische Untersuchung und der Tierversuch liefern genaue Ergebnisse. Von 100 Katzen, die klinisch tollwutverdächtig erschienen, wird bei 5 Tieren die Laboratoriumsdiagnose Tollwut gestellt. Ebenfalls bei 5 Tieren werden die histologischen Veränderungen der Toxoplasmose gefunden. Lymphocytäre Entzündungsherde im Gehirn einer Katze sprechen meist für eine Tollwutinfektion, bei den 5 tollwutpositiven Katzen dieser Untersuchung wurden solche Veränderungen gefunden. Bei der Toxoplasmose findet man im histologischen Schnitt typische Cysten und nichteitrige Entzündungserscheinungen mit Nekrosen. F. Friedrichs. 6415.

**4-64/03-0391** Pinteric, L., Fenje, P. und Almeida, J. D.; Toronto, Canada, Univ.; Ontario Cancer Inst. The visualization of rabies virus in mouse brain. **(Die Sichtbarmachung des Tollwutvirus im Gehirn der Maus.)** Virology **20** (1963) Nr. 1. S. 208–211. – 4 Abb., 7 Lit.

Gehirnmaterial von Mäusen, die intracerebral verschiedene Tollwutvirusstämme (Fluryvirus, Hamsternierenzellkultur-adaptiertes Virus, Straßenwutvirus) injiziert bekommen hatten, wurde histologisch und elektronenmikroskopisch untersucht. Im Elektronenmikroskop waren dann Viruspartikel sichtbar. Die Befunde werden in Verbindung mit früheren Untersuchungen der gleichen Autoren (vgl. LZ. Abt. IV 8 [1963] Nr. 7. S. 1459.) diskutiert.
W. Wittmann. 6415.

**4-64/03-0392** Nobel, T. A. und Neumann, F.; Bet Dagan, Veterin. Inst. Laboratory diagnosis of rabies in Israel 1949–1961. **(Laboratoriumsdiagnose der Tollwut in Israel von 1949 bis 1961.)** Refuah Veterinarith [Jerusalem] **19** (1962) Nr. 2. S. 122–116.

Es wird über die Tollwutuntersuchungen in Israel von 1949 bis 1961 und die dabei gemachten Beobachtungen berichtet. Es werden die Untersuchungsmethoden erläutert und gegeneinander abgewogen. Vor allem wird mit nach Sellers gefärbten Quetschpräparaten gearbeitet. Im Zweifelsfall werden zusätzlich nach Lentz gefärbte Schnitte vom Ammonshorn angefertigt. Bei Haustieren werden auch immer Großhirnschnitte mit HE gefärbt, um andere Erkrankungen des Zentralnervensystems ausschließen zu können.
F. Friedrichs. 6415.

**4-64/03-0393** Reichel, K. und Möckelmann; Hannover, Tierärztl. Hochschule, Klin. für Kleine Klauentiere und Forens. Med.; Ambulator. Klin. **Tollwut beim Schwein.** Tierärztl. Umschau **18** (1963) Nr. 8. S. 445–451. – 1 Abb., 1 Tab., 19 Lit.

Nach einem Überblick über die in der Literatur bekanntgewordenen Tollwutfälle beim Schwein wird über den Ausbruch von Tollwut in einer Schweineherde berichtet. Die bei 5 Mutterschweinen und einem Eber nach Beißerei mit einem Fuchs zur Beobachtung kommende Rabies ging mit Speichelfluß, Stimmänderungen und motorischen Reizerscheinungen einher. Eine Angriffslust wurde nicht beobachtet. Differentialdiagnostische Gesichtspunkte sowie veterinär-polizeiliche Maßnahmen werden diskutiert.
W. Wittmann. 6420.

**4-64/03-0394** Creutzburg, H.; Rostock, Med. Univ.-Klin. **Erfahrungen mit der Tollwutvaccination.** Dtsch. Gesundheitswes. **18** (1963) Nr. 26. S. 1104 bis 1106.

Bei Bissen von tollwutverdächtigen Tieren empfiehlt sich als Sofortmaßnahme immer eine Wundauswaschung mit Desinfektionsmitteln, am besten sind quaternäre Ammoniumbasen in 3%iger Konzentration geeignet. Excision der Wunde ist als grober Fehler anzusehen, weil durch die Vergrößerung der Wundflächen weitere Nervenenden freigelegt werden, über die sich das Tollwutvirus rascher ausbreiten kann. Insgesamt wurden Impfungen mit der Tollwutvaccine nach Hempt bei 305 gefährdeten Personen durchgeführt, davon war bei 134 Patienten die Impfindikation vorbehaltlos gegeben. In keinem Falle trat eine neurologische Komplikation oder eine Erkrankung an Tollwut auf. Leichte Impfreaktionen traten bei 12% der geimpften Personen auf, 10% klagten über Schmerzen im Bereich der Impfstellen, die restlichen 2% gaben während der Behandlung Kopfschmerzen an. L. Stoll. 6425.

**4-64/03-0395** Kojnok, J. O chorobie Aujeszky u zwierząt domowych. **(Die Aujeszkysche Krankheit bei Haustieren.)** Hodowca drobnego Inwentarza **11** (1963) Nr. 3. S. 11–12. – 1 Abb.
Die Aujeszkysche Krankheit tritt bei Rindern, Schafen, Schweinen, Hunden, Katzen und Pelztieren auf und wird durch ein Virus hervorgerufen. Die biologische Probe an Kaninchen kann als das beste diagnostische Verfahren angesehen werden. Die Symptome der Krankheit sind Hautjucken, verstärkte Nervosität, Appetitlosigkeit, Zittern, Krämpfe und Speichelfluß. Mitunter entwickelt sich eine Lungenentzündung. Bei den Schweinen sind der Verlauf und die Krankheitserscheinungen nicht typisch. Die Empfänglichkeit für diese Krankheit geht mit dem Alter zurück. Am empfindlichsten sind Ferkel in der Periode des Saugens, weil sie durch das Virus in der Milch des Muttertieres infiziert werden. Die Schweine sind die Quelle der Infektion anderer Tiere. Überträger des Virus sind Menschen, Ratten, Fliegen; die fleischfressenden Tiere stecken sich durch das Fressen von Fleisch und Schlachtabfällen von kranken Schweinen an. Die Verhütung der Aujeszkyschen Krankheit in den Pelztierzuchtfarmen beruht auf dem Abkochen des Fleisches und der Abfälle sowie auf der Desinfektion des Gerätes und der zur Beförderung des Fleisches dienenden Transportmittel mit einprozentiger Natronlauge. Die Impfstoffe werden hauptsächlich aus Schweineserum produziert. Sie liefern nur bei Schweinen gute Ergebnisse. Außerdem wurde ein Impfstoff hergestellt, der Schafe und Hunde immunisiert. Ein Impfstoff, der Pelztiere gegen die Aujeszkysche Krankheit immunisiert, ist bisher noch nicht hergestellt worden. PRL/CBR. 6458.

**4-64/03-0396** Bindrich, H; Hannover, Tierärztl. Hochschule. **Die Virusstaupe des Hundes.** Kleintier-Prax. **7** (1962) Nr. 6. S. 161–171.; Nr. 7. S. 181 bis 187.
Carré erbrachte erstmalig den Beweis für die Virusnatur des Staupeerregers, der dann später eindeutig durch Laidlaw und Dunkin bestätigt wurde. Das Virus der Staupe gehört zu den mittelgroßen Virusarten. Die Tenazität gegenüber chemischen und physikalischen Einwirkungen ist unterschiedlich. Je nach verwendetem Stamm liegen auch unter gleichen Versuchsbedingungen unterschiedliche Ergebnisse vor. Die Adsorption des Staupevirus an Aluminiumhydroxyd ist möglich. Dadurch wird der Eiweißgehalt der Virussuspension auf den 4. Teil herabgesetzt, und gleichzeitig wird damit eine Vorreinigung des Virus erzielt. Zu den natürlichen Wirten des Staupevirus gehören Hunde, Füchse, Wölfe, Schakale, Frettchen, Nerze, Wiesel, Marder und Waschbären. Über die Möglichkeit von Viruspassagen beim Kaninchen liegen unterschiedliche Berichte vor. Bei der säugenden weißen Maus gelang es, im Hirn bis zu 7 Passagen zu erreichen. Als Züchtungsverfahren werden Kulturen im bebrüteten Hühnerei und Zellgewebekulturen praktisch durchgeführt. Die Pluralität des Staupevirus wird heute weitgehend verneint. Bezüglich des Verhältnisses des Staupevirus zu anderen Virusarten scheint

sich lediglich eine enge Verwandtschaft zum Masernvirus zu bestätigen. In jedem Fall ist das Staupevirus Septikämie erzeugend und es ist panorganotrop. Die zahlreichen der Staupe ähnlichen Erkrankungen beim Hund lassen sich klinisch nur schwer differenzieren; es ergibt sich daraus, wie wichtig heutzutage das bakteriologische Laboratorium für den Kliniker geworden ist. Sicher ist früher in vielen Fällen oft zu Unrecht eine Erkrankung als Staupe diagnostiziert worden. Hinsichtlich der Therapie der Staupe ist auch heute ausschließlich das Serum wirksam. Gegenüber allen anderen Mitteln ist das Staupevirus indifferent. Prophylaktisch wird die jetzt überall geübte aktive Immunisierung angewendet. K. P. Jaksztien. 6432.

**4-64/03-0397** Norrby, E., Friding, B., Rockborn, G. und Gard, S.; Stockholm, Sweden, Karolinska Inst., School of Med. The ultrastructure of canine distemper virus. **(Die Ultrastruktur des Hundestaupevirus.)** Arch. ges. Virusforsch. [Wien] **13** (1963) Nr. 4. S. 335–344. – 6 Abb., 18 Lit.

Staupevirus wurde in der Gewebekultur gezüchtet, konzentriert, gereinigt und mit Hilfe der Negativ-Kontrast-Technik auf seine Feinstruktur hin elektronenmikroskopisch untersucht. Die intakten Viruspartikel haben einen Durchmesser von 1150 bis 2300 Å. Dabei tritt ein bemerkenswerter Pleomorphismus auf. Die Partikel sind von einer doppeltkonturierten Membran von 75–85 Å Breite umgeben, die mit beinah symmetrisch angeordneten keulenförmigen Projektionen von 130 Å Länge besetzt ist. Die innere Komponente des Virus besitzt wahrscheinlich eine Helix-Symmetrie. Der Durchmesser dieser Helix beträgt im Querschnitt 180 Å und unterscheidet sich damit von dem der Influenza-Untergruppe (90 Å). Wie bei anderen Myxoviren wurden filamentöse Formen und krapfenförmige Partikeln beobachtet. Die Struktur des Virus gleicht im allgemeinen der der Masern-, Rinderpest- und großen Myxoviren. P. Schulze. 6435.

**4-64/03-0398** Greuel, E.; Bonn, Univ., Inst. für Anatomie und Physiol. der Haustiere. **Zur Schutzimpfung der Hauskaninchen gegen die Myxomatose mit Shope'scher Vaccine.** Dtsch. tierärztl. Wschr. **69** (1962) Nr. 12. S. 340 bis 342. – 4 Abb., 16 Lit.

Vf. berichtet über die erfolgreiche Vaccinierung gegen Myxomatose mit Shope'scher Vaccine, die in zwei an Myxomatose erkrankten Hauskaninchenbeständen erprobt wurde. Es wird unter besonderen Bedingungen für die Bundesrepublik die Zulassung einer Impfung von Hauskaninchen emfohlen. Für die DDR gilt nach wie vor die „Stamping out-Methode."
W. Winkler. 6482.

**4-64/03-0399** Völker, H. und Schulz, O.; Neubrandenburg, Veterinäruntersuchungs- und Tiergesundheitsamt; Bezirkstierklin. **Eine Mitteilung über die Myxomatose unter besonderer Berücksichtigung der pathologischen Anatomie und Histologie.** Mh. Veterinärmed. **17** (1962) Nr. 16. S. 654–658.

Vff. beschreiben Veränderungen der Myxomatose von 5 Wild- und 66 Hauskaninchen, die schwerkrank und z. T. schon verendet waren. – Sie teilen die pathologisch-anatomischen und histologischen Veränderungen der Myxomatoseerkrankungen in spezifische und in unspezifische ein. Die spezifischen Symptome bestehen in einem entzündlichen Oedem mit spezifischen Zellinfiltraten. Besonders betroffen von diesen Veränderungen waren: Haut, Unterhaut, Magen-Darm-Kanal und die oberen Luftwege. – Erstmalig wird auf die typischen, aber unregelmäßig vorkommenden Herzbefunde hingewiesen. Unspezifische Symptome werden beschrieben an der Haut, am Herzen und der Lunge. Lymphknoten, Leber und Nieren, seltener andere Gewebe, konnten durch die Myxomatose betroffen sein. Diese Befunde konnten von unspezifischen Veränderungen anderer infektiöser oder sonstiger Erkrankungen nicht getrennt werden. W. Winkler. 6482.

**4-64/03-0400** Devos, A., Viaene, N. und Staelens, M.; Brussel, Lab. voor Bacteriol. en Hyg. der Huisdieren. Myxomatose in Belgie van 1953 tot 1963. **(Myxomatose in Belgien von 1953 bis 1963.)** Vlaams diergeneeskund. Tijdschr. **32** (1963) Nr. 6. S. 170–181. – 2 Abb., 4 Tab., 21 Lit.
Es wird in einer statistischen Übersicht über das Vorkommen der Myxomatose in Belgien vom Sept. 1953 bis zum Jan. 1963 berichtet. 1594 Herde, die angegeben werden, verteilen sich auf 1001 Gemeinden. Nach 2 Jahren, in denen das Virus sehr pathogen war, nahm die Virulenz merklich ab und blieb bis jetzt schwach. Die meisten Krankheitsfälle traten in den Sommermonaten auf, wahrscheinlich weil in diesen Monaten das Ansteigen der Kaninchenpopulation und der blutsaugenden Insekten (Mücken) mit verantwortlich zu sein scheint. Es wird über verschiedene Fälle von spontaner Knötchen-Myxomatose berichtet. Incubationszeit und Verlauf der Krankheit waren verlängert. Trotzdem starben die infizierten Kaninchen. Nach zwei Passagen in Kaninchen erlangte das leicht modifizierte Virus die charakteristischen Eigenschaften des natürlichen Virus wieder. Eine Abschwächung des Virus, wie sie in Frankreich beobachtet wurde, wo sich Kaninchen von der Knötchen-Erkrankung erholten, wurde weder in Belgien angetroffen, noch wurden Fälle von Myxomatose beim Hasen beobachtet. W. Winkler. 6482.

**4-64/03-0401** Schoop, G. und Wachendörfer, G.; Frankfurt/M., Johann-Wolfgang-Goethe-Univ., Inst. für Zoonosenforsch.; Staatl. Veterinär-Untersuchungsamt. **Die Mucosal Disease des Rindes.** Veterin.-med. Nachr. **1963** Nr. 2/3. S. 126–141. – 6 Abb., 55 Lit.
Vff. bringen in ihrer Arbeit eine in diesem Umfang bisher im deutschsprachigen Schrifttum noch nicht vorhandene Zusammenstellung der Literatur zu Vorkommen, Epizootiologie, Serologie, Klinik, pathologischer Anatomie, Differentialdiagnose und Therapie. Wichtig erscheint dabei die Feststellung, daß man die Trennung zwischen dieser Erkrankung und der Virusenteritis der Rinder entfallen lassen kann, daß es sich vielmehr bei beiden um eine ätiologisch einheitliche Erkrankung handelt. Weiterhin wird auf den Viruscharakter, die Züchtbarkeit des Virus sowie die evtl. vorhandene Immunitätsbildung nach einer Durchseuchung hingewiesen. – Die klinischen und path.-anatomischen Symptome sind nicht immer deutlich ausgeprägt, obwohl die Schleimhautläsionen fast immer gut festzustellen sind. Differentialdiagnostisch kommen MKS, bösartiges Kararrhalfieber, Verätzungen, Salmonellose, Paratuberkulose, Rinderpest u. ä. in Frage. Eine spezifische Therapie ist bisher noch unbekannt. Es wird für erforderlich gehalten, die Möglichkeiten einer staatlichen Bekämpfung der Mucosal Disease zu prüfen.
E. Werner. 6485.

**4-64/03-0402** Borgen, H. C.; Lindholm, Kalvehave, Danmark, Statens Veterin. Inst. for Virusforskning. **Mucosal Disease in Dänemark. 2. Mitt. Virologische und serologische Befunde in einem Bestand.** Nord. Veterinärmed. **15** (1963) Nr. 5. S. 346–356. – 4 Tab., 10 Lit. 1. Mitt. vgl. LZ. Abt. IV **7** (1962) Nr. 10. S. 2161.
Aus Organen zweier Färsen mit dem Bild der Mucosal disease wurden 2 Virusstämme isoliert, die in bezug auf Cytopathogenität und chemisch-physikalische Eigenschaften mit dem Virus der Virusdiarrhöe übereinstimmten. Eine Verwandtschaft der beiden dänischen Stämme mit dem Stamm Oregon C 24 V wurde serologisch festgestellt. Ein antigener Unterschied zwischen den dänischen Stämmen und dem Oregon-Stamm war jedoch unverkennbar.
E. Lehnert. 6485.

**4-64/03-0403** Straub, O. C. und Böhm, H. O.; Tübingen/N., Bundesforsch.-Anst. für Viruskrankh. der Tiere. **Zwei Ausbrüche von Bläschenausschlag bei Rindern in Süddeutschland.** Dtsch. tierärztl. Wschr. **69** (1962) Nr. 21. S. 616–617. – 1 Tab., 17 Lit.

Bericht über das Auftreten von Bläschenausschlag (Bl. A.) bei Rindern in Süddeutschland. Bei 2 Bullen konnte mit Hilfe der Gewebekultur ein infektiöses Agens, das sich im Neutralisationstest als Bl. A.-Virus erwies, aus den Präputialspülproben isoliert werden. In Vaginalspül- sowie Nasentupferproben von teilweise bereits im Abheilungsstadium befindlichen Kühen war der Erreger auch nach 3 Blindpassagen nicht zu ermitteln. Dagegen ließ sich bei einem mit dem Gewebekulturvirus infizierten Bullen der Krankheitskeim noch am 26. Tag p. i. nachweisen. Die epizootiologische Situation im süddeutschen Raum bezüglich des Bl. A. wird diskutiert. R. Kokles. 6485.

**4-64/03-0404** Kaji, Takashi. Epizootiological investigation of equine rhinopneumonitis by complement fixation test. I. Pattern of antibody response in individual horses and antibody distribution in enzootic area. **(Epizootiologische Untersuchungen zur Rhinopneumonie des Pferdes mittels Komplementbindungsreaktion. 1. Mitt. Darstellung der Antikörperreaktion bei Einzelpferden und der Antikörper-Verbreitung in einem enzootischen Gebiet.)** Nat. Inst. Animal Health Quart. [Tokyo] **3** (1963) Nr. 1. S. 11–20. – 6 Abb., 5 Tab., 13 Lit.

Im Zeitraum von Jan. 1958 bis Nov. 1960 wurden epizootiologische Untersuchungen mit Hilfe der KBR in einem bestimmten Gebiet durchgeführt. Viele Pferde zeigten 150 Tage bis 2 Jahre nach klinischer Infektion einen positiven KBR-Titer zwischen 1:8 und 1:32. Nach experimenteller Infektion mit Virus-Material bestand im KBR-Titer kein Unterschied zwischen den Tieren, die bereits bei der Infektion einen Antikörper-Titer hatten und solchen, die zu diesem Zeitpunkt noch keinen zeigten. Die Häufigkeit, daß kein natürlicher Titer vorlag, war bei der Altersgruppe von unter einem Lebensjahr größer als bei anderen Altersgruppen. Über 18% der Tiere, die im Beobachtungszeitraum geboren wurden, zeigten positive Titer im ersten Lebensjahr und 40% im zweiten Lebensjahr. Bei den Pferden mit einem Alter von mehr als zwei Jahren liegt der Anteil mit positivem KBR-Titer zwischen 40 und 60%. W. Lehmann. 6485.

**4-64/03-0405** Piercy, S. E.; Beckenham, Kent, Welcone Res. Lab. Present opinions in some virological and immunological problems in dogs and cats. **(Aktuelle Gesichtspunkte zu einigen virologischen und immunologischen Problemen bei Hund und Katze.)** Nord. Veterinärmed. **15** (1963) Nr. 4. S. 279–293. – 30 Lit.

Eine Übersicht über den derzeitigen Stand der Forschung auf den Gebieten der Hundestaupe, Hepatitis contagiosa canis, der Rhino-Tonsillitis des Hundes und der Panleukopenie, Pneumonitis und Influenza der Katze. E. Lehnert. 6485.

**4-64/03-0406** Brož, M. Nebezpečná virová infekce psů a lišek. **(Gefährliche Virusinfektion bei Hunden und Füchsen.)** Myslivost [Praha] **1963** Nr. 5. S. 73–74.

Die populär geschriebene Arbeit behandelt kurz die ansteckende Leberentzündung von Hunden, sog. Rubartsche Krankheit, die von einem Virus hervorgerufen wird, das bei Füchsen eine ansteckende Gehirn- und Rückenmarksentzündung verursacht. Diese Erkrankung tritt bei Füchsen auf Fuchsfarmen in den USA auf und wurde auch in Deutschland und Frankreich beobachtet. Nach anfänglichen Merkmalen (Nasensekretion, mäßiger Durchfall, erhöhte Temperatur) folgen Erregungszustände, Krämpfe und schließlich eine Lähmung, die in 50% der Fälle letal endet. Die Infektion kann durch direkten Kontakt oder durch beschmutzte Gegenstände auf Hunde übertragen werden. Bei diesen wird hohe Temperatur, mangelnde Freßlust mit Durchfall und Gleichgültigkeit gegenüber der Umwelt konstatiert. Im Anfangsstadium kann diese Krankheit, die auch bei uns vorkommt, mit einem Heilserum behandelt werden, präventiv kann man ähnlich wie bei der Hundestaupe eine Vaccine anwenden. ČSSR/ÚVTI. 6485.

**4-64/03-0407** Parker, Hazel D. und Younger, Royce L.; Bozeman, Montana State Coll. The distribution of some psittacosis-lymphogranuloma group viruses in experimentally infected pregnant guinea pigs. **(Die Verteilung von Viren der Psittakose-Lymphogranuloma-Gruppe nach experimenteller Infektion trächtiger Meerschweinchen.)** Amer. J. veterin. Res. **24** (1963) Nr. 99. S. 367–370. – 1 Tab., 20 Lit.

Viren der Psittakose-Lymphogranuloma-Gruppe (Montana- und Stamp-Stamm des Schafabort-Virus, Schafpneumonie-Virus, Rinderencephalomyelitis-Virus, Katzen-Pneumonie-Virus) wurden trächtigen Meerschweinchen intracardial appliziert. Bei ca. 10% verlief die Infektion akut; die höchsten Virustiter und pathologische Veränderungen wurden in den großen Körperparenchymen nachgewiesen. Die anderen Tiere erkrankten chronisch oder latent; das meiste Virus und gelegentlich auch pathologische Veränderungen wurden in der Placenta festgestellt. Ca. 25% der Meerschweinchen abortierten. Die Ergebnisse zeigen, daß alle Erreger der Psittakose-Lymphogranuloma-Gruppe eine Affinität zur Placenta besitzen.

D. Urbaneck. 6485.

**4-64/03-0408** Das, M. S. und Banerji, T. P.; Calcutta, Bengal Veterin. Coll. An outbreak of a paralytic disease in animals and birds in West Bengal. **(Ein Ausbruch einer paralytischen Krankheit bei Säugetieren und Geflügel in Westbengalen.)** Indian veterin J. **40** (1963) Nr. **4.** S. 189–193.

6485.

---

**4-64/03-0409** *Tomescu, V., Gheorghiu, I.,* und *Isopescu, I.* **Febra aftoasa. Sudiu monografic.** (Die Maul- und Klauenseuche.) București: Ed. Acad. RPR. 1960. (409 S.) 8° = Biblioteca de zootehnie și medicina veterinara Bd. 5. (SR 2333, 5)

## XII. TUBERKULOSE UND IHRE BEKÄMPFUNG

**4-64/03-0410** Kertay, N. und Vizy, L. Adatok a lógümökór oktanához. **(Angaben über die Ätiologie der Pferdetuberkulose.)** Magyar Állatorvosok Lapja [Ung. veterinärmed. Bl.] **18** (1963) Nr. **4.** S. 166–168. – Aus: Ung. Agrar-Rdsch. **1963** Nr. 4.

Bei der Bekämpfung der Rindertuberkulose gilt es, die sanierten Bestände dauerhaft vor einer Infektion zu schützen. Unter den möglichen Quellen der Neuinfektion muß auch die Pferdetuberkulose erwähnt werden, die in den letzten Jahren infolge der Verbesserung der Untersuchungsmethoden ziemlich oft festgestellt wird. Auf diese Weise konnte erkannt werden, daß Pferde von allen 3 Typen des Tuberkuloseerregers infiziert werden können. Vff. konnten innerhalb von 6 Mon. 4 tuberkulöse Pferde untersuchen. Bei 2 dieser Tiere wurden Bakterien des bovinen Typs, in einem dritten aber solche des humanen Typs gefunden. In einem dieser Fälle griff die Infektion durch Inhalation von einem an Tuberkulose erkrankten Rind auf das neben ihm stehende Pferd über. Die Pathogenität von zwei isolierten Stämmen erwies sich im Meerschweinchenversuch als abgeschwächt. In den veränderten Organen des vierten Pferdes konnten Vff. den Krankheitserreger nicht nachweisen; nach ihren Versuchsergebnissen spielt bei der tuberkulösen Erkrankung der Pferde der bovine Typ die wichtigste Rolle. Dieser Typ hat auch eine epizootiologische Bedeutung. Aus diesem Grunde sollte die Unterbringung von Pferden in Ställen von tuberkulosefreien Rindern auch als Übergangslösung nicht gestattet werden. Sollte dies unumgänglich notwendig sein, so muß die Tuberkulosefreiheit der betreffenden Pferde vor ihrer Einstellung durch entsprechende Untersuchungen gesichert werden.

6514.

**4-64/03-0411** Nottbohm, Helmut und Funk, Gerhard; Südtondern, Veterinäramt. **Zur Reichweite und Bewertung des Monotestes mit 500 Tuberkulineinheiten. 2. Mitt.** Mh. Tierheilkunde **15** (1963) Nr. 4. Rindertuberkulose, Brucellose Leucose **12** S. 55–63. – 1. Mitt. vgl. 4-64/01-0426.
Vff. haben es unternommen zu prüfen, ob die Anwendung von Säugertuberkulin mit einer Wertigkeit von nur 500 TE/Dosis anstelle von 5000 TE/Dosis in der Praxis Vorteile bietet. Sie stellten fest, daß etwa ein Drittel der unspezifischen Reaktionen dadurch in Fortfall kommen, zwei Drittel aber trotzdem erhalten bleiben. Für die Klärung der Ursachen unspezifischer Reaktionen bietet der Monotest mit 500 TE-Tuberkulin keine Vorteile gegenüber dem Handelstuberkulin, wohl aber die herkömmliche Simultanprobe. Den Vff. erscheint es zweifelhaft, ob mit der Tuberkulindosis von 500 TE alle bovin infizierten Rinder positiv reagieren. (Geist hat nachgewiesen, daß das tatsächlich nicht der Fall ist. Ref.). Da jedoch die Reaktionen auf 500 TE – dosisbedingt – weniger kräftig ausfallen als mit 5000 TE, sehen Vff. hierin einen weiteren Nachteil, der sich besonders bei frischen Infektionen anläßlich der Jahresnachuntersuchungen unangenehm bemerkbar macht. Sie lehnen daher den Monotest mit 500 TE für die Praxis ab und fordern, besonders bei den jährlichen Kontrolluntersuchungen, ein stärkeres Tuberkulin, wenn nicht sogar die Simultanprobe. W. Richter/Jena. 6522.

**4-64/03-0412** Pelt, R. W. van und Conner, G. H.; East Lansing, Michigan State Univ., Coll. of Veterin. Med. Synovial fluid from the normal bovine tarsus. II. Relative viscosity and quality of mucopolysaccharide. **(Synovialflüssigkeit des normalen Rindersprunggelenks 2. Mitt. Relative Viskosität und Gehalt der Mukopolysaccharide.)** Amer. J. veterin. Res. **24** (1963) Nr. 100. S. 537–544. – 4 Abb., 3 Tab. 1. Mitt. vgl. LZ. Abt. IV **8** (1963) Nr. 11. S. 2254.
Die relative Viscosität und der Gehalt an Mucin (Polysaccharidfraktion) in der Synovialflüssigkeit des Tarsalgelenkes wurden an 73 gesunden Rindern untersucht. Ein Vergleich erfolgte zwischen Bullen, Kühen und Jungochsen. Der Einfluß des Alters wurde dabei berücksichtigt. Die relative Viscosität lag im Mittel bei der gesamten Untersuchungsgruppe bei 3,79 ± 0,28, wobei die tiefsten Werte bei 1,53 und die höchsten bei 13,01 lagen. Der normale Mucingehalt wurde mit 91,8% ermittelt. In der Synovialflüssigkeit der Kühe war der relative Viscositätsgrad am höchsten. Zwischen der Synovialflüssigkeit von Bullen, Kühen und Jungochsen wurden sonst keine wesentlichen Unterschiede festgestellt. Eine gewisse Abhängigkeit besteht zwischen der aus dem Gelenk gewonnenen Flüssigkeitsmenge und der ermittelten Viscosität. O. Dietz. 6740.

**4-64/03-0413** Vicard, A. Mode d'action du mycobactérium de Koch pathogène, leur incidence dans la prophylaxie de la maladie tuberculeuse. **(Wirkungsart des pathogenen Mycobacterium Koch, Einfluß auf die Prophylaxe der Tuberkulose.)** Bull. Acad. vétérin. France [N. S.] **36** (1963) Nr. 3. S. 139 bis 148.
Alle Versuche, die Virulenz des *Mycobactubercul.* Koch abzuschwächen, haben sich als irrig erwiesen. Weder durch das Tuberkulin nach Koch noch durch Zusätze wie Formalin ließ sich ein Erfolg erzielen. Auf Grund ihres Aufbaus sind die Mycobakterien den Pilzen näher verwandt als den Bakterien. Nach der Methode von Staron lassen sich die Eiweißbaustoffe mit Hilfe der Chromatographie darstellen. Auf Grund von Forschungsergebnissen gibt es keine Beziehungen zwischen der Empfindlichkeit des Tuberkulins und dem pathologischen Prozeß. Wenn die Tuberkelbakterien in den Körper gelangen, können sie erst als Saprophyten leben; ihre Exotoxine regen die Bildung von Gegenstoffen an. Sie besitzen Enzyme, die die Eiweißstoffe des Menschen und verschiedener Tierarten angreifen. Die natürliche Resistenz

ist verschieden ausgebildet. Der modifizierte BCG-Stamm sowie der Stamm der Schildkröte verursachen Resistenz. Die Vermehrung der tuberkulösen Veränderungen, ihre Größe, Zahl, Lokalisation und Sekundärinfektion der nekrotischen Teile weisen auf die Bedeutung und Schwere der Tuberkulose hin. Tuberkulöse Tiere, insbesondere solche mit offener Tuberkulose, sollten baldigst geschlachtet werden, um die Tiere der Umgebung nicht zu gefährden. Pallaske unterscheidet bei der Tuberkulose verschiedene Stadien im Geschehen innerhalb des Tierkörpers: 1) natürliche Resistenz, 2) erworbene Resistenz, 3) Abnahme der Resistenz, 4) typische Erkrankung an Tuberkulose. Es wird beobachtet, daß Töchter von tuberkulösen Mutterkühen oft erst vor dem 3. Kalb an Tuberkulose erkranken. Die Ausdehnung der Krankheit wird bedingt durch den Umfang der natürlichen und erworbenen Resistenz. Es ist das internationale Ziel, einen Viehbestand ohne Reagenten aufzubauen. E. Tempel. 6560.

**4-64/03-0414** Fritschi, E. **Die neue Gesetzgebung über die Rindertuberkulosebekämpfung.** Schweiz. Arch. Tierheilkunde **105** (1963) Nr. 3. S. 123–128.
Der Viehbestand der Schweiz gilt seit 1959 offiziell als tuberkulosefrei. Um den Schutz der tuberkulosefreien Tiere zu gewährleisten, mußten die eidgenössischen Vorschriften zur Bekämpfung der Rindertuberkulose neu gefaßt werden. Mit Wirkung vom 1. März 1963 treten vier neue Gesetze bzw. Verordnungen in Kraft. 1) Bundesgesetz über die Bekämpfung der Rindertuberkulose vom 28. 9. 1962. Dieses enthält eine regelmäßige Untersuchung aller Tiere, die Ausmerzung eventuell tuberkulöser Tiere und den Schutz und die Erhaltung tuberkulosefreier Bestände. Der Entschädigungssatz ist von 80 auf 90% des amtlichen Schätzwertes heraufgesetzt. 2) Vollziehungsverordnung des Bundesrates zum o. a. Gesetz vom 22. 2. 1963. Neben der Anzeigepflicht für Tierärzte und Laboratorien wurde die zweijährige Kontrolluntersuchung festgelegt. Kennzeichnung der Rinder, Sperrmaßnahmen bei tuberkulösen Tieren, Handelsvorschriften und tierärztliche Meldepflicht, wenn Verdacht besteht, daß Personen eine Ansteckungsgefahr bilden. 3) Verfügung des eidgenössischen Volkswirtschaftsdepartements über die Bundesbeiträge zu den Kosten der tierärztlichen Untersuchung auf Rindertuberkulose vom 22. 2. 1963. 4) Instruktionen über die Ausführung der Tuberkulinprobe bei Tieren der Rinderhaltung. Gegenüber früher ist die Dosis Tuberkulin auf 0,1 ml (2500 E) herabgesetzt. Auf die Hautdickenmessung wird weitgehend verzichtet. Die Beurteilung der Reaktion stützt sich auf die Symptome an der Injektionsstelle. Bei zweifelhafter Reaktion darf erst nach 6 Wochen die Probe wiederholt oder die vergleichende Simultanprobe angewandt werden. P.-G. Schoop. 6570.

---

**4-64/03-0415** *Szent Iványi, Tamás.* **A szarvasmarhagümökór elleni védekezés.** (Schutzmaßnahmen gegen die Tbc in der Rinderzucht. Themendokumentation.) Budapest: Országos mezögazd. könyvtár. 1958. (75 S.) 4°. (1963 B 108)

## XIII. CHIRURGIE

**4-64/03-0416** Hellekant, Göran; Stockholm, Veterinärhögskolan. Otitis externa hos hund: infektionsart och kemoterapi. **(Otitis externa beim Hund: Infektionsart und Chemotherapie.)** Medlemsbl. Sveriges Veterinärförbund **15** (1963) Nr. 5. S. 148–149.
In dem drei Jahre (1960–63) umfassenden Hundematerial bildeten Staphylokokken allein oder zusammen mit *Pityrosporum canis* die gewöhnliche Ursache der Otitis externa. In vereinzelten Fällen wurden *Pseudomonas aeruginosa*, *Proteus* und Streptokokken bzw. eine Mischflora der letzteren als Otitisursache ermittelt. Die Anzahl der Fälle mit Sulfaresistenz zeigte eine Steigerung während der angegebenen Periode. Erythromycin erwies sich als wirksam bei durch Staphylokokken bedingter Otitis. E. Lehnert. 6774.

**4-64/03-0417** Plenderleith, R. W. und Randall, P. M. Partial cystectomy in a male calf. **(Partielle Cystektomie bei einem männlichen Kalb.)** Veterin. Rec. **75** (1963) Nr. 20. S. 516–517. 6815.

**4-64/03-0418** Melixetjan, S. **Neue veterinärmedizinische Instrumente.** Int. Z. Landwirtsch. [Sofia/Berlin] **1963** Nr. 3. S. 70–72.
Es werden zwei neuartige Instrumente zur Prophylaxe und Therapie der traumatischen Reticuloperitonitis des Rindes beschrieben. Eine Magnetsonde dient zur Entfernung von Metallteilchen aus dem Schüttfutter und den Futterkrippen und auch aus den Vormägen der Tiere. Diese Magnetsonde besteht aus dem Magnetkopf, einer Verbindungskette, dem Gummischutzschlauch mit Kapronschnüren und dem Sondeneinführer. Zur Ermittlung der Lage des Magnetkopfes im Pansen bzw. der Haube dient ein Kompaß. Das Einführen der Magnetsonde wird beschrieben. Zur prophylaktischen Sondierung verbleibt der Magnetkopf bis zu einer Stunde im Netz magen, bei klinischen Erscheinungen der traumatischen Reticulitis bis zu 24 Std. Bei einmaligem Sondieren können im Durchschnitt 85–90% der freiliegenden, aber auch der in die Magenwand eingedrungenen Metallteile entfernt werden. – Zur Prophylaxe wird ein Magnet-Kobalt-Ring verwendet. Dieser wird durch die Maulhöhle mit einem Pilleneingeber oder mit der Hand in den Vormagen eingeführt. Der im Netzmagen befindliche Ring nimmt die eingedrungenen Metallteilchen vornehmlich mit seiner Innenkante auf und fixiert sie. Der Magnetring soll periodisch (alle 3–4 Jahre) mit Hilfe der Magnetsonde aus dem Netzmagen geholt, gründlich von anhaftenden Metallteilchen gereinigt und dem Tier erneut in den Netzmagen eingeführt werden. O. Dietz. 6871.

**4-64/03-0419** Rohrpasser, Manfred. **Kombinierter Kleinsterilisator Typ SD 504 für Dampf und Heißluft.** Medizintechnik **3** (1963) Nr. 5. S. 133–135. 6871.

**4-64/03-0420** Weiss, Benjamin und Rossi, G. Victor; Philadelphia, Pa., Philadelphia Coll. of Pharmac. Potentiation of the activity of narcotic analgesics by a trifluorinated phenothiazine. **(Die Potenzierung der Wirkung von Narkotica durch dreifach fluoriertes Phenothiazin.)** Arch. int. Pharmacodynam. Thérap. [Gand, Belgique] **136** (1962) Nr. 3/4. S. 333–346. – 5 Tab., 22 Lit.
An weißen Mäusen, 18–23 g, wird die $LD_{50}$ von 2-Trifluormethyl-10-(3-[betamorpholinoaethylamino]propyl)phenothiazindihydrochlorid (NDR A-3680), Codeinsulfat, Morphinsulfat und Dihydrocodeinbitartrat ermittelt (i. p.). Durch Kombination der Analgetica mit NDR A-3680 wird bei Codein und Dihydrocodein die akute Toxizität verringert, bei Morphin erhöht. Die sowohl auf thermische als auch auf chemische Art ermittelte analgetische Wirkung der Substanzen wird durch zusätzliche Applikation von NDR A-3680 deutlich verstärkt (es sind Albinoratten und weiße Mäuse getestet worden). Während die Substanzen bei Albinoratten keinen Einfluß auf die Harnexkretion haben, wird die konstipierende Wirkung des Morphins und des Codeins, nicht aber die des Dihydrocodeins durch NDR A-3680 fast völlig aufgehoben, ebenso die atemhemmende Wirkung dieser Narkotica. R. Maune. 6876.

**4-64/03-0421** Schlaaff, S.; Leipzig, Karl-Marx-Univ., Klin. und Poliklin. für Kleine Haustiere. **Spezielle Verfahren in der Röntgendiagnostik und ihre Verwendungsmöglichkeiten beim Hund. 2. Mitt. Vergrößerungsaufnahmen.** Mh. Veterinärmed. **18** (1963) Nr. 13. S. 510–511. – 1. Mitt. vgl. 4-64/02-0401.
Ein weiteres Röntgenverfahren, über dessen Anwendung beim Hund nichts bekannt ist, stellt die Röntgendirektvergrößerung dar. Die Methode kann sowohl bei Nativaufnahmen als auch bei Kontrastdarstellungen benutzt werden. Die Vergrößerungsaufnahme beruht auf der Tatsache, daß eine

vergrößerte Abbildung des Objektes auf dem Röntgenfilm entsteht, wenn der Abstand zwischen Objekt und Film größer gewählt und gleichzeitig die Entfernung zwischen Röntgenröhre und Objekt verkleinert wird. Für die Untersuchungen wurde das Vergrößerungszusatzgerät „TuR" DZ 103 des VEB Transformatoren- und Röntgenwerkes Dresden, das mit der Röhre und dem Blendentisch gekoppelt wird, benutzt. Besonders geeignet erscheinen die direkten Röntgenvergrößerungen für die Untersuchung der Wirbelsäule. So kann eine derartige Aufnahme bessere Auskünfte über den Zustand des Spatium intervertebrale geben, als es mit einer Normalaufnahme möglich ist. Gleiches gilt auch bei Fissuren oder anderen geringfügigen Knochenveränderungen. O. Dietz. 7000.

## XV. GEBURTSHILFE, KRANKHEITEN DER MUTTERTIERE UND DER NEUGEBORENEN

**4-64/03-0422** Perkins, J. L. und Kidder, H. E.; Morgantown, West Virginia Univ. Relation of uterine involution and postpartum interval to reproductive efficiency in beef cattle. **(Die Beziehung zwischen der Uterusinvolution, der Länge der post partum-Intervalle und der Fortpflanzungsfähigkeit bei Fleischrindern.)** J. Animal Sci. 22 (1963) Nr. 2. S. 313–315. – 1 Tab., 6 Lit.

Der Involutionszustand des Uterus zur Zeit der Bedeckung hatte auf die Befruchtungsquote keinen Einfluß. 79 oder mehr Tage post partum gedeckte Kühe wiesen eine signifikant höhere ($P < 0{,}5$) Konzeptionsrate auf als zu einem früheren Zeitpunkt gedeckte Tiere. Die Intervalle zwischen Abkalben und Konzeption waren bei innerhalb von 79 Tagen post partum gedeckten Kühen signifikant ($P < 0{,}5$) kürzer als bei später gedeckten. Für den Erfolg der Zweitbedeckung spielte die zwischen Geburt und erster Bedeckung liegende Zeit keine Rolle. J. Jürgens. 7250.

**4-64/03-0423** Schäfer, H.; Gießen, Justus-Liebig-Univ., Inst. für Tierzucht und Haustiergenetik. **Das Intervall zwischen Geburt und erneuter Konzeption beim Schaf.** Züchtungskunde **35** (1963) Nr. 4. S. 158–167. – 3 Abb., 5 Tab., 9 Lit. Zus. in Rus., Engl., Franz.

Untersucht wurden in Paarungs- und 2 Lammzeiten pro Jahr, die zeitlich übereinstimmten, die beiden Landrassen der Blinkhaarafrikaner und der Schwarzkopfpersianer (Somali) sowie die $F_1$ mit Karakulböcken auf Farm Haribes (SWA). Der Zeitpunkt der Konzeption wird maßgebend von der Umwelt bestimmt. In der Regenzeit, der „kleinen Lammzeit", nehmen 80,1%, in der Trockenzeit, der „großen Lammzeit", 43,0% (im Mittel 67,7%) der Mutterschafe, deren Lamm zur Pelzgewinnung geschlachtet wurde, postnatal wieder auf. Signifikante Rassenunterschiede bestanden nicht. Ohne streng saisonal polyoestrisch zu sein, war bei allen Rassengruppen ein deutlicher saisonaler Gipfel vorhanden. Bei Zugrundelegung einer Trächtigkeitsdauer von 150 Tagen konzipierte ein großer Teil der Schafe um den 40. Tag p.p. In engen Grenzen lag dies zwischen dem 36. und 44. Tag (33,7% in der Regenzeit, 39,7% in der Trockenzeit), in weiten Grenzen zwischen dem 32. und 48. Tage (In der Regenzeit 51,9%, in der Trockenzeit 60,3%). Diesem Oestrus geht eine sogenannte „stille Brunst" um den 20. Tag p.p. voraus. Die individuellen Unterschiede sind groß und die Umweltbeeinflussung erheblich. Da nach dem Konzeptionsmaximum ab 38. bzw. 39. Tage p.p. die Konzeptionsziffern am 53. bzw. 56. Tage erneut anstiegen, wird mit Vorsicht gefolgert, daß die Dauer eines normalen Oestrus etwa 15 bis 17 Tage beträgt, in der Regenzeit bei günstiger Umwelt kürzer ist, d. h., etwa 15 Tage und in der Trockenzeit länger ist, d. h. 17 Tage umfaßt. H. Busse. 7250.

**4-64/03-0424** Lauwers, H.; Gent, Klin. voor Grote Huisdieren; Klin. voor Verloskunde en Voortplanting. Studie over de tweeling bij de grote huisdieren.

**(Untersuchungen über Zwillinge bei großen Haustieren.)** Vlaams diergeneeskund. Tijdschr. **32** (1963) Nr. 5. S. 143–146. – 1 Tab., 9 Lit. Zus. in Engl., Franz., Dtsch.

An Hand der vorhandenen Literatur wird festgestellt, daß es nicht ganz leicht ist, ein- und zwei-eiige Zwillinge zu unterscheiden. Vorläufig gibt es noch keine Methode, um Zwillingsträchtigkeit bei Rindern und Pferden zu verhüten. Die Anwendung von PMS nach Gordon und Williams ist bis jetzt die einzige, mit der mehr Zwillinge bei Fleischrassen erzielt werden. Die Erfolge sind ermutigend. E. Tempel. 7250.

**4-64/03-0425** Gebauer, H.; Hildesheim, Chemo-Heyl-GmbH. **Zur Prophylaxe des Kalbefiebers mit hohen Vitamin D-Gaben.** Prakt. Tierarzt **44** (1963) Nr. 9. S. 391–394.

Prophylaxe und Therapie bzw. die regulativen Vorgänge bei den typischen graviditäts- und laktationsgebundenen Stoffwechselstörungen bezüglich des Ca-, P und Vit. D-Stoffwechsels sind immer noch Gegenstand der praktischen Forschung. Hierbei wird u. a. auch dem hochdosierten Vit. D-Stoß eine günstige Wirkung in der Prophylaxe zugeschrieben. In einer Versuchsreihe werden 16 Hochleistungskühen, die schon einmal an Gebärkoma erkrankt waren, in drei Abkalbeperioden jeweils fünf bis zwei Tage vor der Geburt 10 Mill. Einheiten Vit. $D_3$ verabreicht. Bei 46 Geburten dieser Tiere treten nur zweimal sehr leichte Erscheinungen von Mineralstoffbilanzstörungen auf, die durch Infusionen mit Ca/Mg-Lösungen behoben werden. Hingegen stellen sich im Verlaufe von 37 Geburten bei nicht behandelten Kühen bei gleichen Voraussetzungen und Leistungsanforderungen 6× schwere und 3× leichte hypocalcämische Zustände ein. In den eigenen Versuchen läßt sich eine nahezu vollständige und zuverlässige prophylaktische Wirkung der Vit. D-Verabreichung ermitteln, während andere Untersucher bei ähnlichen Untersuchungen nur von einer 70–90 %igen Wirkung sprechen. Die Versager dürften hier auf ungünstige Ausgangssituationen im Bereiche der dem Ca/P/Vit. D-Stoffwechsel über- und zugeordneter Funktionsbereiche zurückzuführen sein. F. Schaetz. 7275.

**4-64/03-0426** Schulte, F. und Scholz, H.-D.; Bonn, Staatl. Veterinäruntersuchungsamt. **Candida tropicalis als Ursache eines Abortes beim Rind.** Dtsch. tierärztl. Wschr. **69** (1962) Nr. 23. S. 677–680. – 3 Abb., 13 Lit.

In einer kurzen Literaturübersicht über mykotische Aborte bei Rindern wird festgestellt, daß diese fast ausschließlich durch Schimmelpilze (*Aspergillus fumigatus* und *Absidia ramosa*) verursacht werden. Über durch Sproßpilze begingte Aborte ist bisher nur ganz vereinzelt und im deutschen Schrifttum überhaupt noch nicht berichtet worden. Vf. beschreiben einen Abort beim Rind im 6. Trächtigkeitsmonat, als dessen Ursache eine Infektion des Fetus mit Sproßpilzen ermittelt werden konnte. Pathologisch-anatomisch bestanden die Veränderungen beim Fetus in einer starken, durch entzündliche Prozesse im Corium bedingten Hautverdickung. Charakteristisch war der Sitz der Veränderungen in den tieferen Hautpartien. Die Sproßpilze waren von den Haarbälgen aus in das Corium eingewachsen. Bei Schimmelpilzaborten werden dagegen vorwiegend oberflächliche Hautläsionen, die hauptsächlich auf das Epithel lokalisiert sind, beobachtet. Auf Grund des mikroskopischen Bildes, des kulturellen Verhaltens sowie der fermentativen und assimilatorischen Eigenschaften der aus den veränderten Hautpartien, dem Labmageninhalt und einzelnen Organen isolierten Sproßpilze wurde nachgewiesen, daß es sich um eine Infektion mit *Candida tropicalis* handelte. J. Wollrab. 7275.

**4-64/03-0427** Teuscher, R. und Seils, H.; Eberswalde, Bezirkstierklin. **Ein Beitrag zur sekundären Extrauteringravidität beim Rind.** Wiener tierärztl. Mschr. **50** (1963) Nr. 8. S. 770–784. – 3 Abb., 1 Tab., 15 Lit.

Vf. beschreiben nach einleitender Darstellung der Literatur über primäre und sekundäre Extrauteringraviditäten beim Rind einen Fall von sekundärer Bauchhöhlenschwangerschaft bei einer zweijährigen Färse. Das Rind wurde mit dem Verdacht auf Fremdkörpererkrankung eingeliefert. Bei einer Probelaparotomie wurden nach Ausschluß anderweitiger Erkrankungen an der ventralen Bauchwand die Extremitäten eines Fetus gefühlt. Bei der weiteren Untersuchung wurde die lebende Frucht frei zwischen den Darmschlingen liegend aufgefunden. Im rechten Uterushorn befand sich ein etwa 20 cm langer Riß. Die Frucht war im geschlossenen Eihautsack durch die Rupturstelle in die Bauchhöhle vorgefallen. Die Eihäute waren stellenweise mit dem parietalen Bauchfell und dem Pansen verwachsen. Eine Lösung der Adhäsionen war nicht möglich. Nach Entwicklung der Frucht, doppelter Unterbindung des Nabelstranges und antibiotischer Versorgung der Bauchhöhle wurde die Laparotomiewunde verschlossen. Drei Tage post operationem mußte das Tier wegen Verschlechterung von Herz und Kreislauf geschlachtet werden. Nach dem pathologisch-anatomischen Befund, der Größe der Frucht sowie auf Grund von Länge und Aussehen der Rupturstelle im Uterus wird angenommen, daß sich die Frucht etwa von 5 Mon. bis zu $6^1/_2$ Mon. der Trächtigkeit in der freien Bauchhöhle befand und weiter entwickelte. Eine Placentation in der Bauchhöhle fand nicht statt, lediglich Verwachsungen zwischen Eihäuten und Peritoneum waren zu beobachten. Eine Placentombildung war nur innerhalb des Uterus vorhanden. Die Versorgung der Frucht erfolgte über den intakten Nabelstrang. Vf. halten es auf Grund ihrer Beobachtungen für unwahrscheinlich, daß eine sekundäre Bauchhöhlenschwangerschaft, bei der der Fetus frei im Darmkonvolut liegt, jemals voll ausgetragen werden kann.

J. Wollrab. 7275.

**4-64/03-0428** Steiner, H. **Scheinträchtigkeit beim Schwein.** Dtsch. tierärztl. Wschr. **69** (1962) Nr. 21. S. 623. – 2 Lit.

Es wird über einen Fall von Scheinträchtigkeit bei einem Schwein berichtet. Bei einer innerhalb der letzten 4 Mon. nicht gedeckten, etwa 2jährigen und 250 kg schweren Sau fallen Nestbau sowie Ödematisierung von Scham und Gesäuge auf. Wehen sind nicht vorhanden. Das Allgemeinbefinden ist ungestört. Berühren des laktierenden Gesäuges ruft das bekannte Locken der Ferkel hervor. Bei einer Probelaparotomie wird eine leere, dem Alter des Tieres entsprechende Gebärmutter vorgefunden. Anzeichen für Fruchtmazeration, embryonalen Fruchttod, oder sekundärer Abdominalgravidität und Ferkelfressen sind nicht vorhanden. J. Wollrab. 7275.

**4-64/03-0429** Kudláč, Eduard. Mumifikace plodu u skotu. **(Fruchtmumifikation beim Rind.)** Veterinářství **13** (1963) Nr. 3. S. 118–120. – 1 Tab.

Es werden 12 Fälle der Fruchtmumifikation beim Rind beschrieben, und zwar handelte es sich um eine Fehlgeburt im achten Monat und bei den übrigen Kühen um Untersuchungen, bei denen nach der Feststellung des Zustandes Abtreibungsversuche unternommen wurden. In 6 Fällen wurde die Frucht nach wiederholter Verabreichung von Stilboestrol (Diaethylstilboestrolum dipropionicum) mit Erfolg abgetrieben, davon wurde in 4 Fällen später wieder Trächtigkeit festgestellt. Der Zeitpunkt des Fruchtabsterbens muß nicht nur nach der Größe der Frucht, sondern auch nach dem Haarvorkommen bestimmt werden; die Frist betrug 4–6 Monate. Die Enucleation des Gelbkörpers ist mit hohem Blutverlust verbunden, und man muß daher immer auch den Wert des Tieres in Betracht ziehen. ČSSR/ÚVTI. 7285.

**4-64/03-0430** Schaetz, F.; Berlin, Humboldt-Univ., Veterinärmed. Fak., Tierklin. für Geburtshilfe und Fortpflanzungsstör. **Das Verhalten der Hinterextremitäten der Frucht vor und während der Geburt in Vorderendlage bei den großen Haustieren.** Mh. Veterinärmed. **18** (1963) Sonderh. Nr. 1. S. 2–5. – 10 Abb.

Bei der Geburt in Vorderendlage ist bisher dem Verhalten der Hinterextremitäten nur wenig Beachtung geschenkt worden. Die übliche Darstellung der Lage der Hinterextremitäten der Frucht beim Rind entspricht nicht den topographischen Verhältnissen des graviden Uterus und wahrscheinlich auch nicht den geburtsphysiologischen Notwendigkeiten. Das trächtige Uterushorn stellt keinen einheitlichen, blind endenden Sack dar, sondern das Hornende ist regelmäßig nach unten und caudalwärts, ähnlich wie im ingraviden Zustande, umgeschlagen. Die Hinterbeine des Kalbes gelangen wahrscheinlich schon zu Beginn des letzten Drittels der Trächtigkeit in das caudalwärts eingeschlagene Hornende. Bei der Austreibung oder beim Auszug der Frucht in Vorderendlage werden dadurch die Hinterextremitäten zwangsläufig an der durch die Umschlagung des Hornendes nach unten gebildeten Falte (Stolperfalte) zunächst fixiert und weiterhin in fließendem Übergang bei minimaler Raumbeanspruchung in die vollendete gestreckte Haltung umgehebelt. Gelangen die Hinterextremitäten nicht in das Hornende, d. h. liegen sie in gebeugter Haltung direkt unter dem Fruchtkörper, wie allgemein dargestellt, dann gleiten die Klauen der Frucht bei der Austreibung beckenwärts und führen zu hundesitzigen Stellungen (Bauchvertikallagen) oder Bauchquerlagen. Bei der Stute ergeben sich topographisch wohl andere, im Endeffekt aber ähnliche Situationen. Das gravide Horn ist infolge seiner Aufhängung nach rechts oder links abgekrümmt, so daß die „Stolperfalte“ hier senkrecht verläuft und weniger gewinkelt erscheint. Bei der Einstellung zur Geburt kommen bei der Drehung aus der unteren Stellung die Hinterbeine des Fohlens zwangsläufig in den lateralen, abgekrümmten Hornabschnitt zu liegen. Die Frucht schraubt sich dann bei der Austreibung aus der etwa seitlichen Stellung beim Eintritt ins mütterliche Becken kontinuierlich in die obere Stellung ein, wobei die Hinterbeine ebenfalls vom direkten Eintritt in den Geburtsweg zurückgehalten werden. J. Wollrab. 7300.

**4-64/03-0431** Wilson, Everett D. und Edwards, R. G. Parturition and increased litter size in mice after superovulation. **(Geburt und gesteigerte Wurfgröße bei der Maus nach einer Superovulation.)** J. Reproduct. Fertility **5** (1963) Nr. 2. S. 179–186. 7300.

**4-64/03-0432** Bollwahn, W.; Hannover, Tierärztl. Hochschule, Klin. für Kleine Klauentiere und Forens. Med.; Ambulator. Klin. **Die partielle Verdoppelung eines Gebärmutterhornes beim Schwein als mechanisches Geburtshindernis.** Dtsch. tierärztl. Wschr. **69** (1962) Nr. 21. S. 622–623. – 2 Abb., 3 Lit. Bei einer Altsau werden im Gefolge der 6. Geburt nach spontaner Austreibung von 14 Ferkeln Allgemeinstörungen, Inappetenz und Hypogalaktie beobachtet Durch Laparotomie kann als Ursache eine Geburtsstörung infolge partieller Verdopplung des rechten Uterushornes ermittelt werden, die sich als mechanisches Passagehindernis bei der Austreibung der letzten beiden Ferkel aus diesem Horn erwiesen hat. Während das linke Horn ohne Inhalt ist und Involutionserscheinungen zeigt, befinden sich im Ende des rechten Hornes zwei emphysematöse Früchte. Das rechte Horn ist, ausgehend von der Bifurkation, über eine Strecke von etwa 30 cm durch eine Furche in ein laterales und ein mediales Rohr halbiert. Das rechte Horn wird dadurch in einen normalen einlumigen ovarialen und einen doppellumigen zervikalen Abschnitt geteilt. Bei der Eröffnung des Hornes ist festzustellen, daß sich eine Frucht in der Spitze des rechten Hornes befindet, während die andere mit Kopf, Hals und rechter Vordergliedmaße in das mediale Rohr und mit der linken Extremität in das laterale Rohr des doppellumigen Hornabschnittes eingetreten ist und von der Uteruswand fest umschlossen wird. Die Mißbildung hatte mithin keinen Einfluß auf die hormonal-vegetativ gesteuerte Entleerungstätigkeit beider Uterushörner, sondern wirkte als mechanisches Passagehindernis.
J. Wollrab. 7327.

Ätiologisch scheinen Scheidenvorfälle, starke Zugkraft bei Schwergeburten. Gebärparese und Uterushypotonie prädisponierende Faktoren für die Entstehung des Uterusvorfalles darzustellen. J. Wollrab. 7385,

**4-64/03-0436** Eichin, F. **Die prophylaktische und therapeutische Anwendung der neuen Uterusstäbe „Utocyl“ in der Groß- und Kleintierpraxis.** Tierärztl. Umschau **18** (1963) Nr. 7. S. 369–375. – 1 Tab., 10 Lit.

Bei 373 Rindern, 16 Schweinen und 12 Hündinnen wurden zur Prophylaxe bei Schnittentbindungen, Embryotomien, Uterusvorfällen, Lagekorrekturen und zur Behandlung manifester Puerperalstörungen Utocyl-Uterusstäbe verwandt. Die Utocyl-Uterusstäbe haben folgende Zusammensetzung (pro Stab): 3500 mg Formo-Sulfathiazol, 100 mg Streptomycin, 200000 E Penicillin und 1 mg Aethinyloestradiol. Als Emulgator für die gleichmäßige Verteilung im Uterus ist Polyaethylenglycol-4000 monostereat beigefügt. Durch die Kombination von Formo-Sulfathiazol mit den beiden Antibiotica Penicillin und Streptomycin wird lokal eine langanhaltende bakterizide Wirkung auf alle im Uterussekret während des gestörten Puerperiums auftretenden Bakterien und Fäulniskeime erreicht. Das beigegebene synthetische Follikelhormon Aethinyloestradiol sorgt für eine rasche Rückbildung des Uterus und beugt durch Herabsetzung der Permeabilität der Uteruswand Puerperalinfektionen, Septikämien und Intoxikationen vor. Beim Rinde wurden prophylaktisch 2–4, therapeutisch 3–6, beim Schwein 1–2 und bei der Hündin $^1/_2$-1 Uterusstab benötigt. Die Stäbe wurden im Uteruslumen zerkleinert, um eine raschere Oberflächenverteilung zu erreichen. Die Fruchbarkeit bei den behandelten Tieren entsprach trotz vorausgegangenen, teilweise erheblichen Eingriffen bzw. puerperalen Störungen der Norm im Untersuchungsgebiet. Die Notschlachtungsquote lag mit 0,53% sehr niedrig. Die Laktation wurde nicht ungünstig beeinflußt. Die Verträglichkeit von Utocyl war lokal und allgemein gut. Auffallend war die rasche Beseitigung des üblen Geruches der Uterussekrete. J. Wollrab. 7385.

**4-64/03-0437** Steiner, H. **Beitrag zum Geburtskrampf der Schweine.** Dtsch. tierärztl. Wschr. **69** (1962) Nr. 20. S. 591–592. – 3 Lit.

Nach einer kurzen Literaturübersicht über Klinik und Therapie der Eklampsie der Muttersauen werden eigene Erfahrungen der Behandlung des Geburtskrampfes mitgeteilt. Es wird der Meinung von Hupka und Götze, die bei eklamptischen Tieren die Durchführung der Sectio caesarea für kontraindiziert halten, widersprochen und als erfolgreichste Behandlungsmethode die frühzeitige Vornahme der Schnittentbindung empfohlen. Bei der früher üblichen Therapie mit intravenösen Calciumlösungen etc. hatte Vf. weit über 30% Todesfälle. Bessere Ergebnisse wurden durch Sedativa in Verbindung mit konservativer Geburtshilfe erzielt. Dabei war auffällig, daß die Stärke der Anfälle mit dem Fortschreiten der Geburt nachließ. Vf. führte daher versuchsweise bei Eklampsie die Schnittentbindung durch und beobachtete meist ein schlagartiges Aufhören der Krampfzustände nach Beendigung der Operation. Vor Beginn der Operation erfolgt eine Prämedikation mit ACTH. In einem Anfallsintervall wird ohne Fixierung der Sau ein Narkoticum in möglichst geringer Dosis (5 ml Eunarcon) zügig intravenös verabreicht. Der Uterus wird maximal antibiotisch versorgt, da Gebärmutterentzündungen durch mangelhafte Involution auftreten können. Die Ferkel werden, um Rezidive zu vermeiden, nur zeitweise angelegt. Auftreiben oder Anheben der Sau sind dem Besitzer streng untersagt. Calciumpräparate werden nicht verabreicht. Leberschutzpräparate scheinen sich günstig auszuwirken. Nach dem Abgang der Secundinae treten keine neuen Anfälle mehr auf. Durch die frühzeitige Schnittentbindung konnte die Mortalität bei der Eklampsie ante- und intra partum auf 10% reduziert werden. J. Wollrab. 7385.

**4-64/03-0438** Schulze, W. und Bollwahn, W.; Hannover, Tierärztl. Hochschule, Klin. für Kleine Klauentiere und Forens. Med.; Ambulator. Klin. **Zu den Erkrankungen der Sauen vor, während und nach der Geburt.** Dtsch. tierärztl. Wschr. **69** (1962) Nr. 21. S. 641–644.; Nr. 23. S. 685–688. – 4 Abb., 47 Lit.

Nach kurzen Betrachtungen über Trächtigkeit und Geburt werden einige Erkrankungen der Mutterschweine während der Trächtigkeit, der Geburt und des Frühpuerperiums unter besonderer Berücksichtigung der Symptomatik und Therapie dargestellt. Die angegebenen Behandlungsvorschläge gründen sich auf an der Klinik für kleine Klauentiere in Hannover gesammelte Erfahrungen. Als Aborterreger kommen vorwiegend Brucellen, Listerien, Streptokokken, Leptospiren, Corynebakterien, Rotlaufbakterien und Paratyphuskeime in Betracht. Hauptaugenmerk ist auf die Klärung der Ätiologie zu legen. Tragende Sauen sind wegen der Abortgefahr von der aktiven und passiven Immunisierung gegen Rotlauf auszunehmen und im Erkrankungsfall nur mit Antibiotica zu behandeln. Die Gesäugeaktinomykose kann im Initialstadium gelegentlich durch lokale Antibioticabehandlung angegangen werden, später ist nur die Totalexstirpation des oder der erkrankten Mammarkomplexe erfolgversprechend. Lahmheiten können, abgesehen von Infektionskrankheiten und Stoffwechselstörungen, durch eitrige Klauen- und Krongelenksentzündungen, Tarsitis chronica deformans und Epiphysiolysis bedingt sein. Übermäßige Trächtigkeitsödeme gehen wahrscheinlich auf neuroendokrine Störungen zurück. Zur Behandlung eignen sich Calciuminjektionen und die Verabreichung saliner Diurectica Vetidrex , 1 mg/kg Kgw. während 3–4 Tagen). Scheidenvorfälle, die gelegentlich mit Mastdarmvorfällen vergesellschaftet sind, werden nach Säuberung, Salbenversorgung (Bovoflavinsalbe, Unguforte PBS) und Reposition mit Flessaverschlüssen oder der Methode nach Bühner versorgt. Gegen weiterbestehendes Pressen können Neuroplegica angewendet werden. Gleichzeitig empfiehlt sich eine allgemeine Antibiose. Bei der Behandlung der Eklampsie hat sich folgendes Vorgehen bewährt: 10–20 ml 50%ige Glukoselösung + $^{1}/_{4}$ mg Combetin i. v., 0,5 mg Prednisolon/kg Kgw. + Neuroplegicum + 4 ml Effortil i. m., 60 ml Calciumbosroglukonat, 500 ml Makrodex als Dauertropf (Tropfzahl 30–40/Min.). Langwierigen Auszugsversuchen ist die Schnittentbindung unter Lokalanaesthesie vorzuziehen. – Zur Wehenanregung sind Calcium und Oxytocin (5–10 VE i. v., oder 10–20 VE i. m., gegebenenfalls mehrmals), nicht aber Lentin oder Mutterkornpräparate geeignet. Bei erfolgloser oder nicht ausreichender Wehenanregung, Enge des knöchernen oder weichen Geburtsweges ist frühzeitig der Kaiserschnitt durchuführen. Bei Uterusvorfällen sollte sowohl für die Reposition als auch für die Amputation gleichzeitig laparatomiert werden, um Blutungen im Bereich der Bänder, in den Hornspitzen befindliche Früchte, in den Prolaps verlagerte Organe zu erkennen und entsprechend zu versorgen. Sehr wichtig für die Stabilisierung der Kreislaufverhältnisse ist die frühzeitige Auffüllung des Gefäßsystems mit einem Blutersatzmittel (Makrodexdauertropf). Für die Behandlung der puerperalen Septikämie und Toxämie werden Lentin (2–3 ml). Calciumboroglukonat, Sulfamethazin und Breitspektrumantibiotica sowie Prednisolongaben (0,5 mg/kg Kgw.) empfohlen. Bei der Bösartigkeit der Muttersauen ist das Abkneifen der Eckzähne der Ferkel nutzlos, meist sogar schädlich. Wichtig ist es, Mastitiden und Scheidenverletzungen auszuschließen bzw. entsprechend zu behandeln. Medikamentös kommt eine langanhaltende Sedierung mit Neuroplegica in Frage. J. Wollrab. 7400.

---

**4-64/03-0439** *Přibyl, Emil.* **Veterinarni gynekologie.** (Veterinär-Gynäkologie.) Praha: Vyd. Státní zemědělské naklad. 1963. (364 S.) 8°. (1963 A 816)

## XVI. TRÄCHTIGKEITSDIAGNOSTIK, STERILITÄT, BESAMUNG

**4-64/03-0440** Begović, S. und Šaćirbegović, A.; Sarajevo, Univ., Veterin. Fak., Inst. Fiziol. Patol. Stadij graviditeta i aktivitet serumske histaminaze krmača. **(Trächtigkeitsstadium und Histaminaseaktivität des Serums beim Schwein.)** Veterinaria [Sarajevo] **11** (1962) Nr. 3. S. 311–314. – 3 Abb., 1 Tab., 3 Lit.

An 9 tragenden und 1 nichttragenden Mutterschwein wurden die Beziehungen zwischen der Serum-Histaminase-Aktivität (SHA) und dem Graviditätsstadium untersucht. Das Serum des nichttragenden Schweines hatte bei der Incubation mit Histamin keinen Einfluß auf die aus dem Kymogramm mittels Ileumteilen des Meerschweinchens ersichtliche Histaminwirkung. Bei der Incubation mit dem Serum tragender Schweine wurde Histamin abgebaut. Am geringsten war die SHA am Ende des ersten Trächtigkeitsmonats, am höchsten am Ende des 3. Monats. P. Schmidt. 7525.

**4-64/03-0441** Nestel, B. L. und Creek, M. J.; Jamaica, Sugar Manufacturers' Assoc., Ltd. The diagnosis of non-pregnancy in beef cattle in Jamaica. Its economic value to the farmer and to his veterinary surgeon. **(Die Feststellung der Nichtträchtigkeit bei Fleischrindern auf Jamaica. Ihr wirtschaftlicher Wert für den Farmer und seinen Tierarzt.)** Veterin. Rec. **75** (1963) Nr. 16. S. 412–416. – 3 Tab., 6 Lit.

Bei der 2–8 Mon. nach dem Bedecken durchgeführten rektalen Untersuchung von 2826 Kühen erwiesen sich 22% als nicht tragend. Von diesen Tieren wurden 47% der Schlachtung zugeführt. Durch die frühzeitige Feststellung der Nichtträchtigkeit war die Schlachtung noch vor Beginn der Trockenzeit möglich. Dadurch konnten die Überwinterungskosten eingespart werden, und außerdem bestanden zu dieser Jahreszeit gute Absatzmöglichkeiten. Die sich daraus ergebenden Einnahmen betrugen je untersuchtes Tier 22 s und könnten durch Schlachtung eines größeren Anteils der nichttragenden Kühe auf 33 s. erhöht werden. Die Tierarztkosten für eine rektale Untersuchung beliefen sich durchschnittlich auf 2 s 7 d. Eine Festsetzung derselben auf 5 s–7 s pro Untersuchung erscheint angemessen. J. Jürgens. 7535.

**4-64/03-0442** Lamond, D. R.; Armidale, New South Wales, Pastoral Res. Lab. Diagnosis of early pregnancy in the ewe. **(Die Diagnose der Frühträchtigkeit beim Schaf.)** Austral. veterin. J. **39** (1963) Nr. 5. S. 192–195. – 1 Tab., 11 Lit.

Die Bestimmung des Fruchtbarkeitsindex nach dem non-return-Verfahren kann unter Praxisbedingungen ausreichend erscheinen. Da die non-return-Rate aber durch embryonalen Frühtod nach dem 21. Tage, Wiederkehr der Brunst bei trächtigen Tieren und unkontrolliertes Bedecken beeinflußt wird, ist für wissenschaftliche Untersuchungen eine genauere Methode erforderlich. In die Bauchwand wurde hinter der Milchdrüse ein 5 cm langer Schnitt gelegt, durch welchen der Uterus mit 2 Fingern palpiert werden konnte. Während die Gebärmutter beim nichttragenden Schaf in der Nähe des vorderen Beckenrandes liegt, verlagert sie sich beim trächtigen Tier in die Beckenhöhle und wird dünnwandiger. Die Zahl der 4–8,5 Wochen nach dem Bedecken untersuchten Tiere betrug 278, wovon 194 als trächtig angesprochen wurden und 187 lammten. Von den 48 als nichttragend angesehenen Schafen brachte eines ein Lamm. Damit waren bei dieser Methode der Trächtigkeitsuntersuchung weniger als 3% Fehlergebnisse zu verzeichnen. Eine Herabsetzung der Fruchtbarkeit trat nur ein, wenn die Laparotomie schon 4–5 Tage nach dem Bedecken vorgenommen wurde. J. Jürgens. 7535.

**4-64/03-0443** Goljarkin, F. E. Odna iz osnovnych pričin jalovosti korov. **(Eine der wesentlichsten Ursachen der Unfruchtbarkeit der Kühe.)** Životnovodstvo, Moskva **25** (1963) Nr. 5. S. 72–74. – 1 Tab.

Eine der wesentlichsten Ursachen der Unfruchtbarkeit der Kühe ist die mangelhafte Vitaminversorgung im Winter. Besonders eine A-Hypovitaminose wirkt sich in bezug auf Milchleistung, Kgw.-Entwicklung, Fruchtbarkeit und Kälbersterblichkeit nachteilig aus. Vf. demonstriert in einigen Versuchen mit gutem Wiesenheu und guter Silage den Leistungsanstieg, der durch eine ausreichende Carotinversorgung zu erreichen ist. Bis zu einer Milchleistung von 20 kg genügen tägl. Gaben von 160–180 mg Carotin pro 100 kg Kgw. S. Willer. 7552.

**4-64/03-0444** Agarwala, O. P. und Sagar, R. H. Frequency of pregnancies in right versus left uterine horns of Red Sindhi cows and its crosses with Jersey as an aid in earlier prediction of sex of foetus. **(Häufigkeit der Fruchtbarkeit in den rechten gegenüber den linken Uterushörnern von Roten Sindhi-Kühen und ihrer Kreuzungen mit Jersey als eine Hilfe für die frühere Voraussage des Geschlechts des Fetus.)** Indian veterin. J. **40** (1963) Nr. 3. S. 155–158. 7552.

**4-64/03-0445** Zerle, F. **Zur intracystösen Behandlung mit Chorioman (R).** Tierärztl. Umschau **18** (1963) Nr. 7. S. 367–369. – 5 Lit.
94 Tiere (vorwiegend Fleckvieh) mit ein- oder beidseitigen Ovarialcysten, vorwiegend ohne nymphomane Erscheinungen, wurden intracystös mit Chorioman (hochgereinigtes humanes Choriongonadotropin in wäßriger Lösung, Cela GmbH, Ingelheim) in einer Dosierung von 500 bis 1000 IE je verändertes Ovar behandelt. Zur Behandlung diente das von Kern entwickelte Cysteninjektionsgerät (Ovariole), das sich gut bewährt hat. In rund 80% der Fälle wurde die Trächtigkeit erreicht. Fast alle Tiere, die Nymphomanieerscheinungen zeigten, wurden wieder trächtig. Cystenrezidive traten in 8 Fällen auf, dabei 4 mal bei kleincystischer Degeneration. Nachbehandlungen führten in der Regel – bis auf die Fälle mit kleincystischer Entartung – zum Erfolg. Die häufigsten Konzeptionen erfolgten während der 1. und 2. Brunst nach der Behandlung. Die Brunstsymptome waren meist mittelstark bis stark, die Brunstdauer normal. Von der Behandlung sollten, unabhängig vom Alter, Tiere mit atrophischen, fibrös verhärteten oder kleincystisch-degenerierten Eierstöcken ausgeschlossen werden. Endometritiden bis 2. Grades heilen nach der Cystenbeseitigung spontan ab. Ein Drittel der mit Erfolg behandelten Tiere wurden inzwischen ein- oder zweimal ohne Behandlung wieder tragend. Eine Kuh, die 3 Jahre hintereinander erfolgreich behandelt wurde, trägt im 4. Jahr ohne Cystenbehandlung. Rückschauend und vergleichend gesehen, hat sich eine Verabreichung von 500 IE Chorioman pro Ovar als ausreichend erwiesen. Eine teilweise gleichzeitig durchgeführte Substitutionstherapie (Calciumphosphorgluconat, Vitamin B, Komplex ADE, Thoromangan, Progesteron) brachte keine besseren Erfolge als die alleinige Choriomanbehandlung. J. Wollrab. 7557.

**4-64/03-0446** Dziuk, P. J. und Baker, R. D.; Urbana, Illinois Agric. Exp. Stat. Induction and control of ovulation in swine. **(Einleitung und Kontrolle der Ovulation beim Schwein.)** J. Animal Sci. **21** (1962) Nr. 4. S. 697–699. – 2 Tab., 8 Lit.
In vorliegender Übersicht sollte versucht werden, die Zeit der Ovulation nach Behandlung mit oral verabreichten progestationellen Verbindungen, denen eine Gonatropininjektion folgte, zu bestimmen. Es wurden 500 mg von 6α-methyl-17α-hydroxyprogesteronacetat pro Tier und Tag für 8,9 oder 10 Tage verabreicht. 8 Tage nach der Behandlung wurden 250 bis 2000 IE von Humanchoriongonatropin gespritzt; bei 94% der behandelten Tiere kam es 40 Std. nach der Injektion zur Ovulation. 4% der Tiere zeigten Brunsterscheinungen während der Ovulation, dagegen war bei 71% erst nach 21 bis 23 Tagen die Brunst zu beobachten. 43% wiesen nach 48 Std. Brunsterscheinungen auf, wenn sie mit 50 bzw. 100 mg Diaethylstilboestrol behandelt worden waren. W. Richter/Kleinmachnow. 7678.

**4-64/03-0447** Tampion, D. und Gibbons, R. A.; Shinfield, Reading, Nat. Inst. for Res. in Dairying. Effect of pH on the swimming rate of bull spermatozoa. **(Auswirkung des pH-Wertes auf die Schwimmgeschwindigkeit von Bullenspermatozoen.)** J. Reproduct. Fertility **5** (1963) Nr. 2. S. 249–258. – 2 Tab., 13 Lit.
Die Verwendung von Eidottermedien zur Bestimmung von Schwimmgeschwindigkeiten der Spermatozoen ist wegen der Abhängigkeit der Viscosität von Hühnerrasse, Fütterung und anderen Faktoren nicht empfehlenswert. Derartige Messungen sollten einheitlich mit 10000 Zellen pro $\mu$l physiologischer Kochsalzlösung, die mit 0,014 m-Phosphat gepuffert ist und einen pH von 8,5 hat, durchgeführt werden. Messungen bei einem pH von 6,5–7,5 ergaben die gleichen Werte wie in ungepufferter Lösung. Bei pH 8,5 trat nach einem anfänglichen Beweglichkeitsvorteil nach einer Stunde eine stärkere Verlangsamung und geringere Überlebensrate der Spermien ein als bei den anderen pH-Werten. Da im Cervicalschleim ein durchschnittlicher pH-Wert von 8,4 gefunden wurde, dürfte diesen Mucoideigenschaften ein ähnlicher Verlangsamungseffekt wie der beschriebenen basischen Kochsalzlösung zukommen. Niedermolekulare Inhibitorsubstanzen sind daher zur Abbremsung der Spermatozoen nicht erforderlich. Außerdem ist der hohe pH-Wert als Stimulans anzusehen, dessen die Spermien bei der Durchdringung des Cervicalschleimes bedürfen. G. Becker. 7680.

**4-64/03-0448** Tampion, D. und Gibbons, R. A.; Shinfield, Reading, Nat. Inst. for Res. in Dairying. Swimming rate of bull spermatozoa in various media and the effect of dilution. **(Schwimmgeschwindigkeit von Bullenspermatozoen in verschiedenen Medien und der Verdünnungseffekt.)** J. Reproduct. Fertility **5** (1963) Nr. 2. S. 259–275. – 1 Abb., 7 Tab., 21 Lit.
Bei einer Verdünnung von 20000 Spermatozoen auf 1$\mu$l physiologischer Kochsalzlösung betrug die mittlere Fortbewegungsgeschwindigkeit bei 27 Ejakulaten 155,9 $\pm$ 5,0 $\mu$/Sek. Die Geschwindigkeit nahm mit der Incubationsdauer bei 37 °C ständig ab. Je höher die Verdünnung und je länger die Incubationszeiten wurden, um so schneller nahm die Schwimmgeschwindigkeit und Beweglichkeit ab. Bei Verdünnung der Spermien in Samenflüssigkeit des gleichen Ejaculates, „Spermienextrakt" oder „Bockers Medium" betrug die Schwimmgeschwindigkeit in der Samenflüssigkeit nur $^2/_3$ der in der Kochsalzlösung gewonnenen Werte und war bei den beiden anderen Medien nur geringfügig höher. Die Spermien bewegen sich im Cervicalschleim langsamer als in jedem anderen geprüften Medium fort (62,7 $\pm$ 1,7 $\mu$/Sek.). Dabei war ihre Geschwindigeit hier aber nicht abhängig von dem Verdünnungsgrad. Demnach ist die Annahme, daß der Cervixschleim unter anderem eine Auswahlfunktion der Spermatozoen nach ihrer Schwimmgeschwindigkeit hat, unwahrscheinlich. Außerdem kanalisieren die Spermien den Schleim gewissermaßen, indem sie in Reihen hintereinander schwimmen, so daß eine gleichmäßige Verdünnung gar nicht vorliegt. G. Becker. 7680.

**4-64/03-0449** Dietz, R. W., Pickett, B. W., Komarek, R. J. und Jensen, R. G.; Storrs, Univ. of Connecticut. Fatty acid composition of bovine semen. **(Fettsäurezusammensetzung des Rinderspermas.)** J. Dairy Sci. **46** (1963) Nr. 5. S. 468–472. – 9 Lit.
In 610 ml Rindersperma wurde eine Gesamtfettkonzentration von 4,10 mg/ml gefunden; dies entspricht 3,75% des Gesamtspermas auf Trockengewichtsbasis. Die Fettsäuren, die als Methylester analysiert wurden, waren folgende. (In nachfolgender Darstellung stellt das erste Zahlenpaar die Zahl der C-Atome in ihrem Verhältnis zur Zahl der ungesättigten dar; die zweite Zahl definiert die gefundene Menge als Gewichtsprozente.) – 12:0 (0,6); 14:0 (26,4); 15:0 (0,2); 16:0 (40,9); 16:1 (1,0); 17:1 (0,1); 18:0 (12,9); 18:1 (10,5); 18:2 (7,4). H. Seidel. 7680.

**4-64/03-0450** Lodge, J. R., Salisbury, G. W., Schmidt, R. P. und Graves, C. N.; Urbana, Univ. of Illinois. Effect of phosphate and of related cofactors on the metabolism of bovine spermatozoa. **(Die Wirkung von Phosphat und verwandten Cofaktoren auf den Stoffwechsel der Rinderspermatozoen.)** J. Dairy Sci. **46** (1963) Nr. 5. S. 473–478. – 6 Tab., 20 Lit.
Die Experimente wurden durchgeführt, um die Wirkung von Verdünnungsmitteln, die Fructose und Seminalplasma enthielten, auf den Pasteur-Effekt des Rinderspermatozoen-Stoffwechsels zu überprüfen. Der Pasteur-Effekt war in Salzlösungen stärker als in Phosphatlösungen ausgeprägt. Zweimal gewaschene Spermatozoen zeigten einen deutlichen Pasteur-Effekt in Phosphat-, aber nicht in Salzverdünnungen; denn auch unter anaëroben Bedingungen war in der Salzlösung nur ein Minimum an Milchsäure nachweisbar. – Die Zuführung geringer Mengen von anorganischem Phosphat und ADP sowie Kombinationen von diesen, ebenso die Zugabe von 0,002 m oxydierten oder reduzierten DPN, förderte nicht die Milchsäureproduktion in gewaschenen, mit Salz verdünnten Spermatozoen. Hohe Phosphatspiegel stimulierten die Fructolyse und hemmten die Oxydation von Pyruvat zu Lactat.
H. Seidel. 7680.

**4-64/03-0451** Bonadonna, T. Some genetical aspects of the applications of artificial insemination. **(Einige genetische Gesichtspunkte bei Anwendung der künstlichen Besamung.)** Zootecn. e Veterin. **16** (1961) Nr. 11/12. S. 256 bis 267. – 1 Tab.
Es werden Geschichte, Vorzüge, Ausmaß und Bedeutung des gegenwärtigen Besamungsdienstes in aller Welt erläutert. Vf. erinnert an das besonders in Italien und der Lombardei aber auch im Ausland zunehmende Problem einer zu engen Verwandtschaft der Rinderpopulation. Da hervorragende Bullen nachweislich bis 35000 und mehr, ja 100000 Nachkommen haben können, muß mit einer bedenklichen Inzucht und ihren Folgen in der Zukunft gerechnet werden. Es sollte daher allen Züchtern zur Pflicht gemacht werden, ihre Kälber zu kennzeichnen. Auch erscheint in diesen Fällen der alljährliche Wechsel der Vatertiere oder das Aussetzen der künstlichen Besamung für wenigstens 5–6 Jahre ratsam. G. Becker. 7687.

**4-64/03-0452** Gutman, K. Ja. Ėkonomičeskaja ėffektivnost' iskusstvennogo osemenenija krupnogo rogatogo skota. **(Der wirtschaftliche Nutzen der künstlichen Besamung der Rinder.)** Trudy Latvijskogo naučno-issledovatel'skogo instituta životnovodstva i veterinarii, Riga **12** (1961) S. 97–107. – 2 Tab., 4 Lit. Zus. in Engl.
Die Anwendung der kB in großem Maßstab bietet eine Reihe von Vorteilen. Die Leistung der Tiere kann innerhalb von 2–3 Generationen durch die Rassenbereinigung erheblich gesteigert werden. Gegenwärtig gibt es in Lettland 21,2% reinrassige mit höherer und 72,8% Kreuzungsrinder mit geringerer Leistung. Nach Ablauf der oben angegebenen Zeit könnten 60–80% reinrassige Tiere vorhanden sein. Das Nahziel besteht in der Steigerung der durchschnittl. Milchleistung von 2000–3500 kg in den Betrieben der Republik innerhalb des laufenden 7-Jahrplanes auf 3000–3500 kg. Damit verbunden ist eine Verbesserung der Nährstoffverwertung um 25–30%. Mit der weiteren Verbreitung der kB könnte der Selbstkostenpreis der Milchproduktion um 15 bis 18% sinken. Durch Verringerung der notwendigen Bullenzahl würden jährlich 3–3,4 Mill. Rubel eingespart werden, was das Freiwerden von zusätzlichen Futtermitteln für die Produktion von 125000 dt. Milch bedeuten würde. Durch gleichzeitige Sterilitätsbekämpfung könnte der Herdenumtrieb auf 10–15% festgelegt werden, wodurch in der Gesamtrepublik 35–45000 Kälber zur Herdenaufstockung vorhanden wären; durch das dabei erzielte regelmäßige Abkalben würde die Milchleistung pro Kuh zusätzlich um jährlich 200 kg steigen. Im Republikmaßstab sind das 300–375000 dt Milch. Das

Einkommen der Betriebe kann durch den Verkauf von Rassekälbern um 125 bis 215 Rubel pro Tier gesteigert werden. Auch die Kosten der kB könnten durch die erzielte höhere Rentabilität gesenkt werden. S. Willer. 7687.

**4-64/03-0453** Grove, D.; Hannover, Tierärztl. Hochschule, Richard-Götze-Inst., Inst. für Haustierbesam. und -androl. **Über die Bedeutung und Durchführung der Samenübertragung bei Hühnern (Sammelreferat).** Dtsch. tierärztl. Wschr. **69** (1962) Nr. 18. S. 528–533. – 3 Tab.

In vorliegender Arbeit wird die Aufmerksamkeit vor allem auf die Samenübertragung gelenkt. Die damit im Zusammenhang stehenden Probleme über Anatomie und Physiologie der Fortpflanzung beim Huhn und Hahn sowie Bildung, Zusammensetzung und Eigenschaften des Samens beim Hahn werden gestreift und dafür Literaturstellen angeführt. Anschließend wird die Durchführung der Samengewinnung und -übertragung behandelt und eine Übersicht über die erarbeiteten und die heute gebräuchlichsten Methoden gegeben. Auf die Wichtigkeit der Samenuntersuchung und -konservierung wird eingegangen und auch hier zahlreiches Literaturmaterial zusammengetragen. Zuletzt wird das Kapitel der Sameneinführung behandelt und dazu wertvolle Hinweise gegeben. Es wird in dem Zusammenhang festgestellt, daß sich die Sameneinführung auf keinen Fall nachteilig auf die Legetätigkeit auswirkt. M. Richter. 7687.

**4-64/03-0454** Szumowski, P.; Alfort, École Vétérin., Inst. Nat. de la Rech. Agronomique. Tests de laboratoire de la fertilité des coqs en vue de leur emploi pour la reproduction. **(Laboratoriumsfeststellungen der Fruchtbarkeit von Hähnen im Hinblick auf ihre Verwendung zur Fortpflanzung.)** Bull. Acad. vétérin. France [N. S.] **36** (1963) Nr. 1. S. 47–55. – 2 Tab., 11 Lit.

Die Untersuchungen werden in einer Zucht durchgeführt, die Kreuzungsküken aus Hubbard-Hähnen und Sussex-Hennen produziert. Im Herbst 1960 werden 48 über 10 Mon. alte Hähne, im Frühjahr 1961 191 etwa 5 Mon. alte Hähne in die Versuche eingestellt. Die Gewinnung des Spermas erfolgt nach der Methode von Polge-Lake; sie gelingt nicht leicht. Die ermittelten Eigenschaften der Spermien der beiden Altersklassen werden miteinander verglichen. Das Mindestalter für die sexuelle Reife beträgt bei Hubbard-Hähnen 9–12 Mon. Eine entsprechende Untersuchung bei jüngeren Hähnen ist ohne praktischen Wert. Die Auslese der Hähne nach der Qualität ihres Spermas prägt sich in einer besseren Befruchtung der Eier aus.
E. Tempel. 9710.

**4-64/03-0455** Kníže, B. Umělá inseminace krůt. **(Künstliche Insemination von Truthennen.)** Drůbežnictví [Praha] **11** (1963) Nr. 5. S. 76. – 1 Abb.

Die Befruchtung der Truthenneneier hängt vom Komplex der Zuchtbedingungen, von der Jahreszeit, der Eierlegeintensität, der Zahl der auf einen Truthahn entfallenden Truthennen, von seinem Alter usw. ab. Sie kann durch die künstliche Insemination erhöht werden, wodurch die Aufzucht der Jungputen beschleunigt wird. Es ist praktisch unmöglich, der Befruchtung der Truthenneneier durch biologische Kontrolle und den Prozentsatz der Brutfähigkeit der befruchteten Eier festzustellen. Die Inseminationstechnik wird näher beschrieben und ist ähnlich wie bei den übrigen Hühnerarten. Das Sperma wird durch Massage entnommen und mittels Injektionsspritze direkt in den Eileiter gebracht. Die Insemination einer Pute erfordert 0,025–0,05 $cm^3$ Sperma. ČSSR/ÚVTI. 7687.

**4-64/03-0456** Haring, F. und Smidt, D. **Erbliche und exogene Einflüsse auf die Sexualpotenz bei Ebern und Sauen, ein wichtiges Randproblem der Schweinebesamung.** Ist. speriment. ital. „L. Spallanzani“ Fecondazione artificiale **25** (1962) 8 S. Sep.

Die Sexualfunktion beider Geschlechter werden durch genetische Veranlagung und bestimmte Umweltfaktoren beeinflußt. Für das Schwein liegen diesbezüglich kaum Untersuchungsergebnisse vor. Es werden die Beeinflussung der Sexualfunktionen männlicher und weiblicher Schweine durch Antibiotica-Beifütterung und die Erblichkeit verschiedener Faktoren des Geschlechtsverhaltens und der Sexualpotenz bei Ebern und Sauen untersucht. In einem Generationsversuch (3 Generationen) werden bei der Daueranwendung von Aureomycin-Beifütterung keine Auswirkungen auf Zuchtleistung, Ovulationsrate und Embryonalsterblichkeit bei Sauen sowie auf die Spermaproduktion bei Ebern festgestellt. Sowohl bei männlichen als auch bei weiblichen Tieren kann beobachtet werden, daß die wesentlichsten Kriterien des Sexualverhaltens erblich sind. Die Ergebnisse sind statistisch gesichert.

K. Rothe. 7695.

**4-64/03-0457 Maßnahmen zur Verbesserung der künstlichen Besamung. 2. Physikalische Methode zur Spermabeurteilung.** Dummerstorf, Inst. Tierzuchtforsch. Dtsch. Akad. Landwirtsch.-Wiss. Berlin Plan-Nr.: 1701 16 h 2–19/6. Abschlußber. (2/8. 1963). — 1. Teil vgl. 4-64/03-0467.

An 83 Ejakulaten von 21 Bullen wurde untersucht, welche Beziehungen zwischen dem von Döcke und Fiedler (1960) beschriebenen elektrophysikalischen Spermatest und der mit den geprüften Ejakulaten erzielten Fruchtbarkeit (10 bis 120 Tage N.R.) bestehen. Es zeigte sich, daß die Durchschnittsfrequenzen und -amplituden der nach 2stündiger Inkubation bei 37 °C aufgezeichneteten Aktivitätskurven eine ausreichende Prognose der Befruchtungsfähigkeit einzelner Bullen und Ejakulate ermöglichen. Auf einige Anwendungsmöglichkeiten des Tests wird hingewiesen. 7700.

**4-64/03-0458** Mozer, P. Considérations sur la récolte et l' examen du sperme de taureau. **(Betrachtungen zur Spermagewinnung und -prüfung bei Bullen.)** Élevage et Inseminat. **1963** Nr. 74. S. 3–10. — 5 Lit.

Von einem Besamungsbullen wird eine gute Spermaqualität und ein bereitwilliges Absamen gefordert. Während die Gepflogenheiten der Samenentnahme einen erheblichen Einfluß auf die Spermaqualität auszuüben vermögen, ist das im Hinblick auf die verschiedenen Faktoren des Sexualverhaltens nicht der Fall. In einer vergleichenden Betrachtung zum Sprungverhalten bei der Samenentnahme bei schwarzbunten, Limousin- und Friesenbullen wird festgestellt, daß die Friesenbullen im allgemeinen keine Schwierigkeiten bereiten. Sie sind an die Anwesenheit des Menschen bei dieser Gelegenheit gewöhnt. Ein vollständiges Fehlen der Decklust kommt fast gar nicht vor. Einige Bullen samen nicht in eine gewöhnliche Vagina ab. Sie benötigen zur Ejakulation eine schwache Verstärkung des Friktionsreizes. Eine geringfügige Penishypoplasie dürfte hierfür der Anlaß sein. Bei den Limousins sind die Bullen ebenfalls temperamentvoll, bei guter Libido und selten bösartig. Erektionsbeschwerden gibt es kaum. Bei allen Bullen dieser Rasse ist der Penisdurchmesser etwas verringert, weshalb bei der Samenentnahme die gleichen Bedingungen zu erfüllen sind wie bei den Friesenbullen. Die Bullen der Charolaisrasse bereiten beim Absamen Schwierigkeiten. Hierzu tragen die Bedingungen ihrer Aufzucht bei. Sie sind gewöhnt, auf der Weide bei völliger Freiheit zu decken. Die Gegenwart des Menschen dulden sie hierbei nicht. Ohne eine rindernde Kuh sind sie nicht zum ersten Sprung zu bewegen. Es handelt sich hierbei weniger um einen Libidomangel als um ein Nichtverstehenwollen der geforderten Leistung. Diese Schwierigkeiten nehmen vom Herbst zum Winter zu und verringern sich im Frühjahr. Die Spermauntersuchung gliedert sich in die allgemein üblichen 7 Phasen. Als 8. wird eine Kontrolle auf das Vorhandensein von *Brucella*-Agglutininen vorgenommen. 7% der Spermienmißbildungen betreffen den Kopf, 25% den Schwanz, 12,75% das Mittelstück. Lose Köpfe treten in 15% der Fälle auf. Insgesamt soll der Anteil der Spermienmißbildungen 25% nicht überschreiten. Bei nachgewiesenen genitalen Infektionen wurden folgende Keime gefunden: Pyocyaneus 42,2%, Staphylokokken 26,6%, Streptokokken 8,8%, Coli 15,5%. Bei gesunden Bullen mit normalen Befruchtungssatz hatte die Keimflora folgende Zusammensetzung: Pyocyaneus 30,0%, Staphylokokken 26,5%, Streptokokken 25,0%, Coli 9,4%. Die elektrophoretische Bestimmung der Seminalplasmaproteine zeigte ein ähnliches Bild wie im Blutserum. Die relativen Anteile der einzelnen Proteine weisen jedoch wahrscheinlich durch Erkrankungen der Genitalorgane bedingte Unterschiede in den Gehaltswerten der einzelnen Plasmaproteine auf. H. Busse. 7700.

**4-64/03-0459** Chinevič, G. M. Vlijanie različnoj stepeni razbavlenija semeni bykov na oplodotvorjaemost' korov. **(Einfluß einer verschieden hohen Samenverdünnung auf den Befruchtungserfolg bei Kühen.)** Živatnovodstvo, Moskva **25** (1963) Nr. 5. S. 80–81. – 1 Tab.

Eine 50fache Verdünnung des Bullensamens bewirkte bei insgesamt 58 Kühen der Ostfriesischen-, Estnischen Schwarzbunten-, Schwedischen Schwarzbunten-, Lettischen Braunvieh- und Jerseyrasse mit jeweils 4 Kälbern nur eine geringe Verschlechterung des Erstbesamungserfolges gegenüber einer 15fachen Verdünnung bei insgesamt 44 Kühen einer ähnlich zusammengesetzten Gruppe. In der 1. Gruppe wurden 53 Kühe tragend (91.7%), in der 2. Gruppe 41 (93,2%). Die Nachkommen der beiden Gruppen wiesen in der Qualität keine signifikanten Unterschiede auf. S. Willer. 7710.

**4-64/03-0460** Reynolds, A. J. und Rothschild, Lord; Cambridge, Univ. The stirring of the medium by bull spermatozoa. **(Der Einfluß des Verdünners auf Bullenspermatozoen.)** Proc. Roy. Soc. [London], Ser. B **157** (1963) Nr. 969. S 461–472.

Bullensperma wird im Verhältnis 1:5, 1:8, 1:10 und 1:20 mit einem isotonischen Verdünner verdünnt und die Sauerstoffaufnahme gemessen. Es wird der Einfluß des Schüttelns festgestellt. Das Sperma, welches nicht geschüttelt wird, nimmt weit weniger Sauerstoff auf als solches, welches durch Schütteln in der Verdünnerflüssigkeit gleichmäßig verteilt wird. Es ist unschwer zu beobachten, daß vom Grad des Absetzens der Spermien in der Verdünnerflüssigkeit die Sauerstoffaufnahme stark abhängt. Allerdings spielt die Dichte auch eine Rolle. Bei Verdünnungen von 1:5 oder 1:10 ist die Sauerstoffzunahme bei geschüttelten und ruhig stehenden Samenproben gleich. Die respiratorische Aktivität der Spermien hängt außerdem sehr von der normalerweise zu beobachtenden Bewegungsform ab. Diese wird durch Verminderung der Dichte und Temperatursenkung gestört. K. Rothe. 7710.

**4-64/03-0461** Schmitz, Dieter Klaus; Hannover, Tierärztl. Hochschule, Richard-Götze-Inst., Inst. für Haustierbes. und -androl. **Untersuchungen über das Verhalten der Kochsalzresistenzprobe bei unverdünnten und verdünnten Bullenejakulaten unter besonderer Berücksichtigung der Aufbewahrungsdauer.** Diss. Hannover **1962** 23 S. – 5 Abb., 3 Tab., 8 Lit.

An 50 Bullenejakulaten wird die Resistenzprüfung nach Karras, d. h. die Beweglichkeitsprüfung bei 40°C von 1:1000 in 1%iger Kochsalzlösung verdünntem Sperma mit der Beurteilung nach Menge, pH-Wert, Dichte, Bewegungsintensität u. Lebensdauer verglichen. Bei frischen unverdünnten Ejakulaten stellt die Probe nach Karras in Verbindung mit der Beurteilung der übrigen biologischen Werte eine brauchbare Qualitätsprüfung dar. Bei älteren unverdünnten Ejakulaten erscheint die Methode nicht, bei älteren verdünnten Ejakulaten begrenzt geeignet. G. Becker. 7710.

**4-64/03-0462** **Maßnahmen zur Verbesserung der künstlichen Besamung. 4. Spermatiefgefrierung.** Dummerstorf, Inst. Tierzuchtforsch. Dtsch. Akad.

Landwirtsch.-Wiss. Berlin Plan-Nr.: 1701 16 h 2–19/6. Abschlußber. (2/8. 1963) — 3. Teil vgl. 4-64/03-0468.
1. Bei vergleichenden Tiefgefrierversuchen mit Bullensperma zeigte sich der Eidottercitratverdünner dem Magermilchverdünner überlegen. 2. Die Schnellgefriermethode nach Jakobsen erbrachte nach eintägiger, einwöchiger und 3wöchiger Aufbewahrungszeit bessere Ergebnisse als die Langsamgefriermethode. 3. Die einstündige Incubation des Tiefgefrierspermas (40 °C) ergab sowohl nach eintägiger, einwöchiger und 3wöchiger Aufbewahrung einen signifikanten Abfall der geschätzten Vorwärtsbewegung. 4. Bei der Anwendung der Tiefgefrierung in der Besamungspraxis wird eine strenge Selektion der Ejakulate nach Qualitätsmerkmalen befürwortet. 5. Die vermutbare Möglichkeit von Beziehungen zwischen Fütterung der Samenspender und Tiefgefriereignung des Spermas erfordert weitere Untersuchungen. 7710.

**4-64/03-0463** Milovanov, V. K. Odnorazovye instrumenty — progressivnaja technika iskusstvennogo osemenenija životnych. **(Instrumentarium zum einmaligen Gebrauch; moderne Technik bei der künstlichen Besamung.)** Životnovodstvo, Moskva **25** (1963) Nr. 3. S. 79–83. — 1 Abb., 1 Tab.
Der Autor weist einleitend auf die Bedeutung der künstl. Besamung der landw. Nutztiere hin u. geht näher auf die Entwicklung der Instrumente zum einmaligen Gebrauch ein. Zum ersten Mal stand diese Frage 1936 in der UdSSR, als zur schnellen Verbreitung der künstl. Besamung die gelatinisierte (5% Gelatine) Spermadosis in einem paraffiniertem Röhrchen transportiert wurde. Nach Einführung des Röhrchens in die Geschlechtswege wurde das Sperma mit einem Holzstäbchen ausgestoßen. Es wird weiter auf die Vorteile solcher Instrumente hingewiesen u. die Versuche, diese zu verbessern. Dabei gab es drei Wege; Verkürzung des Samenröhrchens bis zu verschiedenen Kapselformen, Verbesserung der Besamungsröhrchen (bes. in Frankreich; verkürzt auf 20 cm wurde es mit einem Hilfsinstrument eingeführt) und Entwicklung bis zur heute gebräuchlichen Pipette. Im Zusammenhang mit der Anwendung der Pipetten wird auf die rectocervicale Methode, Maße u. Material der Pipetten, verschiedene Arten von Handschuhen sowie Kostengegenüberstellung mit dem Instrumentarium, welches mehrmals verwendet wird, eingegangen. Dabei ergibt sich, daß die Instrumente aus Kunststoff pro Besamung 10–30 mal billiger sind als andere. In den USA besamt mit dieser Methode ein Techniker 3500–5000 Kühe im Jahr. Eine Tabelle mit Ergebnissen der Erprobung der verschiedenen Besamungsmethoden bei 950 Kühen zeigt, daß die rectocervicale Methode mit 72,5% Befruchtung die beste ist (Pipette durch Gebärmutterspiegel eingeführt — 53%, Katheder — 64,6%). W. Bonitz. 7720.

**4-64/03-0464** Wettke, K.; Neustadt/Aisch, Besamungszentrale. **Zur Sicherung der zeitgerechten Sameneinführung beim Schwein.** Berliner Münchener tierärztl. Wschr. **76** (1963) Nr. 14. S. 271–273.
Von der zeitgerechten Einführung des Samens hängt u. a. der Erfolg bei der künstlichen Besamung des Schweines wesentlich ab. Das Auftreten des Duldungsreflexes kann ohne Eber nicht immer mit Sicherheit festgestellt werden. Neben dem akustischen Reiz (Ebergeräusche) spielen olfactorische Reize eine große Rolle. Bei der Feststellung des günstigsten Besamungstermins wird zur Erzeugung des typischen Ebergeruchs Präputialsekret vom Eber verwendet, welches durch Massage gewonnen und den Sauen auf die Rüsselscheibe gespritzt wird. Die Versuchsergebnisse zeigen, daß akustische Reize weniger geeignet sind als die hier beschriebene Geruchsstimulierung. Sauen, die bei Anwendung des Geruchstestes positiv reagieren, werden nach der ersten Besamung trächtig. K. Rothe. 7730.

**4-64/03-0465** Scheller, H. und Spremberg, K.; Schönow bei Bernau, Inst. für Künstl. Besam. **Stand der Entwicklung der künstlichen Besamung**

**beim Schwein in der DDR. Aus der sozialistischen Forschungsgemeinschaft „Schweinebesamung“.** Dtsch. Landwirtsch. **14** (1963) Nr. 8. S. 406–409.

Die künstliche Besamung (KB) beim Schwein bringt sowohl züchterische und praktische als auch veterinärhygienische Vorteile. Im Vordergrund stehen züchterische Erwägungen, da gute Eber breiter angepaart werden können. Die praktischen Vorteile sind unter anderem hauptsächlich beim Einsatz der KB im Zusammenhang mit dem periodenweisen Abferkeln zu suchen. Veterinärhygienisch günstig ist der Einsatz der KB beim Schwein dort, wo durch den Deckbetrieb Krankheiten verschleppt werden können. In der DDR werden seit 1959 Versuche auf verschiedenen Teilgebieten der Schweinebesamung unternommen. Durch die Forschungsgemeinschaft, an der mehrere Institute beteiligt sind, werden Probleme der Spermakonservierung, des günstigsten Besamungszeitpunktes, der Besamungstechnik und Organisationsfragen bearbeitet. In der DDR wird sich die zentrale Eberhaltung wahrscheinlich als die günstigste Organisationsform erweisen. Mit einigen Besamungsstationen wurden bereits Vereinbarungen hinsichtlich ihrer Mitarbeit bei den in der nächsten Zeit durchzuführenden Großversuchen getroffen.

K. Rothe. 7750.

**4-64/03-0466** Aehnelt, E., Hahn, J. und Dittmar, J.; Hannover, Tierärztl. Hochschule, Richard-Götze-Inst. **Abgangsursachen und Abgangsalter bei Besamungsbullen unter besonderer Berücksichtigung der Langlebigkeit ihrer Mütter und Großmütter.** Tierärztl. Umschau **18** (1963) Nr. 8. S. 408–415.

Von 1088 in den Jahren 1948 bis 1962 gemerzten Besamungsbullen werden die Abgangsursachen ermittelt. Etwa 58% der Bullen werden wegen mangelnder Fruchtbarkeit und körperlicher Mängel, 23% wegen Krankheiten, 14% aus züchterischen Gründen und 5% wegen des Alters abgeschafft. 72% der Bullen werden im Alter von 1–6 Jahren ausgemerzt. 50% müssen bereits nach ein- bis zweijähriger Nutzung abgegeben werden. Zwischen der Zahl der RL-Eintragungen und dem Lebensalter der Mütter einerseits und dem Abgangsalter bzw. der Nutzungsdauer der Bullen andererseits konnten statistisch gesicherte Beziehungen ermittelt werden. Bei den Großmüttern ergeben sich keine gesicherten Beziehungen. Es wird der Schluß gezogen, daß die Lebensdauer der Mütter auf die Söhne vererbbar ist. Scharfe Vorauswahl der Bullen unter Berücksichtigung der Langlebigkeit der Vorfahren, sorgfältige Prüfung in Bullenprüfstationen und laufende systematische Untersuchungen der Besamungsbullen werden gefordert. K. Rothe. 7750.

**4-64/03-0467 Maßnahmen zur Verbesserung der künstlichen Besamung. 1. Uterusmotilität beim Schwein.** Dummerstorf, Inst. Tierzuchtforsch. Dtsch. Akad. Landwirtsch.-Wiss. Berlin Plan-Nr.: 1701 16 h 2–19/6. Abschlußber. (2/8. 1963).

An 26 Sauen wurden mit Hilfe der Gummiballon-Kymographenmethode die Cervix- und Uteruskontraktilität untersucht. Bei Oestrogendominanz treten in beiden Abschnitten des Genitaltrakts starke, langanhaltende Kontraktionen auf, die durch längere Ruheintervalle getrennt sind und ihr Maximum im Oestrus erreichen. Während der Corpus luteum-Phase treten schwache Kontraktionen mit hoher (Uterus) oder niedriger (Cervix) Frequenz auf. Im Blütestadium der Gelbkörper fehlt jede registrierbare Aktivität. Durch die Besamung im Besamungskasten wird keine, bei zusätzlicher Stimulation mittels Clitorismassage oder Kontakt mit einem Eber eine schwache Uterusreaktion ausgelöst. Die verschiedenen Phasen des Deckakts rufen unter diesen Bedingungen deutliche Kontraktionen mit dem Maximum bei der Paarung hervor. Bei der in der Bucht befindlichen, nicht fixierten Sau sind alle Reaktionen stärker ausgeprägt. Es wird empfohlen, die Besamungen nicht im Kasten vorzunehmen. 7750.

**4-64/03-0468 Maßnahmen zur Verbesserung der künstlichen Besamung. 3. Kondition und Fruchtbarkeit beim weiblichen Rind.** Dummerstorf, Inst. Tierzuchtforsch. Dtsch. Akad. Landwirtsch.-Wiss. Berlin Plan-Nr.: 1701 16 h 2–19/6. Teil-Abschlußber. (2/8. 1963). — 2. Teil vgl. 4-64/03-0457.
Es wurde bei 26 zu Beginn der Untersuchungen 8 Monate alten Zwillingsfärsen des Deutschen Schwarzbunten Rindes in der Zeit von Juni 1962 bis April 1963 in etwa 4–6wöchigen Abständen die Zahl der Eosinophilen-Granulocyten pro $mm^3$ Blut ermittelt. Die Mittelwerte stiegen mit dem Alter und dem Körpergewicht während der Untersuchungsperiode stetig von ⌀ 118,03 auf ⌀ 459,68 Zellen pro $mm^3$ Blut. An Hand von Diagrammen wird versucht, den möglichen Einfluß der Faktoren Fütterung, Außentemperatur und Trächtigkeit zu erklären. Das Einsetzen der Geschlechtsreife scheint nicht direkt auf die Höhe der Werte einzuwirken. Zwischen den Paaren bestehen im Niveau und Verlauf der verfertigten Diagramme zum Teil erhebliche, paareigen anmutende Unterschiede. Die Möglichkeit einer genetisch bedingten Steuerung des Eosinophilen-Blutbildes und seiner Entwicklung wird angedeutet. 7750.

---

**4-64/03-0469** *Bratanov, K., Dikov, V.* und *Danov, D.* **Oploždaneto pri selskostopanskite životni.** (Die Befruchtung bei den landwirtschaftlichen Nutztieren.) Sofija. 1962. (104 S.) 8°. (1963 A 905)

**4-64/03-0470 Diskussion über Fragen der künstlichen Besamung.** Aus: Przeglądu hodowlanego **1962** Beil. S. 54–60. (Übers. aus d. Poln., Maschinenschr. vervielfält.) 4°. — TO 662.

**4-64/03-0471** *Werner, Fritz.* **Versuche zur Elektroejakulation beim Bullen mit einer neuen Apparatur.** Diss. Landwirtsch. Fak. Hohenheim. 1961. (65 S.) 8°. (Diss. 9241)

**4-64/03-0472** *El-Baschary, Attia.* **Untersuchungen über den Befruchtungserfolg beim Rind und seine Abhängigkeit von einigen individuell- und umweltbedingten Faktoren.** Diss. Landwirtsch. Fak. Stuttgart-Hohenheim. 1961. (74 S.) 8°. (Diss. 9244)

## XVII. KRANKHEITEN DER MILCHDRÜSEN

**4-64/03-0473** Penavin, V., Filipović, M. und Lokvančić, H.; Sarajevo, Univ., Veterin. Fak., Klin. za Porodiljstvo i Suzbijanje Neplodnosti. Savremeno liječenje oboljenja kravljih sisa pomoću sisne kasnile do plastične mase punjene antibiotikom. **(Zur Behandlung von Zitzenerkrankungen der Kuh mittels einer mit Antibiotica gefüllten, aus plastischem Material bestehenden Kanüle.)** Veterinaria [Sarajevo] **11** (1962) Nr. 3. S. 387–392. — 3 Abb., 1 Tab., 3 Lit. Zus. in Engl.
Bei verschiedenen Zitzenerkrankungen der Kuh (Stenosen, Wunden, Fisteln, Entzündungen u. a.) werden mit der plastischen Zitzenkanüle durch Verabreichung der enthaltenen Antibiotica (Fa. Byk-Goulden-Lomberg, Konstanz) gute therapeutische Erfolge erzielt. Bei 124 behandelten Tieren schwankte die Erfolgshäufigkeit bei den einzelnen Indikationsgruppen zwischen 37 und 100%. P. Schmidt. 7820.

**4-64/03-0474** Nilsson, P. O. und Thörne, H.; Västerås, Sverige, Veterinärbakteriol. Lab. Pseudomonasmastitens frekvens. **(Die Häufigkeit der Pseudomonas-Mastitis.)** Nord. Veterinärmed. **15** (1963) Nr. 4. S. 239–243. — 6 Lit.
Die Frequenz durch *Pseudomonas aeruginosa* verursachter akuter Mastitiden während der zehnjährigen Periode 1953–62 in einem Gebiet Mittelschwedens belief sich auf 1,33%. Durch diesen Keim verursachte Euterentzündungen treten also in der betreffenden Gegend relativ selten und sporadisch auf. Die Frequenz zeigt jedoch nunmehr steigende Tendenz. In manchen Herden bildet diese Krankheit ein ernsthaftes Problem. E. Lehnert. 7890.

**4-64/03-0475** Kruiningen, van H. J.; Ithaca, New York State Veterin. Coll. Successful treatment of a herd outbreak of pseudomonas mastitis. **(Erfolgreiche Behandlung eines Herdenausbruches von Pseudomonas-Mastitis.)** Cornell Veterinarian **53** (1963) Nr. 2. S. 240–248. — 2 Lit.

In einer Milchviehherde von 25 Kühen erkrankten zwischen Aug. und Nov. fast alle Tiere an akuten, wäßrig-eitrigen Mastitiden. Bei 10 Kühen konnte *Pseudomonas aeruginosa* nachgewiesen werden, in 2 Fällen kam es zur Septikämie. Nicht selten erkrankte das gleiche Euterviertel mehrmals. Während Antibiotica und hygienische Maßnahmen allein nicht zum Erfolg führten, bewährte sich die Behandlung mit einem oral verabfolgten organischen Jodpräparat Hiamin und einer formalinisierten, stallspezifischen Vaccine innerhalb von 14 Tagen. Neuentstehende Entzündungen wurden mit dem Präparat „17 900 Forte“ (Polimixin und Neomycin) behandelt. Ende Dez. konnte die Herde als gesund bezeichnet werden und lieferte die normale Milchmenge. Im Februar traten 10 neue Fälle auf, die durch Revaccinierung zum Erlöschen kamen. G. Becker. 7890.

**4-64/03-0476** Loftsgård, Gudbrand; Oslo, Norges Veterinaerhøgskole, Inst. for Naeringsmiddelkontroll og Hyg. Mastitis hos ku forårsaket av Serratia marcescens. **(Durch Serratia marcescens verursachte Mastitis bei Kühen.)** Nord. Veterinärmed. **15** (1963) Nr. 4. S. 244–250. – 10 Lit.

In den beiden hier beschriebenen Mastitisfällen handelt es sich allem Anscheine nach um eine Sekundärinfektion, die durch Unterdrückung der Primärinfektion mittels Antibioticabehandlung zustande gekommen war. Die Rolle apathogener Mikroorganismen als Mastitiserreger wird diskutiert, und es wird auf den Nachteil hingewiesen, den der unkritische Gebrauch von Antibiotica in diesem Zusammenhang bedingen kann. E. Lehnert. 7890.

**4-64/03-0477** Frank, W.; Hannover, Landwirtschaftskammer, Tiergesundheitsamt. **Sedimentbeurteilung und Schalm-Mastitis-Test als Sortierverfahren zur Ermittlung von Sekretionsstörungen bei der Massenuntersuchung von Milchproben.** Arch. Lebensmittelhyg. **14** (1963) Nr. 2. S. 28–31. – 2 Tab., 26 Lit.

Ein wirksamer milchhygienischer Dienst muß auf der Überwachung möglichst vieler Bestände beruhen. Die anfallenden Massenuntersuchungen mit dem Ziel einer Erkennung von Betrieben mit Mastitisproblemen müssen arbeitsökonomisch sein. Der Schalm-Test wird als sehr brauchbar hierfür angesehen. Es wurden 32 000 Einzelgemelks- und 30 000 Kannenmilchproben vergleichend mittels Schalm-Test und Sedimentbeurteilung untersucht. Der Schalm-Test erwies sich als überlegen und erfaßte vor allem bei der Kannenmilchüberwachung wesentlich mehr Sekretionsstörungen.

W. Kötsche. 7925.

**4-64/03-0478** Matschullat, G.; Hannover, Landwirtschaftskammer, Tiergesundheitsamt. **Die Brabanter Mastitis-Reaktion, ein neues Verfahren zur Ermittlung von Sekretionsstörungen des Euters durch die Kannenmilchuntersuchung.** Arch. Lebensmittelhyg. **14** (1963) Nr. 2. S. 32–37. – 6 Abb., 7 Tab., 3 Lit.

Die sogenannte Brabanter Mastitis-Reaktion (BMR) ist zur Untersuchung von Kannenmilchproben auf Sekretionsstörungen gedacht. Sie beruht im Prinzip wie der Schalm-Test auf dem Nachweis von erhöhtem Zellgehalt mittels einer oberflächenaktiven Substanz. Die Viscositätsmessung und Durchströmzeit der damit versetzten Milch erfolgt in Kapillarröhrchen. Die Untersuchungsmethodik ist weitgehend mechanisiert und gestattet es, jeweils 100 Proben gleichzeitig in kürzester Zeit unter Kombination mit der ABR-Probe zu bearbeiten. Vergleichend wurde festgestellt, daß eine echte Übereinstimmung zwischen der BMR und dem Zellgehalt besteht. Durch fortlaufende Kontrollen der Molkereien werden die Betriebe mit gehäuften Reaktionen erfaßt. Die BMR ist eine Sortiermethode und daher geeignet, in kürzester Zeit und wiederholt einen Überblick über die Mastitishäufigkeit in einem größeren Gebiet zu geben, der die Grundlage einer wirksameren Prophylaxe und Therapie ist. W. Kötsche. 7935.

**4-64/03-0479** Nilsson, P. O., Thörne, H. und Wejdmark, M.; Västerås, Sverige, Veterinärbakteriol. Lab. Antibiotikabehandling av pasteurellamastit. **(Antibioticabehandlung einer Pasteurellamastitis.)** Medlemsbl. Sveriges Veterinärförbund **15** (1963) Nr. 7. S. 197. – 4 Lit.

Ein Fall durch *Pasteurella multocida* verursachter Rindermastitis wurde mit Tetracyclin erfolgreich behandelt. E. Lehnert. 7950.

**4-64/03-0480** Scheiner, A.; Hannover, Landwirtschaftskammer, Tiergesundheitsamt. **Über die Möglichkeiten und Grenzen eines Eutergesundheitsdienstes.** Arch. Lebensmittelhyg. **14** (1963) Nr. 2. S. 25–28.

Zunächst Schilderung der Entwicklung des Eutergesundheits- und Milcherzeugerberaterdienstes sowie des Galtbekämpfungsverfahrens im Tiergesundheitsamt Hannover. Es wird dann ein Überblick über Organisation und Arbeitsweise der verschiedenen jetzt laufenden Milchhygienedienste gegeben. Vf. betont, daß es bislang keine Einheitlichkeit in ihrer Durchführung und in der Erkennung und Bekämpfung der Mastitiden gibt und dadurch sehr viel Leerlauf vorhanden ist. Aus diesem Grunde wird die Einführung der Brabanter Mastitis-Reaktion (BMR) nach Jaartsveld große Bedeutung beigemessen, die in Verbindung mit der ABR einen schnellen und umfassenden Überblick über alle Bestände mit Sekretionsstörungen gestattet. Die BMR stellt die Grundlage eines gezielten Milchhygienedienstes dar.

W. Kötsche. 7970.

**4-64/03-0481** Merkt, H.; Hannover, Tierärztl. Hochschule, Richard-Götze-Inst. **Gedanken zur organisierten Mastitisbekämpfung.** Dtsch. tierärztl. Wschr. **69** (1962) Nr. 18. S. 505–506. – 4 Lit. Zus. in Engl.

Die Ursachen der Mastitis sind komplexer Natur und liegen z. T. in der Umwelt, z. T. im Tier selbst begründet. Es werden Veröffentlichungen angeführt, in denen eine Reihe von Vff. erbliche Einflüsse bei der Mastitisentstehung zumindestens zum Teil annehmen. Der Autor fordert daher in einem Programmentwurf, daß bei der Mastitisbekämpfung neben den selbstverständlichen Forderungen für Milch- und Melkhygiene auch die erblichen Anlagen ausgewertet werden müssen, um mastitisfreie Kuhfamilien zu ermitteln.

W. Kötsche. 7970.

## XVIII. JUNGTIERKRANKHEITEN

**4-64/03-0482** Učaev, A. A.; Zelinograd, Veterinärmed. Forsch.-Stat. Predupreždenie diplokokkovych zabolevanij korov i teljat. **(Vorbeugung gegen Diplokokkenerkrankungen bei Kühen und Kälbern.)** Veterinarija, Moskva **40** (1963) Nr. 3. S. 26–28.

Vf. fand bei seinen Untersuchungen die Angaben des Schrifttums bestätigt, nach denen die Diplokokken-Septikämie der Kälber fast ausschließlich durch Diplokokken-Mastitiden und -Endometriden der Muttertiere hervorgerufen wird. Er benutzte deshalb eine Diplokokken-Formolvaccine für seine Versuche. Diese applizierte er tragenden Rindern und überprüfte die Agglutination; dabei traten bei den vaccinierten Tieren Titer von 1:800 +++ auf, während sie bei den Kontrolltieren höchstens bei 1:100 +++ lagen. Vf. kommt zu folgenden Schlußfolgerungen; außer der Verbesserung von Haltung und Fütterung in Beständen mit häufigen Diplokokkeninfektionen ist die zweimalige Vaccinierung der im 7. bzw. 8. Monat tragenden Rinder durchzuführen. Dadurch konnte Vf. eine Verringerung der Diplokokken-Mastitiden und -Endometriden um das 5fache und der Diplokokken-Septikämien der Kälber um das 15fache erreichen. E. Werner. 8075.

**4-64/03-0483** Pšeničnikov, V. G. Opyt sochranenija teljat. **(Ein Versuch zur gesunden Kälberaufzucht.)** Veterinarija, Moskva **40** (1963) Nr. 3. S. 66.

Vf. wendete bei der toxischen Dyspepsie der Kälber „Propomycelin" an. Dies ist ein Komplex-Antibioticum, bestehend aus Vitamin $B_{12}$ und Colimycin. Dieses Präparat wurde nach der Milchfütterung an erkrankte Kälber in einer Menge von 40 ml und zur Prophylaxe in einer Menge von 20 ml jeweils dreimal täglich verabreicht. Außerdem wurde den Kälbern 80–100 ml Mutterblut appliziert. Die Muttertiere erhielten 2 Monate vor dem Abkalben über 10 Tage hinweg große Mengen Vitamin A und D. Das „Propomycelin" wurde 1961 vom Vf. prophylaktisch bei 1428 Kälbern und zur Behandlung der Dyspepsie bei 778 Kälbern angewandt. 98,4% des Kälberbestandes konnten dadurch gesund erhalten bzw. geheilt werden. 1962 lag diese Quote bei gleichzeitiger Verbesserung der Fütterung bei 99,7%. E. Werner. 8095.

**4-64/03-0484** Fey, H., Margadant, Anita, Nicolet, J. und Hunyady, G.; Bern, Univ., Veterin.-Bakteriol. Inst. **Prophylaxe der experimentellen Colisepsis des Kalbes mit einem Colostrum-Serumpool.** Schweiz. Arch. Tierheilkunde **105** (1963) Nr. 7. S. 361–370. — 1 Abb., 2 Tab., 20 Lit.

Vff. wiesen in einer früheren Arbeit nach, daß 91% von an Colisepsis gestorbenen Kälbern eine Agammaglobinämie hatten. Diese trat auch bei solchen Kälbern auf, die in den ersten Lebenstagen Colostrum erhalten hatten. Vff. schließen daraus, daß wahrscheinlich im Dünndarm eine Schranke besteht, welche die Aufnahme von Gammaglobulinen bei Kälbern verhindert. Deswegen sammelten sie von zahlreichen älteren Kühen das Colostrum und gewannen daraus durch Labfällung das Serum. Davon injizierten sie Kälbern i. v. und teilweise auch i. m. insgesamt 100 ml. Dadurch wurde ein Gammaglobulintiter von ca. 1:40 im Blut dieser Tiere erzielt. Diese Kälber wurden mit einem Colistamm (K 273 vom Typ 78:80 B) künstlich infiziert, davon starben nur 28%, während alle unbehandelten Kontrolltiere starben. Vff. ziehen aus diesem Versuch den Schluß, daß die parenterale Zuführung von Gammaglobulinen bei neugeborenen Kälbern ein relativ guter Schutz gegen die Colisepsis ist. E. Werner. 8095.

**4-64/03-0485** Fey, H., Lanz, E., Margadant, Anita und Nicolet, J.; Bern, Univ., Veterin.-Bakteriol. Inst. **Zur Pathogenese der Kälbercolisepsis. VI. Experimentelle Infektion zum Beweis der parenteralen Genese.** Dtsch. tierärztl. Wschr. **69** (1962) Nr. 20. S. 581–586. — 4 Tab. Zus. in Engl. 5. Mitt. vgl. LZ. Abt. IV 8 (1963) Nr. 6. S. 1279.

Im allg. wird als selbstverständlich angenommen, daß die Sepsis des Kalbes durch den Colityp 78:80 B enteralen Ursprunges ist. Auf Grund der bisherigen Untersuchungsergebnisse kann diese These nicht bestätigt werden. Zum Beweis der parenteralen Genese der Coliseptikämie wird bei 3 Kälbern kurz nach der Geburt ohne Colostrumfütterung eine Oesophagotomie durchgeführt und die Tiere nasal und oral mit dem Colityp 78:80 B infiziert; damit ist eine Infektion vom Verdauungstraktus aus nicht gegeben. Trotzdem erweisen sich bei Kalb 2 die oberen Darmabschnitte und das Rectum als positiv, bei Kalb 3 der ganze Darm außer dem Rectum, bei Kalb 4 das Duodenum. Bei den Kälbern 1–3 wird der Sepsiscolityp in der Galle nachgewiesen. Bei dem Kalb 4 ist der Oesophagus intakt gelassen worden; durch Laparotomie ist das Jejunum zugänglich gemacht worden. Die Infektion erfolgt ebenfalls nasal. Der Colityp 78:80 B kann nur mit der Galle oder auf dem Blutweg in den Darm gelangt sein. Der Vergleich mit der Pathogenese des Typhus abdominalis des Menschen ist damit noch näherliegend. E. Tempel. 8095.

**4-64/03-0486** Diernhofer, K. und Glawischnig, E.; Wien, Tierärztl. Hochschule, Lehrkanzel für Buiatrik. **Ein Beitrag zur Behandlung der Saugferkeldiarrhoe.** Tierärztl. Umschau **18** (1963) Nr. 6. S. 267–269. — 12 Lit.

Vff. versuchten in mehreren Beständen die Saugferkeldiarrhoe nach der im Schrifttum teilweise vertretenen Ansicht zu behandeln, wobei durch parente-

rale Zufuhr von Antibiotica an die Muttertiere die Ferkel mit geheilt würden, weil sie über die Milch die Therapeutica aufnehmen würden. Dies konnte durch die Untersuchungen der Vff. nicht voll bestätigt werden. Sie fanden, daß in Würfen, welche bereits an Diarrhoe erkrankt waren, die Verabreichung von Terramycin, Chloramphenicol, Aureomycin u. ä. an die Sauen keine Heilung der erkrankten Ferkel brachte. Auch die Applikation dieser Mittel an die Muttertiere vor dem Abferkeln zeitigte keine ausgesprochen guten Erfolge. Am günstigsten war es, den Ferkeln sofort nach Beginn der Erkrankung Antibiotica zu verabreichen. Zusätzlich injizierten die Vff. noch eine 25%ige Traubenzuckerlösung (in physiol. Kochsalzlösung) i. p. bzw. auch i. m., um damit einer Hypoglykämie vorzubeugen und zum anderen den durch den Durchfall aufgetretenen Flüssigkeitsverlust etwas zu regulieren.
E. Werner. 8145.

**4-64/03-0487** Hamdy, A. H., Pounden, W. D. und Bell, D. S.; Wooster, Ohio Agric. Exp. Stat. Effect of Pasteurella bacterin on mortality and pneumonia in lambs. **(Die Wirkung von Pasteurellabacterin auf Mortalität und Pneumonie bei Lämmern.)** J. Amer. veterin. med. Assoc. **142** (1963) Nr. 4. S. 379–381. – 4 Tab., 8 Lit.

Mit Kulturen von *Pasteurella multocida* und *P. hämolytica* wurde durch Aufschwemmung in Formolkochsalzlösung ein Bacterin hergestellt. Von 72 trächtigen Schafen wurde die Hälfte 4–6 Wochen und nochmals 10–14 Tage vor dem Lammen damit vacciniert, und zwar entweder sc. oder durch den Zitzenkanal in die Milchdrüse oder auf beiden Wegen. Die übrigen Schafe dienten als Kontrollen. 43 Lämmer erhielten im Alter von 2 und 5 Wochen je 2 ml des Bacterins sc., während 63 weitere Lämmer als Kontrollen dienten. Vaccinierte Lämmer von vaccinierten oder nicht vaccinierten Mutterschafen hatten eine niedrigere Mortalitätsrate (6,9%) als nicht vaccinierte Lämmer (31,7%). Das Auftreten von Pneumonie wurde durch die Vaccination der Lämmer nicht verhindert; das spricht dafür, daß Pasteurellen wahrscheinlich nicht die primären oder alleinigen Erreger des Pneumoniekomplexes der Lämmer sind. Die Anwendung des Bacterins führte nicht zu signifikanter Steigerung der Gewichtszunahme. W. Wittig. 8170.

## XIX. FLEISCHBESCHAU, LEBENSMITTELÜBERWACHUNG

**4-64/03-0488** Henry, W. E., Bratzler, L. J. und Luecke, R. W. Physical and chemical relationships of pork carcasses. **(Physikalische und chemische Verwandtschaft von ausgeschlachteten Schweinehälften.)** J. Animal Sci. 22 (1963) Nr. 3. S. 613–616. 8280.

**4-64/03-0489** Graw, J.-J.; Heidelberg, Städt. Schlachthof. **Die unterschiedliche Problematik und ihre Konsequenzen bei der Bekämpfung der Rinder- und Schweinefinnen. (Gedanken zu dem diesbezüglichen Teil des Referates von Herrn Ministerialdirigent E. Forschbach, Archiv für Lebensmittelhygiene Nr. 8/20. S. 62, S. 177).** Arch. Lebensmittelhyg. 14 (1963) Nr. 1. S. 19–21. – 11 Lit.

Die Verbreitung der Schweinefinne ist sehr viel kleiner als die der Rinderfinne. Da über 30% der finnigen Schweine Starkfinnigkeit aufweisen, ist die Sicherheit des Auffindens erheblich größer als bei den meist nur einzelne Finnen beherbergenden Rindern. Hinzu kommt, daß Schweinefleisch nur selten roh gegessen wird und Schweinefinnen auf sehr früher Entwicklungsstufe zugrunde zu gehen scheinen. Das Schwein ist kein ausgesprochenes Weidetier (zumindest nicht auf gedüngten Weiden) und hat durch die Stallfütterung fast keine Gelegenheit, menschliche Fäkalien aufzunehmen. Während die Bekämpfung der Schweinefinne durch diese Faktoren erheblich erleichtert wird, genügt beim Problem der Bekämpfung der Rinderfinne die Fleischbeschau auch mit

den neuen Untersuchungsmethoden allein nicht. Als parallele Maßnahmen müssen gefordert werden: Abstellung der Mängel in der Körper-, Abort- und Abwasserhygiene, Anzeigepflicht für Finnenfunde, Prämiierung für erfolgreiche Bandwurmkuren, Mitverantwortung der Landwirtschaft durch Aufnahme der Rinderfinne in die Gewährsmängel, Übernahme schwachfinniger Rinder durch Vorratsstellen, um Benachteiligungen auszuschalten.
H. Heimbürge. 8280.

**4-64/03-0490** Bochmann, Horst; Leipzig, Karl-Marx-Univ., Veterinärmed. Fak., Inst. für Lebensmittelhyg. **Das Rinderfinnenproblem in einem sächsischen Kreise.** Diss. Leipzig **1961** 107 S. – 5 Abb., 238 Lit.
Bei der Untersuchung von **4435** Schlachtrindern wurden **103** Finnenträger (2,3%) ermittelt, wobei Bullen relativ am häufigsten betroffen waren. Am häufigsten waren die äußere Kaumuskulatur und das Herz mit Finnen befallen. Im Verlauf eines Jahres wurden in den Monaten Febr., März und Mai die meisten Finnenrinder ermittelt. Nachforschungen im Ursprungsgehöft der Finnenrinder ergaben in 22 Fällen das Vorhandensein eines Bandwurmträgers im Gehöft selbst, während in 3 weiteren Fällen Bandwurmträger in den Nachbarhäusern festgestellt wurden. Als weitere Ursachen für das Auftreten von Finnen konnte das Jauchen von Höhenflächen, die Überschwemmung von Niederungsweiden, das Verfüttern von Rohabfällen sowie unsachgemäße sanitäre Anlagen („Freischwinger") u. a. nachgewiesen werden. Untersuchungen über die Tenazität der Eier von *Taenia saginata* und *Taenia pisiformis* bei 2 Hampshire-Hähnen und 2 Tauben ergaben, daß die Eier im Verdauungskanal dieser Tierarten verdaut werden. Ein abschließend unterbreiteter Bekämpfungsvorschlag sieht neben erheblichen hygienischen Verbesserungen auf dem Lande eine Intensivierung und Erweiterung der Finnenschau vor und damit gleichzeitig die Änderung des § 22 des AB. A des Fleischbeschaugesetzes vom 29. 10. 1940. H. Gürtler. 8280.

**4-64/03-0491** Dijkmann, K. E., Gils, J. H. J. van und Logtestijn, J. G. van; Utrecht, Rijksuniv., Inst. voor Voedingsmiddelen van dierlijke Oorsprong. Microörganismen in leverabcessen, in het bijzonder in Vena cavawandabcessen bij slachtrunderen, mede in verband met de uitvoeringsbepalingen van de vleeskeuringswet. **(Mikroorganismen in Leberabszessen, insbesondere in V. cava-Wandabszessen bei Schlachtrindern im Zusammenhang mit den Ausführungsbestimmungen zum Fleischbeschaugesetz.)** Tijdschr. Diergeneeskunde **88** (1963) Nr. 13. S. 800–808. – 3 Tab., 5 Lit. Zus. in Engl., Franz., Dtsch.
Aus 34 von 36 Lebern und aus 13 Lungen mit Abszessen werden die gleichen Keime isoliert, und zwar 22- bzw. 11mal als Reinkultur. Im Vordergrund steht *Sphaerophorus necrophorus*. Andere Keimarten sind von sekundärer Bedeutung. Multiple Abszesse in der Leber von erwachsenen Rindern werden durch aus dem Darm kommende Mikroorganismen hervorgerufen. Bei den Untersuchungen der Lebern und Lungen mit Abszessen werden die Zahl, die Lokalisierung usw. der Abszesse berücksichtigt. Durch die gesetzlich vorgeschriebene Methode der bakteriol. Fleischuntersuchung werden Bakteriämien von *Sphaerophorus necrophorus* nicht erfaßt. Man nimmt an, daß Abszesse in der V. cava-Wand auf andere Art entstehen wie Leberabszesse. In vielen Fällen tritt zwar eine Lebervergrößerung bei V. cava-Wandabszessen auf, aber das Fehlen von derartigen Stauungserscheinungen schließt einen Verschluß der V. cava caudalis nicht aus. E. Tempel. 8280.

**4-64/03-0492** Ekstam, Mats. Skållvatten, en infektionskälla. **(Brühwasser als Infektionsquelle.)** Medlemsbl. Sveriges Veterinärförbund **15** (1963) Nr. 10. S. 185–290.
Vf. beleuchtet an Hand eigener bakteriologischer Untersuchungen die Infektionsmöglichkeiten bei geschlachteten Schweinen seitens des Brühwassers.

Bei 73% der Schweine war die Brustaorta und bei 47% die Lendenaorta mit Bakterien des Brühwassers infiziert, die zu den gewöhnlichen Fleischvergiftern gehörten. Die Methode, Schweinekörper liegend im Brühwasser zu brühen, ist deshalb zu verwerfen. E. Lehnert. 8280.

**4-64/03-0493** Kramer, H.; Hannover, Tierärztl. Hochschule, Inst. für Tierärztl. Lebensmittelkunde und Milchhyg. **Zur Beurteilung tuberkuloseähnlicher Veränderungen in den Gekröslymphknoten des Schweines unter besonderer Berücksichtigung der bakterioskopischen Prüfung.** Arch. Lebensmittelhyg. **13** (1962) Nr. 11. S. 264–271. – 5 Abb., 1 Tab., 13 Lit.
Um dem Fleischbeschautierarzt die Erkennung der tuberkulösen Veränderungen zu erleichtern, wird vorgeschlagen, neben dem path.-anat. Befund auch die bakterioskopische Untersuchung zur Sicherung der Diagnose heranzuziehen. In diesem Zusammenhang prüfte Vf. verschiedene Färbemethoden (Färbung nach Ziehl-Neelsen, Bunge und Trantenroth und Sudanschwarz). Es war jedoch nicht möglich, mit Hilfe einer Färbung pathogene und „atypische" säurefeste Bakterien zu unterscheiden. Bei der heute üblichen Ziehl-Neelsen-Färbg. muß man diesen Mangel durch Berücksichtigung der Morphologie, Färbbarkeit und Lagerung der Tuberkelbakterien ausgleichen. Vf. untersuchte 63 tuberkuloseähnlich veränderte Gekröselymphknoten von Schweinen. Neben der Ziehl-Neelsen-Färbung wurden in einigen Fällen auch der Tierversuch und die kulturelle und histologische Untersuchung durchgeführt. Die Entnahme des Materials erfolgte sowohl von der Randzone als auch aus dem Zentrum der Veränderungen. Aus den Ergebnissen geht hervor, daß stets der Gesamtbefund bei der Diagnose ausschlaggebend sein sollte. Eine isolierte Betrachtung von Einzelbefunden ist zu vermeiden. Abschließend wird die Frage der Generalisierung einer durch *Mycobacterium avium* bedingten Tuberkulose beim Schwein angeschnitten. H. Heimbürge. 8280.

**4-64/03-0494** Reichel, František. Nález fasciolózy na brněnských jatkách v letech 1958 až 1961. **(Leberegel-Befunde im Brünner Schlachthof während der Jahre 1958—1961.)** Veterinářství **13** (1963) Nr. 3. S. 109–111. – 1 Abb., 3 Tab., 7 Lit.
Während der Zeit von 1958 bis 1961, wurden im Brünner Schlachthof insgesamt 103283 Rinder geschlachtet, wovon 2541 (2,37%) an Fasciolose erkrankt waren. Außerdem fand man bei 234 Cysticercose und bei 96 Tieren Echinococcose. Während dieser Zeit wurden insgesamt 13190 kg Leber beschlagnahmt, und weitere Schäden entstanden durch Rückgang des Schlachtgewichtes und durch niedrige Fleischqualität. Auf Grund der festgestellten Herkunft der Tiere, der Jahreszeit der Schlachtung, ferner auf Grund des Auftretens der Leberegelschnecke im Zusammenhang mit der Niederschlagsmenge und der Lufttemperatur sowie unter Berücksichtigung der Futterlage während der einzelnen Jahre und ihrer Jahreszeiten werden einzelne, das Auftreten und eventuelle Zunahme der Krankheit beeinflussende Faktoren festgestellt. ČSSR/ÚVTI. 8282.

**4-64/03-0495** Le Pennec, M. (unter techn. Mitarbeit von Hible, Denyse); La Roche-sur-Yon, Lab. D.S.V. Données bactériologiques et mycologiques sur les viandes contrôlées au laboratoire. **(Bakteriologische und mykologische Ergebnisse bei im Laboratorium untersuchtem Fleisch.)** Bull. mens. Soc. vétérin. prat. France **47** (1963) Nr. 5. S. 229–245. – 4 Tab.
In 75% der Fälle erreicht man durch die H.I.L. Methode innerhalb von 48 Std. eine positive Lösung. Wenn dies nicht möglich ist, muß dieser Test durch eine Bouillon oder Bouillon VF ergänzt werden; dadurch kann das Ergebnis erst nach 4 Tagen erwartet werden. In allen Fällen sollten ein Mesenteriallymphknoten und die Milz zur Untersuchung herangezogen werden. Es werden Normen für Salmonellen, pathogene Staphylokokken, Colibakterien,

Fäulniskeime, Enterococcen, pyogene Anaërobier und sulfitreduzierende Clostridien vorgeschlagen. Bei den Pilzen, die den Veterinärmediziner interessieren und die zu krankhaften Veränderungen führen, befinden sich vor allem fakultative Parasiten, die vom saprophytären zum parasitären Leben übergehen. Actinomyceten und Candida-Arten können unter schlechten Vorbedingungen virulent werden. Mykosen können die Ursache von Aborten werden. In einer Tabelle wird das Vorkommen von Pilzen in den verschiedenen Organen aufgezeigt. Im allgemeinen können Pilzbefall und die Anwesenheit von Conidiosporen innerhalb von 2–3 Tagen geklärt werden. Besonders unheilvoll wirken sich Streptokokken, Enterokokken und Mykosen im Hackfleisch bei Kleinkindern und geschwächten Greisen aus.

E. Tempel. 8304.

**4-64/03-0496** Schoene, W. und Pinkepank, H.; Aulendorf, Staatl. Tierärztl. Untersuchungsamt. **Ergebnisse der bakteriologischen Fleischuntersuchungen in Südwürttemberg-Hohenzollern vor und nach Änderung der Ausführungsbestimmungen A zum Fleischbeschaugesetz.** Mh. Tierheilkunde **15** (1963) Nr. 5. S. 121–129.; Nr. 6. S. 133–141. – 3 Abb., 8 Tab., 9 Lit.

Am 25. 3. 1961 sind die Änderungen zu den Ausführungsbestimmungen A zum Fleischbeschaugesetz in Kraft getreten und bringen eine Verschärfung der Grundsätze für die Einsendung von Untersuchungsmaterial für die bakt. Fleischuntersuchung (BU) sowie neue Richtlinien für deren Durchführung. Die Zahl der Einsendungen hat seitdem um 36,9% zugenommen; dies wirkt sich bei Schweinen, Schafen und Ziegen am stärksten aus. Es ist in dieser Zeit keine wesentliche Änderung der Vieh- und Schlachtzahlen zu verzeichnen. Notschlachtungen zeigen eine fallende Tendenz. Nach den neuen Bestimmungen müssen bei allen Notschlachtungen Proben zur BU eingesandt werden. Nach dem neuen § 27 AB. A sind die pathologisch-anatomischen Veränderungen am geschlachteten Tier als Veranlassungsgründe angegeben. In der Gruppe der Wunden, Unfälle, Vorfälle und sonstiger durch äußere Einwirkung entstandener Schäden (einschl. Tympanien) ist eine Steigerung auf über das Doppelte zu beobachten; damit steht diese Gruppe bei allen Einsendungen an erster Stelle. Die Zahl der Salmonellenfunde ist von 0,35% auf 0,49% angestiegen. Die Zunahme ist vor allem durch die Anwendung einer Anreicherungsmethode bedingt. Insbesondere haben sich die Funde seltener Salmonella-Typen und von *S. typhimurium* vermehrt. Daraus wird geschlossen, daß sowohl die seltenen Salmonella-Typen als auch *S. typhimurium* die Ursache einer latenten Infektion darstellen. Es erscheint jedoch zumindest als zweifelhaft, ob man allein auf dem Wege der immer größeren Verfeinerung der bakteriol. Feststellungsmethoden zu einem vollen Erfolg bei der Eindämmung von Fleischvergiftungen kommt. E. Tempel. 8304.

**4-64/03-0497** Ahrens, G.; Halberstadt, Fleischwarenfabrik. **Auswertung der am Schlachthof Halberstadt ermittelten Salmonellenbefunde der Jahre 1949–1962.** Mh. Veterinärmed. 18 (1963) Nr. 16. S. 632–634. – 5 Tab.

Von 1949 bis 1962 sind in der Veterinäruntersuchungsstelle Halberstadt 83393 bakteriologische Fleischuntersuchungen vorgenommen worden. Die dabei ermittelten 952 Salmonellenfälle werden ausgewertet. Ebenso wie an anderen Stellen zeigt sich ein Ansteigen der selteneren Typen, was auf Importfleisch und Importfuttermittel zurückgeführt wird. 14% der Salmonellen wurden nur aus dem Leberkomplex isoliert, 30% nur aus der Anreicherung, während 10% in der Erstplatte, nicht aber in der Anreicherung wuchsen. *S. dublin* wurde bei einem Reh, *S. bredeney* bei einem Wildschwein ermittelt.

W. Mathieu. 8308.

**4-64/03-0498** Piening, C. und Wermerssen, H.; Neumünster, Schleswig-Holstein, Veterinäruntersuchungsamt. **Nochmals: Salmonellenfunde in**

**einer Importsendung amerikanischer Tiefgefrierhühner.** Arch. Lebensmittelhyg. **14** (1963) Nr. 5. S. 103. – 1 Lit.
Bei einem Teil einer Importsendung amerikanischer Tiefgefrierhühner hatten Rackow und Welz 53,1% der Hühner als mit Salmonellen behaftet ermittelt. Aus derselben beanstandeten Sendung wurden im Veterinäruntersuchungsamt Neumünster weitere 21 tiefgefrorene Hühner auf Salmonellen untersucht. Hier wurden bei 13 Hähnchen (= 61,9%) Salmonellen gefunden: 7mal *S. heidelberg*, 2mal *S. gallinarum-pullorum*, je 1mal *S. heidelberg* und *S. gall.-pullorum* in Mischkultur, *S. typhi murium*, *infantis* und *worthington*. In einigen Fällen gelang der Nachweis schon durch Direktausstrich im Auftauwasser. Die durch histologische Untersuchungen der Organe ermittelten paratyphösen Veränderungen in Lebern und Herzmuskulatur bestätigen die Annahme einer intravitalen Salmonelleninfektion. Es wird zum Schutze der menschlichen Gesundheit und der einheimischen Tierhaltung eine stichprobenweise durchzuführende Untersuchung von tiefgefrorenem Importgeflügel gefordert.
H. Heimbürge. 8308.

**4-64/03-0499** Kotter, L., Terplan, G., Kreuzer, W. und Lorck, F.; München, Univ., Tierärztl. Fak., Inst. für Nahrungsmittelkunde. **Aktuelles zur Lebensmittelüberwachung.** Arch. Lebensmittelhyg. **14** (1963) Nr. 6. S. 127–132. – 50 Lit.
Vff. geben Antwort auf Anfragen, die auf Tagungen an sie gestellt worden sind. In bezug auf die Verarbeitung von Innereien in Wurst, muß darauf aufmerksam gemacht werden, daß aus § 3 des FG für die Wurstherstellung prinzipiell keine freizügige Verwendung tauglicher Tierkörperteile abgeleitet werden kann. Die Verarbeitung von Innereien kann erst dann befürwortet werden, wenn bei deren Gewinnung und Behandlung mehr Sorgfalt angewandt wird, wenn die biologische Wertigkeit durch systematische Untersuchungen genau definiert wird und wenn entsprechende Aufklärungsarbeit bei der Bevölkerung geleistet worden ist. – Es wäre erfreulich, wenn die Qualitätsrichtlinien nun endlich verbindlich festgestellt würden. Sie sollten, auf festen Karton aufgezogen, in allen Fleischereien und Geschäften mit Wurstverkauf ausgehängt werden, damit sich die Verbraucher informieren können. Der Begriff „normale Qualität" muß durch den Begriff „mittlere Qualität" ersetzt werden. – Die histologische Wurstuntersuchung soll Verfälschungen gesichert aufdecken, sich aber nicht analytischen Spielereien hingeben. Der chemische Kollagennachweis mit Hilfe der kombinierten Oxyprolin-Tryptophan-Methode ist nicht etwa unzuverlässig. Mit dem histometrischen Verfahren lassen sich für fein verteiltes bzw. vorzerkleinertes Material die notwendigen Vertrauensgrenzen erarbeiten. – Bezüglich des Kollagenvolumens muß doch wenigstens zwischen schnittfesten und streichfähigen Rohwürsten unterschieden werden. Bei ersterer ist der Grenzwert von 35 Vol.-% als großzügig zu werten, während dies für Mettwürste abgelehnt werden muß, da das dazu verwendete Rohmaterial relativ bindegewebereich ist; deshalb wird ein Wert von 40 für gerechtfertigt gehalten. – Zur Überwachung der Rezeptur bei dem Deutschen Corned Beef wird z. Zt. ein neues Untersuchungsverfahren systematisch geprüft. Beim Vorkochen des Fleisches ist mit einem Kochverlust von etwa 35% zu rechnen, der durch Aufguß von Brühe und fein zerkleinertem kollagenem Gewebe ausgeglichen wird. Die Vorkoch- und Sterilisationsverluste können bei fein zerkleinerter Skelettmuskulatur durchaus 50% ausmachen. Der prozentuale Anteil von Nicht-Bindegewebseiweiß muß noch festgelegt werden. E. Tempel. 8410.

**4-64/03-0500** Schönberg, F.; Hannover, Tierärztl. Hochschule, Inst. für Tierärztl. Lebensmittelkunde und Milchhyg. **Zur Entstehung und Verhütung sogenannter unspezifischer Lebensmittelvergiftungen.** Dtsch. tierärztl. Wschr. **69** (1962) Nr. 19. S. 562–564. – 3 Abb., 14 Lit.

Unspezifische Lebensmittelvergiftungen, die als Massenerkrankungen (Familie, Gemeinschaftsverpflegung) und manchmal auch als Einzelerkrankungen auftreten, weisen eine kurze Incubationszeit von 2–6 Std. auf. Im allgemeinen kommt es nach 10–14 Std. zur Heilung. Die Ursache sind aërobe Bacillen, insbesondere *Bac. cereus, subtilis, proteus* und *Clostridien*, ferner *Bac. sphaericus, coagulans, licheniformis*. Vf. ist der Ansicht, daß es sich bei diesen Lebensmittelvergiftungen um Fäulnisintoxikationen handelt. Die krankmachende Wirkung der aëroben Sporenbildner hängt von der Eigenart des Stammes ab (Proteinasebildung), der Höhe der Temperatur und der Empfindlichkeit der betreffenden Personen. Nicht die Zahl der Keime, sondern die proteolytische Wirkung der gebildeten Proteinase ist für die Giftwirkung entscheidend. Um Klarheit über die Entstehung solcher unspezifischen Lebensmittelvergiftungen zu bekommen, wurden Mäuse mit Rindergulasch, Milch, Nähr- und Fleischbouillon, die mit stark proteolytisch wirkenden Stämmen des *Bac. cereus* und *subtilis* beimpft worden waren, gefüttert. Die betreffenden Lebensmittel waren 18 Std. bei 20° bzw. 30 °C gehalten worden. 4–8 Std. nach der Nahrungsaufnahme kam es zu Unruhe, Appetitlosigkeit, struppigem Haarkleid, verklebten Augen, während die Kontrollmäuse gesund blieben. Nach 2 Tagen hatten sich die erkrankten Tiere wieder erholt. Die gleichen Stämme, in Reinkultur verfüttert, riefen keine Krankheitserscheinungen hervor. Das beweist die Bildung giftiger Stoffwechselprodukte beim Eiweißabbau. Zur Vermeidung der unspezifischen Lebensmittelvergiftungen sind folgende Maßnahmen nötig: a) zur Verhütung der Infektion: Beachtung der Schlachthygiene, Verwendung entkeimter Gewürze, Reinigung und Desinfektion in den Fleischverarbeitungsräumen, b) zur Verhütung einer Vermehrung der aëroben Sporenbildner und Clostridien: Aufrechterhaltung der Kühlkette und Aufbewahrung von Speisen für Massenverpflegung in Thermophoren bei hohen Temperaturen über 70 °C. H. Heimbürge. 8420.

**4-64/03-0501** Reusse, U.; Hannover, Veterin.-Untersuchungsstelle im Wehrbereich II. **Beitrag zur Bedeutung von prädisponierenden Einflüssen bei unspezifischen Lebensmittelvergiftungen.** Arch. Lebensmittelhyg. **13** (1962) Nr. 11. S. 254–255.

Es wird über eine im Aug. 1962 bei der Bundeswehr in Niedersachsen aufgetretene Lebensmittelvergiftung berichtet. Von 1000 Verpflegungsteilnehmern erkrankten 204 Personen 12–18 Std. nach Einnahme des Mittagessens an z. T. wäßrigen Durchfällen und in einigen Fällen an Erbrechen und Schwindelgefühl. Als Ursache wurde eine gebratene Blutwurst ermittelt, die einen sehr starken Keimgehalt (Mikrokokken, *Bact. proteus*, Coli, Keime der Mesentericus-Subtilis-Gruppe) aufwies. Eine genaue Prüfung ergab, daß die Wurst infolge einer unhygienischen Verarbeitung infiziert wurde und ein unvollständiger Kochvorgang die Keime nicht gänzlich abtötete. 83% der Erkrankten waren durch eine Gelände-Nachtübung körperlich stark belastet. Während von dieser Einheit alle Soldaten erkrankten, waren es nur 4% von den Personen, die keinen körperlichen Anstrengungen unterworfen worden waren. Es ist daraus zu entnehmen, daß für das Zustandekommen von unspezifischen Lebensmittelvergiftungen prädisponierende Faktoren eine große Rolle spielen. H. Heimbürge. 8420.

**4-64/03-0502** Schönberg, F. **Mikroorganismen als Ursache von Lebensmittelvergiftungen und Fehlfabrikaten in der Lebensmittelwirtschaft und ihre Bekämpfung durch Desinfektionsmittel.** Arch. Lebensmittelhyg. **14** (1963) Nr. 6. S. 132–133.

In allen Betrieben der Fleisch-, Fisch- und Milchwirtschaft sind die verschiedensten Bakterien und Bazillen anzutreffen. Von besonderem Wert sind solche, die regelmäßig zu Fehlfabrikaten in der Fleisch- und Fischwirtschaft Anlaß geben. An vorderster Stelle stehen dabei Mikrokokken, die Zersetzungen bzw. Fäulniserscheinungen hervorrufen. Als Ursache von Lebensmittelvergiftungen kommen *Staphylococcus aureus haemolyticus*, *Sc. faecalis* und *Sc. glycerinaceus* in Frage. Sämtliche Mikrokken werden von den bekannten Desinfektionsmitteln angegriffen oder zerstört. Die quarternären Ammoniumverbindungen und die Ampholytseifen entfalten eine bessere Wirkung als die Hypochlorite, weil die Desinfektionskraft der ersteren durch Eiweiß nicht beeinträchtigt wird. Die Hypochlorite greifen die gramnegativen Bakterien wie *Enterobacteriaceae*, insbesondere die Salmonellen und coliformen Bakterien stärker an als die quarternären Ammoniumverbindungen und die Ampholytseifen. Die Gruppe der Farbstoffbildner (*Serratia marcescens*, *Ps. aeruginosa*) sind gegenüber vielen Desinfektionsmitteln sehr viel widerstandsfähiger; man muß deshalb mit dreifachen Konzentrationen und längeren Einwirkungszeiten arbeiten. *Bact. proteus* wird am besten mit Hypochloriten abgetötet. Lactobakterien, die Ursache des vorzeitigen Verderbens von Fischmarinaden sowie der starken Säuerung und Verfärbung von Fleischdauerwürsten, Rohwürsten und der Grünverfärbungen der verschiedenen Brühwurstarten, sind durch Desinfektionsmittel wie Hypochlorite, quarternäre Ammoniumverbindungen und Ampholytseifen in den üblichen Konzentrationen in den Räumen der Fisch- und Fleischwirtschaft wirksam zu bekämpfen. Am schwierigsten gestaltet sich die Bekämpfung der aëroben mesophilen Sporenbildner mit ihren Sporen. Dafür geeignete Desinfektionsmittel müssen noch entwickelt werden. E. Tempel. 8420.

**4-64/03-0503** Schürmann, E.; Bonn, Univ., Inst. für Anatomie und Physiol. der Haustiere. **Gedanken zu einem Geflügelfleischuntersuchungs-Gesetz in der Bundesrepublik.** Arch. Lebensmittelhyg. **13** (1962) Nr. 11. S. 253-255. – 11 Lit.
In Anlehnung der für die SU und Ungarn, USA und Holland geltenden Gesetze für die Geflügelfleischuntersuchung werden Anregungen bezüglich der Untersuchung in Geflügelgroßschlachtereien gegeben. Da eine Untersuchung jedes einzelnen Tieres in solchen Betrieben illusorisch sein dürfte, schlägt Vf. folgendes vor: 1. Lieferung von Schlachtgeflügel nur mit Gesundheitsattest und aus solchen Betrieben, die auf Salmonellose und Tuberkulose untersucht worden sind. 2. Lebenduntersuchung vor der Schlachtung, wobei krank erscheinende Tiere einzeln untersucht werden sollten. Bei Feststellung einer Seuche Beschlagnahme der ganzen Sendung und besondere Behandlung. 3. Stichprobenmäßige Entnahme von Geflügelstücken zur Laboruntersuchung, besonders bei abgemagerten und krankheitsverdächtigen Tieren. 4. Freigabe ausländischer Futtermittel erst nach Einfuhruntersuchung auf Salmonellen. 5. Hygienische Vorschriften müssen auch für Einrichtungen in den Geflügelschlachtstätten Anwendung finden. H. Heimbürge. 8340.

**4-64/03-0504** Alumot, J. The sterility of some canned food products. **(Zur Keimfreiheit einiger Lebensmittelkonserven.)** Refuah Veterinarith [Jerusalem] **20** (1963) Nr. 1. S. 55-51. – 2 Tab., 14 Lit.
In Israel hergestellte Konserven müssen wegen der besonderen klimatischen Verhältnisse absolut steril sein, um eine Haltbarkeit von mindestens 2 Jahren zu gewährleisten. In den Jahren 1958–1962 wurden aus der Tagesproduktion jeweils mindestens 3 Konserven mit Fleisch („Goulash"-Typ, „meat loaf"), Fisch (Ölsardinen, geräucherte Sprotten in Öl und Fisch in Tomatensauce), Melonen, grünen Erbsen, einer Art türkischen Mais („Sweet corn") und getrockneten Bohnen in Tomatensauce auf Aërobier und Anaërobier untersucht. Die Dosen waren für die Streitkräfte Israels bestimmt. Die Bebrütung erfolgte 1958–60 je 14 Tage bei 37 °C, von Ende 1960–62 zusätzlich bei 55 °C, um den klimatischen Verhältnissen südlicher Bezirke gerecht zu werden. Traten Bombagen auf, so wurden weitere 5 Konserven geprüft. Aus den Ergebnissen geht hervor, daß der Sterilisationsgrad von „meat loaf", Fisch in Öl und seit kurzer Zeit auch „sweet corn" ausreicht. Dagegen wurden

eine Anzahl Dosen mit Gulasch (1959 20%, 1961 10,3%), Fisch (7%) und Bohnen in Tomatensauce (1960 17,5%) und mit grünen Erbsen (1958 15,4%, 1962 34,8%) als kontaminiert ermittelt. Bei „Sweet corn" lagen die Werte 1958 bei 100%, 1959 10%, 1961 21,5%, und 1962 waren alle geprüften Konserven steril. Eine Bebrütung bei 55 °C ergab jeweils einen größeren Anteil positiver Funde. Interessant ist, daß Gulasch z. T. verdorben war, während Dosen mit „meat loaf" steril waren, um so mehr, als letztere Stärke enthielten, die dem Erhitzungsprozeß Widerstand entgegensetzt. Eine Erklärung hierfür ist in dem bakteriostatischen Effekt von Nitrit und anderen Salzen zur Pökelung des Fleisches zu finden. Da Tomatensauce oft Bacillen beherbergt, sind Bombagen bei Fisch- und Bohnenkonserven damit zu erklären. Der hohe Anteil an verdorbenen grünen Erbsen liegt z. T. an ungenügend gereinigtem Rohmaterial und z. T. an unzulänglichen hygienischen Verhältnissen in den Lieferbetrieben. H. Heimbürge. 8450.

**4-64/03-0505** Zeller, Max; Stuttgart, Staatl. Tierärztl. Untersuchungsamt. **Über die Bedeutung aërober Sporenbildner als Bombageerreger von Würstchenkonserven.** Arch. Lebensmittelhyg. **14** (1963) Nr. 5. S. 104–108. – 6 Abb., 26 Lit.

In einem nichtgekühlten Internatslagerraum traten bei 8 von insgesamt 50 Dosen Bockwurst (5,5 kg, 40 Stck.) nach ungefähr 10wöchiger Lagerung bei ca. 10 °C Bombagen auf. Bei der bakteriol. Untersuchung einer bombierten Dose wurden sehr viel grampositive Stäbchen in der Lake, jedoch keine Keime in den Würstchen selbst nachgewiesen. Eine Bebrütung ergab, daß es sich um aërobe Sporenbildner handelte. Eine Prüfung auf anaërobe Sporenbildner verlief negativ. Bei der eingehenden morphologischen, kulturellen und biochemischen Untersuchung wurde der aus der Lake gezüchtete Bakterienstamm als zur morphologischen Gruppe II der Gattung „Bacillus" (nach Bergey's Handbuch) gehörig ermittelt. Eine Artbestimmung war nicht möglich, da keine hinreichende Übereinstimmung mit einer in diesem Handbuch beschriebenen Art bestand. Um den Mangel experimentell zu reproduzieren, wurde 1 Würstchendose mit 6 kleinen Brühwürsten (Gesamtgewicht 150 g) steril geöffnet und mit einer Reinkultur des isolierten Stammes beimpft. Nach 30tägiger Bebrütung erfolgte die Auswertung des positiv verlaufenden Versuches. Aus den Untersuchungen geht hervor, daß aërobe Sporenbildner allein in der Lage sind, Würstchen zu zersetzen. Die Erweichung trat nur in der Umgebung der Impfstellen auf, während die unveränderten Würstchenpartien keimfrei waren. Zur Vermeidung von Bombagen und Zersetzungserscheinungen bei Halbkonserven schlägt Vf. vor, diese mit dem Aufdruck: „Alsbald verbrauchen oder im Kühlschrank aufbewahren!" zu versehen. H. Heimbürge. 8450.

**4-64/03-0506** Hempel, Helmut; Berlin, Humboldt-Univ., Veterinärmed. Fak.; Frankfurt/Oder, Veterinäruntersuchungs- und Tiergesundheitsamt. **Über geeignete Methoden zur Untersuchung von Hackfleisch, Hackepeter und und Schabefleisch in Veterinäruntersuchungs- und Tiergesundheitsämtern und die derzeitige Beschaffenheit dieser Lebensmittel.** Diss. Berlin **1963** 138 S. – 20 Abb. 167 Lit.

Als Beitrag zur Standardisierung in der tierärztlichen Lebensmittelüberwachung wurden insgesamt 85 Proben Hackfleisch, Hackepeter und Schabefleisch nach den verschiedensten Methoden untersucht. Als unentbehrlich für eine umfassende Endbeurteilung wurden erkannt: die Geruchsprüfung, die eingehende Besichtigung vor und nach Entfettung des Materials, die bakteriologische Untersuchung auf Salmonellen einschließlich des Anreicherungsverfahrens, die histologische Untersuchung, die biologische Eiweißdifferenzierung und die Fettbestimmung. Als entbehrlich wurden die fluoresmikroskopische und bakterioskopische Untersuchung von Klatschpräparaten und histologischen Schnitten, anaërobe Kulturen in Traubenzuckerhochschichtagar und in Leberbouillon, die Kochprobe, die Messung des pH-Wertes, der $H_2S$-Nachweis mit Bleiacetatpapier und die Feststellung des Ausblutungsgrades durch die Hämoglobinauslaugprobe befunden. Als brauchbar unter bestimmten Voraussetzungen oder in besonderen Fällen wurden die Geschmacksprobe, die Keimzahlbestimmung, die Ebersche Probe zum $NH_3$-Nachweis, die chemische Bindegewebsbestimmung und die Kochsalzbestimmung herausgestellt. Der Nachweis von Nitrit und Nitrat und die Bestimmung der Federschen Zahl können besonderen Verdachtsfällen vorbehalten bleiben. – Die zweckmäßige Technik der Untersuchungsmethoden wird beschrieben. Bei 71,8% der untersuchten Proben ergaben sich Beanstandungen nach dem Lebensmittelgesetz, der Hackfleischanordnung oder der Preisanordnung 998. Beanstandungsgründe waren in der Reihenfolge der Häufigkeit: Preisüberschreitungen bei Hackfleisch; Verfälschungen von Hackfleisch und Hackepeter durch Beimengung von Wurst oder anderen Fleischwaren, von roher oder gekochter Schwarte, durch Überfettung, durch Nichtzugabe von Pfeffer zu Hackepeter und durch Beimengung von Herzmuskulatur, Speicheldrüsen und Mundschleimhaut; irreführende Bezeichnungen von Rinderhackfleisch als Schabefleisch und Hackfleisch durch Bezeichnung der Tierart; Eignung zur Schädigung der menschlichen Gesundheit durch Salmonellen und durch bakterielle Zersetzung. – Als wesentlicher ursächlicher Faktor der meisten Verstöße wird die ungünstige Sonderstellung erkannt, die Hackfleisch, Hackepeter und Schabefleisch als einzige Fleischwaren, die in den Verkaufsstellen des staatlichen Einzelhandels und der Konsumgenossenschaften selbst hergestellt werden, einnehmen. Auf die möglichen Vorteile einer zentralen Herstellung in den Fleischerei-Produktionsbetrieben und den Transport der fertigen Ware unter besonderen hygienischen Kautelen wird hingewiesen. E. Wiesner. 8480.

**4-64/03-0507** Sinell, H.-J. und Höpke, H. U.; Berlin-Dahlem, Univ., Inst. für Lebensmittelhyg. **Zum Kollagengehalt in Schabe- und Hackfleisch.** Arch. Lebensmittelhyg. **14** (1963) Nr. 5. S. 97–102. – 2 Abb., 4 Tab., 20 Lit.

An insgesamt 100 Schabe- und 90 Hackfleischproben des Westberliner Marktes, als Gegenproben eingesandt, wurden mit Hilfe des Point-Counters nach Glagoleff (je Probe 3 Schnitte) und des von Lerche vorgeschlagenen Punktierungsverfahrens (jeweils 6 Schnitte) Untersuchungen über den Bindegewebsgehalt durchgeführt. Die gefundenen Werte schwankten beträchtlich. So lagen die Mittelwerte für den Kollagenanteil bei Schabefleisch zwischen 4,6 und 32,1 Vol.-% und für Hackfleisch zwischen 14,6 und 59,9 Vol-%. Außerdem wurden die ursprünglich mit dem Punktierungsverfahren untersuchten Proben noch einmal mit dem Point-Counter histometriert und umgekehrt. Ein Vergleich zwischen beiden Prüfungsmethoden ergab geringfügig höhere Werte beim Point-Counter. Das Punktierungsverfahren ist also für orientierende Untersuchungen durchaus brauchbar. Nach einigen Wochen nochmals von denselben Proben untersuchte Präparate zeigten, daß mit der doppelten Anzahl von Schnitten die gleichen Ergebnisse erzielt wurden (Abweichung im Kollagengehalt bei Schabefleisch 2,8%, bei Hackfleisch 3,1% im Extremfall.) Als Grenzwert für den Bindegewebsgehalt für Schabefleisch wird 15 Vol%, für Hackfleisch 35 Vol% vorgeschlagen. 39% der zur Untersuchung gelangten Schabefleischproben und 42% der Hackfleischproben überschritten diese Norm und waren deshalb zu beanstanden. H. Heimbürge. 8480.

**4-64/03-0508** Grausgruber, W.; Mödling, Bundesanst. für Tierseuchenbekämpf. **Untersuchungen über die Inaktivierung des Virus der ansteckenden Schweinelähmung in Brühwürsten.** Wiener tierärztl. Mschr. **50** (1963) Nr. 7. S. 678–685. – 1 Tab., 3 Lit. Zus. in Engl., Franz., Ital.

**4-64/03-0433** Bickhardt, K.; Hannover, Tierärztl. Hochschule, Klin. für Kleine Klauentiere und Forens. Med.; Ambulator. Klin. **Verschleppte und infizierte Geburten bei Erstlingssauen.** Dtsch. tierärztl. Wschr. **69** (1962) Nr. 22. S. 644–649. – 2 Abb., 2 Tab.

An 56 Sauen (47 erstgebärenden) wurden zur Klärung der Ätiologie der Puerperalstörungen anläßlich der Schnittentbindung Untersuchungen über die Beziehungen zwischen Geburtsstörungen, Geburtsdauer, Lebensfähigkeit der Feten und Keimbesiedlung des Uterus durchgeführt. Bei Erstlingssauen sind Geburtsstörungen meist durch Enge des knöchernen Geburtsweges mit nachfolgender sekundärer Wehenschwäche bedingt. Bei mehrgebärenden Sauen ist die Geburtsstockung vorwiegend auf Uterusatonie und primäre Wehenschwäche zurückzuführen. Die Keimbesiedlung der Uterushöhle ist bei Erstlingssauen in erster Linie von der Dauer der Geburt und der Häufigkeit vaginaler Eingriffe abhängig. Bei Erstlingssauen kommt vorwiegend der vaginale Infektionsweg in Frage, während bei mehrgebärenden Muttertieren mit Uterusatonie auch eine enterogene Infektion bzw. Intoxikation möglich ist. Bei hochgradig verschleppten Geburten findet man in jedem Falle infizierte Eihäute und Früchte vor. Als Erreger werden in erster Linie Keime der *E. coli*-Gruppe, seltener Mikrokokken und Streptokokken angetroffen. Resistenzprüfungen haben gezeigt, daß die Erreger gegen Streptomycin, Kanamycin und Colistin empfindlich sind. Bei der Behandlung der Puerperalstörungen ist darauf zu achten, daß Streptomycin oder streptomycinhaltige Antibiotica verwandt werden. Erstlingssauen scheinen nach verschleppten und infizierten Geburten nur selten zur Puerperalsepsis und Agalaktie zu neigen. Puerperalstörungen bei Erstlingssauen lassen sich mit Sicherheit durch frühzeitige Schnittentbindung und geeignete antibiotische Lokal- und Allgemeinbehandlung bzw. -prophylaxe vermeiden. J. Wollrab. 7327.

**4-64/03-0434** Plenderleith, R. W. Peritonitis following uterine rupture in a heifer. **(Peritonitis nach Uterusruptur bei einer Färse.)** Veterin. Rec. **75** (1963) Nr. 20. S. 517–518. 7380.

**4-64/03-0435** Vandeplassche, M. und Spincemaille, J.; Gent, Reichsuniv., Tierärztl. Hochschule, Inst. für Geburtshilfe und Fortpflanz. **Vergleichende Aetiologie und Pathogenese des Prolapsus uteri bei Haustieren.** Berliner Münchener tierärztl. Wschr. **76** (1963) Nr. 16. S. 324–328. – 14 Abb., 17 Lit.

Ätiologie und Pathogenese des Prolapsus uteri bei unseren Haustieren sind noch weitgehend unbekannt. Die bisherigen Vorstellungen gründen sich vorwiegend auf teils unvollständige Beobachtungen in der Praxis und Vermutungen. Vff. versuchen durch Auswertung von klinischen Befunden bei verschiedenen Tierarten und von mehr experimentellen Untersuchungen bei lebenden und bei wegen Uterusprolaps geschlachteten Tieren (experimentelle Prolabierung des Uterus beim Rind, Repositionsversuche an amputierten, prolabierten Uteri von Schwein und Schaf) unsere Kenntnisse über die Pathogenese und Ätiologie zu erweitern. Der Prozeß der Einstülpung, des weiteren Umkehrens und Vorfallens des Uterus beginnt entgegen der bisherigen Meinung nicht in den Hornspitzen, sondern praktisch in allen Fällen bei den verschiedenen Tierarten in der Gegend des Gebärmutterkörpers und der Cervix. Dies ergibt sich u. a. aus klinischen Beobachtungen, aus Schlachtbefunden bei unvollständigem Prolaps und aus der Unmöglichkeit der Erzeugung eines experimentellen Vorfalles durch Zug an den Hornspitzen. Hierfür spricht auch die Tatsache, daß bei Sauen in 90% der Fälle beide Uterushörner vorfallen. Würde die Inversion an den Hornspitzen einsetzen, müßten einhörnige Vorfälle wesentlich häufiger sein, da das invaginierte und prolabierte Horn des Corpus uteri blockiert und damit das Vorfallen des 2. Hornes unmöglich macht.

In Österreich muß das Fleisch der an ansteckender Schweinelähmung erkrankten, seuchen- und ansteckungsverdächtigen Schweine gekocht oder gedämpft und das Fett ausgeschmolzen werden. Da sich dieses Fleisch nur schwer verwerten läßt, wurden Versuche angestellt, ob man es zu Wurst verarbeiten kann, insbesondere zu Brühwürsten wie „Krakauer". In Gehirn- und Rückenmarkstücken wird das Virus nach 20 Min. bei 80 °C und nach 10 Min. bei 90 °C mit trockener Hitze abgetötet. Im Wasserbad stirbt das Virus bei 65 °C nach 10 Min. und bei 70 °C nach 5 Min. ab. Durch einfaches Einsalzen wird das Virus der ansteckenden Schweinelähmung sehr gut konserviert. Auf Grund dieser Feststellung besteht bei der Verarbeitung zu Brühwurst erhöhte Gefahr, daß der Erreger bei der Verarbeitung verschleppt wird. Eine derartige Verwertung von bedingt tauglichem Fleisch bei Schweinelähmung darf deshalb nur in Seuchenschlachthöfen oder angeschlossenen Verwertungsanlagen erfolgen. „Krakauer" mit einem Kaliber von 70 mm müssen mindestens 90 Min. bei 80–85 °C geräuchert und anschließend 90 Min. bei 75 °C gebrüht werden, solche mit einem Durchmesser von 100 mm 90 Min. bei 80–85 °C geräuchert und 2 Std. bei 80 °C gebrüht. E. Tempel. 8485.

**4-64/03-0509** Sinell, H.-J., Langner, H. J. und Baumgart, J.; Berlin-Dahlem, Univ., Inst. für Lebensmittelhyg. **Zur Bewertung und Bestimmung des Fettgehaltes in Roh- und Brühwürsten.** Fleischwirtschaft **15** (1963) Nr. 8. S. 701–706. – 5 Abb., 10 Tab.
Der Fettgehalt von Fleischwaren ist immer wieder Gegenstand von Untersuchungen, weil die Bevölkerung zu fette Lebensmittel ablehnt, die Fleischer Fett aber „unterbringen" wollen. Eingehende Prüfung von Roh- und Brühwürsten verschiedener Rezepturen unter unterschiedlichen Lagerungsbedingungen ergeben, daß der „Fett in Tr-Wert" konstant bleibt und somit eine bessere, gerechtere Beurteilungsgrundlage darstellt als der bloße Fett-Extraktionswert. Als Arbeitsmethode ist für amtliche Untersuchungen und forensische Zwecke die Extraktionsfettbestimmung in der Soxhletapparatur vorgeschrieben. Sie erfordert aber viel Zeit und Material, so daß sie für orientierende Untersuchungen ausscheidet. Es werden die verschiedenen, kürzer arbeitenden Schnellmethoden verglichen. Ergebnis: der tierärztliche Sachverständige kann sich insbesondere mit Hilfe des van Gulik-Verfahrens rasch und sicher orientieren. Bei genauer Einhaltung der Arbeitsvorschrift fällt der Fehler in den Fehlerbereich des Extraktionsverfahrens. W. Mathieu. 8485.

**4-64/03-0510** Kotter, L. und Lott, G.; München, Univ., Tierärztl. Fak., Inst. für Nahrungsmittelkunde. **Die Beurteilung des Fettgehaltes von Fleisch- und Wurstwaren unter Berücksichtigung der Verbrauchererwartung.** Arch. Lebensmittelhyg. **13** (1962) Nr. 11. S. 255–261. – 60 Lit.
Vff. erläutern den Fettgehalt von Fleisch- und Wurstwaren aus der Sicht des Ernährungsphysiologen (Nutzwert, sichtbares und unsichtbares Fett, Gefahr der Überernährung), des Verbrauchers (Abhängigkeit des Geschmackes vom Fettanteil, Fettgehalt und Streichfähigkeit), der Lebensmittelüberwachung (Deklarierung eines den Genußwert wesentlich einschränkenden Fettgehaltes bei allen fein zerkleinerten Würsten), des Gewerbetreibenden, Fleischtechnologen, Lebensmittelrechtlers, Analytikers und Statistikers. An Hand zahlreicher Literaturhinweise, Untersuchungsergebnisse und Gerichtsurteile werden hierüber Betrachtungen angestellt. Sie warnen vor einer schematischen Beurteilung des Fettgehaltes. Bei der Begutachtung von Fleischwaren darf der Eiweißgehalt (Eiweiß/Fett-Verhältnis) nicht ignoriert werden. Abschließend wird gefordert, die Verbraucher mehr als bisher darüber aufzuklären, wann sie mit größeren Mengen „unsichtbaren Fettes" zu rechnen haben, und Grenzwerte bzw. „Mindesteiweißwerte" und „Höchstfettgehalte i. Tr." zu erarbeiten, um eine gleichmäßige Beurteilung durch verschiedene Untersuchungsstellen zu gewährleisten. H. Heimbürge. 8485.

4-64/03-0511 Lochmann, E.-H.; Hannover, Tierärztl. Hochschule, Inst. für Tierärztl. Lebensmittelkunde und Milchhyg. **Zur quantitativen Feststellung des Kollagengehaltes in Würsten, insbesondere Brühwürsten, im Rahmen der tierärztlichen Lebensmittelüberwachung.** Arch. Lebensmittelhyg. **14** (1963) Nr. 5. S. 113–118. – 3 Abb., 31 Lit.

Die durch Entwicklung der Kolloidmühlen erzielten wesentlichen Fortschritte auf dem Gebiete der Fleischzerkleinerungstechnik erschweren besonders quantitative Aussagen bei der histologischen Wurstuntersuchung. Die Bestimmung der kollagenen Substanz spielt hierbei eine wesentliche Rolle. Es gelangen vor allem 2 Verfahren zur Anwendung, die kurz beschrieben werden: 1) das auf enzymatischer Hydrolyse beruhende Trypsin-Verdauungsverfahren und 2) das Integrationsverfahren (Histometrie). Bei der Histometrie auftretende Schwierigkeiten werden aufgezählt und ihre Ursachen erklärt: a) Auftreten von Mischfarben (gelbgrün bis blaugrün) bei der Azanfärbung durch Überdeckung der reinen Muskelsubstanz mit Gelatine- und Glutinmassen bei starker Zerkleinerung und Durchmischung; b) Erzielung zu hoher Kollagen-Vol% bei Bildung von Vacuolen im Muskeleiweißschaum, Ablagerung von Gelatine; c) bei nicht genügender Erhitzung kann es vorkommen, daß kompakte Partikel kollagenen Gewebes nicht völlig verleimt werden und deshalb nur z. T. blau, z. T. aber auch gelb gefärbt erscheinen. Bei Untersuchung grob zerkleinerter Fleischwaren ist eine Vorzerkleinerung zwecks Homogenisierung nötig. Zur exakten Beurteilung einer Wurst sollte neben der Azanfärbung immer eine Kernfärbung durchgeführt werden. Zur weiteren Absicherung der Ergebnisse ist eine chemische Untersuchung (Oxyprolinbestimmung und Bestimmung des A-Wertes) unerläßlich. Um vorhandene Fehlerquellen möglichst auszuschließen, fordert Vf.: 1. Standardisierung der Untersuchungsmethoden, 2. Angabe der angewandten Methode bei Bekanntgabe von Untersuchungsergebnissen, 3. Beachtung der Besonderheiten der einzelnen Methoden bei einem Vergleich der Ergebnisse und 4. Angabe der Methode bei Festlegung von Grenzwerten für den Kollagengehalt in Fleischwaren. H. Heimbürge. 8485.

4-64/03-0512 Wersching, St. und Kovacs, A. S.; Hamburg, Veterinäruntersuchungsanst.; GEG-Zentrallab. **Vergleichende histometrische und chemische Untersuchungen über den Kollagengehalt von Brühwürsten.** Arch. Lebensmittelhyg. **14** (1963) Nr. 1. S. 1–5. – 3 Tab., 3 Lit.

Aus magerem und fettem Rindfleisch, Schweinefleisch, entschwartetem Speck, einer Schwarten-Sehnen-Masse und Trockenplasma wurden 7 verschiedene Chargen von Brühwürsten hergestellt. Die Würste enthielten z. T. Fleisch und Speck ohne weiteren Zusatz, einen Zusatz von verschiedenen Mengen kollagener Masse, Trockenplasma-Lsg. oder beider Teile. Von jeder Charge stellte man heißgeräucherte Würstchen vakuumverpackt und eingedost her. Sie wurden nach einigen Tagen organoleptisch und die einzelnen Bestandteile histologisch und chemisch untersucht. Bei der histologischen Untersuchung hat sich die nach Kotter modifizierte Azan-Färbung als am brauchbarsten erwiesen. Die Auswertung erfolgte mittels des Point-Counters (1000 Treffer). Das histometrische Bild war sehr von der Verarbeitung abhängig. Bei den Dosenwürstchen lag der Kollagenanteil viel höher als bei den gleichen, nicht erhitzten Produkten. Die Ursache ist in der durch Quellung bedingten Volumenzunahme und der Ausfüllung der Hohlräume mit erstarrtem Gelee zu suchen. Ein Zusatz von Eiweiß verbesserte in der Regel das histologische Bild. Die chemische Untersuchung erstreckte sich auf die Bestimmung des Wasser-, Fett-, Asche-, Eiweißgehaltes, des Oxyprolins und Leimsticksstoffs. Bei einem Vergleich zwischen den drei Untersuchungsmethoden wurden 5 von den 14 untersuchten Proben qualitativ nicht einheitlich eingestuft. Ein Plasmazusatz bewirkte eine histometrisch bessere Bewertung, während die Erhitzung in Dosen schlechte Ergebnisse brachte. Die Oxyprolinbestimmung ergab die zuverlässigsten Werte für den Bindegewebseiweißanteil, wogegen die durch Bestimmung der A-Zahlen ermittelten Werte höher lagen.

H. Heimbürge. 8485.

**4-64/03-0513** Schönberg, F.; Hannover, Tierärztl. Hochschule, Inst. für Tierärztl. Lebensmittelkunde und Milchhyg. **Zu den möglichen Fehlerquellen bei der histometrischen Ermittlung des Kollagen- bzw. Gelatinegehaltes bei Brühwürsten.** Arch. Lebensmittelhyg. **14** (1963) Nr. 5. S. 118–119.

Das von Kotter und Mitarbeitern empfohlene Färbeverfahren zur Feststellung des Bindegewebes in Würsten weist bei eingehender Betrachtung gewisse Veränderungen der Färbewirkung auf, die bei der Auswertung berücksichtigt werden müssen. Der Zerkleinerungsgrad des Wurstgutes beeinflußt die Färbung der einzelnen Komponenten. So kommt es z. B. bei einer starken Zerkleinerung (Kolloidmühlen) zu einer so starken Durchmischung der kollagenen Substanzen und der daraus entstehenden Gelatine- und Glutinmassen mit der Muskelsubstanz, daß diese vielfach verdeckt und nicht mehr klar ermittelt werden kann. Es treten dann Mischfarben zwischen blau (Bindegewebe) und gelb (Muskulatur) auf. Auch spielt die Erhitzung eine große Rolle, da die entstehenden gelatinösen Massen sich entsprechend der Erhitzungshöhe sehr unterschiedlich ausbreiten. Weiter muß beachtet werden, daß die fertigen Brühwürste nicht immer eine gleichmäßige Verteilung der kollagenen Substanzen zeigen. Vf. fordert deshalb neben der Spezialfärbung auf Kollagen eine gute Kernfärbung (z. B. HE-Färbung). Bei der Beurteilung ist mit größter Sorgfalt vorzugehen, wobei immer ein umfassendes Material geprüft werden sollte. Neben der Histometrie ist auch die grobsinnliche Untersuchung nicht zu entbehren. Bei der Erstellung von Gutachten für Gerichtsverfahren ist die chemische Untersuchung des Wurstgutes unerläßlich.

H. Heimbürge. 8485.

**4-64/03-0514** Sinell, H.-J. und Wegener, J. **Zum Kollagengehalt der Rohwurst in West-Berlin.** Zbl. Veterinärmed., R. B **10** (1963) Nr. 5. S. 459 bis 469.

8485.

**4-64/03-0515** Lienhop, E. **Über die Verwendung und den Nachweis von Milcheiweiß in Brühwursterzeugnissen.** Arch. Lebensmittelhyg. **13** (1962) Nr. 11. S. 262–264. – 1 Tab.

Milcheiweiß darf, soweit es den im § 5 der Fleischverordnung vom 19. 12. 59. aufgeführten Anforderungen entspricht, u. a. in tafelfertigen Fleischgerichten und Brühwursterzeugnissen verarbeitet werden. Ob jedoch wie in Blut- und Leberwürsten nur noch die Verarbeitung in „Jagd-“ und „Bierwurst“ zulässig ist, scheint nicht ganz klar zu sein, zumal sich die Grundrezepturen für verschiedene Brühwurstsorten weitgehend ähneln. Um den Nachweis und die quantitative Bestimmung von Milcheiweiß in Fleischerzeugnissen zu führen, wurden aus dem Fleisch von 3 Tieren der Schlachtwertklassen B und C „Bockwurst“, „Knacker einfach“ und „Tafelfertiges Frühstücksfleisch“ mit verschiedenen Zusätzen von Milcheiweiß, auf Fett und Fleisch berechnet, hergestellt. Die Verarbeitung des knochenfreien Fleisches erfolgte z. T. warm, kalt und als Gefrierfleisch. Mit Hilfe des Analysenganges nach Kutscher, Nagel und Pfaff (jeweils Doppelanalysen) wurde in 4 verschiedenen Laboratorien der Milcheiweißgehalt untersucht. Die berechneten Werte lagen etwas unter der tatsächlich zugesetzten Menge. Unter Berücksichtigung eines Leerwertes von 0,2% konnte eine erfreuliche Übereinstimmung der Ergebnisse beobachtet werden. Daraus ergibt sich, daß diese Methode zum Nachweis in Brühwursterzeugnissen geeignet ist. Verschiedene Erhitzungsgrade bei der Produktion beeinflußten die Methode nicht. Um Doppelanalysen aus-

führen zu können, müssen für die Kontrolle der Verarbeitung von Milcheiweiß Proben von mindestens 250–300 g entnommen werden.
H. Heimbürge. 8485.

**4-64/03-0516** Bocsó, J. **Die Pökelung und Farbveränderung des Fleisches. 1. Teil.** Fleischwirtschaft **15** (1963) Nr. 5. S. 416. 419–422. – 1 Abb., 4 Tab., 126 Lit.
In der in 2 Teilen erscheinenden Arbeit bespricht Vf. zunächst die physikalisch-chemischen, biochemischen und biophysikalischen Beziehungen der Fleischreifung, der Pökelung und der Farbverschlechterung sowie die Chemie der Pökelung und Farbverschlechterung im engeren Sinne. Er behandelt die Kationenverteilung in einer Lösung von mehreren schwachen Säuren und an Hand einer ausführlichen Literaturübersicht intravitale und postmortale Vorgänge und Änderungen, die nach dem Aufhören der Lebenstätigkeit eintreten (Vorgänge der Muskeltätigkeit, Fleischsäuerung, Totenstarre, Fleischreifung, Mechanismus der Muskelkontraktion). Am Schluß des ersten Teiles werden Bildung der Pökelfarbe und farbverschlechternde und farbstabilisierende Stoffe und Wirkungen beschrieben. H. Heimbürge. 8495.

**4-64/03-0517** Bocsó, J. **Die Pökelung und Farbveränderung des Fleisches. 2. Teil.** Fleischwirtschaft **15** (1963) Nr. 6. S. 492–496. 499–503. – 1. Teil vgl. vorst. Ref.
Im 2. Teil seiner Arbeit setzt Vf. die Betrachtungen über die Bildung des Pökelrots und über farbverschlechternde und -stabilisierende Stoffe und Wirkungen fort. In dem Abschnitt über die Rolle der Bakterien bei der Pökelung und Farbverschlechterung wird der Salpeterabbau zu Nitrit und dessen Wirkung auf die Fleischfarbe sowie die bakteriostatische Wirkung von Nitraten und Reduktionsprodukten besprochen. Ferner werden Rolle der Kohlenhydrate, die gewünschten Eigenschaften der Pökellaken, Wirkungen der Enzyme auf die Fleischfarbe und die der Mikroorganismen auf Geruch und Geschmack der Wurst sowie die Impfung mit Bakterien behandelt. – Aus den Betrachtungen geht hervor, daß sowohl intravitale als auch postmortale Veränderungen das Fleisch qualitätsmäßig beeinflussen können. Bei der Pökelung spielen pH-Wert, Menge und Zusammensetzung der Mikroflora, die sich ausbildenden reduktiven Verhältnisse und die Menge der salpetrigsauren Salze eine entscheidende Rolle. Die Farbe des Fleisches kann durch Luft, Licht, Stickstoffoxyd und verschiedene Enzyme, die vorwiegend von Bakterien stammen, sowie durch große Mengen von Ascorbinsäure ungünstig beeinflußt werden. Um ungünstige Einwirkungen auf die Qualität zu verhindern, ist es deshalb unbedingt erforderlich, das Fleisch hygienisch einwandfrei zu gewinnen, hygienisch zu verarbeiten und die Fleischwaren hygienisch aufzubewahren. H. Heimbürge. 8495.

**4-64/03-0518** Mijatović, I.; Zagreb, Veterin. Fak. Ikričavost suhog mesa – pršuta i pastrme. **(Finnen in geräuchertem Schweine- und Rindfleisch.)** Veterinaria [Sarajevo] **11** (1962) Nr. 3. S. 401–403. – 12 Lit.
Da in verschiedenen Gebieten Jugoslawiens die auf dem Dorf geschlachteten Tiere einer tierärztlichen Fleischbeschau nicht unterliegen, obwohl das Fleisch dieser Tiere als geräucherter Schweineschinken oder geräuchertes Rindfleisch in den Handel gelangt, wurden 185 Proben von derartigem Schweineschinken und 216 Proben ländlichen geräucherten Rindfleisches auf Finnen untersucht. Bei 9,18% der Schweinefleischproben konnte *Cysticercus cellulosae* festgestellt werden, bei 13;42% der Rindfleischproben wurden Rinderfinnen gefunden. P. Schmidt. 8495.

**4-64/03-0519** Klein, H.; Detmold, Staatl. Veterinäruntersuchungsamt. **Eine Methode zum Schnellnachweis von Nitriten in Fleisch- und Wurstwaren.** Arch. Lebensmittelhyg. **14** (1963) Nr. 5. S. 112–113. – 8 Lit.

Mit Hilfe des von der Fa. Merck und Riedel de Haen bezogenen oder selbst hergestellten Reagens nach Grieß-Ilosvay, welches eine gute Haltbarkeit besitzt, ist es möglich, Mengen von 0,1 ml% Nitrit sicher zu erkennen. An Modellwürsten mit verschiedenen Konzentrationen von Nitritpökelsalz, Kontrollwürsten nur mit Kochsalzzusatz und Blindproben, deren Rezeptur erst nach den Untersuchungen bekanntgegeben wurde, erfolgte mit Hilfe dieses Reagens der Nitritnachweis sowohl im Direktverfahren als auch im Extraktionsverfahren. Die Farblösung wurde einige Minuten nach dem Ansetzen der Proben abgelesen. Aus den Ergebnissen geht hervor, daß die Intensität der Reaktion mit zunehmendem Alter der Würste abnimmt. Sie tritt bei alten Würsten nicht mehr auf. Daher hat diese Nachweismethode nur einen orientierenden Charakter. H. Heimbürge. 8510.

**4-64/03-0520** Lochmann, E.-H. und Kramer, H.; Hannover, Tierärztl. Hochschule, Inst. für Tierärztl. Lebensmittelkunde und Milchhyg. **Ein Beitrag zur Kenntnis des Bindegewebsgehaltes im Schweinefleisch „wie gewachsen“ und im „gut entsehnten“ Schweinefleisch. 1. Mitt.** Arch. Lebensmittelhyg. **14** (1963) Nr. 6. S. 136–140. – 18 Abb., 4 Lit.

Kollagene Substanzen in Form des lockeren und straffen Bindegewebes sind ein Bestandteil der Skelettmuskulatur und somit auch der Fleischwaren. Da sie ernährungsphysiologisch fast wertlos sind, ist der Mengenanteil bei Fleischwaren wichtig. Sog. Grenzwerte können aber erst dann festgelegt werden, wenn der normale Bindegewebsgehalt der Skelettmuskulatur bei den einzelnen Tieren bekannt ist. Zu diesbezüglichen Untersuchungen eignet sich am besten die Beurteilung mit Hilfe des filtrierten UV Lichtes. Dadurch wird auch die Unterscheidung zwischen Binde- und Fettgewebe erleichtert. An Hand von vergleichenden Abbildungen im Tageslicht und filtrierten UV Licht geht klar hervor, daß die einzelnen Fleischteile des Schweines erhebliche, bereits makroskopisch erkennbare Unterschiede bezüglich des Gehaltes an kollagenen Substanzen aufweisen. Für die genaue Bestimmung müssen selbstverständlich noch andere Methoden ausgearbeitet werden.

E. Tempel. 8520.

**4-64/03-0521** Sharpe, M. Elisabeth; Shinfield, Reading, England, Nat. Inst. for Res. in Dairying. **Milchsäurebakterien in Fleischwaren und Fehlfabrikate.** Fleischwirtschaft **15** (1963) Nr. 8. S. 692–696.

Fleischwaren aller Art sind ein guter Nährboden für Milchsäurebakterien. Es werden alle die Punkte besprochen, die je nach Herkunft zu beachten sind, um Züchtung sicherzustellen. Die Anwesenheit dieser Keime ist für den Pökelprozeß und das Aroma bestimmter Wurstsorten notwendig, muß aber gelenkt werden. Verläßt man sich auf eine zufällige Anwesenheit in den Betriebsräumen, kann es zu Fehlfabrikaten kommen. Starterkulturen verkürzen den Herstellgang und sichern gutes Aroma; dabei sind die homofermentativen Keime besser als die heterofermentativen. Laken und Schinken-Halbkonserven können ebenfalls mit Vorteil beeinflußt werden, gewisse Arten ergeben aber gestörtes Gleichgewicht der Keime und somit Unzuträglichkeiten. Vakuumverpackung begünstigt ihr Wachstum auf Kosten der aëroben Spezies. Zerkleinerte Hühner in Dosen enthielten in 66% Proben nach der Sterilisation homofermentative Streptokokken, die sich in verschiedenen Merkmalen von anderen bekannten Milchsäurebakterien unterschieden. Weitere Lebensmittel werden ausgewertet. Starke Vermehrung der Milchsäurebakterien kann z. B. beim Pökelprozeß vorteilhaft, bei anderen Fabrikaten ohne Einfluß sein. In vielen Fällen aber ergeben sich aus besonderen Eigenschaften der Stämme Fehlfabrikate, indem Grünfärbung, Säuerung und andere Geschmacksabweichungen sowie Schleimbildung auftreten. Die Grünfärbung wird abgehandelt, wobei die in der DDR erzielten Forschungsergebnisse (Scheibner u. a.) nicht erwähnt werden. Säuerung und abweichender Geschmack sind die häufigsten Auswirkungen; ihr Entstehen wird spezifiziert. Besonders bei Pökelwaren tritt verderbniserregende Schleimbildung auf; auf Einzelheiten und Unterschiede bei Schnellpökelung und langsamem Produktionsprozeß wird hingewiesen. *L. viridens* ist der interessanteste Keim; er kann Grünfärbung, aber auch Schleimbildung erzeugen, Säuerung bringt er aber nicht zustande, sofern er nicht massiv auftritt. Durch Seßhaftwerden in Fleischwarenfabriken oder Pökelräumen (Bakterien nach Art des Hauses. Ref.) ist Dauer-Verunreinigung als hitze- und salztolerante Flora gegeben, wobei einige Einzelheiten mitgeteilt werden. W. Mathieu. 8520.

**4-64/03-0522** Farchmin, G.; Berlin, Humboldt-Univ., Veterinärmed. Fak., Inst. für Lebensmittelhyg. **Das Verhalten der Listerien bei den verschiedenen Zubereitungsmethoden der Fleisch- und Wurstwaren.** Z. ges. Hyg. Grenzgebiete **9** (1963) Nr. 8. S. 616–618.

Für die Wurstherstellung und für die Pökelung bestimmte Fleischstücke wurden künstlich mit den Typen 1–4 von *Listeria monocytogenes* infiziert und danach in der üblichen Weise verarbeitet. Nach Fertigstellung wurden die Würste und Pökelwaren bakteriol. auf das Vorhandensein lebender Listerien untersucht. In keiner der 250 untersuchten Leberwurstproben und der 215 untersuchten Jagdwurstproben konnten lebende Listerien nachgewiesen werden, jedoch wiesen 173 der untersuchten 225 Proben Mettwurst noch lebende Listerien auf. Unter den Pökelwaren ließen sich beim heißgeräucherten Kaßler keine Listerien mehr nachweisen. Aus allen übrigen Pökelwaren (Schweineköpfe, Schweineschultern, Spitzbeine, Lachsschinken, Rollschinken) konnten dagegen im hohen Grad Listerien isoliert werden. Durch die übliche Pökelung werden demnach Listerien nur wenig geschädigt.

G. Scheibner. 8520.

**4-64/03-0523** Meyer, Victor; Bremerhaven, Inst. für Meeresforsch. **Veränderungen des Eiweißes im steril gewonnenen Fischmuskel durch die Einwirkung von Mikroorganismen-Reinkulturen.** Veröff. Inst. Meeresforsch. Bremerhaven **8** (1963) Nr. 2. S. 167–178. – 2 Tab., 16 Lit.

Da der Eiweißabbau über die Aminosäuren vonstatten geht, sind diese in qualitativer und quantitativer Sicht ein guter Gradmesser für die Art und den Umfang des Verderbens von Fischen. Unmittelbar nach dem Fang wurde aus Seefischen (Kabliau und Schollen) Muskelfleisch steril entnommen und mit Reinkulturen von aus Fischen isolierten Mikkroorganismen beimpft. Nach verschieden langer Lagerung (8–30 Tage) bei + 2 °C bzw. + 20 °C wurde die Probe papierchromatographisch auf das Auftreten verschiedener Aminosäuren und einzelner ihrer Abbauprodukte untersucht. In frischem Muskelfleisch finden sich Aminosäuren nur in schwach erfaßbarer Menge. Erst wenn die proteolytischen Fermente bestimmter Mikroorganismen etwa nach Erreichen einer Keimzahl von $10^7$ pro g und pH über 7 in Tätigkeit treten, wird das Aminosäurenspektrum sehr breit und intensiv, und es beginnt der eigentliche Abbau des Fischeiweißes. P.-G. Schoop. 8570.

**4-64/03-0524** Bibić, C.; Split, Veterin. Zavod. Prilog poznavanju higijenske kvalitete soljene sardine. 1. Kokazivanje indola. **(Beitrag zur Hygiene der Qualität gesalzener Sardinen. — 1. Mitt. Der Indolnachweis.)** Veterinaria [Sarajevo] **11** (1962) Nr. 3. S. 404–408. – 13 Lit. Zus. in Engl.

Da der Wert des Salzens nicht objektiv geklärt ist, untersuchte Vf. Proben aus 140 Fässern mit gesalzenen Sardinen auf Indol. Die Indolbestimmung im Alkoholextrakt erfolgte nach Lazarevski, im Chloroformextrakt nach Jacob. Von den entnommenen Proben waren 13% Indol-positiv und damit für die menschliche Ernährung ungeeignet, während ein negatives Testergebnis kein Beweis für die Unbedenklichkeit der gesalzenen Sardinen ist.

P. Schmidt. 8570.

4-64/03-0525 Trautner, Klaus; Hamburg, Univ., Physiol.-Chem. Inst.; Bundesforsch.-Anst. für Fischerei, Inst. für Küsten- und Binnenfischerei. **Über die Verteilung des Glykogens bei einigen Plattfischarten und Beziehungen zwischen dem Glykogengehalt und dem Geschlecht der Fische.** Veröff. Inst. Meeresforsch. Bremerhaven **8** (1963) Nr. 2. S. 179–185. – 3 Abb.
Das Muskelglykogen bei Plattfischen (Flundern, Schollen, Scharben) wird mit einer modifizierten Pflügerschen Methode durch Kochen mit Kalilauge und Ausfällen mit Aethanol gewonnen. Es zeigt sich, daß der Glykogengehalt auf der physiologischen Oberseite geringer ist als auf der physiologischen Unterseite (1:1,15 ± 0,015). Er ist in der Muskulatur des Rumpfendes höher als in den vorderen Partien. (Oberseite, vorn:mitte:hinten = 1:1,10:1,51, Unterseite 1:1,09:1,51). Der Glykogengehalt männlicher Flundern ist wesentlich höher als der weiblichen Tiere (1,45:1). P.-G. Schoop. 8575.

4-64/03-0526 Tolkmitt, Hans Bodo. **Entwicklung des Lebensmittelrechts im nationalen und internationalen Bereich.** Milchwissenschaft **18** (1963) Nr 8. S. 403–406. 8620.

4-64/03-0527 Zinn, E. **Richtlinien über die Zulassung von Gegensachverständigen zur Untersuchung von Lebensmittel-Gegenproben.** Arch. Lebensmittelhyg. **14** (1963) Nr. 6. S. 124–126. 8620.

4-64/03-0528 Müller, H.; Frankfurt/M. **Einige aktuelle Fragen der tierärztlichenLebensmittelüberwachung.** Dtsch. tierärztl. Wschr. **69** (1962) Nr. 19. S. 568–570.
1. Angabe des Abfülltages auf Trinkmilchpackungen. Zur Hebung des Trinkmilchabsatzes gaben zwei Großstadtmolkereien Trinkmilchflaschen ohne Angabe des Abfülltages ab. Als Gründe führten sie an zurückhaltende Bestellungen der Milchkaufleute, keine Vorratshaltung und Arbeitskräftemangel bei abendlichen Nachbestellungen. Die Kennzeichnung der Milch durch verschlüsselte Zeichen wäre am zweckmäßigsten, wenn sich die hygienischen Forderungen in der Praxis durchgesetzt hätten. Da aber die kühle und einwandfreie Behandlung der Milch vielfach nur bis zum Verlassen der Molkerei gewährleistet ist, eine Unterscheidung von alten und frischen Milchpackungen weder im Geschäft noch im Haushalt möglich und die Qualität der den Käufern übergebenen Milch seit Fortfall des Tagesstempels sehr gesunken ist, wird die Angabe des Abfülltages energisch gefordert. – 2. Zusatz von Milcheiweiß zu Fleischerzeugnissen. Auf Grund der Fleischverordnung vom 19. 12. 59 darf Milcheiweiß bis höchstens 2% bei einigen aufgeführten Fleischerzeugnissen verarbeitet werden. Einige Firmen legten die Vorschriften auf ihre Art sehr großzügig aus und stellten Konserven mit Leberpasteten, Mortadella, Lyoner und Schinkenwurst mit Milcheiweißzusatz her. Es wird an Hand einiger Beispiele darauf hingewiesen, daß eine derartige Auslegung der Fleisch-VO. widerspricht und Milcheiweiß nur bei Jagd- und Bierwurst, nicht aber bei anderen Brühwurstsorten verwendet werden darf. – 3. Geruchs- und Geschmacksabweichungen bei Süßwasserfischen. Vermehrte Klagen von Kunden über eigenartige Geruchs- und Geschmacksabweichungen bei gekauftem Fischfleisch aus dem Rheingebiet gaben zu einer näheren Prüfung Anlaß. Hierbei wurden bei größeren Fischpartien in den Kiemen und der Bauchhöhle an Insektenvertilgungsmittel erinnernde Gerüche festgestellt. Eine Hälterung der Fänge in Flußnebenarmen zeigte jedoch wenig Erfolg, so daß diese Mengen als genußuntauglich aus dem Verkehr gezogen werden mußten. Der Verkauf von Süßwasserfischen in den Geschäften nimmt deshalb stark ab, denn es werden erneute Beanstandungen befürchtet, da das Verkaufspersonal die im ganzen abgegebenen Flußfische nur oberflächlich begutachten kann.
H. Heimbürge. 8630.

4-64/03-0529 Lennartsson, Torsten; Stockholm, Stads Hälsovårdsnämnd. Kontroll av paketerade livsmedel. **(Kontrolle verpackter Lebens-**

**mittel.)** Medlemsbl. Sveriges Veterinärförbund **15** (1963) Nr. 3. S. 64–70. – 3 Abb.
Vf. beleuchtet die bakteriologische Beschaffenheit verpackter Lebensmittel, bespricht die Ursachen mangelhafter Tauglichkeit derselben und gibt Richtlinien für diesbezügliche Vorbeuge. E. Lehnert. 8630.

**4-64/03-0530** Mossel, D. A. A. und Krugers Dagneaux, E. L.; Utrecht, Niederlande, Zentralinst. für Ernährungsforsch.; 's-Hertogenbosch, Forschungslab. P. de Gruyter & Zn. N.V. **Die hygienisch-bakteriologische Beurteilung von Trocken-Kochsuppen.** Arch. Lebensmittelhyg. **14** (1963) Nr. 5. S. 108–111. – 1 Tab., 18 Lit.
32 Proben von Trockensuppen (6 Marken, 8 Geschmackstypen) wurden auf *E. coli*, Typ I untersucht und nach 6stündiger Aufbewahrung der nach Vorschrift hergestellten, gekochten rekonstituierten Suppen bakteriologisch beurteilt. Hierbei erfolgte die aërobe Keimzählung, Zählung der Anaërobier, besonders der Sulfit-reduzierenden Clostridien, Zählung sämtlicher *Enterobacteriaceae*, der Streptokokken der D-Gruppe nach Lancefield und des *Staphylococcus aureus*. Aus den Ergebnissen war zu entnehmen, daß bis auf eine Probe alle den aus hygienischen Gründen für die bakteriologische Bewertung aufgestellten Anforderungen entsprachen. Diese lauten: 1. In 100 mg Trockenware soll *E. coli*, Typ I („fäkal Coli") nicht nachzuweisen sein. 2. Nach Kochvorschrift hergestellte Suppen sollen nach 6stündiger Aufbewahrung die Kennzahlen von pasteurisierter Milch in den Niederlanden zeigen, d h. aërobe und anaërobe Keimzahl $\leqq 2{,}5 \times 10^4$/ml sowie *Enterobacteriaceae* $< 1$/ml. Für die Praxis des Lebensmittellabors würden drei Untersuchungsverfahren ausreichen, und zwar: Durchführung der fäkalen *E. coli*-Probe und aërobe sowie eine mit Hilfe von Sulfit-Agar ausgeführte anaërobe Keimzahlbestimmung der rekonstituierten Suppen. Dies kann jedoch nicht für die Beurteilung von sog. „Instant"-suppen gelten, an die viel höhere Anforderungen gestellt werden müssen. H. Heimbürge. 8630.

**4-64/03-0531** Brag, Hilkka und Kämpe, Åke; Stockholm, Stads Hälsovårdsnämnd. Om bedömning av den hygieniska kvaliteten hos färdiglagade djupfrysta rätter. **(Die Beurteilung der hygienischen Qualität fertigbereiteter tiefgefrorener Speisen.)** Medlemsbl. Sveriges Veterinärförbund **15** (1963) Nr. 4. S. 109–112. – 6 Lit.
Vff. geben auf Grund der Untersuchung von 164 fertigbereiteten, verpackten Lebensmittelproben und unter Berücksichtigung von Literaturangaben gewisse Normen für die Beurteilung der Tauglichkeit tiefgefrorener Speisen. E. Lehnert. 8630.

---

**4-64/03-0532** **Stočarstvo i ribarstvo 1960.** (Schlachtvieh- und Fischverarbeitung.) Beograd. 1961. (43 S.) 4° = Statisticki bilten Nr. 222. (SR 2480, 222)

## XX. MILCHKUNDE

**4-64/03-0533** Kraus, H.; Hannover, Tierärztl. Hochschule, Inst. für Tierärztl. Lebensmittelkunde und Milchhyg. **Aktuelle milchhygienische Aufgaben und Ziele des Tierarztes.** Arch. Lebensmittelhyg. **14** (1963) Nr. 5. S. 111–112.
In der Milchhygiene konnten bisher bereits wichtige Probleme, wie z. B. die Tuberkulose- und Brucellosetilgung, ordnungsgemäße Pasteurisierung usw. gelöst werden. Die heutigen Probleme betreffen vor allem chron. Mastitiden, wobei Streptokokken- und Staphylokokkeninfektionen im Vordergrund stehen. Um diese Erkrankungen angehen zu können, sind zwei Aufgaben besonders wichtig, die möglichst sichere Erfassung der nicht eutergesunden Milchkühe und die Bekämpfung der ermittelten Erkrankungen. Für die diagnostische Erfassung dürfte ein von Jaartsveld entwickeltes Verfahren,

die sog. Brabant-Mastitis-Reaktion, geeignet sein, die täglich 50000 Proben und mehr ermöglicht. Die mit Sekretionsstörungen einhergehenden Veränderungen in der Milchzusammensetzung, vor allem die Verminderung des Caseingehalts in Mastitismilch führen zu wirtschaftlichen Schädigungen. Darum gehen ernsthafte Bestrebungen dahin, die Bezahlung der Molkereianlieferungsmilch vom Fettgehalt auf den Eiweißgehalt umzustellen. Auch der Hemmstoffnachweis in Milch ist von großer Bedeutung. Neben den wirtschaftlichen Verlsuten, vor allem bei der Joghurt- und Käseherstellung, sind tierärztliche Belange anzumelden: 1) Hemmstoffe sind lebensmittelrechtlich Fremdstoffe, 2) der Mastitisnachweis und die Bekämpfung werden erschwert, 3) alle anderen bakteriologischen Untersuchungsverfahren, z. B. Reduktaseprobe, Colitest und Keimzahlbestimmung zeigen falsche Ergebnisse. Eine weitere gesetzliche Klärung des Hemmstoffnachweises erscheint ebenso notwendig wie die kontrollierte Regelung der Antibioticatherapie.
Chr. Dietz. 8715.

**4-64/03-0534** Kraus, H.; Hannover, Tierärztl. Hochschule, Inst. für Tierärztl. Lebensmittelkunde und Milchhyg. **Die Aufgaben des Tierarztes in der Milchhygiene und besonders bei der Mastitisbekämpfung.** Dtsch. tierärztl. Wschr. **69** (1962) Nr. 19. S. 565–568.
Die durch Strukturwandlung in der Ernährungswirtschaft hervorgerufene Steigerung des Bedarfs an Lebensmitteln tierischer Herkunft stellt erhöhte Anforderungen auch an den Tierarzt. Gerade die Umschichtung beim Milchverbrauch verdient seine volle Aufmerksamkeit als Milchhygieniker. Es werden die wichtigsten Forderungen und Aufgaben der Milchhygiene heute aufgezählt, wobei jedoch die lebensmittelhygienischen Forderungen bezüglich Haltbarkeit, Geschmack und Keimarmut weit zurücktreten. Eine der wichtigsten milchhygienischen Forderungen (Milch nur von gesunden Eutern) ist nicht sichergestellt. So darf nach § 4,2 der 1. AVO zum MG Milch mit Galt-Eiter zu Butter und Käse verarbeitet werden. Die Bekämpfung des Gelben Galtes, der gebietsweise bis zu 20% der Kühe befallen hat, war bis heute ohne Erfolg.. Die Ausarbeitung eines bestimmten neuen Sanierungsplanes, den heutigen Kenntnissen angepaßte Vorschriften und Anweisungen für die Überwachung von Vorzugsmilchbeständen, klare Definition des Begriffes „Mastitis" für Zwecke der amtlichen Mastitisbekämpfung werden gefordert. Ebenso fehlen Grenzwerte für die normale, chemisch-physikalische Zusammensetzung der Gemelke. Bei der Bekämpfung von Eutererkrankungen kann nur eine Zusammenarbeit aller tierärztlichen Berufszweige mit den Besitzern und dem Melkpersonal zum Erfolg führen. Es wird erstmalig vorgeschlagen, parallel zum Fleischbeschautierarzt einen Milchhygiene-Tierarzt auszubilden, dem neben fachkundiger Beratung in allen milch- und melkhygienischen Fragen die Überwachung und Sanierung der Milchviehbestände obliegt. Er kann dazu beitragen, daß die Milch als Lebensmittel qualitätsmäßig verbessert wird. Eine ständige amtliche Überwachung der Milch vom Erzeuger bis zur Abgabe an den Verbraucher, die sich auch auf die Untersuchung der Milch auf spezifische menschenpathogene Mikroorganismen und eine eventuelle radioaktive Kontamination erstrecken sollte, muß endlich erreicht werden. Nur so und im Rahmen einer großen Gemeinschaftsarbeit können die vielseitigen Aufgaben und Forderungen zur Verbesserung der Milchgewinnung, der milchhygienischen Verhältnisse und der Milchqualität ganz allgemein bewältigt werden. H. Heimbürge. 8715.

**4-64/03-0535** Baier, W. und Walser, K.; München, Univ., Gynäkol. und Ambulator. Tierklin. **Eutergesundheit und Melktechnik.** Veterin.-med. Nachr. **1963** Nr. 2/3. S. 153–160. — 11 Lit.
Es wird auf die Abhängigkeit von Melktechnik, Melkhygiene und Eutergesundheit hingewiesen. Es werden Wege aufgezeichnet, wie ersten Mängeln

in der Bedienung von Melkmaschinen sowie Melkfehlern allgemein begegnet werden kann (Ausbildung von Melkern, Maschinenmelkkurse, Betriebsberatungen). Hauptsächliche Melkfehler sind: mangelhaftes Anrüsten oder zu lange Pausen zwischen dem Anrüsten und Melken; Blindmelken; schlechtes Nachmelken. Es wird gefordert, daß sich die Tierärzte mit Funktion und Fehlermöglichkeiten der Melkmaschine vertraut machen, die aufgezählt werden; diese haben ihre Ursache fast ausnahmslos in der Nachlässigkeit des Melkpersonals. W. Kötsche. 8715.

**4-64/03-0536** Futschik, Johann und Sachslehner, Leopold; Wolfpassing, Bundes-Lehr- und Versuchsanst. für Milchwirtsch.; Wien, Lab. der Milchind. und Agrarges. **Die Haltbarkeit von kurzzeit- bzw. hocherhitzter Konsum- und Babymilch in Abhängigkeit von der Jahreszeit, den Lagerungsbedingungen und der Reinfektion.** Milchwiss. Ber. [Wien] **13** (1963) Nr. 2. S. 75–136.
Pasteurisierte Frischmilch „Baby" ist eine gehobene Trinkmilchsorte und entspricht etwa der „Markenmilch" in Deutschland. In über 12 Mon. währenden Untersuchungen wurde das Problem Kurzzeit- oder Hocherhitzung zugunsten der Kurzzeiterhitzung gelöst. Die Untersuchungen wurden in mehreren Molkereien Österreichs vorgenommen. Es ergaben sich für die milchwirtschaftliche Praxis teilweise neue Erkenntnisse, die zwecks Hebung der Trinkmilchqualität z. T. eine Neuorientierung der Gewinnung, Zufuhr, Verarbeitung und Verteilung der Milch sowie eine Neuformulierung bzw. Änderung bestehender Vorschriften notwendig machen. Um der Forderung nach Haltbarkeit der pasteurisierten Milch für 36 Std. gerecht zu werden, erscheinen neue Maßnahmen für folgende Punkte in der Milchwirtschaft als zweckmäßig und notwendig: 1) Hebung der Rohmilchqualität. 2) zweckmäßige Pasteurisierung, wobei sich die Kurzzeiterhitzung bei 72 bis 74 °C für 40 Sek. als das geeignetste Verfahren erwiesen hat, 3) Änderung bestehender bakteriologischer Forderungen, 4) Vermeidung von Reinfektionen, 5) gleichmäßige, fortgesetzte Kühlung der Milch und 6) Verbesserung der Haltbarkeit. Chr. Dietz. 8755.

**4-64/03-0537** Menth, P.; Liebefeld-Bern, Eidg. Milchwirtsch. Versuchsanst. **Einfluß des Infektionsgrades von Milchkannen auf die Haltbarkeit bzw. Keimzahl der Milch.** Mitt. Gebiete Lebensmittelunters. Hyg. [Bern] **54** (1963) Nr. 2. S. 125–157.
Da die Milch nach Qualität bezahlt wird und dabei Haltbarkeit und Keimzahl eine große Rolle spielen, ist es notwendig, die bakteriol. Reinheit von Milchkannen gebührend zu beachten und auch diesbezügliche gesetzliche Bedingungen aufzustellen. Vf. befaßte sich mit den Fragen, wie sich Keimzahl und Haltbarkeit der Milch nach Einfüllen in verschieden stark infizierte Kannen verhalten bzw. verändern und welche Bedeutung die Temperatur auf Keimzahl und Haltbarkeit von Milch hat, die in verschieden stark infizierten Kannen aufbewahrt wird. — Aus 9 Versuchsserien war folgender Schluß zu ziehen. Die sorgfältige Entkeimung der Milchkannen bleibt ein unbedingtes Gebot der allgemeinen Milchhygiene, vor allem mit Rücksicht auf evtl. vorhandene pathogene Keime, und es sollte an den zulässigen Maximalwerten von 500000 Keimen nach der Reinigung von 40-l-Transportkannen, bzw. 40 Mill. vor Ingebrauchnahme festgehalten werden, obwohl der Entkeimungsgrad der Molkereikannen praktisch ohne Bedeutung ist, wie sich bei den Untersuchungen ergeben hat. Bei der Keimvermehrung spielen vor allem die Keime aus den Melk- und Filtriergeräten eine Rolle; sie sind einmal zahlenmäßig überlegen und zum anderen genau wie die Kannenkeime bereits an das Nährsubstrat Milch angepaßt. Eine besondere Bedeutung kommt der Aufbewahrungstemperatur zu. Bei 20 bis 23 °C war in Rohmilch innerhalb von 24 Std. kein Einfluß des Infektionsgrades erkennbar. Bei 15 bis 16 °C war erst nach

8 Std. ein deutlicher Keimansteig in den Kannen mit hohem Infektionsgrad festzustellen. Deutliche Unterschiede zeigten sich bei derselben Temperatur mit pasteurisierter Milch; in den hochinfizierten Kannen nahm die Keimzahl sehr viel rascher zu als in den keimarmen. Bei 10 °C zeigte sich nur bei extremer Kanneninfektion eine bemerkenswerte Zunahme der Milchkeimzahl, während bei 5 °C in keinem Falle eine Keimvermehrung beobachtet werden konnte. Chr. Dietz. 8798.

**4-64/03-0538** Venkataswami, V., Michael, R. D. und Ernest, J. Bacterial and sediment content in farm milk at Madras. **(Der Gehalt an Bakterien und an Bodensatz in der Farm-Milch in Madras.)** Indian veterin. J. **40** (1963) Nr. 4. S. 222–228. 8798.

**4-64/03-0539** Obiger, Günter; Kiel, Bundesversuchs- und Forsch.-Anst. für Milchwirtsch., Inst. für Milchhyg. **Hemmstoffe in der Anlieferungsmilch und Methoden zu ihrem Nachweis.** Arch. Lebensmittelhyg. **14** (1963) Nr. 1. S. 10–19.

Bei einer Prüfung von Rein- und Mischkulturen bekannter Milchsäurebakterien auf Resistenz und Sensibilität gegenüber Hemmstoffen ergab sich, daß eine generelle Empfindlichkeit der Säuerungskulturen gegenüber einzelnen Hemmsubstanzen nicht besteht. Reinigungs- und Desinfektionsmittel wirken am ehesten auf die Säurewecker; Sulfonamide üben kaum einen Hemmstoffeffekt aus; am stärksten wirken sich die Antibiotica gegenüber den Milchsäurebakterien aus. Es gibt verschiedene Nachweisverfahren für Hemmstoffe in Milch: 1) chemische Methoden, die aber nur für einige Sonderfälle, nicht als Schnelltest in Frage kommen, 2) biologische Tests, dazu gehören Plattendiffusionstestes (Lochtest, Zylindertest und Blättchentest mit *Staph. aureus*, *Sarc. lutea* und *Bac. subtilis*, die aber wegen einer gewissen Unsicherheit besser durch die empfindlichen Milchsäurebakterien ersetzt werden) und auch die Säuerungs- und Reduktionsproben (Beimpfung der zu prüfenden Milch mit *Sc. thermophilus* oder Joghurtkultur als Testkultur oder Bestimmung der Reduktionszeit von Farbstoffen in Milch), 3) Prüfung auf morphologische Veränderungen der Säuerungskulturen durch evtl. Antibioticabeimischungen zur Milch), 4) Behandlung von erkrankten Eutern mit gefärbten Mastitispräparaten, wobei die Problematik darin liegt, daß die Farbkraft mit dem Grade der Verdünnung nachläßt, wie eigene Versuche ergaben. Da auch UV-Licht nicht ausreicht, geringe Farbstoffmengen zu erkennen, versuchte man es mit sog. „Ionenaustauschern", mit denen Vf. den Farbstoff im Viertelgemelk 4 Tage länger als mit bloßem Auge erkennen konnte. Markierte Antibioticapräparate sollten nur auf breiter Grundlage mit behördlicher Anordnung angewandt werden. – Schließlich wird auf Produktionsstörungen in Molkereien hingewiesen, die durch Bakteriophagen und unbekannte natürliche Hemmstoffe in der Milch verursacht werden, wobei nisinbildende *Sc. lactis*-Stämme eine Rolle spielen. Chr. Dietz. 8820.

**4-64/03-0540** Rackow, H. G. und Welz, W.; Bremen, Staatl. Veterinäruntersuchungsamt. **Der Hemmstoffnachweis im Rahmen der Vorzugsmilchüberwachung.** Arch. Lebensmittelhyg. **13** (1962) Nr. 9. S. 206–209.

593 Vorzugsmilchproben wurden innerhalb von 16 Mon. auf ihren Gehalt an Hemmstoffen mittels Joghurtkultur als Testkeime und Lackmuslösung als Indikator geprüft. Dabei wurde das Ablesen der Proben vom Verhalten der negativen Kontrolle abhängig gemacht. In 13 Proben wurden Hemmstoffe nachgewiesen, vermutlich auf eine Mastitisbehandlung mit Antibiotica und auch auf unsachgemäßen Umgang mit Desinfektionsmittelresten zurückzuführen. Vergleichende organoleptische, bakteriologische und chemisch-physiaklische Untersuchungen ließen nicht auf Vortäuschung einer hygienisch günstigeren Beschaffenheit der Milch schließen. Eine Übereinstim-

mung zwischen Hemmstofftest und spezifischen Geruchs- und Geschmacksabweichungen konnte ebenfalls nicht festgestellt werden.
Chr. Dietz. 8820.

**4-64/03-0541** Boretius, Jörn; Berlin, Humboldt-Univ., Veterinärmed. Fak., Inst. für Lebensmittelhyg. **Die papierelektrophoretische Auftrennung von Milch und Blutseren brucellosekranker Kühe.** Diss. Berlin **1963** 148 S. – 8 Abb., 13 Tab., 133 Lit.
195 Milch- und 50 Blutproben von Kühen wurden papierelektrophoretisch aufgetrennt und serologisch untersucht. Bei den Milchproben erfolgten zusätzlich bakteriologische Untersuchungen sowie der Erregernachweis auf Brucellen. Nach der serologischen Blutuntersuchung und nach den serologisch-bakteriologischen Milchbefunden waren alle 50 Tiere an Brucellose erkrankt. In den meisten Fällen stimmte das positive Ergebnis von Blut und Milch überein. 64% der untersuchten Kühe schieden Brucellen mit der Milch aus. Die papierelektrophoretischen Milchserumeiweißwerte wichen bei 49 Kühen von den von Weigt (1958) angegebenen Normalwerten zumeist geringfügig ab. Die häufigsten Abweichungen waren der Zahlengröße nach in der 1., 4. und 2. Fraktion anzutreffen. Zwischen den Milchserumlangsamagglutinations-(MSLA-)-Titern bzw. den ABR-Ergebnissen und den papierelektrophoretischen Werten der 2. und 4. Fraktion bestand echte Abhängigkeit, die darin zum Ausdruck kam, daß hohe MSLA-Titer mit hohen Werten in der 4. und mit verminderten in der 2. Fraktion einhergingen. Nach dem Mittelwertsvergleich ist zu erwarten, daß Milch mit MSLA-Titern von 1:80 und höher in den papierelektrophoretischen Ergebnissen der 2. und 4. Fraktion von den normalen Werten abweicht. Da die Abweichungen von den Normalwerten meistens gering waren und die Veränderungen erst bei Titern von 1:80 und höher erwartet werden können, ist die papierelektrophoretische Auftrennung von Milchseren bei routinemäßiger Untersuchung zur Diagnostizierung von Brucellose nicht geeignet. E. Wiesner. 8820.

**4-64/03-0542** Zollikofer, E. **Neue Wege in der Trinkmilchabgabe.** Schweiz. landwirtsch. Forsch. 2 (1963) Nr. 2. S. 233–241.
Die Schweiz hat sich relativ spät zum Vertrieb von pasteurisierter Flaschenmilch entschlossen und den Verkauf von Rohmilch auch heute noch beibehalten. Um die guten Eigenschaften einer Rohmilch möglichst alle zu erhalten und doch eine hygienisch einwandfreie und vor allem haltbare Milch zur Verfügung zu haben, wurden Untersuchungen mit der ultra-kurzen und ultrahohen Milcherhitzung durch direkte Dampfinjektion angestellt und die Möglichkeiten einer solchen Milchbehandlung für die Trinkmilchabgabe erörtert. Eine solche schockartige Erhitzung (150° für ca. 1 Sek.) bewirkt keine wesentlichen Veränderungen der Milch. Bei Aufbewahrung dieser uperisierten, vollkommen sterilen Milch in sterilen Tanks, in denen die Luft durch Stickstoff ersetzt wurde und die mit sterilen Luftfiltern und Spezialhähnen ausgestattet sind, werden Reinfektionen und ein Oxydationsgeschmack vermieden. Auf der Suche nach Behältnissen kleinerer Art eröffnete die aseptische Abfüllung von Milch in schwarz beschichtete Wegwerfpackungen neue Möglichkeiten. Mit in dieser Art sterilisierter und verpackter Milch soll der Milchkonsum außerhalb des Hauses gefördert werden. Chr. Dietz. 8847.

**4-64/03-0543** Zeller, Max; Stuttgart, Staatl. Tierärztl. Untersuchungsamt. **Hefeinfizierte Kondensmilch als Ursache von Fehlfabrikaten bei Schokolade.** Arch. Lebensmittelhyg. **14** (1963) Nr. 1. S. 6–10.
Die Untersuchung von mit Fruchtpaste gefüllter Schokolade, bei welcher nach mehrwöchiger Lagerung eine Sprengung der Schokoladenwürfel erfolgte und die Füllung austrat, ergab eine Infektion der Fruchtmasse mit *Brettanomyces bruxellensis Kufferath* und *Laer*. Dieselben Hefen konnten auch aus gezuckerter Kondensmilch isoliert werden, die zur Herstellung der Schokolade Ver-

wendung fand. Die Fehlfabrikate waren später durch Pasteurisierung der Fruchtmasse vor dem Abfüllen in die Schokolade zu vermeiden. Da der Zuckergehalt von meist 40% und der geringe Wassergehalt offensichtlich nicht ausreichen, eine Keimvermehrung, speziell von osmophilen Hefen mit Sicherheit zu verhindern, wird vorgeschlagen, auch die gezuckerte Kondensmilch nach dem Abfüllen in Dosen durch Hitze zu sterilisieren.

Chr. Dietz. 8865.

**4-64/03-0544** Mihelić, F. und Mikić, F.; Zagreb, Univ., Tehnol. Fak., Inst. za Analitiku Živežnih Namirnica. Korelacija sadržaja askorbinske kiseline u mlijeku prema dužini puta od producenta do potrošača (u Zagrebu). **(Die Höhe des Ascorbinsäuregehaltes der Milch in Abhängigkeit der Länge des Weges zwischen Erzeuger und Verbraucher in Zagreb.)** Veterinaria [Sarajevo] **11** (1962) Nr. 3. S. 315–319. – 3 Tab., 2 Lit. Zus. in Engl.

Es wurden 366 Milchproben untersucht, die über unterschiedliche Entfernungen (1–56 km) transportiert worden waren, um mögliche Beziehungen zwischen Transportweg und Ascorbinsäuregehalt zu ermitteln. Es konnten keine signifikanten Unterschiede im Vit. C-Gehalt zwischen Proben mit unterschiedlich langen Transportstrecken festgestellt werden. Primär sind für das Absinken des Ascorbinsäuregehaltes der Milch nach Transporten andere Faktoren verantwortlich, z. B. die Transportschnelligkeit.

P. Schmidt. 8885.

---

**4-64/03-0545** *Casalis, Jacques, Mann, Ernest John* and *Schulz, Max Erich.* **Dairy dictionary.** Nürnberg: Carl. 1963. (XIII, 618 S.) 8°. (1963 A 1062)

**4-64/03-0546** *Menzel, Johanna.* **Untersuchungen über die Kosten der Erzeugung von Vorzugsmilch.** Diss. Landwirtsch. Fak. Hohenheim. 1961. (94 S.) 8°. (Diss. 9239)

## XXI. TIERZUCHT, FÜTTERUNGSLEHRE

**4-64/03-0547** Boudet, G.; Paris, Inst. d'Élevage et de Méd. Vétérin. des Pays Trop. L'association agriculture – élevage peut-elle devenir une réalité en milieu tropical? **(Kann die Verbindung Ackerbau-Tierzucht [gemischte Landwirtschaft] unter tropischen Bedingungen realisiert werden?)** Rev. Élevage Méd. vétérin. Pays trop. [N.S] **15** (1963) Nr. 3. S. 273–281. – 1 Abb., 14 Lit. Zus. in Engl., Span.

Unter Klimaten mit langdauernder Trockenperiode und Hirse, Ölbaum und Baumwolle als Leitkulturen läßt sich diese Einheit von Ackerbau und Tierzucht nur schwer verwirklichen. Im feuchten Klima ohne Dürreperiode können die Futterpflanzen leicht in die Fruchtfolge eingeschaltet werden. In den von Glossinen heimgesuchten Gebieten ist die neue Betriebsform von dem Einsatz trypanosomentoleranter Tierarten abhängig. Darüber hinaus sind die Probleme der Bodenfruchtbarkeit und der Zugkräfte zu überwinden. Die Arbeit erläutert die bei Überwindung der aufgeführten Schwierigkeiten zu erwartenden Vorteile. Hierzu gehören die Verbesserung der Arbeitsbedingungen durch Minderung der Transportleistung und der Handarbeit für den Menschen. Durch Ausbringen des Stalldunges und Beweidung des Ödlandes erhöhen sich die Kulturpflanzenerträge. Durch den Einsatz der Futterpflanzen innerhalb der Fruchtfolge wird die Erzeugung von Milch und Fleisch erleichtert und damit die Versorgung der Landbevölkerung mit Lebensmitteln tierischer Herkunft verbessert. Aber der Durchsetzung des neuen Ackerbausystems stehen bisher eine Fülle menschlicher Probleme entgegen. Daher bedarf es unerläßlicher energischer Bestrebungen und der Überzeugung, daß diese Entwicklung notwendig sei, um sie in die Tat umzusetzen.

H. Busse. 8900.

**4-64/03-0548** Donald, H. P.; Edinburgh, A.R.C. Animal Breeding Res. Organization. Modern trends in animal health and husbandry. Livestock genetics. **(Neue Richtung in der Tiergesundheit-, Tierhaltung und Tiergenetik.)** Brit. veterin. J. **119** (1963) Nr. 1. S. 12–22. – 30 Lit.

Die augenblicklich im Vordergrund stehenden genetischen Gesichtspunkte dürfen nicht isoliert betrachtet werden. Die seit 1945 eingetretenen Veränderungen bieten zu dieser Feststellung Anlaß. Es sind dies: 1. Die Organisation der k. B. bei Rindern und Schweinen. 2. Der Einsatz von Maschinen für die Sammlung, Bearbeitung und Veröffentlichung von Leistungsangaben. 3. Intensivere Haltungsmaßnahmen. Hierzu gehören die gesundheitliche Kontrolle der Stallbauten und der Ernährung (einschließlich der Fortschritte in der Züchtung neuer landwirtschaftlicher Nutzpflanzen). 4. Die Veränderungen in den Marktbedürfnissen. 5. Die Zunahme der Massentierhaltung, besonders beim Geflügel, aber in gewissem Grade auch beim Schwein und Rind. Als Kernprobleme der Genetik verdienen besondere Aufmerksamkeit beim Rind die genetisch bedingte Variation in der Futterverwertung und der in Bewegung, Wachstum und Leistung umgewandelte Anteil der insgesamt zugeführten Nahrungsenergie. Da der Fleischbedarf zum Teil von den Milchrinderrassen gebracht werden muß, ist die Frage interessant, in welcher Relation das Protein für die Milch- und die Fleischbildung Verwendung findet. Bei den Schweinen sind die Zuchtsauen besonders zu prüfen. Bei kombinierten Merkmalen liegt eine niedrige Heritabilität vor. Wenn die Tatsache, daß Fruchtbarkeit und Milchleistung der Sau auch einen Heterosiseffekt aufweisen, mehr Beachtung findet, kommen wir in der Genetik beim Schweine weiter. Nach Smith besteht für die Zahl der aufgezogenen Ferkel und das Wurfgewicht ein Heterosiseffekt von 5 bis 10%. In der Schafzucht gilt es, die Textileigenschaften der Wolle im Interesse des höheren Erlöses zu verbessern. Mehr als bisher müssen die Gen-Umweltbeziehungen Beachtung finden. Die verschiedenen Schafrassen sind beim Einsatz im Gebirge zu überprüfen und unter Laborbedingungen ihr Licht-, Temperatur- und Nahrungsbedürfnis zu kontrollieren. Die Verhaltensforschung hat sich mit den Gewohnheiten der Tiere bei Unwetter und beim Weidegang zu beschäftigen.

H. Busse. 8920.

**4-64/03-0549** Šiler, R. und Váchal, J. Nové směry v genetice hospodářských zvířat. **(Neue Richtungen in der Genetik landwirtschaftlicher Haustiere.)** Studijní Inform., živočišná Výroba **1963** Nr. 1. S. 1–64. – 5 Abb., 3 Tab., 58 Lit.

Die Arbeit bietet eine kurze Übersicht über den derzeitigen Stand der Haustiergenetik. Es wird die zentrale Stellung der Genetik im Rahmen der biologischen Wissenschaften hervorgehoben. Weiter wird auf die materialistischen Grundlagen der Erblichkeit einschließlich der neuzeitlichen Erkenntnisse über Struktur und Funktion der Gene, welche aus den Ergebnissen der biochemischen genetischen Forschung stammen, hingewiesen. Eingehender wird die Genetik der Populationen und quantitativen Merkmale behandelt. Diese Gebiete der Genetik sind besonders wichtig für die Lenkung der Veredelungsprozesse bei den einzelnen Populationen landwirtschaftlicher Nutztiere. Die Kenntnis genetischer Korrelationen ermöglicht in der praktischen Zootechnik die Verringerung der Selektionskriterien und somit die Steigerung der Wirkung der Selektion. Weiter werden die in der Tierzucht durch Anwendung genetischer Erkenntnisse erzielten Ergebnisse angeführt. Dabei wird insbesondere auch die Bedeutung der sogenannten Heterosis im Hinblick auf die Steigerung der tierischen Produktion hervorgehoben. Es werden die Methoden der Züchtung neuer Rassen beschrieben. Aus dem Gebiet der Genetik quantitativer Merkmale werden die durchschnittlichen Vererblichkeitskoeffizienten für die hauptsächlichen Nutzeigenschaften des Rindes, Schweines, Schafes und des Geflügels angeführt. Schließlich wird auch auf die große Bedeutung der Immunogenetik hingewiesen. ČSSR/ÚVTI. 8920.

**4-64/03-0550** Lysenko, T. D. O suščnosti nasledstvennosti i izmenčivosti organizmov. **(Über das Wesen der Erblichkeit und der Veränderlichkeit der Organismen.)** Životnovodstvo, Moskva **25** (1963) Nr. 3. S. 3–7.
In vorliegendem Referat hat Lyssenko auf einer wiss. Konferenz der Akad. der Landwirtsch.-Wiss. der UdSSR die grundsätzlichen Ansichten der Mitschurinschen Biologie zu den Fragen der Vererbung u. der Veränderlichkeit der Organismen dargelegt. Ausgehend davon, daß das Hauptmerkmal des lebenden Körpers die Assimilation und die Dissimilation ist, wird die Erblichkeit wie folgt charakterisiert; sie ist der Bedarf von bestimmten Lebensbedingungen für den Organismus und die bestimmten Reaktionen auf solche Bedingungen, die nicht lebensnotwendig sind, aber als vorhandene Umweltfaktoren auf den lebenden Organismus einwirken. Es wird weiter auf Fragen der Neubildung und des Verlustes von Erbanlagen, des Konservativismus, der nichterblichen Variationen u. der adaequaten Vererbung eingegangen. Abschließend wird kurz über die Verwandlung verschiedener Getreidearten in andere Arten und die praktische Bedeutung dieser Frage gesprochen.
W. Bonitz. 8920.

**4-64/03-0551** Vogt, D. W., Comstock, R. E. und Rempel, W. E.; St. Paul, Univ. of Minnesota. Genetic correlations between some economically important traits in swine. **(Genetische Korrelationen zwischen einigen wirtschaftlichen Eigenschaften beim Schwein.)** J. Animal Sci. **22** (1963) Nr. 1. S. 214–217. — 2 Tab., 13 Lit.
An Schweinen wurden Korrelationsberechnungen und Untersuchungen über das Verhältnis zwischen Wachstumsrate und Futterleistung sowie über das Verhältnis von Wachstumsrate und Wurfgröße angestellt. Weiterhin wurden die Abhängigkeitswerte von Wachstumsrate und Absatzgewicht bestimmt. Es konnte festgestellt werden, daß die genetischen Korrelationen zwischen der Wachstumsrate und den oben angegebenen Bezugsgrößen keine statistische Signifikanz aufwiesen. Es wurde aus den Ergebnissen u. a. die Schlußfolgerung gezogen, daß keine antagonistischen genetischen Korrelationen gefunden wurden, die eine selektive Weiterentwicklung negativ beeinflussen würden. W. Richter/Kleinmachnow. 8920.

**4-64/03-0552** Jöchle, W. und Paeske, W. **Genetisch bedingte Fruchtbarkeitsstörungen bei Greyhounds.** Kleintier-Prax. 8 (1963) Nr. 1. S. 4–5. — 1 Abb.
In einer Greyhoundzucht wurden bei den weiblichen Tieren beobachtet: Verzögertes Eintreten der Geschlechtsreife (I) und Verlängerung der Intervalle zwischen den Brunstperioden (II), wobei (II) gehäuft bei den Tieren mit (I) auftrat. Gleichzeitig wurde festgestellt, daß Hündinnen mit den beschriebenen Abweichungen gute bis hervorragende, normale Hd. nur mittelmäßige Rennleistungen aufwiesen. Die genetische Analyse der Zuchtbuchunterlagen läßt vermuten, daß ein einfach rezessiver Vererbungsmodus (endokrine Funktion ?) vorliegt. B. Busch. 8930.

**4-64/03-0553** Böttger, Th.; Hannover, Tierärztl. Hochschule, Richard-Götze-Inst., Inst. für Tierzucht und Vererbungsforsch.; Klin. für Geburtshilfe und Gynäkol. des Rindes. **Über die Zwischenklauenwulst-Häufigkeit unter Schwarzbuntbullen und deren Abhängigkeit vom Alter der untersuchten Tiere.** Dtsch. tierärztl. Wschr. **69** (1962) Nr. 20. S. 596–598. — 4 Tab.
1959 hatte Vf. unter 268 Schwarzbunten Besamungsbullen eines westdeutschen Landes bei 23,5% Zwischenklauenwulst ermittelt. Er analysiert nun die 1582 Untersuchungen des Bullengesundheitsdienstes Hannover aus den Jahren 1954–1961 und ermittelt die Mißbildung bei 24,5% der Tiere. Beide Ergebnisse stimmen also gut überein. Besondere Bedeutung kommt der Altersabhängigkeit zu. Die meisten Fälle wurden sowohl bei den Besamungsbullen als auch bei vergleichweise untersuchten weiblichen Tieren zwischen 4 und

9 Lebensjahren ermittelt. Das Alter, in welchem nach Ansicht des Vf. die Zwischenklauenwulst-Entstehung anfängt rückläufig zu werden, beginnt mit 6 Jahren; das Alter, in welchem mit dem Auftreten weiterer Fälle nicht mehr gerechnet zu werden braucht, mit 9 Jahren. E. Wiesner. 8930.

**4-64/03-0554** Strehle, Wolfgang; Leipzig, Karl-Marx-Univ., Veterinärmed. Fak., Inst. für Tierzucht und Tierernähr. **Untersuchung über den asymmetrischen Aufbau des Schweinekörpers, nachgeprüft am Musculus longissimus dorsi.** Diss. Leipzig **1962** 53 S. — 4 Abb., 53 Lit.
Bei 168 Schlachtschweinen mit einem Körpergewicht von 90–110 kg wurde der Kotelettschnitt zwischen der 13. und 14. Rippe an beiden Schlachthälften vorgenommen und die Schnittfläche fotografiert. Bei den auf natürliche Größe gebrachten Bildern wurde die Fläche des Musculus longissimus dorsi planimetrisch ausgemessen. Der Vergleich beider Flächen ergab im Paarvergleich mit Hilfe des t-Testes einen gesicherten Unterschied.
H. Gürtler. 8960.

**4-64/03-0555** Goswami, S. K. und De, S. K. Variation in growth up to one year in Zebu × Friesian crossbred cattle with different amounts of exotic blood. **(Abweichung in der Größe bis zu einem Jahr bei Kreuzungen Zebu × Friesisches Rind mit verschiedenen Mengen exotischen Bluts.)** Indian veterin. J. **40** (1963) Nr. 4. S. 211–216. 8997.

**4-64/03-0556** Redon, A.; Dara, Rép. du Sénégal, Centre de Rech. Zootechn. Note sur la valeur zootechnique du zébu sénégalais. **(Bericht über die züchterische Bedeutung des Senegalzebus.)** Rev. Élevage Méd. vétérin. Pays trop. [N.S.] **15** (1962) Nr. 3. S. 265–271. – 3 Abb., 2 Tab. Zus. in Engl., Span.
Unter Berücksichtigung der schwierigen Standortverhältnisse dieser Rinderrasse soll hier nicht von Plänen für eine Verbesserung der Leistung gesprochen werden. Die Umweltverhältnisse im Senegal betreffen in erster Linie die Jungtieraufzucht, aber auch die erwachsenen Tiere leiden unter der Hitze, weil sie am Ende der Trockenzeit sich überwiegend im Schatten von Bäumen aufhalten, wodurch ihre Weidedauer beschränkt wird. Aus der Verteilung der Geburten auf die einzelnen Monate im Jahre ist ersichtlich, daß die Fortpflanzungsintensität in den Monaten August und Sept. ihren Höhepunkt, im Jan. und Febr. das Minimum erreicht. Dies hängt mit der Verfügbarkeit der Weide aus der winterlichen Regenzeit zusammen. Auf Grund exakter Untersuchungen der Versuchsstation in Dara tritt beim Zebu bei einer thermischen Belastung mit Temperaturen von unter minus 2 Grad Sterilität ein. Die saisonal gebundenen Oestren und die periodischen Sterilitätsphasen bzw. solcher verminderter Fruchtbarkeit sind die Ursachen der langen Zwischenkalbezeiten (2 Jahre im Busch, 14 Mon. auf der Station) und der langsamen Bestandsvermehrung. Der Nährwert des Weidefutters schwankt in Abhängigkeit von der Jahreszeit. Im August gewachsenes Futter hat einen vollwertigen Nährstoffgehalt, während dieser im Juni in den völlig ausgedörrten Pflanzen äußerst niedrig ist. Da der Ca/P-Quotient über 3 liegt, kommen Ossifikationsstörungen bei den Rindern vor. Ein beliebig ausgewähltes Kalb wog bei der Geburt 23 kg, hatte dieses Gewicht mit 4 Wochen verdoppelt, mit 8 Wochen verdreifacht und mit 8 Mon. etwa verzehnfacht. In der Zeitspanne von der Geburt bis zu 5 Mon. betrug die tägliche Gewichtszunahme 800 g. Vom 5. bis zum 8. Lebensmonat 1,0 kg. Die Gesamtbefruchtungsziffer in der untersuchten Herde lag bisher bei 80%, wobei aber eine Steigerung auf 90% bei 300 unter gleichen Bedingungen ohne individuelle Betreuung und mit wenig oder ohne Beifutter gehaltenen Kühen sich als erreichbar erwiesen hat. Die Milchleistung wird mit 4 bis 5 kg täglich angegeben. In Dara schätzt man in Anlehnung an die Methoden der Schafzucht die Milchleistung der Kühe auf Grund des 10-Wochen-Gewichtes der Kälber. Nach Schweizer Autoren wird ein kg Zuwachs mit 7 kg Milch erzeugt. Im Hinblick auf den Zuchtwert

der Rasse kommt der Autor zu dem Schluß, daß die Senegal-Zebus bezüglich der Frühreife und Fleischleistung noch über Entwicklungsreserven verfügen und sie, außer der Milchleistung, im Vergleich zu anderen bereits selektierten Rassen trotz erschwerter Umweltbedingungen weiter entwicklungsfähig sind.

H. Busse. 9010.

**4-64/03-0557** Plonait, H.; Hannover, Tierärztl. Hochschule, Klin. für Kleine Klauentiere und Forens. Med.; Ambulator. Klin. **Tierärztliche Probleme der Schweinehaltung in den USA.** Dtsch. tierärztl. Wschr. **70** (1963) Nr. 10. S. 263–267. – 3 Abb. Zus. in Engl.

In vorliegender Arbeit werden die gegenwärtigen Probleme der Schweinehaltung in den USA erörtert. Wie auch in anderen Ländern vollzieht sich in den USA ein Modernisierungsprozeß, d. h. auf den Fütterungs- und Haltungsmethoden liegt der Hauptakzent. Die wichtigsten Schweinekrankheiten, sowohl infektiöser als auch akuter Natur, werden beschrieben. Es ist erwiesen, daß chronische Erkrankungen des Respirations- und Digestionstraktus in den Betrieben zunehmen, während der Parasitenbefall an Bedeutung verliert. Mit den veränderten Verhältnissen in der Schweinehaltung geht auch eine Umorganisation in der tierärztlichen Tätigkeit einher. Eine hochgradige Spezialisierung der Tierärzte ist unumgänglich, der aber die Ausbildung an den Universitäten noch nicht Rechnung trägt. Deshalb sind die Tierärzte gezwungen, sich autodidaktisch Spezialkenntnisse anzueignen, was häufig durch Bildung von Gemeinschaftspraxen auf Teilhaberbasis (2–5 Mitglieder) erleichtert wird. Der Erfahrungsaustausch spielt dabei die Hauptrolle.

W. Richter/Kleinmachnow. 9030.

**4-64/03-0558** Pawlitschenko, W.; Puschkino, Forsch.-Inst. für Zücht. Landwirtsch. Nutztiere. **Somatische Schweinehybriden.** Int. Z. Landwirtsch. [Sofia/Berlin] **1963** Nr. 3. S. 68–70.

Nach der kreuzweisen Bluttransfusion zwischen Schweinen der Großen Weißen und der Großen Schwarzen Rasse (2–5 ml i. m. oder i. p., bis zum Abferkeln insgesamt ca. 3 kg) traten in 3 Würfen von schwarzen Sauen, die von gleichartig behandelten Ebern der gleichen Rasse gedeckt waren, bei insgesamt 8 Ferkeln Farbveränderungen auf. Diese bestanden in weißen Flecken an der Rüsselscheibe und/oder am Krongelenk oder in einer rötlichen Verfärbung der Haut. Die erhaltenen Tiere unterschieden sich im Körperbau (bis auf ein Tier, das die typischen Stehohren der Großen Weißen Rasse zeigte) zum Zeitpunkt der Geburt nicht von den Kontrolltieren. Mit steigendem Lebensalter war dagegen eine kleine Verringerung von Länge und Breite des Kopfes sowie eine Verkleinerung der Ohren zu bemerken. Die Tiere reagierten auf äußere Reize temperamentvoller als die phlegmatischen Kontrolltiere der Großen Schwarzen Rasse. S. Willer. 9030.

**4-64/03-0559** Self, H. L.; Ames, Iowa State Univ. More pigs per litter through better management. **(Mehr Ferkel je Wurf durch bessere Haltung.)** Mod. veterin. Pract. **43** (1962) Nr. 11. S. 28–32. – 2 Abb., 5 Tab.

Obwohl Schweine sich wesentlich stärker fortpflanzen als andere Haustiere, steht ihre Vermehrungsrate in enger Beziehung zur Wurfgröße. Diese wird durch die Ovulations- und die Befruchtungsrate sowie durch den Anteil der am Leben bleibenden Embryonen beeinflußt. Der erbliche Anteil der Variation der Wurfgröße wird auf 10% geschätzt, 90% der Wurfgrößenvariation beruhen also auf Umwelteinflüssen. Bei Sichtung der Zuchtgeschichte der Schweinezucht stellen wir fest, daß 1924 nur 5,2 Ferkel je Wurf aufgezogen wurden, 1930 betrug die Aufzuchtrate 6,0, 1940 6,1 Ferkel, 1950 6,4 und 1960 7,2 Ferkel. Der Anstieg von 5,2 auf 7,2 Ferkel bedeutet eine Fruchtbarkeitszunahme um 40% in 35 Jahren. Hiervon ist die Hälfte des Anstieges in den letzten 10 Jahren zu verzeichnen gewesen. Für die Haltung eines Schweinezuchtbestandes werden folgende Vorschläge unterbreitet: 1. Die Selektion

der Sauen auf große und fehlerfreie Würfe. 2. Die Aufzucht der Sauen bei ausreichend nährstoffreicher, wachstumsfördernder Ernährung entweder durch Fütterung von Hand, energiereich bei exakt bemessener Ration oder durch beliebige Aufnahme eines energieärmeren Futters. 3. Etwa 10–14 Tage vor der Zulassung ist die Nährstoffzufuhr bis zu einer vollwertigen Ration zu erhöhen und hiermit etwa 43 Tage nach der Paarung fortzufahren. 4. In den ersten $^2/_3$ der Trächtigkeit ist die Fütterung so knapp zu bemessen, daß eine Zunahme von etwa 1 Pfund täglich gewährleistet ist. Im letzten Drittel der Trächtigkeit ist eine kleine Steigerung der Nährstoffzufuhr zulässig. Jedoch darf es in den letzten 2–3 Wochen der Trächtigkeit zu keiner abrupten Veränderung der Haltung und Fütterung kommen. 5. Liegt die Zulassung oder die Trächtigkeitsperiode in der heißen Jahreszeit, sollte für die Zuchttiere beider Geschlechter für kühle und angenehme Haltungsbedingungen gesorgt werden.
H. Busse. 9030.

**4-64/03-0560** Clausen, Hjalmar und Nielsen, Henning E.; Kopenhagen, Landökon. Versuchslab. **Der Einfluß von Zucht und Fütterung auf die Längenzunahme des Darmkanals beim Schwein.** Z. Tierzücht. Züchtungsbiol. **78** (1963) Nr. 3. S. 197–204. — 7 Tab., 14 Lit. Zus. in Engl.
Bei diesen Zuchtversuchen wurden Schweine der Dänischen Landrasse mit Schweinen anderer Rassen verglichen. Die Schweine wurden mit Gerste und Milch nach dem gleichen Schema gefüttert. Bei den Untersuchungen wurde die Länge des Dünndarmes, Dickdarmes und Mastdarmes gemessen. Zum überwiegenden Teil findet die Längenzunahme des Darmkanals von der Geburt bis zu dem Zeitpunkt statt, wo das Schwein 20 kg wiegt. Bei einem Lebendgewicht von 90 kg hat der Dünndarm seine maximale Länge erreicht, wogegen die Länge des Dick- und Mastdarmes noch weiter zunimmt, bis das Schwein 150 kg wiegt. Es gibt keinen statistisch gesicherten Unterschied zwischen den Darmlängen weiblicher Schweine und Kastraten. Es zeigte sich lediglich die Tendenz, daß die Kastraten einen längeren Darmkanal als die weiblichen Tiere hatten. Der Durchmesser des Dünndarmes wurde 15 cm hinter dem Pylorus gemessen. Er betrug: 23,0 mm, 31,7 mm und 32,9 mm bei einem Lebendgewicht von 20, 90 bzw. 150 kg. Der Dünn-, Dick- und Mastdarm ist bei der Piétrain-Rasse kürzer als bei der Dänischen Landrasse. Die letztere hatte einen 20% längeren Darm als die Piétrain-Schweine. Bei Verdrängungskreuzung des europäischen Wildschweines mit Schweinen der Dänischen Landrasse war der Darmkanal wesentlich kürzer geworden. Die Länge des Darmkanals wird mit vielen Genen (polygenetisch) vererbt. Hinsichtlich der Länge des Darmkanals findet eine augenfällige Verminderung bei fallender Fütterungsintensität statt. Es hat die Fütterungsintensität sowohl in den ersten 4 Lebenswochen als auch später einen Einfluß auf die Länge des Dünndarms. Die Zusammensetzung des Futters übt einen Einfluß auf die Entwicklung der Därme aus. Die Länge des Darmkanals war bei steigendem Gehalt an Strohmehl in der Futtermischung rückläufig. R. Berg. 9030.

**4-64/03-0561** Hart, D. S., Bennett, J. W., Hutchinson, J. C. D. und Wodzicka-Tomaszewska, Manika; Christchurch, New Zealand, Canterbury Agric. Coll.; Prospect, New South Wales, Australia, Ian Clunies Ross Animal Res. Lab. Reversed photoperiodic seasons and wool growth. **(Umkehr photoperiodischer Zeitabschnitte und das Wollwachstum.)** Nature [London] **198** (1963) Nr. 4877. S. 310–311. — 2 Abb., 6 Lit.
Hierüber liegen bei Morris Ergebnisse bei Romney-Marshschafen in Brisbane, Queensland vor. In Neuseeland wurden Corriedale-Mutterschafe untersucht. Bei der Versuchsgruppe wurde die Belichtung durch Glühlampen, bei den Vergleichstieren durch das zur Tür einfallende Tageslicht bewirkt. Im vorliegenden australischen Versuch standen Southdown-Mutterschafe, die unter fluoreszierendem Licht bekannter Belichtungsstärke gehalten wurden.

Die Befunde der Autoren dieser Arbeit stehen in mehrfacher Hinsicht zu den Ergebnissen ihrer Vorgänger im Widerspruch. Als Ursachen hierzu werden die umgebungsbedingten Temperaturunterschiede und die Wechselwirkungen zwischen Temperatur- und Belichtungseinflüssen in den verschiedenen Versuchen angesehen. Niedrige Temperaturen können bereits den Rhythmus des Wollwachstums beeinträchtigen, wenn die zur Messung benutzte Körperseite der Kälte ausgesetzt ist. Andererseits wurde bei australischen Schafen der Rhythmus bei Isolierung bestimmter Wollpartien in der Versuchsgruppe nicht beeinflußt. Möglicherweise kommt auch der Belichtungsintensität für die Kontrolle des Rhythmus eine bedeutende Rolle zu. Vielleicht war die künstliche Belichtung in verschiedenen Untersuchungen nicht imstande, bei der Umkehr eines photoperiodischen Rhythmus mit nachweislich persistierenden Eigenschaften einen maximalen Einfluß auszuüben. Daher können geringe Variationen der Belichtungsstärke und die rassebedingten Unterschiede in der Empfindlichkeit gegenüber Lichteinflüssen zu den verschiedenen Ergebnissen geführt haben. H. Busse. 9075.

**4-64/03-0562** Tallis, G. M., Moore, R. W. und Gream, B. D.; Glebe, New South Wales, Australia, C. S. I. R. O. Specific gravity of live sheep. **(Das spezifische Gewicht lebender Schafe.)** Nature [London] **198** (1963) Nr. 4876. S. 214. — 2 Lit.

In 3 Versuchen sollte die Möglichkeit der Bestimmung des spezifischen Gewichtes lebender Schafe mit Hilfe ihrer Wasserverdrängung untersucht werden. In früheren Untersuchungen wurden zwischen dem spezifischen Gewicht des Schlachtkörpers und seiner chemischen Zusammensetzung hoch gesicherte Korrelationen gefunden. Neuere Untersuchungen haben ergeben, daß die subjektiven Methoden zur Schätzung des Fettanteiles bei geschlachteten Lämmern nicht befriedigten. Die Aufgabe des zu besprechenden Versuches war es zu ermitteln, ob die zur Feststellung des spezifischen Gewichtes von Schafen angewandte Technik eine ausreichende Genauigkeit aufweist. Die Ergebnisse deuten darauf hin, daß das bei lebenden Schafen bei Berücksichtigung der Wasserverdrängung der Fall ist. Die Korrelationen waren sämtlich statistisch gesichert, die Wiederholbarkeit zwischen mehreren nacheinander gefundenen Werten gegeben und zwischen dem spezifischen Gewichte der lebenden und der toten Tiere Korrelationen nachgewiesen. Da die Technik und das Instrumentarium bei der besprochenen Untersuchung verhältnismäßig primitiv waren, ist es nicht ausgeschlossen, daß die Ergebnisse bei besseren Methoden auch noch eindeutiger wären. Untersuchungen bezüglich des Luftverdrängungsvermögens sollten trotz des Kostenaufwandes durchgeführt werden, da sie eine größere Genauigkeit und Reproduzierbarkeit in Aussicht stellen. H. Busse. 9085.

**4-64/03-0563** Spiegel, A. **Über das Versuchstier „pro analysi“.** Dtsch. med. Wschr. **88** (1963) Nr. 23. S. 1203. 9115.

**4-64/03-0564** Budzier, H. H.; Rostock, Oskar-Kellner-Inst. für Tierernähr. der Dtsch. Akad. der Landwirtsch.-Wiss. zu Berlin. **Beiträge zur Methodik der mikrobiologischen Untersuchung von Gärfutter. 1. Mitt. Erleichterung und Verbesserung der Herstellung des Ausgangsinokulates durch Verwendung einer steril arbeitenden Bürette.** Zbl. Bakteriol., Parasitenkunde, Infektionskrankh. Hyg., II. Abt. **116** (1963) Nr. 7. S. 689–691. — 1 Abb., 6 Lit.

Es wird eine automatische Bürette beschrieben, die es gestattet, für mikrobiologische Untersuchungen aus einer beliebigen Einwaage jede gewünschte Verdünnung herzustellen. Vf. benutzt als Luftfilter mit Watte vollgestopfte Bäuche unbrauchbarer Vollpipetten mit entsprechenden Schlauchverbindungen. Die Möglichkeiten zur Sterilisation des Gerätes und dessen Verwendung werden kurz angegeben. E. Krause. 9142.

**4-64/03-0565** Nehring, K., Bock, H.-D. und Wünsche, J.; Rostock, Oskar-Kellner-Inst. für Tierernähr. der Dtsch. Akad. der Landwirtsch.-Wiss. zu Berlin. **Die Eiweißqualität von „getoastetem" (dampferhitztem) und ungetoastetem Sojaextraktionsschrot.** Nahrung **7** (1963) Nr. 3. S. 233–242. – 8 Tab., 35 Lit.

Da seit längerem bekannt ist, daß getoastetes (dampferhitztes) Sojaextraktionsschrot eine bessere Eiweißverwertung aufweist, untersuchten Vff. eine getoastete und eine unbehandelte Probe Sojabohnenextraktionsschrot biologisch, mikrobiologisch und chemisch auf ihre Eiweißqualität. Während in der Zusammensetzung (Rohnährstoffe) und im Aminosäuremuster keine wesentlichen Unterschiede zwischen beiden Proben ermittelt werden konnten, ergaben vergleichende Untersuchungen an wachsenden Albinoratten nach der N-Bilanz-Methode für getoastetes Extraktionsschrot eine bessere biologische Wertigkeit (68,6) gegenüber ungetoastetem (61,9). Auch in der scheinbaren und wahren Verdaulichkeit war die getoastete Probe der unbehandelten mit 74,3 gegenüber 60,6 bzw. 87,8 gegenüber 79,0 signifikant überlegen. Beim mikrobiologischen Schnelltest zeigte die behandelte Probe ein um 56% besseres mikrobiologisches Wachstum. Die mikrobiologische Bestimmung der essentiellen Aminosäuren in den enzymatischen Hydrolysaten ergab bei der getoasteten Probe eine bessere Verfügbarkeit für Cystin um 74%, für Lysin um 71% und für Methionin um 29%. Die Verfügbarkeit der anderen Aminosäuren war ebenfalls geringgradig erhöht. Die papierchromatographische Aminosäurebestimmung führte zu ähnlichen Ergebnissen. – Auf die wahrscheinliche Übertragbarkeit der Ergebnisse auf das wachsende Schwein wird hingewiesen. Die noch unbekannten Ursachen für die bessere Verwertbarkeit von dampferhitztem Extraktionsschrot werden erörtert. Da durch den Toastvorgang die Eiweißwirkung des Sojaextraktionsschrotes dem Fischmehl fast ebenbürtig wird, könnten bei industrieller Produktion von Mischfutter volkswirtschaftlich entweder 20–30% der Sojaextraktionsschrotmengen oder dafür etwa 20% Fischmehl eingespart werden. E. Krause. 9145.

**4-64/03-0566** Mullenax, C. H.; Ames, Iowa, U. S. Dep. of Agric., A.R.S. Observations on Leucaena glauca. **(Beobachtungen über Leucaena glauca.)** Austral. veterin. J. **39** (1963) Nr. 3. S. 88–91. – 28 Lit.

*Leucaena glauca* ist ein anspruchsloser, dürreresistenter Strauch, der große pH-Schwankungen des Bodens verträgt. Er gehört zur Ordnung der Leguminosen (Fam.: Mimosengewächse) und ist in den Tropen und Subtropen beheimatet. Das Blattwerk wird an verschiedene Tiere verfüttert (besonders auf den Bahama-Inseln). Der Strauch enthält 30% Protein (liegt teilweise als ungebundene Aminosäure Mimosin vor, die toxische Eigenschaften besonders bei Nichtwiederkäuern besitzt) in der Trockensubstanz und die doppelte Carotinmenge wie Luzerne. Toxizität: Mimosinmengen der Pflanzen abhängig von der Gegend und den Bedingungen, andererseits unterschiedliches Ansprechen selbst bei Tieren derselben Art. Symptome in vollständiger Alopecie bis zu leichtem Haarausfall bei Schweinen, Kaninchen, Meerschweinchen, Ratten und Eseln. Reduzierung der Wachstumsrate bei den meisten Kleintieren. Auch Hinweise für Mimosingewöhnung. Pferde besonders anfällig. Nach 160 g Mimosin/Tag (für 4 Tage) zusätzlich Gastritis, hämorrhagische Enteritis und Ödeme (Hinterbeine und Genitalien). Wiederkäuer: Nach 14tägiger Verfütterung an Schafe Wollverlust und Hämaturie (Mimosin im Pansen nicht entgiftet) in Belgisch Kongo; sonst keine negativen Ergebnisse bei Milchkühen, Schafen und anderen Tieren. Geflügel: Bis zum Alter von 14 Tagen After verklebt, danach unschädlich bei 5,0–7,5% der Gesamtration. Einfluß der *Leucaena*-Fütterung an Hennen auf die Küken (im Vergleich zur Luzernefütterung): größeres Schlupfgewicht, 25–50% weniger Verluste (Carotingehalt!). Bei Ratten Wachstumsreduzierung ab 0,75%

Mimosin (im Gesamtfutter). Wirkung: Mimosin = β(N-(3-hydroxy-4-Pyridin))-α-aminopropionsäure. Wirkungsmechanismus spekulativ: antagonistisch zu essentiellen Aminosäuren der Haarentwicklung; wahrscheinlicher jedoch hormonale Beziehungen bzw. mit Enzymen. Mimosinabsorption im Organismus durch Eisensulfat herabgesetzt. Toxizitätsreduzierung im Pflanzenmaterial durch 70–100 °C (für 72 Std.). H. Liebenow. 9145.

**4-64/03-0567** Cordiez, E., Bienfait, J. M. und Mignon, J. Le saccharose et le fructose dans l'alimentation du veau. **(Die Saccharose und Fructose bei der Fütterung des Kalbes.)** Ann. Méd. vétérin. [Bruxelles] **107** (1963) Nr. 1. S. 3–10. – 1 Abb., 20 Lit.

Saccharose kommt in zahlreichen Pflanzen wie Zuckerrohr, Zuckerrübe, Karotte, Früchten usw. vor. Durch Hydrolyse zerfällt sie in ein Molekül Glukose und ein Molekül Fructose; dieses Gemisch nennt man Invertzucker. Diese Hydrolyse wird durch die Einwirkung der intestinalen Invertase verursacht. Der Darm des jungen Wiederkäuers, insbesonders des jungen Kalbes, entfaltet keine enzymatische Einwirkung auf Saccharose. Bis zum Alter von 6 Wochen ist das Kalb nicht in der Lage, Saccharose zu hydrolysieren. Bei Verabreichung von Invertase tritt eine Glykämie bereits nach 2 Std. ein. Nach peroraler Gabe von Fructose kommt es bei Kälbern zu erheblichen Durchfällen. Eine besondere Rolle spielt die Fructose beim Rinderfetus; denn sie stellt das Haupt-Kohlenhydrat des Blutes dar. Feten und Neugeborene von Huftieren und Walen enthalten 50–100 mg% Fructose, dagegen Carnivoren und Nagetiere nur 0,1–0,3 mg%. Bei intravenöser Verabreichung von Fructose an Milchkühe verschwindet diese und es erscheint Glukose im Blut; $CO_2$ der Atmung wird besonders aktiviert. Die Fructose wird schneller anabolisiert als Glukose, hauptsächlich in Form des Glykogens und der Milchbestandteile. E. Tempel. 9160.

**4-64/03-0568** Comberg, G. und Meyer, H.; Hannover, Tierärztl. Hochschule, Inst. für Tierzucht und Vererbungsforsch. **Ein Beitrag zum Mineralstoff- und Spurenelementgehalt des Weidegrases in Nordwestdeutschland.** Dtsch. tierärztl. Wschr. **70** (1963) Nr. 9. S. 235–239. – 1 Abb., 2 Tab., 33 Lit.

Die Versorgungsverhältnisse der Rinder mit Mineralstoffen und Spurenelementen während des Weideganges sind bisher noch nicht ausreichend geprüft worden. In 16 repräsentativen Grünlandbetrieben Nordwestdeutschlands mit unterschiedlichen Bodenarten (Moor, Sand, Flußmarsch, Seemarsch) wurden auf 57 verschiedenen Weideflächen insgesamt 179 Grasproben entnommen, um sie auf ihren Gehalt an Calcium, Phosphor, Magnesium, Kalium, Natrium, Kupfer und Mangan zu untersuchen. In der Trockensubstanz wurden dabei folgende Mittelwerte festgestellt: Calcium 0,58%, Phosphor 0,37%, Magnesium 0,21%, Kalium 2,75%, Natrium 0,12%, Kupfer 8,42 ppm, Mangan 255 ppm. Diesen Werten stehen etwa folgende Bedarfsnormen der 20 l-Kuh gegenüber: Ca 0,57%, P 0,3%, Mg 0,25%, K 0,5%, Na 0,17%, Cu 4–5 ppm, Mn 50 ppm. Auf Grund der vorliegenden Ergebnisse wird die Mineralstoff- und Spurenelementversorgung der Weidetiere diskutiert.

E. Wiesner. 9172.

**4-64/03-0569** Petruchin, I. V. Potrebnost' porosjat-ot-emyšej v magnii. **(Magnesiumbedarf von Mastferkeln.)** Životnovodstvo, Moskva **25** (1963) Nr. 5. S. 75–78. – 2 Abb., 1 Tab.

Bei Magnesiummangel in der Ration (unter 0,04%) zeigten Mastferkel einen schlechten Allgemeinzustand mit geringen Kgw.-Zunahmen, verringerten Körpertemperaturen, Durchblutungsstörungen, einer erhöhten Herzfrequenz, schuppigen Dermatitiden, klonisch-tonischen Krämpfen und einer Verringerung des Mg-Gehalts im Blut. Eine optimale Entwicklung von Saugferkeln war gewährleistet, wenn die Ration neben 0,86% Ca und 0,556% P auch

0,06 % Mg enthielt. Bei älteren Tieren betrug die günstigste Mg-Konzentration 0,08%. Eine Deckung des Bedarfs kann durch das entsprechende Carbonat oder Sulfat sowie durch Magnesia usta erfolgen. Als Therapie bei akuten Erkrankungen wird die i. m. Injektion einer 25%igen Magnesiumsulfatlösung in der Dosierung von 0,3 ml/kg Kgw. empfohlen.
S. Willer. 9172.

**4-64/03-0570** Vorob'ev, E. S.; Gebiet Moskau, Zuchtwirtsch. „Atschkassowo". Vlijanie vodjanistych kormov, obogaščennych azotom na usvoenie i ispol'zovanie pitatel'nych veščestv. **(Der Einfluß verschiedener mit Stickstoff angereicherter Saftfuttermittel auf die Aufnahme und Verwertung der Nährstoffe.)** Životnovodstvo, Moskva **25** (1963) Nr. 3. S. 49–51.
In 2 Versuchserien wurde an Gruppen kastr. Jungbullen der Einfluß von Schlempe (S), ammonisierter Schlempe (ASI = mit Ammoniumwasser; ASII-mit kohlensaurem Ammonium) u. Grünfutter (Gras-Leguminosenmischung) auf die Aufnahme u. Verwertung der Nährstoffe untersucht. Ein Teil der Bullen hatte Duodenalbrücken zur Feststellung der Chymusabscheidungen. Außerdem wurde die Intensität der Pansentätigkeit, des Wiederkäuens u. die Verwertung des N aus ASI und ASII festgestellt. Es ergab sich, daß bei der Verfütterung von ASI und ASII die Chymusabscheidung um 1,8% (ASI) bzw. 13,4% (ASII) höher war als bei S. Ebenfalls war die Verwertung des Stickstoffs bei ASII und I um 6,5–13,2% besser als bei S. In einem anschließendem Fütterungsversuch mit kastr. Jungbullen der Holmogor-Rasse wurden bei der Versuchsgruppe, die 30 kg ASII, 4 kg Weizenstroh, 1,2 kg Kraftfutter, 70 g Tricalciumphosphat erhielt, eine tägl. Gewichtszunahme von 894 g gegenüber 796 g bei der Kontrolle, deren Futterration sich nur durch S an Stelle von ASII unterschied, erzielt. Die zweite Versuchsserie zeigte, daß der hohe Rohproteingehalt von Grünfutter auf die Verdaulichkeit und die Verwertung der Stickstoffverbindungen einwirkt. Der erhöhte Mineralstoffgehalt der Gras-Leguminosenmischungen verlagerte das Schwergewicht der Verdauung auf den Darmabschnitt. Der Nährwert dieser Futterpflanzen wird von der Kunstdüngergabe beeinflußt. W. Bonitz. 9172.

**4-64/03-0571** Gorodeckij, A. A. Ėffektivnost' podkormki porosjat cholinom i vitaminom $B_{12}$. **(Die Wirksamkeit von Cholin und Vitamin $B_{12}$ als Ferkelbeifutter.)** Životnovodstvo, Moskva **25** (1963) Nr. 5. S. 78–79. – 2 Tab.
Insgesamt 36 Ferkel im Alter von 40 Tagen und mit einem Durchschnittsgewicht von 10,7 kg wurden in drei analoge Gruppen eingeteilt. Die Tiere standen 118 Tage im Versuch und erhielten während dieser Zeit unter Deckung des Nährstoffbedarfs eine Getreidegrundration folgender Zusammensetzung (in Gewichtsprozenten): 40,2% Haferschrot, 40,2% Gerstenschrot, 2,1% Fischmehl, 9,6% Sonnenblumenextraktionsschrot, 4,7% Trockengrünfutter, 1,5% Magermilch (Trockenmasse), 0,9% Kreide und 0,8% Kochsalz. Auf 1 kg Grundfutter wurden 4 mg Cobaltchlorid, 4 mg Kupfersulfat, 14 mg Eisensulfat und 1000 IE Vitamin A verabfolgt. In der Versuchsgruppe I wurden außerdem 1 g technisches Cholinchlorid pro kg Grundfutter und in Versuchsgruppe II 20 mg Vitamin $B_{12}$ gegeben. Während die Tiere der Kontrollgruppe in der Versuchsperiode tägl. Kgw.-Zunahmen von 330 g erreichen konnten, waren in Versuchsgruppe I Zunahmen von 420 g und in Versuchsgruppe II von 445 g zu verzeichnen. In der gleichen Reihenfolge wurde die Nährstoffverwertung von 4,8 kg FE mit 610 g verdaul. Rohprotein pro kg Kgw.-Zunahme bei den Kontrollen über 4,5 kg FE mit 560 g in Versuchsgruppe I auf 4,4 kg FE mit 547 g verdaul. Rohprotein in Gruppe II verbessert. Die Vorperiodenwerte von 4,9 g-% Gesamteiweißgehalt im Serum, 20,6% Albumine, 37,3% $\alpha$-, 23,2% $\beta$- und 0,26% $\gamma$-Globuline hatten sich am Versuchsende (in der Reihenfolge: Kontrollen, Versuchsgruppe I, Versuchsgruppe II) folgender-

maßen verändert: Gesamteiweiß erhöht auf 6,9 g-%, 6,8 g-% und 6,7 g-%, Albumine erhöht auf 28,2%, 32,5%und 37,6%, $\beta$-Globuline verringert auf 13,4%, 14,1% und 11,4%, $\alpha$-Globuline verringert auf 24,7%, 21,6% und 23,0%, $\gamma$-Globline erhöht auf 0,39%, 0,48% und 0,60%. Man konnte also sowohl durch Cholinchlorid- als auch durch Vitamin $B_{12}$-Gaben die Eiweißverwertung verbessern. S. Willer. 9174.

**4-64/03-0572** Maslovskij, K. S., Rybal'čenko, I. S. Archipov, S. M. und Charitonov, P. I.; Borowsk, Gebiet Kaluga, Unions-Forsch.-Inst. für Physiol. und Biochem. Landwirtsch. Nutztiere. Podkormka mikroėlementami bykov-proizvoditelej. **(Die Zufütterung von Spurenelementen an Zuchtbullen.)** Životnovodstvo, Moskva **25** (1963) Nr. 4. S. 66–68. – 1 Tab.
Die Fütterung von Spurenelementen (Zn, Mn, Cu, Co) wirkt sich positiv auf den Gesundheitszustand der Bullen aus, verbessert den morphologischen und biochemischen Zustand des Blutes und erhöht die physiologischen Kennziffern des Spermas. Die Fütterung von Zink-Mangansalz (0,25 mg pro 1 kg Lebendgewicht) beeinflußt die Samenbildung wirkungsvoll. Für die Erhöhung der physiologischen Kennziffern des Spermas, die die maximale und vollwertige Ausnutzung der Bullen sichert, kann die tägliche Zufütterung der genannten Elemente im Laufe von 2,5–3 Monaten an die Bullen empfohlen werden. K. Witt. 9182.

**4-64/03-0573** Velu, J. G. The effect of diethylstilboestrol on the growth of cockerels fed on a high vegetable protein mash in the tropics. **(Die Wirkung von Diaethylstilboestrol auf die Größe von Junghähnchen, die mit einem hohen Gemisch von Pflanzenprotein in den Tropen gefüttert wurden.)** Indian veterin. J. **40** (1963) Nr. 3. S. 162–166. 9185.

**4-64/03-0574** Lassiter, J. W. und Cook, M. K.; Athens, Univ. of Georgia. Effect of sodium bicarbonate in the drinking water of ruminants on the digestibility of a pelleted complete ration. **(Die Wirkung von Natriumbicarbonat im Trinkwasser von Wiederkäuern auf die Verdaulichkeit einer pelletierten vollwertigen Kost.)** J. Animal Sci. **22** (1963) Nr. 2. S. 384–388. – 5 Tab., 15 Lit.
In 2 Versuchen an 6 Ochsen im Alter von 1 Jahr und einem weiteren bei 6 männlichen Schaflämmern wurde die Wirkung einer Zugabe von 0,5% Natriumbicarbonat zum Trinkwasser auf die Verdaulichkeit von Trockensubstanz, Aetherextrakt, Rohfasser, stickstofffreien Extrakstoffen sowie Eiweißen und Energie einer pelletierten vollwertigen Ration untersucht. Jeder Versuch bestand aus 2 Perioden einer Natriumbicarbonatzugabe und 3 Kontrollperioden. Es konnten jedoch keine Unterschiede in der Verdaulichkeit der genannten Futterinhaltsstoffe bei Ochsen in Abhängigkeit von der Natriumbicarbonataufnahme nachgewiesen werden. Die Salzzugabe beeinflußte jedoch signifikant die Wasseraufnahme. In einem Versuch mit Lämmern bedingte Natriumbicarbonat eine signifikante Veränderung (Zunahme) der Verdaulichkeit von Aetherextrakt und Rohfaser. H. Gürtler. 9187.

---

**4-64/03-0575** *Hammond, John.* **Landwirtschaftliche Nutztiere.** Wachstum, Zucht, Vererbung. Ein Lehrbuch für die tierzüchterische Praxis. 1. dtsch. Aufl. Hamburg; Berlin: Verlag Paul Parey. 1962. (227 S. m. 199 Abb.) 8°.

**4-64/03-0576** **Biologičeskie voprosy ovcevodstva i bolezni ovec.** (Biologische Probleme der Schafzucht und Schafkrankheiten.) Hrsg.: Akad. nauk Kirgizskoj SSR, Inst. zoologii i parazitologii. Frunze: Izd. Akad. nauk Kirgizskoj SSR. 1962. (114 S.) 4°. (1963 B 92,1)

**4-64/03-0577** *Kábrt, Jaroslav* und *Lazar, Ján.* **Výživa a dietetika hospodářských zvířat.** (Ernährung und Diätetik der landwirtschaftlichen Nutztiere.) Praha: Státní zemědělské náklad. 1963. (454 S.) 8°. (1963 A 815)

**4-64/03-0578** *Gerov, K.* u.a. **Priloženie na makroelementite i mikroelementite v životnovodstvoto i veterinarnata medicina.** (Die Anwendung von Makro- und Mikroelementen in der Tierzucht und Veterinärmedizin.) Sofija: Zemizdat. 1962. (193 S.) 8°. (1963 A 1010)

**4-64/03-0579** *Strnad, Alois.* **Výkrm prasat mokrou smesí. Technologie. mechanizace a ustájeni pri mokrém výkrmu prasat.** (Füttern der Schweine mit Naß-Futtergemischen.) Praha: Orbis. 1963. (62 S.) 8°. (1963 A 827)

## XXII. PARASITOLOGIE

**4-64/03-0580** Holló, F. Vizsgálatok a sertés tüdőférgességéről (Metastrongylosisáról). **(Untersuchungen über die Lungenwurmkrankheit [Metastrongylose].)** Magyar Állatorvosok Lapja [Ung. veterinärmed. Bl.] **18** (1963) Nr. 1. S. 43–47. — Aus: Ung. Agrar-Rdsch. **1963** Nr. 4.
Der Nachweis und die Zählung der kleinen *Metastrongylus*-Eier von mittlerem spez. Gewicht im Kot von Schweinen wird oft durch einen sog. „Pfopf" verhindert, der an der Oberfläche der Anreicherungsflüssigkeit von leichten Kotbestandteilen gebildet wird. Vf. arbeitete aus diesem Grunde ein neues „doppeltes Anreicherungsverfahren" aus. Filtration mit Wasser, dreimalige Sedimentation in Wasser und Abgießen (mit Sedimentationszeiten von 6, 3 und 3 Min.), Zentrifugieren mit Anreicherungsflüssigkeit. Mit diesem Verfahren kann die „Pfopfbildung" zuverlässig vermieden werden. Zwar können auf diese Weise 3- bis 4mal weniger Eier gewonnen werden als mit dem Oberflächenanreicherungsverfahren mit $MgSO_4$, das Verfahren kann aber dennoch als ausreichend betrachtet werden, da die Menge der untersuchten Kotproben bis auf 8 bis 10 g gesteigert werden kann. 9232.

**4-64/03-0581** Buchwalder, R.; Berlin, Humboldt-Univ., Veterinärmed. Fak., Inst. für Parasitol. **Untersuchungen zur Technik des Lungenwurmlarvennachweises bei Rind und Schaf.** Mh. Veterinärmed. **18** (1963) Nr. 12. S. 457 bis 460. — 3 Abb., 2 Tab.
Der koprologischen Untersuchung zur Diagnostik des Lungenwurmbefalles haften noch immer Mängel an, die nicht selten zu Fehldiagnosen führen. Vfn. hat es sich zur Aufgabe gemacht, die Ursachen für dieses Versagen zu klären und die Verläßlichkeit der koprologischen Befunde zu erhöhen. Ein falsches negatives Ergebnis koprologischer Befunde ist möglich, wenn 1) noch keine patente Infektion vorliegt, wenn 2) zwar eine patente Infektion besteht, aber mit dem Befall entzündliche Veränderungen im Bronchialbereich einhergehen und wenn 3) die Untersuchungstechnik mangelhaft ist. Vorliegende Untersuchungen wurden mit Rinder- und Schafkot durchgeführt, der frühmorgens abgesetzt worden war. Verglichen wurden das Trichterverfahren nach Baermann und das sog. Spitzglasverfahren. Im Ergebnis wurde festgestellt, daß das Spitzglasverfahren der Trichtermethode überlegen ist. Die anzusetzende Kotmenge wird für den großen Wiederkäuer mit 10 g, für den kleinen Wiederkäuer mit 5 g angegeben. Als Auswanderungszeit sollten bei Rinderkot 16 Std. und bei Schafkot 7 Std. eingehalten werden. Zur Larvenzählung wurden mindestens 2 ml Flüssigkeit aus den Spitzgläsern entnommen. G. Diez. 9232.

**4-64/03-0582** Mandal, L. N., Prasad, H. und Prasad, A. K.; Bihar, Patna, Livestock Res. Stat. Observations on the staining techniques of Trichomonas foetus. **(Beobachtungen über die Färbemethoden von Trichomonas fetus.)** Indian veterin. J. **40** (1963) Nr. 5. S. 263–265. — 7 Lit.
Durch die Hämatoxylin-Färbung nach Heidenhain gelang nur die Darstellung des Nucleus. In Schaudinns Fixierungsmittel fixierte und nach Giemsa gefärbte Ausstriche ließen lediglich Körper und Nucleus erkennen. Nach der Methode von Chatterjee und mit Quecksilberchrom konnten die Trichomonaden nicht dargestellt werden. Dagegen waren bei Fixierung mit Osmiumsäuredämpfen und anschließender Giemsafärbung die 3 Vordergeißeln, die Schleppgeißel mit der undulierenden Membran, Nucleus, Blepharoblast und Achsenfaden deutlich sichtbar, wobei die Geißeln rosa, Nucleus, Blepharoblast und Achsenfaden purpurrot erschienen. Zur Fixierung wurden die Ausstriche in ein mit schwarzem Papier umkleidetes Becherglas gestellt und auf den mit Filterpapier ausgelegten Boden des Glases einige Tropfen einer 4%igen Lösung von Osmiumsäure in Aqua dest. gegeben. Die Ausstriche verblieben für 20–30 Sek. in dem mit einem Stopfen verschlossenen

Glase und kamen anschließend für 1–24 Std. in acetonfreien Methylalkohol. Es folgte die Färbung mit einer Giemsalösung in der Verdünnung 1:5 für 30 Min. Die Fixierung durfte nicht bei hellem Tageslicht durchgeführt werden, sie gelang bei trübem Wetter, vor Sonnenaufgang und nach Sonnenuntergang am besten. J. Jürgens. 9268.

**4-64/03-0583** Markov, A. A., Abramov, I. V., Dubobyj, S. Z. und Laptev, V. I. K voprosu o vidovoj samostojatel'nosti Theileria sergenti Yakimoff et Dekhtereff, 1930. **(Zur Frage der Selbständigkeit der Arten von Theileria sergenti Yakimoff et Dekhtereff, 1930.)** Trudy Vsesojuznogo instituta ėksperimental'noj veterinarii, Moskva 28 (1963) S. 118–123. – 2 Tab., 6 Lit. Zus. in Franz. 9295.

**4-64/03-0584** Laptev, V. I. und Grobov, O. F. Tejlerija sibirskoj kosuli (Capreolus capreolus pygargus Pallas). **(Die Theileriosis des sibirischen Rehs [Capreolus capreolus pygargus Pallas].)** Trudy Vsesojuznogo instituta ėksperimental'noj veterinarii, Moskva 28 (1963) S. 157–163. – 1 Abb., 15 Lit. Zus. in Franz. 9295.

**4-64/03-0585** Abramov, I. V., Mal'cev, S. V. und Kaśjanov, A. F. Obnaruženie Theileria sergenti u krupnogo rogatogo skota v Chabarovskom krae. **(Die Feststellung von Theileria sergenti bei Rindern im Gebiete Chabarowsk.)** Trudy Vsesojuznogo instituta ėksperimental'noj veterinarii, Moskva 28 (1963) S. 137–139. – 6 Lit. Zus. in Franz. 9295.

**4-64/03-0586** Laptev, V. I. Material po izučeniju razvitija Theileria sergenti Yakimoff et Dekhtereff, 1930, v kleščach. **(Material über die Untersuchung der Entwicklung von Theileria sergenti Yakimoff et Dekhtereff, 1930, in Zecken.)** Trudy Vsesojuznogo instituta ėksperimental'noj veterinarii, Moskva 28 (1963) S. 124–128. – 7 Lit. Zus. in Franz. 9295.

**4-64/03-0587** Bitjukov, P. A. und Mordasov, P. M. Ispytanie terapevtičeskich sredstv pri ėksperimental'nom i estestvennom anaplazmoze krupnogo rogatogo skota v BSSR. **(Die Prüfung von therapeutischen Mitteln bei künstlich hervorgerufener und natürlicher Rindermalaria [Anaplasmosis].)** Trudy Vsesojuznogo instituta ėksperimental'noj veterinarii, Moskva 28 (1963) S. 223–228. – 11 Lit. Zus. in Franz. 9295.

**4-64/03-0588** Voronovič, N. D.; Moskau, Unions-Forsch.-Inst. für Veterinärhyg. K voprosu ob anaplazmoze krupnogo skota v Drissenskom rajone Vitebskoj oblasti. **(Zur Frage der Anaplasmosis bei Rindern im Kreis Drissa, Gebiet Witebsk.)** Trudy Vsesojuznogo instituta ėksperimental'noj veterinarii, Moskva 28 (1963) S. 209–214. – 2 Abb. Zus. in Franz. 9295.

**4-64/03-0589** Grobov, O. F. und Lü, Wen-shun. Novyj vid kokcidij (Wenyonella markovi n. sp.) u sibirskoj kosuli (Capreolus capreolus pygargus Pallas). **(Eine neue Coccidienart [Wenyonella markovi n. sp.] beim sibirischen Reh [Capreolus capreolus pygargus Pallas].)** Trudy Vsesojuznogo instituta ėksperimental'noj veterinarii, Moskva 28 (1963) S. 342–347. – 1 Abb., 1 Tab., 12 Lit. Zus. in Franz. 9305.

**4-64/03-0590** Ganiev, I. M.; Dagestan. Veterinärmed. Forsch.-Stat. Ĭksodofauna južnogo Dagestana v svjazi s ėpizootologiej gemosporidiozov domašnich životnych. **(Die Ixodesfauna im südlichen Dagestan im Zusammenhang mit der Epizootiologie der Hämosporidiose der Haustiere.)** Trudy Vsesojuznogo instituta ėksperimental'noj veterinarii, Moskva 28 (1963) S. 77–87. – 5 Abb., 2 Tab., 9 Lit. Zus. in Franz. 9306.

**4-64/03-0591** Mamikonjan, M. M.; Armen. Forsch.-Inst. für Tierzucht und Veterinärmed. Gemosporidiozy sel'skochozjajstvennych životnych v Armjanskoj SSR i bor̂ba s nimi. **(Die Hämosporidiosen der landwirtschaftlichen Nutztiere in der Armenischen SSR und die Maßnahmen zu ihrer Bekämpfung.)** Trudy Vsesojuznogo instituta ėksperimental'noj veterinarii, Moskva 28 (1963) S. 62–67. – 4 Lit. Zus. in Franz. 9306.

**4-64/03-0592** Večerkin, S. S. und Esikov, V. I.; Kirgis. Forsch.-Inst. für Tierzucht und Veterinärmed. Gemosporidiozy krupnogo rogatogo skota juga Kirgizii i mery bor̂by s nimi. **(Die Hämosporodiosen der Rinder in Südkirgisien und die Maßnahmen zu ihrer Bekämpfung.)** Trudy Vsesojuznogo instituta ėksperimental'noj veterinarii, Moskva 28 (1963) S. 68–76. – 2 Abb., 13 Lit. Zus. in Franz. 9306.

**4-64/03-0593** Černy, Vladimir; Prag, Tschechoslow. Akad. der Wiss., Biol. Inst. K probleme gemosporidiozov na territorii Čechoslovackoj Socialističeskoj Respubliki. **(Zum Problem der Hämosporodiosen auf dem Gebiet der ČSSR.)** Trudy Vsesojuznogo instituta ėksperimental'noj veterinarii, Moskva 28 (1963) S. 98–101. – 14 Lit. Zus. in Franz. 9306.

**4-64/03-0594** Georgescu, Laurentiu; Inst. für Pathol. und Hyg. der Tiere der RVR. O gemosporidiozach životnych v Rumynskoj Narodnoj Respublike. **(Über die Hämosporidiose bei Tieren in der RVR.)** Trudy Vsesojuznogo instituta ėksperimental'noj veterinarii, Moskva 28 (1963) S. 102–108. – Zus. in Franz. 9306.

**4-64/03-0595** Konjuchov, M. P; West-Kasachstaner Veterinärmed. Forsch.-Stat. Issledovanija skrytogo nositel'stva vozbuditelej gemosporidiozov lošadej v Zapadnom Kazachstane. **(Untersuchung der versteckten Übertragung der Hämosporidienerreger bei Pferden im westlichen Kasachstan.)** Trudy Vsesojuznogo instituta ėksperimental'noj veterinarii, Moskva 28 (1963) S. 253–256. – 1 Tab. Zus. in Franz. 9306.

**4-64/03-0596** Kornienko-Koneva, Z. P., Čaryev, O. Č. und Durdynazarov, F.; Turkmen. Landwirtsch. Kalinin-Inst., Lehrstuhl für Parasitol. Slučaj gemosporidiozov ovec v pustynnoj zone Turkmenistana. **(Ein Fall von Hämosporodiose bei Schafen in der Turkmenischen Wüste.)** Trudy Vsesojuznogo instituta ėksperimental'noj veterinarii, Moskva 28 (1963) S. 246–248. – 4 Lit. Zus. in Franz. 9306.

**4-64/03-0597** Li, P. N.; Veterinärmed. Forsch.-Inst. des Min. für Landwirtsch. der Usbek. SSR. Izučenie immunobiologičeskich cvojstv štammov Piroplasma bigeminum i Babesiella colchica, proischodjaščich iz različnych oblastej Uzbekskoj SSR. **(Untersuchung der immunbiologischen Eigenschaften der Stämme Piroplasma bigeminum und Babesiella colchica aus den verschiedenen Gebieten der Usbekischen SSR.)** Trudy Vsesojuznogo instituta ėksperimental'noj veterinarii, Moskva 28 (1963) S. 184–191. – 3 Lit. Zus. in Franz. 9307.

**4-64/03-0598** Povilajtis, V. V.; Inst. für Zool. und Parasitol. der Akad. der Wiss. der Litau. SSR. Babezielloz krupnogo rogatogo skota v Litovskoj SSR. **(Das infektiöse Blutharnen der Rinder in der Litauischen SSR.)** Trudy Vsesojuznogo instituta ėksperimental'noj veterinarii, Moskva 28 (1963) S. 86–90. – 2 Abb., 3 Lit. Zus. in Engl. 9307.

**4-64/03-0599** Petraševskaja, E. N.; Kirgis. Landwirtsch. Skrjabin-Inst. Dinamika očagov neblagopolučnych po piroplazmozu i nuttalliozi lošadej v Kirgizskoj SSR. **(Die Dynamik der Krankheitsherde bei den durch Piroplasmose und Nuttaliosis verseuchten Pferden in der Kirgisischen SSR.)** Trudy Vsesojuznogo instituta ėksperimental'noj veterinarii, Moskva 28 (1963) S. 356–362. – 1 Tab., 6 Lit. 9307.

**4-64/03-0600** Rosin, C. Sulla presenza di sarcosporidi nel tessuto specifico dell'apparato di conduzione del cuore. **(Über die Anwesenheit von Sarkosporidien im spezifischen Gewebe des Herzleitungsapparates.)** Zooprofilassi [Rom] **18** (1963) Nr. 5. S. 325–330. 9309.

**4-64/03-0601** Tiwari, A. D., Garrigus, U. S., Stewart, T. Bonner, Levine, Norman D., Norton, H. W., Doane, B. B. und Hatfield, E. E.; Urbana, Univ. of Illinois, Coll. of Agric. and Veterin. Med. Gastrointestinal nematode infection of lambs raised in drylot. **(Magen-Darm-Nematoden-Infektion der Lämmer bei Stallhaltung.)** J. Animal Sci. **22** (1963) Nr. 3. S. 644 bis 647. — 1 Tab., 8 Lit.

20 Muttertiere, die einen starken Befall mit Magen-Darm-Nematoden (vorwiegend *Haemonchus*) aufwiesen und von Jan. bis März abgelammt hatten, wurden in Stallhürden mit trockenen Ausläufen gehalten. Im Alter von etwa 85 Tagen wurden die Lämmer abgesetzt und erhielten ein gut ausgewogenes vitaminreiches Futtergemisch mit einem Proteingehalt von 17,7 bzw. 13,2%. Im Juni/Juli erfolgte die Schlachtung der etwa 154 Tage alten Lämmer. Die Zahl der mit dem Kot ausgeschiedenen Nematodeneier variierte bei 18 Muttertieren beim Absetzen zwischen 0 und 21 600 Stück pro 1 g Kot mit einem Durchschnittswert von 5300 Eiern. Bei den Lämmern waren zu diesem Zeitpunkt keine Wurmeier koprologisch nachzuweisen. Die parasitologische Auswertung des Magen-Darmtraktes der geschlachteten Lämmer ergab nur einen geringen Nematodenbefall. Obgleich 6 Lämmer parasitenfrei waren, lag ein Durchschnittswurmvorkommen in der Gruppe von 9,6 *Trichuris ovis*, 1,0 *Nematodirus spathiger*, 0,5 *Trichostrongylus axei* und 0,2 *Haemonchus contortus* vor. Durch die koprologische Untersuchung des Enddarmkotes wurden nur bei 11 der Lämmer bis zu 300 Eier in 1 g Kot gefunden. Die parasitologischen Untersuchungsergebnisse bestätigen die Ansicht der Vff., daß sich Lämmer bei Stallhaltung mit trockenen Ausläufen kaum infizieren, auch wenn die Muttertiere stark mit Helminthen befallen sind, und unterstreichen die Annahme, daß durch diese Haltemethode gute Lämmer ohne therapeutische Maßnahmen (Wurmkuren) aufgezogen werden können. S. Nickel. 9328.

**4-64/03-0602** Enigk, K. und Flucke, W.; Hannover, Tierärztl. Hochschule, Inst. für Parasitol. und Veterinärmed. Zool. **Zur Therapie des Strongyloides-Befalles beim Schwein.** Dtsch. tierärztl. Wschr. **69** (1962) Nr. 18. S. 519–522. — 23 Lit. Zus. in Engl.

Bis vor kurzem gab es kein sicher wirksames Chemotherapeuticum gegen den im Epithel der Dünndarmschleimhaut parasitierenden *Strongyloides ransomi*. Sollen die Therapieversuche bei Strongyloides-Befall beweiskräftig sein, so müssen sie an experimentell infizierten 6–12 Wochen alten Ferkeln durchgeführt werden; beim Schwein tritt wie beim Pferd vom 5. Lebensmonat ab eine Altersresistenz gegen den Zwergfadenwurm auf. — Bei 49 klinisch mit *Str. ransomi* infizierten Ferkeln wurden die Präparate Dilombrin (Dithiazaninjodid, 3,3-Diaethylthiadicarbozyaninjodid, Hersteller: Bayer-Werke), Thiabendazol (2-(4-Thiazolyl)benzimidazol — Hersteller Merck, Sharp & Dohme) und Methyridine (2-$\beta$-Methoxyaethyl)-pyridin — Hersteller: I.C.I.) hinsichtlich Wirksamkeit und Verträglichkeit geprüft. Mit Thiabendazol (Dosis: 50 mg/kg Kgw.) und Dilombrin (Dosis: 40 mg/kg Kgw.) oral mit dem Futter ver abreicht gelang es, den *Strongyloides*-Befall vollständig zu beseitigen; beide Mittel wirkten auch gut gegen *Oesophagostomum*; darüber hinaus wurden mit Dilombrin auch unreife Spulwürmer abgetrieben. Thiabendazol erwies sich als gut verträglich, selbst nach Verabreichung der fünffachen therapeutischen Dosis traten keine Nebenreaktionen auf. Bei Dilombrin erwies sich die geringe therapeutische Breite insbesondere bei über 7 Wochen alten Ferkeln als sehr nachteilig. Methyridin, in einer Dosis von 200 mg/kg Kgw. an 5 Ferkel subcutan in die Kniefalte verabreicht, führte bei 3 Tieren zur vollständigen Beseitigung von *Strongyloides* und senkte bei den restlichen Tieren den Befall um 93,7 bzw. 90,2%; mitunter traten schon bei Anwendung der therapeutischen Dosis Allgemeinstörungen auf; Schwellungen im Bereich der Injektionsstelle gingen nach 6–8 Tagen zurück. Unbefriedigend blieb die Wirksamkeit von Neguvon. Eine zweimalige Neguvon-Verabreichung in 24stündigem Abstand von je 50 mg/kg Kgw. zeigte nur eine Teilwirkung auf *Strongyloides* und *Oesophagostomum*, dagen eine sichere Wirksamkeit gegen Ascariden. Auf Grund der Untersuchungsergebnisse wird Thiabendazol als Mittel der Wahl zur medikamentellen Bekämpfung des *Strongyloides*-Befalls empfohlen.

Th. Hiepe. 9337.

**4-64/03-0603** Mahaffey, Leo W. und Adam, Neil M.; Newmarket, Animal Health Trust. Strongylus vulgaris in the urinary tract of a foal and some observations upon the habits of the parasite. **(Strongylus vulgaris in den Harnwegen eines Fohlens und einige Bemerkungen über die Eigenheiten dieses Parasiten.)** Veterin. Rec. **75** (1963) Nr. 22. S. 561–566. – 6 Abb., 1 Tab., 6 Lit.
Bei einem 4 Mon. alten Fohlen, das über Monate erfolglos behandelt worden war und dessen Anamnese dargelegt wird, fanden Vff. im Harn große Mengen roter und weißer Blutzellen. Dieser Fund veranlaßte sie, den abgesetzten Harn aufzufangen und über eine längere Zeitspanne zu untersuchen. Nach etwa einem Monat fanden sie im Harn einen weiblichen Wurm der Art *Strongylus vulgaris*, dessen Uterus noch keine Eier enthielt. 19 bzw. 30 Tage später wurden noch zwei weitere Exemplare der Art mit dem Harn ausgeschieden. Da das Fohlen sich in den folgenden Monaten schlecht entwickelte, entschloß man sich, den Patienten 15 Mon. nach seiner Einstellung in die Klinik zu töten. Die parasitologische Sektion offenbarte erhebliche Schäden an den Nieren, der Aorta und den Herzkranzgefäßen. Bei der Eröffnung der einen Niere fand man weitere Larven der Art *S. vulgaris*. Die makroskopisch und mikroskopisch festgestellten Organveränderungen werden ausführlich dargelegt und die Ansichten verschiedener Autoren über den Wanderweg des Parasiten im Wirtstier abschließend diskutiert. Vff. sind der Ansicht, daß vom Standpunkt des Pathologen aus gesehen, auf Grund der von den Parasiten verursachten Organschäden, der von Enigk dargelegte Entwicklungsablauf von *S. vulgaris* richtig zu sein scheint und die Körperpassage nicht über Herz und Lunge verläuft. S. Nickel. 9340.

**4-64/03-0604** Gibson, T. E. und Everett, G.; Weybridge, Centr. Veterin. Lab. The development of resistance by sheep to the nematode Nematodirus battus. **(Resistenzentwicklung bei Schafen gegen Infektionen mit Nematodirus battus.)** Brit. veterin. J. **119** (1963) Nr. 5. S. 214–218. – 1 Abb., 3 Tab., 2 Lit.
Vff. untersuchten an 10 Schaflämmern die Herausbildung von Abwehrkräften gegenüber *Nematodirus battus*-Infektionen. 8 Tiere erhielten – im Alter von 6 Wochen beginnend – 49 Tage lang täglich eine Dosis von 4000 infektionsfähigen Larven (insgesamt 496000). Ein Teil dieser Lämmer (Gruppe 1) wurde eine Woche nach der letzen Applikation geschlachtet und der parasitologischen Sektion unterzogen. Der Rest der Tiere (Gruppe 2) sowie die beiden Lämmer, an die keine täglichen Larvendosen verabreicht worden waren (Gruppe 3), erhielten zum gleichen Zeitpunkt eine einmalige Gabe von 300000 infektionsfähigen Larven und wurden nach 4 bzw. 8 Wochen ebenfalls geschlachtet. Während der gesamten Versuchszeit wurden in regelmäßigen Abständen koprologische Untersuchungen sowie Gewichtskontrollen vorgenommen. Die parasitologische Sektion ergab folgendes: Bei Gruppe 1 hatten sich im Durchschnitt 10% der verabreichten Larven zu Würmern entwickelt, von denen aber nur 50% die Geschlechtsreife erlangten. Bei den Tieren der Gruppe 2, die 4 Wochen nach der Applikation von 300000 Larven geschlachtet wurden, war der Befall äußerst gering (weniger als 1% der verabreichten

Larvenmenge), wobei außerdem weniger als 50% der Würmer die Geschlechtsreife erlangt hatten. Bei den nach 8 Wochen geschlachteten Tieren war der Befall noch geringer. Das 4 Wochen nach der Infektion mit 300000 Larven geschlachtete Lamm aus der Gruppe 3 wies einen starken Wurmbefall auf (40% der verabreichten Larvenmenge), während bei dem nach 8 Wochen untersuchten Tier dieser Gruppe lediglich 19% der Larven weiterentwickelt waren und hiervon nur 15% die Geschlechtsreife erreicht hatten. Aus den Untersuchungsbefunden geht hervor, daß Lämmer die – im Alter von 6 Wochen beginnend – über längere Zeit mit kleinen Larvendosen von *N. battus* infiziert werden, eine Resistenz gegen Superinfektionen entwickeln. Bis zum Alter von 13 Wochen wurmfrei gehaltene Tiere haben bereits eine Altersresistenz ausgebildet, die sich in Sterilität der Weibchen sowie in Ausstoßen der Würmer äußert. R. Buchwalder. 9344.

**4-64/03-0605** Enigk, K. und Düwel, D.; Hannover, Tierärztl. Hochschule, Inst. für Parasitol. und Veterinärmed. Zool. **Versuche zur Prophylaxe der Dictyocaulose des Rindes.** Tierärztl. Umschau 18 (1963) Nr. 8. S. 454–462. – 1 Abb., 10 Lit.

Vff. führten in einem enzootischen Lungenwurmgebiet Nordwestdeutschlands Untersuchungen zur Prophylaxe des Lungenbefalles beim Rind durch. An insgesamt 314 Rindern wurden 4 Methoden auf ihre vorbeugende Wirkung geprüft: 1. Mähen der Weide vor dem Ende Mai/Anfang Juni erfolgenden Auftrieb, um durch Veränderung des Mikroklimas sowie verstärkte Sonneneinstrahlung die Anzahl der vom Vorjahr noch vorhandenen Larven III zu dezimieren. 2. Behandlung mit Diaethylcarbamazincitrat (einmal 20 ml der 10%igen Lösung je 50 kg Schätzgewicht) in 3wöchigem Abstand, 6 Wochen nach Weideauftrieb beginnend, zur Beeinflussung der immaturen Stadien. 3. Verabreichung von 1,5 g Phenothiazin mit der Tränke pro Tier und Tag während der gesamten Weideperiode zwecks Vernichtung der Lungenwurmlarven im Kot. 4. Künstliche Immunisierung durch Verabreichung von je 1000 röntgenbestrahlten Larven III zweimalig im Abstand von 4 Wochen während der Stallperiode. Die Untersuchungen hatten folgende Ergebnisse: Durch das Mähen der Weide konnten starke Infektionen nicht verhindert werden. Der Ausbruch der Erkrankung wurde lediglich um etwa 2 Wochen verzögert. Die Verabreichung von Diaethylcarbamazincitrat verhütete das Auftreten von Erkrankungen, jedoch war diese Methode mit großem Arbeitsaufwand verbunden. Auch durch die Verabreichung von Phenothiazin wurden Erkrankungen vermieden, und es kamen lediglich leichte Infektionen zustande. Die Ursachen liegen einmal in der Herabsetzung des Magen-Darmstrongylidenbefalles und demzufolge einer Mobilisierung der Abwehrkräfte gegen Lungenwurminfektionen, zum anderen in der Dezimierung der ansteckungsfähigen Larven im phenothiazinhaltigen Kot. Die künstliche Immunisierung schützte zwar nicht völlig vor einer Infektion, jedoch traten keine Erkrankungen auf, und die Tiere waren am Ende der Weideperiode in besonders guter Kondition. Aus den Untersuchungsbefunden geht hervor, daß durch die Chemoprophylaxe sowie durch die Immunisierung Erkrankungen bei der Dictyocaulose vermeidbar sind. Der Erfolg dieser Methoden beruht im wesentlichen in der Herabsetzung der Larvenausscheidung und der daraus resultierenden verminderten Ausbildung von Ansteckungsquellen. Vff. empfehlen für Gebiete mit mäßig starkem Lungenwurmbefall die Phenothiazinmethode, wobei jedoch wegen der Resistenzentwicklung nach einigen Jahren ein anderes Anthelminthicum Anwendung finden müßte. In Gegenden mit starkem Befall erscheint die Methode der künstlichen Immuniserung angezeigt.
R. Buchwalder. 9346.

**4-64/03-0606** Parker, W. H. Lungworm infection in cattle – control and treatment. **(Lungenwurmbefall beim Rind-Überwachung und Bekämpfung.)**

J. Amer. veterin. med. Assoc. **142** (1963) Nr. 7. S. 743–750. – 7 Abb., 4 Tab., 25 Lit.

Das Krankheitsgeschehen der Dictyocaulose bei Kälbern hängt wesentlich von deren Empfänglichkeit für den Parasiten und der Entwicklungsdauer einer ausreichenden Immunität ab. Vf. hält deshalb den gemeinsamen Weideauftrieb aller Kälber im Frühjahr zum gleichen Zeitpunkt auf eine Weide mit geringem Lungenwurmlarvenvorkommen, auf der sie über Wochen bis zur Ausbildung einer wirksamen Immunität verbleiben, als eine wichtige prophylaktische Maßnahme. Die Vaccination der Kälber mit röntgenbestrahlten Lungenwurmlarven, die im Wirtstier nicht zu Adulten heranwachsen, wird für Bestände in Gebieten mit ganzjähriger Gefährdung zur schnellen Herausbildung einer wirksamen Immunität empfohlen. Auf die charakteristischen, durch den Parasiten verursachten Veränderungen in der Lunge wird ausführlich eingegangen. Vf. bespricht die Brauchbarkeit des Diaethylcarbamazins für die Therapie der Dictyocaulose. So weist das Präparat in den Dosen 10 mg/0,454 kg Kgw. an drei aufeinanderfolgenden Tagen per os oder i. m. bzw. 20 mg/0,454 kg Kgw. bei einmaliger Verabreichung nicht nur eine ausgezeichnete abtreibende Wirkung auf die Lungenwürmer auf, sondern bewirkt auch eine Aktivierung der Widerstandskraft des befallenen Tieres, eine Normalisierung der überhöhten Atemfrequenz, eine günstige Gewichtszunahme und besitzt eine gute Verträglichkeit. S. Nickel. 9346.

**4-64/03-0607** Kraft, H.; München, Univ., Med. Tierklin. **Lungenwurmbefall bei einem Hund.** Kleintier-Prax. 8 (1963) Nr. 2. S. 32–34. – 1 Abb., 9 Lit.

Nachdem in den letzten 50 Jahren in München kein Lungenwurmbefall beim Hund beobachtet werden konnte, wird hier der Verlauf einer Lungenwurmerkrankung bei einem 5jährigen Boxerrüden beschrieben. Das Tier wurde auf Grund der Diagnose „aleukämische Leukämie" mit Cytostatica behandelt. Diese Diagnose konnte jedoch nach wiederholtem Anschwellen der Lymphknoten mit gleichzeitigem Auftreten einer deutlichen Eosinophilie nicht mehr aufrecht erhalten werden. Als auslösender Faktor wurde schließlich eine Überempfindlichkeit des Tieres gegen Bohnerwachs (Terpentin) angenommen. Nach der aus tierschützerischen Gründen vorgenommenen Tötung konnte neben einer Hyperplasie sämtlicher Lymphknoten und der Leber eine verminöse Pneumonie, die vermutlich durch *Crenosoma vulpis* hervorgerufen wurde, festgestellt werden. Vf. weist darauf hin, daß beim Vorliegen einer deutlichen Eosinophilie auch beim Fleischfresser das Augenmerk auf einen etwaigen Endoparasitenbefall zu lenken ist. R. Buchwalder. 9346.

**4-64/03-0608** Briggs, N. Theodore; Chicago, Ill., Univ. Immunological injury of mast cells in mice actively and passively sensitized to antigens from Trichinella spiralis. **(Immunologisch bedingte Schädigung der Mastzellen bei aktiv und passiv gegenüber Trichinella spiralis-Antigenen sensibilisierten Mäusen.)** J. infect. Diseases **113** (1963) Nr. 1. S. 22–32. – 7 Abb., 4 Tab., 23 Lit.

Mit Helminthen befallene Wirte werden häufig gegenüber lebenden und toten Antigenen ihrer Parasiten überempfindlich. Einige dabei unmittelbar auftretende allergische Reaktionen sind die Folge des Freiwerdens von Histamin und Serotonin, die beide in den Granula der Mastzellen bei Mäusen vorkommen. Vf. untersuchte daher die Auswirkungen von *Trichinella spiralis*-Antigenen auf die Mastzellen im Bindegewebe bei vorher aktiv oder passiv mit Körper- bzw. Stoffwechselantigenen der Trichinellenlarven sensibilisierten Mäusen. Zu diesem Zweck wurde durch Injektion von 1,5 ml Luft in das lockere Bindegewebe der Unterhaut des Rückens eine Gewebetasche erzeugt. In diese erfolgte unmittelbar danach die Injektion der Test- bzw. Kontrollösung. 30 Sek., bei passiv sensibilisierten Mäusen 5 Min. später wurden die Versuchstiere getötet. Unmittelbar danach wurde das Gewebe im Bereich der erzeugten Tasche und der Nachbarschaft herauspräpariert, in absolutem Methanol fixiert und nach Lufttrocknung mit 0,05%iger wässeriger Toluidinblau-Lösung gefärbt. Während die Mastzellen bei nicht sensibilisierten Mäusen intakt blieben und sich metachromatisch färbten, kam es bei sensibilisierten Mäusen zur Ruptur dieser Zellen und zum Freiwerden ihrer Granula im Gewebe. Diese Reaktionen waren bei aktiv sensibilisierten Mäusen ausgeprägter als bei passiv sensibilisierten. Sie traten erstmals etwa 2 Wochen nach oraler Verabreichung von 50 Trichinellenlarven auf und waren für die Dauer von wenigstens 15 Mon. nach der Ansteckung nachweisbar.

E.-A. Nickel. 9351.

**4-64/03-0609** Schoop, G., Lamina, J. und Lieb, W. A.; Frankfurt/M., Univ., Inst. für Zoonosenforsch. **Über die Besiedlung des Auges mit Trichinellen.** Dtsch. tierärztl. Wschr. **69** (1962) Nr. 19. S. 560–562. – 3 Abb., 4 Lit. Zus. in Engl.

Untersuchungen an experimentell infizierten Mäusen, Ratten und Kaninchen ergaben, daß die Augenmuskulatur als echter Prädilektionssitz für Trichinen anzusehen ist. Der durchschnittliche Trichinenbefall der Augen- und Schenkel-Muskulatur verhielt sich bei der Maus wie 2,07 : 1, bei der Ratte wie 2,41 : 1. Eine *Trichinella spiralis*-Besiedlung des Augeninneren war bei 28 bis 50% der Versuchstiere nachweisbar; die Anzahl der gefundenen Trichinen, die besonders in der Retina gefunden werden konnten, war gering. Histologische Untersuchungen ergaben hauptsächlich Veränderungen in der innersten Schicht der Retina, aber auch in der Iris und im Corpus ciliare. Auffallenderweise fehlte bei den im Augeninnern gefundenen Trichinen, von denen Vff. annehmen, daß es sich hierbei um „verirrte Larven" handelt, stets die Kapselbildung. Das Wesen der im Verlauf der Trichinose des Menschen auftretenden klinischen Erscheinungen im Augenbereich konnte durch die vorliegenden experimentellen Untersuchungen geklärt werden. Th. Hiepe. 9351.

**4-64/03-0610** Thorsell, W. und Lienert, E.; Stockholm, Veterin. Coll.; Vienna, Veterin. Coll. Fasciola hepatica-homogenates. **(Vergleichende Untersuchungen an Fasciola hepatica.)** Wiener tierärztl. Mschr. **50** (1963) Nr. 6. S. 581–589. – 3 Abb., 1 Tab., 15 Lit. Zus. in Franz., Ital., Dtsch.

Vf. implantierten lebende geschlechtsreife Leberegel (*Fasciola hepatica*) von etwa gleicher Größe und Vitalität unter die Rückenhaut von weißen Ratten nach der von Lienert (1960) beschriebenen Technik und verabreichten den Testratten neben leberegelwirksamen Mitteln auch andere chemische Verbindungen einmalig per os in folgenden Dosen. Die Ratten erhielten in Gruppe A: Aethylacetat 80 mM/kg, in Gruppe B: Hexachloraethan 5,2 mM/kg und Hexachlorophen 0,1 mM/kg, in Gruppe D: n-Butanol 17,0 mM/kg, Diaethylaether 5,4 mM/kg, Aethylacetat 60 mM/kg, Aceton 35 mM/kg, Chlorobenzen 6,5 mM/kg und Hexylresorcinol 2,0 mM/kg. Einige Testratten blieben unbehandelt als Kontrollen – Gruppe C. Nach 5 Tagen wurden von allen Versuchsratten die implantierten Leberegel wieder herauspräpariert, auf ihre Vitalität geprüft und anschließend nach einem ausführlich beschriebenen Verfahren homogenisiert und in niedrig- und hochmolekulare Bestandteile aufgeschlossen. Von den Leberegeln der Gruppen wurde das Trockengewicht sowie der Anteil der einzelnen gefundenen Verbindungen festgestellt. So war die Trockensubstanzmenge bei den wiedergefundenen toten Egeln der Gruppen A und B geringer als bei den noch lebend isolierten Exemplaren der Gruppen C und D. Bei den Leberegeln der Gruppe B lag der Anteil der hochmolekularen Substanzen niedriger, der Anteil der niedrigmolekularen jedoch höher als in den anderen Gruppen. Die in den einzelnen Gruppen mittels der Elektrophorese und der Papierchromatographie abgetrennten chemischen Verbindungen werden vergleichend dargelegt. Es scheint, daß sich die fasciolicide

Wirksamkeit der angewendeten Leberegelmittel nicht nur in der charakteristischen Veränderung der implantierten *F. hepatica*, sondern auch durch typische biochemische Veränderungen äußert. S. Nickel. 9372.

**4-64/03-0611** McManus, D. Pre-natal infection of calves with Cysticercus bovis. **(Pränataler Befall der Kälber mit Cysticercus bovis.)** Veterin. Rec. 75 (1963) Nr. 27. S. 697. – 1 Lit.
Vf. untersuchte in Kenya die Feten von 549 mit *Cysticercus bovis* befallenen Schlachtkühen und stellte bei drei von ihnen einen Finnenbefall fest. Hierbei handelte es sich ausnahmslos um 7 Mon. und ältere Feten, die mit Cysticercen befallen waren. Die bei den Feten gefundenen Cysticercen waren nicht so groß wie voll entwickelte Finnen bei Rindern. Abgestorbene und verkäste Finnen konnten in den untersuchten Feten nicht nachgewiesen werden. E.-A. Nickel. 9391.

**4-64/03-0612** Laptev, V. I. K biologii klešča Haemaphysalis neumanni Dönitz, 1905 (partenogenez). **(Über die Biologie der Zecke Haemaphysalis neumanni Dönitz, 1905 [Parthenogenesis].)** Trudy Vsesojuznogo instituta ėksperimental'noj veterinarii, Moskva 28 (1963) S. 129–136. – 3 Abb., 1 Tab., 4 Lit. Zus. in Franz. 9405.

**4-64/03-0613** Marutjan, E. M.; Tschetscheno-Inguschet. Veterinärmed. Forsch.-Stat. Fauna iksodovych kleščej v Čečeno-Ingušskoj ASSR. **(Die Fauna der Zecken der Gattung Ixodes in der Tschetscheno-Inguschetischen ASSR.)** Trudy Vsesojuznogo instituta ėksperimental'noj veterinarii, Moskva 28 (1963) S. 91–97. – Zus. in Franz. 9405.

**4-64/03-0614** Kurčatov, V. I., Petunin, F. A., Kozin, N. P. und Miškin, F. M.; Krasnodar, Veterinärmed. Forsch.-Stat.; Kubaner Med. Inst.; Staatl. Forsch.-Inst. der Zivilen Luftflotte. Dvuchletnij opyt izučenija aviacionno-chimičeskogo metoda bor'by s iksodovymi kleščami na pastbiščach v Krasnodarskom krae. **(Zweijähriger Versuch zur Untersuchung einer Methode für die Bekämpfung von Zecken der Gattung Ixodes durch Flugzeugeinsatz auf den Weiden des Krasnodarer Gebietes.)** Trudy Vsesojuznogo instituta ėksperimental'noj veterinarii, Moskva 28 (1963) S. 263–268. – 1 Abb., 9 Lit. Zus. in Franz. 9405.

**4-64/03-0615** Złotorzycka, Jadwiga. **Studien über Raubvogelfederlinge. I. Trollipeurus nov. gen., eine neue Mallophagengattung von Neuweltgeiern.** Angew. Parasitol. 4 (1963) Nr. 1. S. 3–12. 9432.

**4-64/03-0616** Eichler, Wolfdietrich und Złotorzycka, Jadwiga. **Studien über Raubvogelfederlinge. II. Ctenigogus erinaceimorphus nov. gen. et spec., eine eigentümliche Colpocephalide vom Bengalengeier.** Angew. Parasitol. 4 (1963) Nr. 1. S. 40–44. – 1. Mitt. vgl. vorst. Titel. 9432.

**4-64-03-0617** Mjalo, I. I.; Fernöstl. Veterinärmed. Forsch.-Inst. Slepni Zejsko-Bureinskoj nizmennosti i zaščita ot nich skota. **(Die Bremsen [Tabanidae] aus der Zeisk-Bureinsk-Niederung und der Schutz der Tiere vor ihnen.)** Trudy Vsesojuznogo instituta ėksperimental'noj veterinarii, Moskva 28 (1963) S. 279–285. – 1 Abb., 4 Lit. Zus. in Franz. 9452.

**4-64/03-0618** Schubert. **Unsere Erfahrungen mit der neuzeitlichen Dasselbekämpfung.** Tierzüchter 14 (1962) Nr. 24. S. 881–882. – 1 Abb., 1 Tab.
Bei den im Jahre 1961 durch die Häuteverwertungen der Deutschen Bundesrepublik erfaßten Großviehhäuten betrugen die Dasselschäden 16,7% mit einem Mindererlös von nahezu 3 Mill. DM; hinzu kommen die durch Dasselbefall entstandenen Fleisch- und Milchverluste sowie die Entwicklungsschäden bei Jungrindern. Im Tätigkeitsbereich des Rindergesundheitsdienstes Oldenburg werden seit 1960 dem Neguvon-Rückenwaschverfahren vor dem

Frühjahrsweideaustrieb zwischen Ende März und Ende April praktisch alle in Frage kommenden Jungrinder und Milchkühe (jährlich rund 84–90000 Tiere aus über 10000 Beständen) unterzogen. Der Befall mit Dasselbeulen ist seit Begin der systematischen Bekämpfung beträchtlich zurückgegangen. Die durch die Behandlungsmaßnahmen entstandenen Verluste liegen zwischen 0,02 und 0,03%. Die sog. Herbstbehandlung gegen die Wanderlarven stößt im Raume Oldenburg auf Schwierigkeiten, weil dort die Jungrinder in der Regel bis in den Dez. hinein auf der Weide bleiben. Vf. weist auf die Vorteile des sog. Aufgießverfahrens hin. Alljährlich erfolgt unmittelbar vor der Dasselbekämpfungsaktion eine Aufklärung der Rinderhalter durch kurze, klar gefaßte Flugblätter. Die Abdasselung wird entweder durch die Angestellten der Milchleistungsprüfung oder Schädlingsbekämpfungsfirmen besorgt; die Kosten betragen 0,80 bis 0,90 DM pro Tier. Jeder Betrieb erhält nach erfolgter Abdasselung eine Bescheinigung hierüber. Zwecks Verhütung von Unverträglichkeitserscheinungen wird empfohlen, die Jungtiere 48 Std. vor der Behandlung nur mit Stroh und Heu zu füttern; bei Milchkühen sollten nur die Beulen mit 2%iger Neguvon-Lösung betupft werden. Auf die Wichtigkeit eines geschlossenen Vorgehens und einer Neufassung des Gesetzes für die Bekämpfung bzw. Ausrottung der Dasselfliege wird hingewiesen.
Th. Hiepe. 9460.

**4-64/03-0619** Rosenberger, G.; Hannover, Tierärztl. Hochschule, Richard-Götze-Inst. **Beitrag zur Dasselbekämpfung — Behandlungsversuche mit dem Aufgießverfahren.** Dtsch. tierärztl. Wschr. **69** (1962) Nr. 18. S. 501–504. — 3 Tab., 14 Lit. Zus. in Engl.

Die „Pour-on“- oder Aufgieß-Methode stellt eine neue, sehr einfache cutane Anwendungsform in der Dassellarvenbekämpfung dar, wobei eine besondere Zubereitung des Wirkstoffes entlang der Medianlinie auf den Rücken des Rindes gegossen wird. Diese Methode ist dem Rückenwasch- oder Sprühverfahren überlegen. Von verschiedenen untersuchten Mitteln erwies sich Neguvon (Bayer) in 6%iger öliger Zubereitung (Dosis: 30 ml = 1,8 g/50 kg oder 36 mg/kg Kgw.) für die Aufgießbehandlung als besonders günstig; der erzielte Minderbefall lag zwischen 98 und 100% gegenüber unbehandelten Kontrollrindern. Als zweckmäßigster Zeitpunkt für die Bekämpfung wird die Herbst/Frühwinterperiode bald nach der Aufstallung angegeben, weil dadurch die Parasiten erfaßt werden, bevor sie ihre Schäden im Tierkörper angerichtet haben. In der Zeit zwischen Dez. und März sollten systemisch wirksame Mittel zur Dassellarvenbekämpfung nicht angewendet werden, weil durch die Abtötung der im Wirbelkanal vorhandenen Larven Rückenmarkslähmungen auftreten können. Vf. ist der Meinung, daß mit Einführung des „Pour-on“-Verfahrens eine Voraussetzung für die Tilgung der Dasselplage in wenigen Jahren geschaffen worden ist. Th. Hiepe. 9460.

**4-64/03-0620** Tscherkasskij, J. S. A juhrühösség elleni védekezés aktivált kreolinnal a Szovjetunióban. **(Über die Bekämpfung der Schafräude in der Sowjetunion mit aktiviertem Kreolin.)** Magyar Állatorvosok Lapja [Ung. veterinärmed. Bl.] **18** (1963) Nr. 3. S. 124–125. — Aus: Ung. Agrar-Rdsch. **1963** Nr. 4.

Die Wirksamkeit von Kreolin wurde durch Hinzugabe von Hexachlorcyclohexan (HCH) verstärkt; Kreolin, das das Gamma-Isomer von HCH enthält, wurde als aktiviertes Kreolin bezeichnet. Es verfügt über eine insecticide, acaricide, bactericide, fungicide und virulicide Wirksamkeit und ist praktisch ungiftig. Mit Hilfe von Sulfitlauge oder einem anderen Stabilisator kann aus ihm eine konzentrierte homogene Emulsion hergestellt werden, die am Verwendungsort — mit Wasser vermischt — eine in der Paxis gut bewährte Emulsion liefert. Zur Behandlung der Schafe bewährte sich am besten ein 3 bis 5% HCH-Gamma-Isomer enthaltendes aktiviertes Kreolin. Dieses Verfahren ermöglichte die Tilgung der Psoroptes-Räude der Schafe. Jährlich werden mehr als 100 Mill. Schafe präventiv in Bädern behandelt, die aktiviertes Kreolin enthalten. Aus der 3% HCH-Gamma-Isomer enthaltenden handelsüblichen Emulsion wird für Feinwollschafe eine 0,5% aktiviertes Kreolin (0,015% Gamma-Isomer), für mittelmäßig grobwollige eine 0,75% aktiviertes Kreolin (0,0225% Gamma-Isomer) und für grobwollige Schafe eine 1% aktives Kreolin (0,03% Gamma-Isomer) enthaltende wässerige Lösung hergestellt. Die Kosten des Verfahrens sind relativ niedrig. 9476.

**4-64/03-0621** Demski, G.; Postdam, Veterinäruntersuchungs- und Tiergesundheitsamt. **Zur Therapie des Lungenwurmbefalles bei Rindern (Dictyocaulus viviparus) und dessen Behandlung mittels Aerosolen.** Mh. Veterinärmed. **18** (1963) Nr. 12. S. 461–465. – 5 Abb., 10 Lit.

Vf. führt aus, daß Erkrankungen und Tierverluste durch Lungenwurmbefall – besonders unter den Jungtieren – weitgehend vermeidbar sind, wenn schon die gesunden Tiere geschützt werden. Solche prophylaktischen Maßnahmen setzen voraus, daß Landwirtschaft und Veterinärmedizin eng zusammenarbeiten. Dafür gibt es Beispiele mit recht gutem Erfolg. Hierbei spielt die Weidehygiene eine große Rolle. Bei parasitologisch einwandfreier Weidehygiene kann es praktisch nur zu schwachen Invasionen der Rinder kommen, die durch Antikörperbildung eine gewisse Immunität gegen Parasiten erlangen. Bei schwereren Invasionen wird man zweckmäßigerweise die therapeutischen mit den hygienischen Maßnahmen koppeln. Vf. empfiehlt zur Bekämpfung des starken Lungenwurmbefalles die Inhalation von Aërosolen mittels Maske als erprobte und wirksame Methode. Es wird ein in der DDR hergestelltes, verbessertes Aërosolgerät und seine physikalischen Daten beschrieben, mit dem 3500 lungenwurmerkrankte Rinder behandelt wurden.
G. Diez. 9480.

**4-64/03-0622** Lucas, J. M. S.; Ongar, Essex, May & Baker Ltd. Dimetridazole: Part III. The permanent suppression of experimental histomoniasis in turkeys following treatment. **(Dimetridazol. 3. Mitt. Die dauernde Unterdrückung der experimentell ausgelösten Histomoniasis bei Puten nach der Behandlung.)** Veterin. Rec. **75** (1963) Nr. 27. S. 695-696. – 2 Tab., 7 Lit. 2. Mitt. vgl. LZ. Abt. IV **8** (1963) Nr. 2. S. 434.

Vf. infizierte 16–30 Tage alte Putenküken mit je 800 embryonierten *Heterakis gallinarum*-Eiern. Die Versuchsküken erhielten für die Dauer von 5–11 Tagen 0,05% Dimetridazol im Trinkwasser. Die Versuche erstreckten sich über einen Zeitraum von 59 Tagen. Alle nicht behandelten Kontrollküken verendeten vor dem 22. Tag nach der Infektion. Alle Küken, bei denen die Behandlung 2 Tage nach der Ansteckung mit Heterakiseiern einsetzte, blieben am Leben. In den Gruppen, in denen die Behandlung 5 Tage nach der Infektion begonnen wurde, verendete eins von 62 Küken. In den Gruppen, die vom 11. Tag an nach der Infektion 0,05% Dimetridazol im Trinkwasser erhielten, verendeten von 62 Küken 2 Tiere am 19. bzw. 20. Tag und 6 nach dem 22. Tag. Es können also bei Histomonasinfektionen, die bereits länger als 5 Tage bestehen, nach Absetzen der Therapie Todesfälle auftreten. Daher erscheint zur Erzielung eine sausreichenden Bekämpfungserfolges bei der Histomoniasis unter Praxisbedingungen die weitere präventive Therapie nach Absetzen der Dimetridazolbehandlung wesentlich.
E.-A. Nickel. 9480.

**4-64/03-0623** Hirchwald, S. und Grodet, H. Essais de croissance accélérée chez l'agneau par élimination systématique des parasites intestinaux. **(Versuche zur Wachstumsbeschleunigung beim Lamm durch systematische Bekämpfung der Magen-Darmparasiten.)** Bull. mens. Soc. vétérin. prat. France **46** (1962) Nr. 9. S. 320–322. – 1 Tab.

Entwurmungen von Lämmern wurden im Vergleich zu Phenothiazin mit Buternal = Bepheniumhydroxynaphtoat systematisch durchgeführt. Gemessen an den Gewichtszunahmen gegenüber Kontrollgruppen erwies sich, daß Buternal dem Phenothiazin überlegen ist und daß es außerdem eine weit geringere Toxizität besitzt. Gegen *Nematodirus* war Phenothiazin völlig wirkungslos. Die Versuche wurden bei 52 Tieren durchgeführt. Buternal wurde in einer Dosis von 5 g in Wasser gelöst eingegeben.

M. Dietrich. 9480.

---

**4-64/03-0624** *Matevosjan, Ė. M.* **Dilepidoidea — lentočnye gel'minty domašnich i dikich životnych.** (Dilepidoidea — Bandwürmer der Haustiere und der wildlebenden Tiere.) Moskva: Izd. Akad. nauk SSSR. 1963. (687 S.) 4° = Osnovy cestodologii Bd. 3. (1963 B 123, 3)

## XXIV. GEFLÜGELZUCHT, GEFLÜGELKRANKHEITEN

**4-64/03-0625** Hilbrich, P.; Hannover, Landwirtschaftskammer, Tiergesundheitsamt. **Probleme der deutschen Geflügelhaltung.** Veterin.-med. Nachr. **1963** Nr. 2/3. S. 323–342. – 15 Abb., 5 Tab.

Überbelastung der Tiere durch Intensivhaltung mit Höchstleistung führt zu Psychosen wie Federfressen, Zehenpicken und Kannibalismus. Pullorum, Newcastle Disease und Pocken sind bereits weitgehend eingedämmt. Neuere Krankheiten sind inzwischen weit verbreitet. Dazu gehören die Encephalomyelitis, gegen die es noch kein Heilmittel gibt, die Encephalomalacie, welche trotz Tocopherolbeimengung zum Fertigfutter häufig vorkommt, die infektiöse Bronchitis, die vorwiegend recht mild verläuft, und schließlich die Mycoplasmose und die Luftsackinfektionen, welche durch bisher in der BRD nicht erlaubte, aber inoffiziell durchgeführte Impfungen weiter provoziert wird. Die aviäre Monocytose wird neuerdings häufig festgestellt, läßt sich aber schwer diagnostizieren, da auch bei anderen Krankheiten die Monocytenzahl erhöht ist. Die Vibrionenhepatitis nimmt ebenfalls zu. Sie wird durch direkten Erregernachweis diagnostiziert. Die Coccidiosen werden durch Coccidiostatica erfolgreich bekämpft. Das hämorrhagische Syndrom wird begünstigt durch Störungen im Vit.-K-Haushalt; diese können durch das Verhindern des Kotfressens zustande kommen. Salmonellen der verschiedensten Arten, die nur fakultativ pathogen werden, kommen in letzter Zeit gehäuft beim Geflügel vor und bilden gleichzeitig eine Ansteckungsquelle für die anderen Haustiere und den Menschen. Die Leukose und die Marek sche Lähmung werden durch den jährlichen Zukauf von Zuchthähnen in den Vermehrungszuchten stark verbreitet. Es sollten nur mehrjährige Tiere zur Zucht verwendet werden. Die Tuberkulose hat in der BRD nur noch Bedeutung in den Kleinbetrieben besonders wegen der Gefährdung der Schweine und der Fehlreaktionen beim Rind. Embryopathien können durch zuchthygienische Beratung weitgehend verhindert werden. Vom Tierarzt wird ein erhöhtes Fachwissen auf dem Gebiet der Geflügelkunde gefordert. Dieses kann in entsprechenden Lehrgängen erworben werden.

E. Wojaczek-Steffke. 9700.

**4-64/03-0626** Desai, R. N. und Kumar, Dharmendra. Cost of production of an egg, one day old chick and upto the age of 24 weeks. **(Produktionskosten eines Eies, eines Kükens von 1 Tag und hinauf bis zum Alter von 24 Wochen.)** Indian veterin. J. **40** (1963) Nr. 3. S. 139–148. 9700.

**4-64/03-0627** Gylstorff, I.; Hannover, Tierärztl. Hochschule, Inst. für Tierhyg. und Geflügelkrankh. **Die Aufgaben und Möglichkeiten des Tierarztes bei der Bekämpfung von Geflügelkrankheiten.** Wiener tierärztl. Mschr. **50** (1963) Nr. 6. S. 569–580.

Die Art der Erkrankungen und ihre Bekämpfung sind in jedem Land davon abhängig, auf welcher Entwicklungsstufe sich jeweils die Geflügelwirtschaft befindet. Die Aufgaben des Tierarztes, die in Kleinstbetrieben, bäuerlichen

Nebenerwerbshaltungen und modernen Großbetrieben sehr verschieden sind, werden eingehend besprochen. Beratung an Ort und Stelle, systematische Krankheitsbekämpfung, vor allem in den Zuchtbetrieben, und frühzeitige Diagnostizierung auftretender Krankheiten sind erforderlich. Auf *Salmonella pullorum*, Mycoplasmose, Aviäre Encephalomyelitis, Leukose und Marek sche Lähmung sollte besonderes Augenmerk gerichtet werden. Wesentlich ist die Ermittlung und Beseitigung der Krankheitsträger. Verschiedentlich, wie bei der infektiösen Synovitis, läßt sich der Erregernachweis aus den Bruteiern erbringen. Die Verabreichung der Coccidiostatica gehört unter tierärztliche Kontrolle. Impfungen sind allgemein da angezeigt, wo ein Virus verbreitet oder seine stete Einschleppung nicht zu verhindern ist. Dort, wo eine stille Immunität auftritt, ist eine Impfung zu überlegen. Das jeweils günstige Impfalter der Tiere sollte unter Beachtung des Gesundheitszustandes berücksichtigt werden. Die Impfstoffe müssen sachgemäß gehandhabt, gelagert und kontrolliert werden. Laboratoriumsuntersuchungen sind meist unerläßlich. Stoffwechsel- und Fütterungsschäden sind besonders in großen Intensivhaltungen häufig. Für eine ausreichende Vitaminversorgung des Eies von der Mutter her muß Sorge getragen werden. Durch die Massengeflügelhaltung ist das Risiko der Krankheitsausbrüche stark vergrößert. E. Wojaczek-Steffke. 9700.

**4-64/03-0628** Sindarovskaja, I. N.; Ukrain. Forsch.-Inst. für Geflügelzucht. Nekotorye čerty vzaimosvjazi azotistogo i ėnergetičeskogo obmena v ontogeneze kur. **(Einige Zusammenhänge zwischen dem N- und Energiestoffwechsel während der Ontogenese von Hühnern.)** Sbornik rabot molodych učenych. Doklady na naučnoj konferencii aspirantov. Vsesojuznyj naučno-issledovatel'skij institut pticevodstva, Moskva **4** (1961, hrsg. 1962) S. 177 bis 182. – 1 Abb., 2 Tab.

Bei Hühnern von 3 Rassen wurden im Verlaufe des Wachstums von 10–80 Tagen Alter die Veränderungen des N- und Energiestoffwechsels an Hand einiger Koeffizienten (aufgewandte Energie pro mg umgesetztes N, Grundumsatz pro g Gewichtszunahme, Menge des endogenen N pro kcal Energieumsatz) verfolgt. Dabei ergab sich, daß die Intensität des N-Stoffwechsels mit dem Wachstum abnimmt, wobei sich die Aufnahme bzw. Retention des Eiweißes im Organismus (pro kg Lebendgewicht) im Verlaufe der ersten 2–3 Monate des Lebens um das Dreifache vermindert. Der Grundumsatz erreicht bei Küken am 10. Lebenstag ein Maximum, um dann ebenfalls abzusinken. Die Verbindungen zwischen dem N- und Energiestoffwechsel verstärken sich mit dem Wachstum, was sich in einer Steigerung der Eiweißstoffwechselprozesse, einer Verminderung der Gewichtszunahme pro g des in den Körper aufgenommenen Eiweißes und einer Erhöhung des Ausmaßes der energetischen Verwertung desselben äußert. Bei Hühnern, die eine hohe Legeleistung haben, ist die Ausnutzung des Nahrungseiweißes 2mal niedriger als bei wachsenden Küken. Kreuzungen unterscheiden sich von reinrassigen Tieren dadurch, daß sie eine höhere Eiweißaufnahme und eine stärkere Zunahme des Körpergewichts pro g aufgenommenen Eiweißes haben.

E. Grün. 9710.

**4-64/03-0629** Nikitina, O. Ju.; Ukrain. Forsch.-Inst. für Geflügelzucht. Izučenie glikoliza i dychanija tkanej kak odin iz metodov ocenki ėnergetiki razvitija ėmbriona. **(Die Untersuchung der Glykolyse und Atmung der Gewebe — eine Methode zur Bewertung der Energetik während der embryonalen Entwicklung.)** Sbornik rabot molodych učenych. Doklady na naučnoj konferencii aspirantov. Vsesojuznyj naučno-issledovatel'skij institut pticevodstva, Moskva **4** (1961, hrsg. 1962) S. 166–176. – 2 Abb., 2 Tab., 23 Lit.

Vf. bestimmte die Atmungs-, glykolytische und proteolytische Aktivität der Gewebe ganzer Hühnerembryonen vom 5.–14. Tage sowie der Muskulatur vom 14.–21. Tage der Bebrütung sowie am 1. Lebenstag. Dabei stellte er fest, daß sich die Intensität der Atmung von Gewebeschnitten aus der Muskulatur bis zum Ende der Bebrütung erniedrigt und nur zum Zeitpunkt des Schlüpfens bzw. am 1. Lebenstag erhöht ist. Eine Erhöhung der Atmungsintensität sowohl des ganzen Embryos als auch der Muskulatur tritt gleichzeitig mit einer Verminderung der aëroben Glykolyse am 12., 19. und 21. Tag der embryonalen Entwicklung auf. An den Gewebsschnitten der Muskulatur kann man sowohl einen direkten als auch einen umgekehrten Pasteureffekt beobachten. Während der Atmung im Warburg-Apparat verringert sich gleichzeitig die Menge der Milchsäure, wenn die aërobe Glykolyse gut ausgeprägt ist (mit Ausnahme des 21. Tages der Bebrütung). Die proteolytische Aktivität der Muskulatur ist geringer als die der Gewebe des ganzen Embryos. Die Erhöhung der glykolytischen Aktivität des ganzen Embryos ist von einer Steigerung der Aktivität proteolytischer Fermente begleitet. Während des Schlüpfens erhöht sich die Intensität der Atmung und der Glykolyse, was auf die Erhöhung des Energieaufwandes in der Muskulatur zu diesem Zeitpunkt hinweist. E. Grün. 1785.

**4-64/03-0630** Kutikov, E. S.; Charkow, Zootechn. und Veterinärmed. Inst. Porodnye otličija izmenenij mineral'nogo obmena v kostjach u kur. **(Rassenbedingte Unterschiede der Veränderungen des Mineralstoffwechsels in den Knochen von Hühnern.)** Sbornik rabot molodych učenych. Doklady na naučnoj konferencii aspirantov. Vsesojuznyj naučno-issledovatel'skij institut pticevodstva, Moskva 4 (1961, hrsg. 1962) S. 193–202. — 5 Abb., 1 Tab., 12 Lit.

Bei 2 Hühnerrassen (New Hampshire, Russische Weiße) wurde im Verlauf des Wachstums (von 2 Tage bis 18 Monate Alter) von 3 Knochen (Schlüsselbein, Brustbein und Oberschenkelknochen) das Verhalten des absoluten und relativen Gewichts, des Trockensubstanz-, Ca- und P-Gehaltes verfolgt, um Einblicke in den Mineralstoffwechsel in den verschiedenen Entwicklungsphasen zu bekommen. Obwohl das absolute Gewicht der Knochen bei New Hampshires höher lag, war das relative Gewicht niedriger als bei Russischen Weißen. Der Trockensubstanzgehalt aller untersuchten Knochen liegt bei Küken von 2 Tagen Alter am niedrigsten und erhöht sich bis zum Beginn der Legeperiode. Während der Mauserung erfolgt eine weitere Zunahme, die aber auf eine Abnahme des Wassergehaltes der Knochen zurückzuführen ist. Der absolute P-Gehalt nimmt ebenfalls während dieses Zeitraums bis zum Beginn der Eiablage zu, um dann bis zum Alter von 18 Monaten abzunehmen. Dabei sind die einzelnen Knochen in unterschiedlichem Maße am P-Stoffwechsel beteiligt. Der Oberschenkelknochen stellt das Hauptreservoir des P dar. Der Ca-Gehalt liegt ebenfalls am 2. Lebenstag sehr niedrig, wobei der Gehalt im Schenkelknochen höher als im Brust- bzw. Schlüsselbein liegt. Bis zum Eintritt der Legeperiode erfolgt ebenfalls eine Zunahme, die im Schlüsselbein besonders hoch ist, der während der Mauserung eine Erniedrigung folgt. Der Ca-Gehalt der Knochen der New Hampshire liegt höher als der von Russischen Weißen. Die einzelnen Knochen sind also in unterschiedlichem Maße am Mineralstoffwechsel beteiligt. E. Grün. 9710.

**4-64/03-0631** Čečetkin, A. V.; Charkow, Zootechn. und Veterinärmed. Inst. Ontogenetičeskie osobennosti belkovogo i nukleoproteidnogo obmena v tkanjach cypljat. **(Ontogenetische Besonderheiten des Eiweiß- und Nucleoproteidstoffwechsels in den Geweben von Küken.)** Sbornik rabot molodych učenych. Doklady na naučnoj konferencii aspirantov. Vsesojuznyj naučno-issledovatel'skij institut pticevodstva, Moskva 4 (1961, hrsg. 1962) S. 183 bis 192. — 8 Tab., 6 Lit.

In der Leber und im Brustmuskel von Küken zweier Rassen (New Hampshire und Plymouth Rock) und deren Kreuzungen wurde am 15., 30., 60. und

90. Lebenstag der Eiweiß-, Phosphobrenztraubensäure-, ATP- und ADP-Gehalt ermittelt. In der Leber wurde ferner noch der Nucleinsäure-P-, DNS-P- und RNS-P-, der Phosphatid- und Phosphoprotein- sowie der Nucleinsäure-N-Gehalt bestimmt. Dabei ergab sich, daß der Gewebestoffwechsel in Leber und Muskulatur der Kreuzungstiere intensiver abläuft als bei reinrassigen Hühnern. Bei ersteren nimmt der Stoffwechsel bis zum Alter von 60 Tagen zu, dann erfolgt eine leichte Abnahme, während bei reinrassigen Tieren die Steigerung bis zum 90. Tage weitergeht. Der Stoffwechsel der Proteine, Nucleinsäuren, Phosphoproteine und energiereichen Phosphate ist bei Plymouth Rocks intensiver als bei New Hampshires. Die beobachtete Intensivierung des Stoffwechsels bei Kreuzungstieren ist durch die Fütterung bedingt und stellt außerdem einen Heterosiseffekt dar. E. Grün. 9710.

**4-64/03-0632** Zločevskaja, K. V.; Sagorsk, Gebiet Moskau, Unions-Forsch.-Inst. für Geflügelzucht. Nekotorye storony ėmbrional'nogo razvitija kur zagorskoj porodnoj gruppy po sezonam goda. **(Über einige Gesichtspunkte zur Embryonalentwicklung der Hühner.)** Sbornik rabot molodych učenych. Doklady na naučnoj konferencii aspirantov. Vsesojuznyj naučno-issledovatel'skij institut pticevodstva, Moskva 4 (1961, hrsg. 1962) S. 155 bis 165. – 3 Abb., 6 Tab., 9 Lit.

Es wurden physikalisch-chemische und biologische Eigenschaften der Eier und einige Besonderheiten der Embryonalentwicklung von Hühnern der Sagorsker Rasse in verschiedenen Jahreszeiten untersucht. Im einzelnen wurden bestimmt: das Gewicht des Eies, das Gewicht des Eiweißes und Eigelbes und der Eierschale, der Eiweiß- und Eigelb-Index, der Wassergehalt des Eiweißes und des Eigelbes, der Gehalt des gebundenen Wassers im Eiweiß, der Zuckergehalt von Eiweiß und Eigelb. Ferner wurden Befruchtungsprozente und der Durchmesser des Blastodiscus festgestellt. Sämtliche Werte wurden tabellarisch zusammengefaßt. Alle diese Daten unterliegen jahreszeitlichen Schwankungen. Neben den schon erwähnten Bestimmungen wurde ferner bei 48 Stunden alten Embryonen der Durchmesser der Area vasculosa und die Keimlänge gemessen und die Somitenanzahl ermittelt. Die weitere Embryonalentwicklung wurde an intakten Eiern verfolgt, und zwar in bezug auf Entwicklungsgrad der Allantois und der Blutgefäße im Dottersack. Es werden ferner die Sterblichkeit der Embryonen und ihre Ursachen in verschiedenen Jahreszeiten geprüft und ausgewertet. Bei der Berücksichtigung der physikalisch-chemischen und biologischen Eigenschaften der Eier und bei dementsprechender Abstimmung der Fütterung ist es möglich, das ganze Jahr durch biologisch vollwertige Eier von Hühnern der Sagorsker Rasse zu erhalten. D. Lindner. 9710.

**4-64/03-0633** Osbaldiston, G. W. und Sainsbury, D. W. B.; Cambridge, School of Veterin. Med. Control of the environment in a poultry house – the principles and practice. Part I. **(Die Umweltkontrolle in einem Geflügelhaus, Grundsätze und Praxis. 1. Mitt.)** Veterin. Rec. **75** (1963) Nr. 7. S. 159 bis 170. – 5 Abb., 2 Tab.,

In vorliegender Arbeit wurden die Umweltfaktoren in ihrer Auswirkung auf die Leistungsfähigkeit des Geflügels analysiert. Die Temperatur, Belichtung, Ventilation, Luftfeuchtigkeit und Populationsdichte wurden als Hauptfaktoren untersucht, die die Produktion in einem Geflügelhaus maßgeblich beeinflussen können. Ein umfassender Literaturüberblick über die neuesten einschlägigen Arbeiten auf diesem Gebiet vermittelt einen Einblick in die landwirtschaftliche Praxis. Es werden weiterhin einige Viruskrankheiten des Geflügels in Beziehung gesetzt zu diesen Untersuchungen. Die einzelnen Faktoren wie Temperatur, Belichtung usw. werden auch gleichzeitig zu bestimmten Leistungen der Tiere wie Eiproduktion, Gewichtsentwicklung usw. in Zusammenhang gebracht. M. Richter. 9710.

**4-64/03-0634** Nowak, E.; Wien, Landwirtsch.-Chem. Bundesversuchsanst. **Untersuchungen über die Verwendung von desodorisiertem Fischmehl in der Kückenmast.** Bodenkultur [Wien], Ausg. A **14** (1963) Nr. 2. S. 179–184. – 3 Tab.

Vf. berichtet über einen Kükenmastversuch, insgesamt 150 Tiere, der zur Überprüfung des handelsüblichen Fischmehls „Biovin" auf die Beeinflußbarkeit des Fleisches angestellt wurde. Die Tiere wurden in 6 Gruppen geteilt und erhielten Gaben von desodorisiertem Fischmehl bis Versuchsende über handelsübliches Fischmehl, sowie fischmehlfreie Rationen. Die Analysenergebnisse zeigten, daß in der Futterwirkung keine erheblichen Unterschiede zu erwarten sind. Es ging ja auch hauptsächlich um die Fleischqualität. Ein anschließendes Kochen und Verkosten der Junghühner ergab, daß ausschließliche Verfütterung von desodorisiertem Fischmehl keine Geschmacksbeeinträchtigung bewirkte. Bei ebensolcher Verabreichung von nur handelsüblichem Fischmehl war ein starker Trangeschmack vorherrschend.

M. Richter. 9710.

**4-64/03-0635** Siegmann, O.; Celle, Bundesforsch.-Anst. für Kleintierzucht. **Die Haltungsbedingungen des Geflügels als pathogenetischer Faktor.** Dtsch. tierärztl. Wschr. **70** (1963) Nr. 2. S. 44–47. – Zus. in Engl.

Die Haltung vieler Tiere auf engem Raum ist bei den einzelnen Krankheiten von verschiedener Bedeutung. Während Seuchen mit hoher Contagiosität wie die Geflügelpest von der prophylaktischen Vaccination und der Fernhaltung einer Virusinfektion abhängen, sind Krankheiten mit indirekter Erregerübertragung, wie z. B. die Coccidiose, weitgehend von Bestandgröße und Haltungsart sowie besonders von der Besatzdichte abhängig. Die Mykoplasmose sowie der Geflügelschnupfen haben eindeutig haltungsbedingte Hilfsursachen, während ihre Erreger nur fakultativ pathogen sind. Es kommt nur dann zur Erkrankung, wenn durch ungünstige Haltungsbedingungen, zu denen auch die Ernährung gehört, der Organismus belastet wird. Nach systematischen Untersuchungen des Vf. zeigte sich in den letzten Jahren, daß nur ein Drittel aller Verluste direkt auf Krankheitserreger zurückzuführen ist. Es ließ sich feststellen, daß gesicherte Zusammenhänge zwischen Erkrankungen des Legeapparates und einer gestörten Darmfunktion bestehen, wobei letztere wiederum häufig auf einen Mangel in der Fütterung zurückzuführen ist. Dem Huhn wird in der modernen Geflügelwirtschaft der geringste Lebensraum zugemessen, und eine eigene Futterwahl wird ihm unmöglich gemacht. Beides hat abgesehen von den genannten Gefahren den Vorteil, daß eine gute Kontrolle der Gesundheit und der hygienischen Belange durchgeführt werden können. So ist es durchaus möglich, daß bei einwandfreier Haltung und gleichzeitig gesundem Zuchtmaterial die Krankheitsanfälligkeit gemindert wird. Die Tätigkeit des Tierarztes in der Geflügelpraxis ist daher vorwiegend angewandte Hygiene im weitesten Sinne.

E. Wojaczek-Steffke. 9735.

**4-64/03-0636** Ließ, J. und Grove, D.; Hannover, Tierärztl. Hochschule, Richard-Götze-Inst., Inst. für Haustierbesam. und -androl. **Über eine postpuberal aufgetretene Fortpflanzungsstörung beim Haushuhn.** Tierärztl. Umschau **18** (1963) Nr. 8. S. 443–445. – 2 Abb., 1 Tab., 2 Lit.

An einem Beispiel wird auf die Wichtigkeit der mikroskopischen Untersuchung des Samens in der Praxis der Hühnerbesamung hingewiesen. Von einem Hahn (Samenspender) wurden 66 Samenproben spermatologisch untersucht. In 32 Proben wurden Samenzellen nachgewiesen, während in 34 weder solche noch ihre Vorstufen festgestellt werden konnten. Auf Grund der makroskopischen Untersuchung konnte jedoch eine mittlere bis geringe Spermiendichte angenommen werden. Die vermutete Impotenz des Hahnes wurde durch einen Paarungsversuch mit gut legenden Hennen bestätigt. Sämtliche

Eier waren unbefruchtet. Anschließend wurden histologische Untersuchungen der Hoden durchgeführt. Es wird angenommen, daß es zu Abflußstörungen der samenleitenden Wege, vielleicht leukotischer Natur, gekommen ist.
M. Richter. 9740.

**4-64/03-0637** Mende, G.; Leipzig, Karl-Marx-Univ., Inst. für Kleintierzucht. **Untersuchungen über die Ursachen der Deformation des Brustbeinkammes (Crista sterni) bei Zucht- und Masthühnern.** Arch. Geflügelzucht Kleintierkunde **12** (1963) Nr. 2. S. 88–120. — 7 Abb., 12 Tab., 50 Lit. Zus. in Russ.
Das Vorhandensein von deformierten Brustbeinkämmen bei Zucht- und Masthühnern bewirkt eine schlechtere Bewertung und bringt geringeren Erlös. 12 Zuchtbetriebe in den verschiedensten Gegenden Sachsens wurden ausgewählt und die hauptsächlichsten Probleme, Boden-, Trinkwasseruntersuchungen, die Untersuchung des Pflanzenbestandes, die Fütterung und die Vererbung der Anlage zur Ursachenforschung herangezogen. Die Ergebnisse zeigten, daß der pH-Wert und der Phosphorsäuregehalt der Ausläufe bestimmten Einfluß auf die Entwicklung des Brustbeines haben. Ein pH-Wert von 6,5–7,5 und höher und der Phosphorgehalt von ca 40 mg/100 g Boden erwiesen sich als am günstigsten. Die rebhuhnfarbigen Italiener reagierten besonders stark auf extreme Boden- bzw. Nährstoffverhältnisse. Durch den hohen Schwefel- und Chloranteil im Trinkwasser kann eine elektive Störung der Resorption von Kalk aus dem Darm stattfinden; die Kalkreserven im Blut vermindern sich, und es kommt zur starken Kalkresorption aus den Knochen. Es müssen weiterhin genügend Mengen Vit. A und E vorhanden sein, eine Gabe von 10 mg Vit. E je kg Futter wirkte sich am günstigsten aus. Weiterhin ist es möglich, aus den Stammkarten der Zuchthennen und aus Nachzuchtversuchen die Vererbung der Disposition zur Brustbeindeformation nachzuweisen. M. Richter. 9740.

**4-64/03-0638** Devos, A.; Gent, Lab. van Bacteriol. en Hyg. der Huisdieren. Overzicht van enkele behandelingen betreffende de ademhalingsziekten bij pluimvee. **(Übersicht über einige Behandlungsmethoden bei den Erkrankungen der Atmungsorgane des Geflügels.)** Vlaams diergeneeskund. Tijdschr. **32** (1963) Nr. 5. S. 147–154. — 8 Lit. Zus. in Engl., Franz., Dtsch.
Auf Grund von Erfahrungen werden folgende Behandlungsmethoden bei den einzelnen Erkrankungen der Atmungsorgane des Geflügels empfohlen: 1) ansteckender Schnupfen: 125 mg Streptomycin oder 50 mg Chloramphenicol oder 7 mg Kanamycin pro kg Kgw. i. m., 2) Lungensalmonellose des Kükens: 18 g Furoxon oder 20 g Aureomycin pro 100 kg Futter, 3) Cholera: 50 mg Chloramphenicol i. m. pro kg Kgw. (Zur Vorbeugung der Deshydration werden 250 g Zucker, Glukose oder Lactose pro 10 l Trinkwasser verabreicht), 4) C.R.D.: 25 mg Tylosin i. m. pro kg Kgw. oder Erythromycin 400 mg auf 10 l Trinkwasser. Die Behandlung muß bei Beginn der Krankheit einsetzen und durch hygienische Maßnahmen unterstützt werden. Zur Verhinderung der Lungenmykose bei Küken müssen die Bruteier mit einer Lösung von 200 ppm Mycostatin desinfiziert werden. Außerdem ist eine Desinfektion des Brutapparates mit 53 g Formalin und 35 g Kaliumpermanganat pro m$^3$ durchzuführen, nach der man die Wände mit einer 5%igen Kupfersulfatlösung oder Mycostatin 200 ppm abwaschen muß. Gegen Pocken, atypische Geflügelpest und infektiöse Bronchitis werden Hühner mit Hilfe von Vaccination geschützt. Mastküken werden im Alter von 2–3 Wochen mit dem Hitchnerstamm behandelt. Für Lege- und Zuchttiere wird folgendes Impfschema vorgeschlagen: 4 Wochen: Hitchnerstamm der atypischen Geflügelpest, 12 Wochen: Pockendiphtherie, 16 Wochen: Infektiöse Bronchitis (Connecticut), 18 Wochen: La Sota-Stamm der atypischen Geflügelpest (Gewebekultur-Vaccine). E. Tempel. 9760.

**4-64/03-0639** Jahn, Gerlinde; Berlin, Humboldt-Univ., Veterinärmed. Fak. **Experimentelle Untersuchungen über die Bedeutung des Vitamin A bei der Salmonellose der Hühnerküken.** Diss. Berlin **1963** 108 S. – 10 Abb., 25 Tab., 123 Lit.

In zehn Versuchen mit insgesamt 2900 Hühnerküken wurde die Wirkung des Vitamin A in verschiedenen Dosierungen bei einer experimentellen, oralen Infektion mit *S. typhimurium* und *S. infantis* geprüft. Vitamin A wurde in wassermischbarer Form vom Infektionstage an täglich in Dosierungen von 20, 40, 60 und 80 IE je Küken verabreicht, wobei zu Beginn der zweiten und dritten Versuchswoche jeweils um die Anfangsdosis gesteigert wurde. In zwei Versuchen wurde der Leber-Vitamin-A-Gehalt der Küken colorimetrisch nach Carr und Price bestimmt. Die Mortalitätsrate konnte bei den infizierten Küken durch orale Vitamin-A-Verabreichung durchschnittlich um 15,5% gegenüber einer Kontrolle ohne Vitamin-A-Zugaben gesenkt werden. Die Zahl der Küken, aus deren Organen sich nach 21 Tagen keine Salmonellen isolieren ließen, war in den Gruppen mit Vitamin-A-Verabreichung 23,1% höher als in denen ohne Vitamin-A-Zugabe. Durch höhere Vitamin-A-Gaben als 20 IE pro Tag und Küken Anfangsdosis trat keine dem erhöhten Mehraufwand entsprechende Verringerung der klinisch manifesten und der latenten Infektionen sowie der Mortalität auf. Der Leber-Vitamin-A-Gehalt der Küken wurde durch die experimentelle Infektion mit Salmonellen nicht gesenkt. E. Wiesner. 9768.

**4-64/03-0640** Stellmacher, W.; Berlin, Staatl. Veterinärmed. Prüfungsinst. **Zur Salmonellen-Bekämpfung. 3. Mitt. Salmonellen-Beifütterung an Schnellmastenten.** Arch. exp. Veterinärmed. **17** (1963) Nr. 3. S. 691–695. – 2. Mitt. vgl. 4-64/03-0312.

10 vierwöchigen Jungenten wurden 8 Wochen lang per os wechselnde Dosen Bouillonkultur der Salmonellatypen *S. derby* und *S. taksony* verabreicht. Es traten weder Anzeichen einer Infektion noch positive Serotiter auf. Der kulturelle Nachweis aus dem Kot gelang regelmäßig, sistierte allerdings erst etwa 3 Wochen nach Beendigung der Bakteriengaben. G. Train. 9768.

**4-64/03-0641** Stellmacher, W.; Berlin, Staatl. Veterinärmed. Prüfungsinst. **Zur Salmonellen-Bekämpfung. 4. Mitt. Salmonellen-Beifütterung an Jungmasthühner.** Arch. exp. Veterinärmed. **17** (1963) Nr. 3. S. 697–701. – 3. Mitt. vgl. vorst. Ref.

Analog den in der 1.–3. Mitt. beschriebenen Versuchen wurden 19 etwa zweiwöchigen Hühnerküken per os 3 Mon. lang *S. bredeney*- und *S. taksony*-Kulturen verabreicht. Auf tägliche Kotuntersuchungen wurde verzichtet. Bis auf ein interkurrent verendetes Tier blieben sämtliche Hühner gesund. Die Ergebnisse der Langsamagglutination waren unterschiedlich und ohne deutlichen Zusammenhang mit dem bakteriologischen Befund. Bis zu 5 Wochen nach Absetzen der Beifütterung wurden Salmonellen in verschiedenen Darmabschnitten (bes. Dickdarm), teilweise auch in Lunge und Milz nachgewiesen. Aufgrund seiner Versuche empfiehlt Vf. die Futtermittelsterilisierung bei Mastenten und Masthühnern bzw. den Austrieb auf salmonellenfreie Weiden und Ausläufe in den letzten Wochen vor der Schlachtung. G. Train. 9768.

**4-64/03-0642** Trippenbach, W. Rozpoznawanie chorób przewodu oddechowego u broilerów. **(Die Diagnose bei Erkrankungen der Atmungsorgane bei Broilern.)** Drobiarstwo **11** (1963) Nr. 2. S. 15–16.

Bei der Intensivierung der Produktion von Schlachtgeflügel des Broiler-Typs können die Krankheiten der Atmungsorgane dem Züchter erhebliche Verluste zufügen, wenn nicht die wichtigsten Grundsätze der Verhütung dieser Krankheiten befolgt werden. Die hauptsächlichsten Erkrankungen der Atmungswege sind: die sogenannte Geflügelpest, infektiöse Entzündung der Bronchien, infektiöse Kehlkopf- und Luftröhrenentzündung sowie die Mykoplasmose des Geflügels. Jede der oben erwähnten Krankheiten ist durch spezifische Symptome gekennzeichnet, die eine Diagnose ermöglichen. Jedoch sind gewisse Symptome bei allen erwähnten Krankheiten die gleichen. Der entscheidende Faktor bei dem Stellen der Diagnose muß also das Ergebnis der bakteriologischen und der anatomisch-pathologischen Untersuchungen sein. Im Falle der Beobachtung von Krankheitsanzeichen, die sich in erschwertem Atmen äußern, muß der Züchter das kranke Geflügel isolieren, die Bedingungen der Nahrungsaufnahme und der Umgebung verbessern, Ungezieferbekämpfung und Impfungen sind einzustellen. Bisher fehlt es noch an den spezifischen Medikamenten gegen Erkrankungen der Atmungswege. Man muß also die Prinzipien der Prophylaxe befolgen, um sich vor diesen Krankheiten zu bewahren. Zu diesem Zweck muß man das Geflügel in den Stallräumen nach dem Alter gruppieren, was die Durchführung der Desinfektionen des Stalles erleichtert. Man muß die Hygiene der Haltung und Fütterung genau befolgen. PRL/CBR, übersetzt v. H. Huth. 9774.

**4-64/03-0643** Hart, L.; Glenfield, New South Wales, Veterin. Res. Stat. Spirochaetosis in fowls: studies on immunity. **(Die Spirochätose des Geflügels: Immunitätsuntersuchungen.)** Austral. veterin. J. **39** (1963) Nr. 5. S. 187 bis 191. – 3 Tab., 7 Lit.

Große Verluste in Victoria sowie in Süd- und Westaustralien, die beim Geflügel durch *Borrelien* verursacht werden, erforderten die Herstellung einer wirksamen Vaccine. Vf. beschreibt eine Methode der Vaccineherstellung aus *Borrelia gallinarum* mittels Eibeimpfung. Dieser Impfstoff ist sehr wirksam. Die intramuskuläre Verabreichung von 1,0 ml gewährt einen Impfschutz von mindestens 66 bis 68 Wochen. Feldversuche ergeben, daß Hennen, die im Alter von 12 Wochen auf diese Weise geimpft worden waren, in infizierter Umgebung lebenslänglich immun bleiben. Die Immunität bildet sich innerhalb von 3 Tagen aus. Die Vaccine passiert Seitz 9 Filter fast vollständig. Die geimpften Hennen übertragen einen Teil ihrer Immunität auf die Eier. *Borrelia gallinarum* bleibt bei 4 °C in Citratblut mindestens 4 Mon. lebensfähig. Die Vaccine bleibt bei Zimmertemperatur 10 Jahre wirksam.
E. Wojaczek-Steffke. 9775.

**4-64/03-0644** Ortel, S. **Zur Epidemiologie der Ornithose.** Münchener med. Wschr. **105** (1963) Nr. 21. S. 1105. 9784.

**4-64/03-0645** Crocker, T. Timothy und Eastwood, Julie Micou; San Francisco, Univ. of California, School of Med., Cancer Res. Inst. Subcellular cultivation of a virus: Growth of ornithosis virus in nonnucleate cytoplasm. **(Die subcelluläre Kultivierung eines Virus: Wachstum der Ornithose-Viren in kernlosem Cytoplasma.)** Virology **19** (1963) Nr. 1 S. 23–31. – 6 Abb., 1 Tab., 20 Lit.

Durch eine spezielle Mikrotechnik („micrurgy") lassen sich die Zellkerne menschlicher Amnionzellen vom Cytoplasma trennen (Crocker und Goldstein, vgl. Mikroskopie [Wien] **12** [1958] Nr. 9/10. S. 315.). Die Cytoplasma-Fragmente sind beweglich, inkorporieren Aminosäuren, können aber keine Ribonucleinsäure synthetisieren. Unmittelbar vor sowie 2, 14 oder 20 Std. nach der Infektion mit Ornithose-Virus entfernten Vff. die Zellkerne aus den Amnionzellen und bestimmten das Viruswachstum in den Cytoplasma-Fragmenten durch folgende Methoden: 1) direkt nach Abtrennung der Zellkerne wurde das infizierte Cytoplasma mit Tritium-markierten Pyrimidinnucleosiden (Cytidin und Uridin, je 1 $\mu$c/ml) incubiert und eine mögliche Synthese von Desoxyribonucleinsäure durch Autoradiographie nachgewiesen; in einigen Fällen ging der Autoradiographie der Cytoplasma-Fragmente mit Ribonuclease und Feulgen-Färbung voran, 2) Färbung mit Acridinorange, 3) Giemsa-Färbung zur Demonstration morphologisch identifizierbarer Viruseinschlüsse; bis zu einem gewissen Grade vermehrte sich das Ornithose-

Virus im isolierten Cytoplasma von Amnionzellen, unabhängig davon, ob die Zellkerne vor oder zu verschiedenen Zeitpunkten nach der Infektion entfernt wurden. Der Zellkern ist an der Virussynthese offenbar nicht unmittelbar beteiligt. Er kann jedoch für die Erneuerung des Cytoplasmamaterials, welches für das Weiterbestehen des Cytoplasmas notwendig ist, essentiell sein. A.-F. Olechnowitz. 9784.

**4-64/03-0646** Wells, R. J. H.; Cambridge, Univ. An outbreak of fowl plague in turkeys. **(Ein Ausbruch von klassischer Geflügelpest bei Puten.)** Veterin. Rec. **75** (1963) Nr. 31. S. 783–786. – 1 Abb., 1 Tab., 16 Lit.
Im Mai 1963 brach in einer Putenfarm in Norfolk klassische Geflügelpest aus. Das Virus wurde aus Kükenembryonen isoliert und serologisch nachgewiesen. Klinisch zeigten die Tiere einen komatösen Zustand, der innerhalb von 24 Std. mit dem Tode endete. Oft erfolgte der Tod plötzlich ohne vorhergehende Symptome. Pathologisch-anatomisch lag meistens eine von den Eifollikeln ausgehende Peritonitis vor. Die sonst typischen Hämorrhagien fehlten. Es wird angenommen, daß Zugvögel, die, aus Nordafrika kommend, die englische Küste bevölkern, als Virusüberträger anzusehen sind.
E. Wojaczek-Steffke. 9785.

**4-64/03-0647** Rott, Rudolf und Reda, Ismail M.; Tübingen, Max-Planck-Inst. für Virusforsch. **Nachweis und Reinigung eines löslichen Antigens aus Newcastle disease-infiziertem Gewebe.** Zbl. Veterinärmed., R. B **10** (1963) Nr. 1. S. 57–66. – 3 Abb., 6 Tab., 23 Lit.
Mit Hilfe der Komplementbindungsreaktion ließ sich aus mit dem Virus der Newcastle disease infizierten Eihäuten nach dem Zerkleinern, Zentrifugieren und dem Entfernen der hämagglutinierenden Antigene ein lösliches Antigen nachweisen. Dieses ist ein Ribonucleoproteid, welches bei pH 4,5 ausfällt. Bei Alkalisierung des Präzipitates erhöht sich seine komplementbindende Aktivität, während sie durch Butanol und Aether sowie bei Fällung des Antigens mit Ammonsulfat erheblich abfällt. Durch Trichlorfluoraethan wird nach der ersten Schüttelprozedur die komplementbindende Wirksamkeit erhöht, bei der 2. und 3. Schüttelung wesentlich herabgesetzt. Das Antigen sedimentiert bei einem $\pi$-Wert von 100 nahezu vollständig. Für das neu isolierte Antigen wird die Bezeichnung Nucleoproteid (NP)-Antigen vorgeschlagen. E. Wojaczek-Steffke. 9790

**4-64/03-0648** Mladenov, Z. Eksperimentalni izsledvanija vŭrchu levkozite po pticite. IV. Otnosno patomorfologijata i chematologijata na spontannata osteopetroza (Osteopetrosis gallinarum) pri kokoškata. **(Experimentelle Untersuchungen über die Geflügelleukosen. 4. Mitt. Über die Pathomorphologie und Hämatologie der spontanen Osteopetrose [Osteopetrosis gallinarum] am Huhn.)** Izvestija na Instituta po sravnitelna patologija na domašnite životni. Bŭlgarska akademija na naukite, Sofija **9** (1962) S. 49–54. – 3 Abb., 8 Lit. Zus. in Russ., Engl. 3. Mitt. vgl. LZ. Abt. IV 8 (1963) Nr. 12. S. 2688.
Untersucht wurden 25 an Osteopetrosis gallinarum spontan erkrankte Hühner. Bei einem Teil derselben wurde hochgradige fortschreitende Anämie beobachtet, die 20–75 Tage vor dem Tode auftrat. Bei dieser Geflügelgruppe wurde pathologisch-anatomisch cystöse Entartung der Schilddrüse festgestellt. Parallel mit den Veränderungen, die histologisch denen beim großfollicularen Kolloidkropf des Menschen ähnlich sind, werden bei den Hühnern ebenfalls Veränderungen in Knochenmark, Milz, Leber und Nebenschilddrüsen beobachtet. Im Knochenmark äußern sich die Veränderungen in gallertartigen Bildungen und Wäßrigkeit des Knochenmarkes. In Leber und Milz wird Hyalinose der Blutgefäßwände und teilweise des Parenchyms festgestellt. In verhältnismäßig wenigen Fällen wurde Hyperplasie der Nebenschilddrüsen, ähnlich der bei der fibrösen Osteodystrophie des Menschen, beobachtet. Es wurde

festgestellt, daß der osteopetrose Knochen in seltenen Fällen eine erhöhte Härte aufwies. Bei der Entwicklung des knochenpathologischen Prozesses spielt die periostale Knochenbildung eine bedeutende Rolle. Z. Tomow. 9792.

**4-64/03-0649** Sazawa, Hiroshi, Sugimori, Tadashi, Shimizu, Takehiko und Watanabe, Morimatsu. Isolation and behavior of duck hepatitis virus in Japan. **(Isolierung und Verhalten des Enten-Hepatitis-Virus in Japan.)** Nat. Inst. Animal Health Quart. [Tokyo] **3** (1963) Nr. 2. S. 71–76. – 6 Tab., 12 Lit. Orig.: engl.
Vff. berichten erstmalig über das Auftreten der Virus-Hepatitis der Entenküken in Japan. Das isolierte Virus erwies sich als pathogen für Entenküken, Enten- sowie Hühnerembryonen und erzeugte Plaques in Gewebekulturen, die aus Entenembryonen hergestellt wurden. Physikalisch-chemisch erwies sich der Erreger gegenüber Aether, Trypsin, Natriumdesoxycholat und Fluorocarbon als resistent. Die Identifizierung des Virus erfolgte durch Kreuzneutralisation mit Hilfe bekannter Entenhepatitisvirusstämme.
H. Liebermann. 9794.

**4-64/03-0650** Kriehn, Ursula; Berlin, Humboldt-Univ., Veterinärmed. Fak. Klin. für Geflügelkrankh. **Experimentelle Untersuchungen über den Einfluß des Vitamin A auf die Pockeninfektion der Hühner.** Diss. Berlin **1963** 102 S. – 9 Abb., 19 Tab., 83 Lit.
Es wurde die Bedeutung des Vitamin A als antiinfektiöser Faktor am Beispiel der Geflügelpockeninfektion geprüft. In acht Reihen standen 285 nicht gegen Geflügelpocken geimpfte Hühner verschiedenen Alters im Versuch. Die Infektion wurde durch engen Kontakt mit schwer an Geflügelpocken erkrankten Hühnern gesetzt. Eine Ausnahme bildete ein Versuch, in dem die i. v. und cutane Infektion zur Anwendung kam. Die Infektion konnte durch erhöhte Gaben von 1000, 2000 und 3000 IE Vitamin A pro Tier und Tag weder verhindert werden, noch war ein Einfluß auf den Grad der Erkrankung und eine Verkürzung der Krankheitsdauer festzustellen. Nur bei ausgeprägten Vitamin-A-Mangelerscheinungen wurde starke Pockenbildung beobachtet, im Gegensatz zu Tieren, die keine Mangelsymptome zeigten. Hühner, die älter als 1 ½ Jahre waren, erwiesen sich einer Geflügelpockeninfektion gegenüber widerstandsfähiger als junge Tiere. Eine Senkung des Vitamin-A-Status durch die Geflügelpockeninfektion fand nicht statt. Die antiinfektiöse Wirkung des Vitamin A kann für die Geflügelpockeninfektion nicht anerkannt werden. E. Wiesner. 9795.

**4-64/03-0651** Bamberger, K. und Szakmáry, G. Pulykóról származó himlővirus virulenciájának változtathatósága. **(Über die Variabilität des Putenpockenvirus.)** Magyar Állatorvosok Lapja [Ung. veterinärmed. Bl.] **17** (1962) Sonderh. Sept. S. 38–40. – Aus: Ung. Agrar-Rdsch. **1963** Nr. 2.
Um eine Änderung der Virulenz des Geflügelpockenvirus zu erzwingen, wird meistens eine serienweise Überimpfung des Virus auf empfängliche Tiere vorgenommen. Bei einer derartigen Überimpfung nimmt die Virulenz des Virusstammes für die zur Passage verwendete Tierart zu, gleichzeitig aber vermindert sich seine Virulenz für andere Tierarten. Es ist aber noch nicht hinreichend geklärt, welche Veränderungen das Virus während derartiger Passagen in seinen immunogenen Eigenschaften erleidet. Die Versuchsergebnisse der Vff. deuten auf eine Korrelation zwischen den Änderungen der Pathogenität und Immunogenität der Stämme während der Passagen hin. Drei Vaccinen wurden an Eintagsküken und Junghühnern von geringer Widerstandsfähigkeit verglichen. Eine dieser Vaccinen war die ursprüngliche Putenpockenvaccine der Vff., die zweite wurde aus demselben Stamm mittels 10 Taubenpassagen und die dritte mittels vier Putenpassagen hergestellt. Eintagsküken wurden mit diesen Vaccinen i.v. geimpft, und 4 Wochen später erfolgte eine Kontrollinfektion. Im Vergleich mit dem ursprünglichen Stamm ver-

ursachte die Passage an Puten einen bedeutenden Anstieg der Pathogenität, aber nur einen geringen Anstieg der Immunisierungsfähigkeit des Stammes. In ähnlichen vergleichenden Untersuchungen erwies sich der an Tauben weiterverimpfte Stamm bedeutend weniger virulent, und seine Immunisierungsfähigkeit verminderte sich in geringerem Maße. Gruppen von Junghennen wurden mit je einem der drei erwähnten Stämme durch Einreibung in die Federfollikel immunisiert. Nach einem Monat erfolgte eine Kontrollinfektion dieser Hennen mit einem auf ähnliche Weise verabfolgten virulenten Virusstamm. An Junghennen konnte kein Unterschied in der Immunisierungsfähigkeit des ursprünglichen und in vier Überimpfungen an Puten weiterverimpften Stammes festgestellt werden. Die Versuchsergebnisse glichen im übrigen den Versuchen mit Eintagsküken. Da die Pathogenität des Stammes durch serienweises Weiterimpfen bedeutend, die Immunisierungsfähigkeit aber nur geringfügig beeinflußt wurde, folgern Vff., daß die beiden Eigenschaften des Geflügelpockenvirus miteinander nicht verknüpft sind. Die Pathogenität eines Virusstammes, der über günstige immunogene Eigenschaften verfügt, kann durch Weiterimpfen an geeigneten Tierarten gesteigert oder herabgesetzt werden. Inzwischen wird die Immunisierungsfähigkeit des Stammes nur geringfügig beinflußt. 9795.

**4-64/03-0652** Peters, Gerda; Berlin-Dahlem, Univ., Veterinärmed. Fak., Inst. für Veterin.-Hyg. **Über die Abhängigkeit der eiinfektiösen Eigenschaften bei Taubenpockenvirus (T-)-Impfstoffen von der Beschaffenheit des Hautpockenmateriales.** Diss. Berlin-Dahlem **1962** 48 S. — 7 Tab., 35 Lit.
Zur Steigerung der Wirksamkeit von Impfstoffen ist man bemüht, den Antigengehalt möglichst hoch zu bemessen, wobei allerdings Grenzen durch mögliche Erkrankungen oder Impfreaktionen des Impflings gesetzt werden. Besonders wichtig ist diese Frage bei Impfstoffen, die lebende Erreger enthalten. Die Hühnerpockenimpfstoffe auf Taubenpockenbasis gehören zu den ältesten Impfstoffen. Die Virusvermehrung erfolgt über die Brusthaut der lebenden Taube. Die Impfstoffe unterliegen in Westdeutschland keiner staatlichen Prüfung und wiesen in früheren Jahren in ihrer Wirksamkeit erhebliche Schwankungen auf. Vfn. versuchte aus diesem Grunde zu prüfen, ob die Stärke und Zahl der Impfpockenausbildung, ihr Alter, das Alter der Taube und schließlich das zur Verarbeitung kommende Gewebematerial für den Virusgehalt des Impfstoffes von erheblicher Bedeutung sind. Es zeigte sich, daß die Wirksamkeit dieses Impfstoffes tatsächlich in erheblichem Maße von der Zahl und dem Ausbildungsgrad der Inoculationspocken abhängig ist. Durch Mitverarbeitung von nicht pockentragenden Hautteilen wird die Wirksamkeit der über die lebende Taube hergestellten Impfstoffe hochgradig herabgesetzt. Der günstigste Zeitpunkt für die Ernte von Taubenhautmaterial sind der 8.–10. Tag p.i. Das Alter der Taube ist für die Wirksamkeit des Impfstoffes ohne Einfluß. Die Titration des Taubenpockenvirus zur Ermittlung der Ei-$ID_{50}$-Menge im Impfstoff ist ein sehr geeignetes und schnell durchführbares Verfahren für die Wirksamkeitsprüfung. Eine Ei-$ID_{50}$ von $10^{-4}$ bietet die Sicherheit, daß der Taubenpockenvirusimpfstoff eine ausreichende immunogene Wirksamkeit besitzt. E. Wiesner. 9795.

**4-64/03-0653** Schiefer, B. und Mehnert, B.; München, Univ., Inst. für Tierpathol.; Inst. für Tierhyg. **Untersuchungen zur Ätiologie und Pathogenese der Typhlohepatitis der Hühnervögel.** Zbl. Veterinärmed., R. B **10** (1963) Nr. 1. S. 28–48. — 6 Abb., 2 Tab., 81 Lit.
Zur Klärung der Ätiologie und Pathogenese der Typhlohepatitis wurden 29 an Typhlohepatitis verendete Hühner und Puten pathologisch-anatomisch, histologisch, mikroskopisch im Nativpräparat und mykologisch untersucht. Dabei wurden die Pilzarten *Candida albicans*, *Candida krusei* und *Saccharomyces telluster*, die häufig auch im gesunden Darm vorkommen, sowohl im

Darm als auch in der Leber nachgewiesen. Das histologische Bild zeigte, daß die Sproßpilze extracellulär im Lebergewebe liegen, wo sie Fremdkörperzellreaktionen, Nekrosen und Gefäßthrombosierung hervorrufen. In 7 Versuchsreihen ging man daran, das Krankheitsbild experimentell zu erzeugen. Eine orale Infektion gelang nicht, dagegen ließ sich durch intravenöse Injektion der Hefepilze typische Typhlohepatitis erzeugen. Hämolysine ließen sich an den Erregern nicht nachweisen. In den meisten Fällen ist die Typhlohepatitis eine sekundäre Erkrankung, die durch Schwächung des Organismus über eine Darmschädigung zum Eindringen der Sproßpilze in die Pfortadergefäße und somit in die Leber führt. Lediglich in der angelsächsischen Literatur wird derzeit noch die Ansicht vertreten, daß nur Histomonaden allein oder in Gemeinschaft mit Sproßpilzen Typhlohepatitis hervorrufen können, obwohl der Nachweis der Histomonaden im veränderten Lebergewebe nie gelang. E. Wojaczek-Steffke. 9805.

**4-64/03-0654** Chubb, L. G. und Wakelin, D.; Houghton, Huntingdon, Houghton Poultry Res. Stat. Nutrition and helminthiasis in chickens. **(Ernährung und Wurmkrankheit bei Küken.)** Proc. Nutrit. Soc. **22** (1963) Nr. 1. S. 20–24. – 1 Tab., 41 Lit.

In einer Zusammenstellung erfaßte Lapage (1956) 69 Helminthen-Arten, die beim Hausgeflügel gefunden werden. Von ökonomischer Wichtigkeit sind nur die Nematoden *Ascaridia galli, Heterakis gallinarum* und *Capillaria sp.* Davon haben wahrscheinlich nur *A. galli* und *C. obsignata* pathogene Bedeutung. Manchmal werden auch Bandwürmer, wie *Raillietina* und *Davainea sp.*, beim Geflügel gefunden. Trematoden sind jedoch sehr selten. Wakelin (1963) wies auf die Wichtigkeit von *Capillaria sp.* in Küken hin und fand, daß dieser Parasit in seiner Häufigkeit *A. galli* noch übertrifft. Schwere Infektionen durch einen dieser Helminthen führen zu Wachstums- und Entwicklungshemmungen bei jungen Geflügelstämmen und zu einer Abnahme der Legeleistung erwachsener Tiere, die oft stark abmagern. *H. gallinarum* ist im Gegensatz dazu nicht besonders gefährlich für das Geflügel, obgleich dieser Parasit oft in großer Anzahl anwesend ist. Seine Bedeutung liegt in der Übertragung der Histomoniasis. Es gibt ausreichende Beweise, daß der Ernährungszustand des Wirtes einen einschneidenden Einfluß auf den Ablauf mancher Helmintheninfektionen hat. Bei Küken mit einem gut abgestimmten Futter äußert sich eine solche Infektion im allgemeinen als Wachstumshemmung des Wirtes und als schlechte Futterverwertung. Auf der anderen Seite führt schlechte Ernährung zu einer Zunahme der Anzahl und Größe der Helminthen. Das Wesen dieser Wechselbeziehungen konnte bisher noch nicht geklärt werden, da es nur durch in vitro-Kulturen der Helminthen auf Medien, denen spezifische Nährstoffe fehlen, erforscht werden kann. G. Diez. 9810.

**4-64/03-0655** Hodasi, J. K. M. A note on Ascaridia galli in a hen's egg from Manitoba. **(Mitteilung über den Fund von Ascaridia galli im Ei einer Henne aus Manitoba.)** Canad. J. comparat. Med. veterin. Sci. **27** (1963) Nr. 4. S. 100. – 6 Lit.

Vf. berichtet über den Fund eines 105 mm langen weibl. Spulwurmes der Art *Ascaridia galli* im Ei einer Henne aus einer vorstädtischen Hühnerhaltung. Über ähnliche Funde in verschiedenen Staaten der USA ist bislang fünfmal berichtet worden. Die Längenangaben der gefundenen Würmer variieren von 56 bis 72 mm. S. Nickel. 9810.

**4-64/03-0656** Cotteleer, C.; Ukkel, Nat. Inst. voor Diergeneeskundig Onderzoek. Toediening van methyridine in het drinkwater voor de behandeling van capillariosis en heterakidiosis bij het pluimvee. **(Die Anwendung von Methyridin im Trinkwasser zur Behandlung der Capillariose und Heterakidiose beim Geflügel.)** Vlaams diergeneeskund. Tijdschr. **31** (1962) Nr. 11. S. 279–282. – 4 Tab., 2 Lit.

An Leghornhühnern, die eine natürliche Infektion mit Capillaria, Heterakiden oder beiden zusammen aufwiesen, wurden Therapieversuche mit Methyridin durchgeführt. Jedes Tier wurde einzeln gehalten. Das Medikament wurde in Dosen von 0,5 ml (450 mg Substanz), 1,0 ml (900 mg Substanz) und 2 ml (1800 mg Substanz) einmal im Trinkwasser verabreicht. Die Kontrolle erfolgte durch regelmäßige Untersuchung des Kotes während einer Periode von 46–59 Tagen nach der Behandlung. Vergiftungserscheinungen wurden trotz der hohen Dosierungen nicht beobachtet. Die Kontrolle des Kotes ergab selbst bei der höchsten Dosierung nur eine schwache Wirkung gegen die beiden Wurmgruppen. W. Wittig. 9810.

**4-64/03-0657** Joyner, L. P.; New Haw, Weybridge, Surrey, Min. of Agric., Fisheries and Food. Some metabolic relationships between host and parasite with particular reference to the Eimeriae of domestic poultry. **(Einige Stoffwechselbeziehungen zwischen Wirt und Parasit, mit besonderer Berücksichtigung der Eimeriae des Hausgeflügels.)** Proc. Nutrit. Soc. 22 (1963) Nr. 1. S. 26–32. – 1 Tab., 37 Lit.

Mit Protozoen sind Versuche, die die Analyse der Beziehung zwischen Wirt und Parasit zum Ziel hatten, bisher zum großen Teil auf extracelluläre Arten beschränkt gewesen. Sie konnten schneller biochemischen in vitro-Verfahren ausgesetzt werden. Über die intracellulären Sporozoa, besonders die ökonomisch sehr wichtigen Gattungen *Plasmodium* (Malaria-Erreger) und *Eimeria*, ist auf diesem Gebiet wenig bekannt; denn ihre Stoffwechselbeziehungen zum Wirt sind sehr innig und schwer zu analysieren. Beide Gattungen besitzen höchste Wirtsspezifität mit relativ begrenzten immunologischen Reaktionen, wahrscheinlich infolge des äußerst anspruchsvollen Eiweißbedarfes. In den letzten Jahren ist großes Gewicht auf die Chemotherapie der Coccidien-Infektionen gelegt worden. Man vermutete auf dieser Basis, Kenntnis über diejenigen Stoffwechselprodukte zu erlangen, die zwar für den Parasiten, aber nicht für den Wirt wesentlich sind. So reagieren die Eimerien auf Veränderungen ihrer Umwelt. Umgekehrt allerdings – wie alle Parasiten, die pathologische Veränderungen im Wirt induzieren – schwächen sie letztlich die Stoffwechselleistung des Wirtes. In dieser Hinsicht haben die Coccidien eine besondere Bedeutung, da nahezu alle *Eimeria*-Arten das Epithel des Darmtraktes invadieren. Vf. bezweckt, diese Diskussion auf die 6 Eimeria-Arten zu beschränken, die gewöhnlich im Hausgeflügel (*Gallus domesticus*) gefunden werden. *E. mitis* ist der bösartigste Parasit, seine Schizonten sind klein und dringen nicht tief ins Zellgewebe. Nur bei schweren Infektionen (50000–100000 Oocyten) reduziert er die Gewichtszunahme sehr junger Küken. Auch mit *E. acervulina* sind relativ schwere Infektionen nötig, um eine signifikante Wachstumshemmung beim Geflügel zu beweisen. Es kommt zu Entzündungen und Ödemen, Abmagerung und begrenzter Mortalität. Die Schizonten von *E. necatrix* und *E. tenella* dringen tief in die Submucosa, und gehäufte Todesfälle sind nicht selten. Blutungen, Anämie und verminderte Gewichtszunahme kennzeichnen die befallenen Tiere. Der Einfluß der Diät des Wirtes auf Coccidien-Infektionen macht sich in dem Sinne bemerkbar, daß durch dem Futter zugesetzte Magermilch die Schwere einer Infektion vermindert wird. Vitamin K im Futter soll die Mortalität bei Coccidien-Befall herabsetzen, besondes bei den Parasiten, die Blutungen verursachen (*E. tenella* und *E. necatrix*). Heilmittel können ihre Aktivität durch Einschaltung in den Stoffwechsel der spezifischen Nährstoffe, der die Parasiten vom Wirt bedürfen, zeigen. Sulfonamide sind gegen alle *Eimeria*-Arten des Hausgeflügels wirksam. Weitere Details müssen im Original nachgewiesen werden.
G. Diez. 9810.

**4-64/03-0658** Vasilev, I. Kŭm chelmintofaunata na domašnata gŭska (Anser anser Dom.) v Bŭlgarija. **(Beitrag zur Helminthenfauna der Hausgans**

**[Anser anser Dom.] in Bulgarien.)** Izvestija na Centralnata chelmintologična laboratorija. Bŭlgarska akademija na naukite, Sofija 7 (1962) S. 11–17. – 3 Abb., 8 Lit. Zus. in Russ., Engl.

Während aller Jahreszeiten wurden 511 aus verschiedenen Landesteilen stammende Gänse zerlegt und auf Helminthen untersucht. Bei 478 (93,54%) von ihnen wurden folgende Helminthen nachgewiesen: 9 Arten Trematoden, 10 Arten Cestoiden, 16 Arten Nematoden und 1 Art Acanthocephala. Als Gänseparasiten aus spontaner Infektion wurden erstmalig die folgenden Arten nachgewiesen: *Hymenolopis abortiva, Ascaridea dissimilis, Streptocara pectinifera, Gongylonema sp., Capilla nabursata* und *Hystriclus tricolor*. Es wurde auch ein Fall von Überparasitierung von *Polymorphus magnus* am Strobel der *Drepanidotaenia lanceolata* festgestellt. Z. Tomow. 9810.

**4-64/03-0659** Vasilev, I. Kŭm chelmintofaunata na pujkata (Meleagris gallopavo L.) v Bŭlgarija. **(Beitrag zur Helminthenfauna des Truthuhns [Meleagris gallopavo L.] in Bulgarien.)** Izvestija na Centralnata chelmintologična laboratorija. Bŭlgarska akademija na naukite, Sofija 7 (1962) S. 19–27. – 3 Abb., 1 Tab., 6 Lit. Zus. in Russ., Engl.

Es werden die Ergebnisse der helminthologischen Zerlegungen mitgeteilt, die von 1958 bis 1961 an 502 aus verschiedenen Landesteilen stammenden Truthühnern vorgenommen wurden. Helminthen wurden bei 390 (77,64%) Truthühnern nachgewiesen, und zwar zählten 9 Arten zu den Trematoden, 12 zu den Cestoden, 13 zu den Nematoden und 1 Art zu den Acanthocephalen. Als am Truthuhn schmarotzend wurden erstmalig folgende Arten festgestellt: *Echinostoma miyagawai, Echinostoma paraulum, Rachlietina circumvallata, Drepanidotaenia przewalski, Fimbriaria fasciolaris, Amoebotaenia spheneides, Rhabdometra nigropunctata, Gangylonema sp. Medierhynchus sp.* Z. Tomow. 9810.

**4-64/03-0660** Nečinennyj, D.K. und Kartašov, M.V.; Krymer Forsch.-Versuchsstat. Opyt bor̂by s naružnymi parazitami ptic na pticefermach Krymskoj oblasti. **(Versuch zur Bekämpfung der Ektoparasiten auf den Geflügelfarmen im Krim-Gebiet.)** Trudy Vsesojuznogo instituta ėksperimental'noj veterinarii, Moskva 28 (1963) S. 348–355. – 6 Lit. Zus in Franz. 9810.

**4-64/03-0661** Hilbrich, P.; Hannover, Landwirtschaftskammer, Tiergesundheitsamt. **Probleme der Diagnostik in der Geflügelherde.** Dtsch. tierärztl. Wschr. **70** (1963) Nr. 2. S. 50–52. – 5 Abb.

Im Unterschied zu den Großtieren sind beim Geflügel äußere pathognomonische Krankheitsmerkmale nur selten. Die Störungen des Allgemeinbefindens sind bei den meisten Krankheiten ziemlich ähnlich. Mit Sicherheit lassen sich am lebenden Tier Ektoparasiten, Eileitervorfälle, Favus, Federfressen, Kannibalismus, Osteopetrosis, Verletzungen, Erfrierungen, Berosis, Niacin-, Pantothensäure- und Biotinmangel sowie Rachitis nachweisen. Dagegen haben Atembeschwerden, Nasenausfluß, Conjunktivitis, diphtheroide Beläge, cerebrale Symptome, Gehstörungen, Augenveränderungen, Cyanosen, blutiger Kot, Kloakenverklebungen, verschmutztes Gefieder und dünnschalige Eier verschiedene innere Ursachen. Es kann daher, wenn der Zerlegungsbefund nicht eindeutig ist, auf bakteriol., parasitol., virologische, serologische, histol. und klinisch-chemische Untersuchungen nicht verzichtet werden. E. Wojaczek-Steffke. 9850.

**4-64/03-0662** Löliger, H. Chr.; Celle, Bundesforsch.-Anst. für Kleintierzucht. **Die Möglichkeiten und Grenzen des pathologisch-anatomischen Befundes für die Diagnose von Geflügelkrankheiten.** Dtsch. tierärztl. Wschr. **70** (1963) Nr. 4. S. 91–94. – Zus. in Engl.

Im Vergleich zu den übrigen Haustieren kommt bei Geflügel der pathologisch-anatomischen Diagnose größere Bedeutung zu, da die klinische Untersuchung meistens nur sehr unspezifische Erscheinungen gibt und kompliziertere klinische Methoden im Vergleich zur einfach auszuführenden Sektion zu aufwendig sind. Diese häufig auf technische Vorteile gegründete Bevorzugung der Sektion führt oft dazu, den Wert dieser Diagnosemöglichkeit zu überschätzen. Die Reaktion des Geflügelkörpers auf ätiologisch unterschiedliche Noxen kann ziemlich gleichförmig sein. Je unspezifischer makroskopische oder mikroskopische Organveränderungen sind, desto mehr sinkt ihr diagnostischer Wert. Für eine ganze Reihe von Krankheiten vermag die Sektion nur Hinweise zu geben. Bakteriologische und andere ätiologische Untersuchungen, klinische Symptome und Verlauf im Bestand sind häufig zur Diagnose notwendig. Auf die Schwierigkeit der Bewertung mehrerer gleichzeitig vorliegender Erkrankungen am Einzeltier für die für den Bestand wichtige Hauptdiagnose wird hingewiesen. W. Seffner. 9850.

---

**4-64/03-0663** *Aleyassin, Morteza.* **Untersuchungen über Antibiotica-Gaben zum Ausgleich von Belastungen bei der Batteriehaltung von Legehennen.** Diss. Landwirtsch. Fak. Hohenheim. 1962. (63 S.) 8°. (Diss. 9248)

**4-64/03-0664** *Kruza, Bohumil.* **Ochrana zdraví drubeže.** (Gesundheitsschutz des Geflügels.) Praha: Státní zemědělské nákl. 1963. (169 S.) 8°. (1963 A 822)

**4-64/03-0665** *Sjurin, Vasilij Nikolaevič.* **Psevdočuma ptic (ńjukaslskaja bolezń).** (Pseudo-Geflügelpest — Newcastle Krankheit.) Moskva: Sel'chozizdat. 1963. (303 S.) 8°. (1963 A 670)

## XXV. KRANKHEITEN DER TIERE ZOOLOGISCHER GÄRTEN, DER PELZTIERE, DES WILDES, DER FISCHE

**4-64/03-0666** Woodford, Michael H. Translocation – a method of saving a species in danger of extinction. **(Umsiedlung — eine Möglichkeit zur Verhütung der Ausrottung von Tierarten.)** Veterin. Rec. **75** (1963) Nr. 9. S. 219–222. – 1 Abb.
Am Beispiel der arabischen Oryx-Antilope (*Oryx leucoryx*) wird gezeigt, wie es möglich ist, Tiere, die der besonderen Verfolgung durch den Menschen ausgesetzt sind, durch Gefangennahme und Umsetzen in ein verfolgungssicheres Biotop vor der restlosen Ausrottung zu bewahren. Die beschriebene Art gilt als besonders interessante Jagdtrophäe, für deren Erbeutung Kraftfahrzeuge und automatische Waffen eingesetzt werden. Da internationale Abmachungen in Heimatgebieten der Antilope (Gebiete nördlich von Saudi-Arabien) nicht eingehalten werden, wurden 2 männliche und 1 weibliches Tier eingefangen und in das Gebiet von Nairobi verbracht. – Unmittelbar nach der Gefangennahme erhielten die Tiere Injektionen von Betamethason um die Adrenalin-Erschöpfung auszugleichen. Weiterhin wird es als günstig angesehen, zur Erleichterung des Transportes in Kisten die Aktivität der Tiere durch Tranquillizer zu beeinflussen. F. Lüpnitz. 9862.

**4-64/03-0667** Sosnowski, A.; Lódz, Zool. Garten. **Narkoseversuche bei Zootieren.** Nord. Veterinärmed. **14** (1962) Suppl. Nr. 1. S. 47–56.
Bei Rhesusaffen kann Chloroform als Narkoticum verwendet werden. Lamas werden nach oraler Aufnahme von 300–400 g/100 kg 10%iger Chloralhydratlösung so schläfrig, daß sie gelegt werden können. Bären werden mittels 1,5–9 mg/kg Morphinum hydrochloricum i. m. gedämpft und durch Chloroforminhalation narkotisiert. Aethylurethan wurde mit wechselndem Erfolg bei verschiedenen Raubtieren eingesetzt. Bei den unterschiedlichsten Tierarten (Hirsche, Lamas, Füchse, Schafe, Bären, Großkatzen) wurden auch Narcosan, Phanodorm und Luminal oral appliziert, wobei lediglich bei den Fleischfressern befriedigende Erfolge zu verzeichnen waren. Fenactil (ein Neuroplegicum auf Chlorpromazinbasis ? d. Ref.) ist ein ausgezeichnetes Beruhigungsmittel, das in der Dosierung von 2–6 mg/kg i. m. verabfolgt wird. Nach Fenactilprämedikation kann man Eunarcon (0,1–0,2 ml/kg) i. v. applizieren. Bei Waschbären muß man 1 ml/kg injizieren, jedoch sollte man die Dosis halbiert im Abstand von 15 Min. geben. A. Kuntze. 9862.

**4-64/03-0668** Schulze, W.; Hannover, Tierärztl. Hochschule, Klin. für Kleine Haustiere und Forens. Med.; Ambulator. Klin. **Zur Frage der Schmerzausschaltung bei Zootieren und ihre Bedeutung im Rahmen des allgemeinen Tierschutzes.** Nord. Veterinärmed. **14** (1962) Suppl. Nr. 1. S. 5–16. – 1 Tab., 9 Lit. Zus. in Engl., Dän.
Zum Schmerz des Zootieres gesellt sich in nicht geringem Maße Angst beim Festhalten und Behandeln hinzu. Sie kann unter Umständen lebensbedrohlich werden. Daher sollten Zootieren, wenn immer es möglich ist, schon vor Injektionen Neuroplegica oral appliziert werden. Die Cap- chur gun sollte nur dort eingesetzt werden, wo das Tier weder übermäßig geängstigt noch beschädigt werden kann. A. Kuntze. 9862.

**4-64/03-0669** Kuntze, A.; Berlin, Tierpark. **Operative Eingriffe an Wildwiederkäuern unter besonderer Berücksichtigung der Schmerzausschaltung.** Nord. Veterinärmed. **14** (1962) Suppl. Nr. 1. S. 63–71. – 5 Abb., 1 Tab., 11 Lit. Zus. in Engl., Dän.
Anhand einer Tabelle werden die Indikation zur Operation, Prämedikation und Anästhesieverfahren bei 17 Wildwiederkäuern (Zerviden, Antilopen, Wisente) erörtert. Während für Hauswiederkäuer die Lokalanästhesie als günstigste Form der Schmerzausschaltung anzusehen ist, sollten Wildwiederkäuer bevorzugt in Allgemeinnarkose operiert werden. Nach Möglichkeit sollten die Tiere vor dem Einfangen schon durch Neuroplegica sediert werden. Die Kombination von Chloralhydrat und Guajakolglycerinaether wird zur Schmerzausschaltung bei exotischen Wiederkäuern empfohlen.
A. Kuntze. 9862.

**4-64/03-0670** Mortelmans, J. und Vercruysse, J.; Antwerp, Belgium, Zoo. The use of succinylcholine to restrain captive wild animals. **(Die Verwendung von Succinylcholin als Zwangsmittel bei in Gefangenschaft gehaltenen Wildtieren.)** Nord. Veterinärmed. **14** (1962) Suppl. Nr. 1. S. 72–75.
Es wurden verschiedene Antilopen, Zerviden, Bisons, Yaks, Büffel, Trampeltiere, Braunbären und Wildschweine mittels Succinylcholinchlorid relaxiert – und nach entsprechender Höherdosierung – erstickt. Zum Niederlegen der Wiederkäuer ist es weniger geeignet, da die therapeutische Breite zu gering ist. Hier sollte es daher nur in Notfällen eingesetzt werden.
A. Kuntze. 9862.

**4-64/03-0671** Marsboom, R., Mortelmans, J., Vercruysse, J. und Thienpont, D.; Beerse, Belgium, Res. Lab. Dr. C. Janssen; Antwerp, Zoo. Effective sedation and anaesthesia in gorillas and chimpanzees. **(Wirksame Sedierung und Anästhesie bei Gorillas und Schimpansen.)** Nord. Veterinärmed. **14** (1962) Suppl. Nr. 1. S. 95–101.
An insgesamt 120 verschiedenen Affen (Gorillas, Schimpansen und kleineren Tieraffen) wurde bewiesen, daß sowohl nach oraler als auch intramuskulärer Applikation von R 4749 (Dehydrobenzperidol) eine so tiefe Sedation erzielt werden kann, daß klinische Untersuchungen und Behandlungen leicht möglich sind. Das Präparat kann Milch oder Fruchtsäften zugesetzt werden und wird anstandslos getrunken. Der gewünschte Effekt ist spätestens 35 bis 45 Min. danach ausgeprägt und hält 8–10 Std. an. Bei adulten Tieren muß manchmal etwas nachdosiert werden. Überdosierungen erzeugen parasympathische und extrapyramidale Störungen. R 4749 eignet sich gut zur Prämedikation von Narkosen. Die Vorteile einer Kombination mit einem Morphinabkömmling („Neuroleptanalgesie“ )werden besprochen.
A. Kuntze. 9862.

**4-64/03-0672** Godglück, G.; Berlin, Bundesgesundheitsamt, Robert Koch-Inst. **Die Anwendung von Psycho-Sedativa (Decentan) in der Versuchstieraffenhaltung.** Nord. Veterinärmed. **14** (1962) Suppl. Nr. 1. S. 87–94. – 7 Lit. Zus. in Engl., Dän.

Zu Versuchszwecken gehaltene Affen müssen oft gefangen und „behandelt" werden. Es ist daher aus mehreren Gründen vorteilhaft, diese Tiere vor dem Fangen durch orale Applikation eines Neurolepticums zu sedieren. Durch Versuche an insgesamt 48 Rhesusaffen (*Macaca mulatta*) wurde festgestellt, daß nach oraler Applikation von 4 mg/kg Kgw. Perphenazin (Decentan/Merck) eine ausreichende neurovegetative Dämpfung erzielt werden kann. Die Aufnahme des Präparates gelingt am besten, wenn man zerbröckelte Decentantabletten in Bananenscheiben eindrückt. A. Kuntze. 9862.

**4-64/03-0673** Graham-Jones, Oliver; London, Zool. Soc. Notes on the restraint and anaesthesia of primates. **(Bemerkungen über Zwangsmittel und Anästhesie bei Primaten.)** Nord. Veterinärmed. **14** (1962) Suppl. Nr. 1. S. 76–86. — 3 Lit. Zus. in Dän., Dtsch.
Primaten widersetzen sich dem Angreifen des Menschen mit Zähnen und 4 Händen. Kleinere Affen können mit „Polizeigriff" (beide Arme oberhalb des Ellenbogens anfassen, auf dem Rücken gegeneinanderdrücken!) gehalten werden. Sedativa oder Narkotica, die oral appliziert werden sollen, müssen farblich, geschmacklich und geruchsmäßig „unauffällig" sein. Größere Primaten werden entweder in Zwangskäfigen gehalten oder erhalten notwendige Injektionen per Cap chur gun. Die Vor- und Nachteile der Injektions- und Inhalationsnarkose werden gegeneinander abgewogen. Wenn irgend möglich, sollten Primaten nur mit Inhalationsnarkose betäubt werden.
A. Kuntze. 9862.

**4-64/03-0674** Dózsa, I.; Budapest, Zoo. **Durch Chlorpromazin potentierte Narkose bei Felidae.** Nord. Veterinärmed. **14** (1962) Suppl. Nr. 1. S. 107–111. — 13 Lit. Zus. in Engl., Dän.
Durch i. m. Injektion von je 1 ml 0,5%igem Chlorpromazin (Hibernal) und Sedacholin (Barbiturnatrium 6,72, Acid. phenylaethylobarbituricum 3,00, Urethanum 25,00, Spiritus conc. 15,00, Glycerin 12,50, Aqua dest ad 100,00) pro kg Kgw. kann auch bei Großkatzen eine excitationslose Narkose erzeugt werden, die etwa 30–40 Minuten post inj. voll wirksam ist. Unter der Narkose sinkt die Körpertemperatur um 0,5–2 °C ab. A. Kuntze. 9862.

**4-64/03-0675** Klöppel, Günter; Frankfurt/M., Zool. Garten. **Kombinierte Thiogenal-Narkose bei Großraubkatzen.** Nord. Veterinärmed. **14** (1962) Suppl. Nr. 1. S. 102–106. — 7 Lit. Zus. in Engl., Dän.
Insgesamt 13 Großkatzen (6 Löwen, 4 Tiger, je 1 schwarzer Panther, Puma und Gepard) wurden z. T. mehrmals durch Combelen-Thiogenal-Kombination narkotisiert. Durch intramuskuläre Injektion von 1 mg/kg Combelen wird das Tier soweit beruhigt, daß Thiognal in die V. cephalica antebrachii der fixierten Vordergliedmaße injiziert werden kann. Je nach Operationsdauer waren 18–45 mg/kg Kgw. Thiogenal notwendig. A. Kuntze. 9862.

**4-64/03-0676** Campbell, Heather und Harthoorn, A. M.; Kabete, Kenya, Roy. Coll., Fac. of Veterin. Sci. The capture and anaesthesia of the African lion in his natural environment. **(Fang und Anästhesie bei einem afrikanischen Löwen in freier Wildbahn.)** Veterin. Rec. **75** (1963) Nr. 10. S. 275–276. — 1 Abb., 2 Tab., 3 Lit.
Mit Hilfe einer als Geschoß ausgebildeten Injektions-Spritze wurde ein 5 Jahre alter männlicher Löwe (*Felis leo massaica*, Neumann) in freier Wildbahn anästhesiert. Für das etwa 400 lb. (1 lb = 453 g) schwere Tier wurde ein Gemisch von Phencyclidine (1 mg/lb), Largactil (0,4 mg/lb) und Hyoscine (0,05 mg/lb) verwendet. Die Injektion wurde in die rechte Schulter appliziert. Nach 2 Min. legte sich das Tier nieder, innnerhalb von weiteren 6 Min. ging die Atemfrequenz von 104 auf 47 zurück, in der 13. Min. sank der Kopf zurück, in der 15. Min. betrug der Puls 120, die Atemfrequenz 37. Der Corneal-Reflex blieb erhalten, ein Fußsohlen-Reflex war nicht festzustellen (jedoch

ist es möglich, daß der digitale Druck nicht stark genug war). 1 Std. nach der Injektion ließ die Bewußtlosigkeit nach, nach 10 Std. zog sich das Tier wieder in sein Revier zurück. F. Lüpnitz. 9862.

**4-64/03-0677** Lindau, Karl-Heinz; Köln, Zool. Garten. **Versuche mit Tranquillizern bei Vögeln.** Nord. Veterinärmed. **14** (1962) Suppl. Nr. 1. S. 112–117. – Zus. in Engl.
Große Laufvögel (Strauße, Nandus, Emus) sind schwierig einzufangen und zu behandeln. Es sollten daher versucht werden, durch orale Gaben von Transquillizern einen der Neurolepsie der Säugetiere vergleichbaren Zustand herbeizuführen. Versuche mit Contergan und Combelen blieben erfolglos. Durch Meprobamatdragees („Miltaun") konnten sowohl Stockenten als auch je ein Kranich und Emu beruhigt werden. Offensichtlich müssen aber sehr hohe Dosen (z. B. erhielt der Emu 9600 mg Wirksubstanz) appliziert werden. A. Kuntze. 9862.

**4-64/03-0678** Schmidt, J., Spielmann, W. und Weber, M.; Frankfurt/M., Zool. Garten; Univ.-Klin. **Serologische Befunde beim Flachlandgorilla (Gorilla g. gorilla Savage and Wyman 1847).** Z. Säugetierkunde **28** (1963) Nr. 4. S. 242–248. – 6 Tab., 22 Lit. Zus. in Engl., Franz.
Zu den bisher erhobenen 28 Blutgruppenbefunden beim Flachlandgorilla, von denen 18 verwertbar sind, werden 5 weitere Befunde aus 3 zoologischen Gärten hinzugefügt. Bei allen 5 Individuen konnte ein B-Rezeptor nachgewiesen werden, der sich von dem der übrigen *Hominoidea* wegen seiner Ähnlichkeit mit dem B-Antigen der *Cercopithecoidea* und des Genus *Lemur* unterscheidet. Er wurde mit B m bezeichnet. Da bisher beim Flachlandgorilla stets die Gruppe B diagnostiziert wurde, dürfte sie sehr häufig wenn nicht regelmäßig auftreten. Die M- und N-Faktoren waren bei keinem der 5 Tiere nachweisbar. Im Rhesus-System gelang bei 4 Tieren der Nachweis D-ähnlicher Rezeptoren. Zweimal wurden außerdem C-ähnliche Rezeptoren ermittelt, die Reaktionen mit Anti-C-, Anti-E- und Anti-e-Reagenzien fielen immer negativ aus. G. Becker. 9862.

**4-64/03-0679** Gerber, A. und Ben-Shaul, Dvorah; Jerusalem, Biblical Zoo. Beri-beri and acute hypoproteinaemia in an infant orang-utan. **(Beri-beri und akute Hypoproteinämie bei einem jungen Orang Utan.)** Refuah Veterinarith [Jerusalem] **20** (1963) Nr. 1. S. 44–43. – 2 Abb., 1 Lit.
Ein junger weiblicher, frisch importierter Orang Utan saß lustlos herum. Die meisten Extremitätengelenke waren druckempfindlich. Am Gesicht und an den Extremitäten hatten sich Oedeme ausgebildet. Gleichzeitig bestand geringgradige Diarrhoe. Der Serumproteingehalt betrug 4,9 g%, das Albumin-Globulinverhältnis 1:1. Durch eiweißreiche Nahrung (rohes Fleisch, gekochte Eier, Kochfisch usw.) und tägliche (10 Tage lang) Applikation von 100 mg Aneurin konnte das Tier geheilt werden. Der Serumproteingehalt stieg nach einigen Wochen auf 7,9 g% an, der Albumin-Globulinquotient betrug nach Abschluß der Behandlung 1,8:1. A. Kuntze. 9862.

**4-64/03-0680** Marsboom, R., Mortelmans, J. und Vercruysse, J.; Beerse, Belgien, Untersuchungslab. Dr. C. Janssen; Antwerpen, Zool. Garten. **Haloperidol (R 1625) als Antiemetikum in einem Fall von hartnäckigem Erbrechen bei einem Gorilla.** Kleintier-Prax. **8** (1963) Nr. 3. S. 61–62. – 7 Lit. Zus. in Engl., Franz.
Gorillas erbrechen sowohl in der Gefangenschaft als auch in der Freiheit leicht. Die Ejekta werden meist wieder verzehrt, so daß dieses Geschehen als „physiologisch" angesehen werden kann. Ein junger weiblicher Flachlandgorilla (*Gorilla gorilla*) erbrach jedoch so häufig, daß sich bald Exsiccose und schwerste Allgemeinstörungen einstellten. Chlorpromacin- und Vitamingaben blieben erfolglos. Darum beschloß man, Haloperidol zu geben, das in Experimenten

als 50–200mal anti-emetisch wirksamer als Chlorpromazin erkannt wurde. Das Tier erhielt 2mal täglich 1 mg mit der Milch. Das Allgemeinbefinden besserte sich schnell wieder, so daß nach 10 Tagen nur noch „physiologisches" Erbrechen beobachtet wurde. A. Kuntze. 9862.

**4-64/03-0681** Kuntze, A. und Moch, G.; Berlin, Tierpark; Zentralinst. des Med. Dienstes des Verkehrswes. **Cutis verticis gyrata beim Rhesusaffen (Macaca mulatta) als Folge einer A-Hypovitaminose.** Kleintier-Prax. 8 (1963) Nr. 1. S. 14–18. – 4 Abb., 36 Lit.
Bei 3 weiblichen Rhesusaffen (*Macaca mulatta*) wurden auf der Haut der unterer Rückenhälfte, der Gesäßpartien sowie der oberen Oberschenkeldrittel gehirnfurchenartige Hautverdickungen vorgefunden, die äußerlich der beim Menschen sehr seltenen Cutis verticis gyrata entsprechen. Es ist wahrscheinlich, daß die Proliferationen durch Verzehr ungeschälter und ungewaschener Apfelsinen entstanden, die mit O-Phenylphenol imprägniert worden waren. Nach sehr hohen Vitamin-A-Gaben klangen die Veränderungen ab. A. Kuntze. 9862.

**4-64/03-0682** Bhatavdekar, M. Y. und Purohit, B. L. A record of sarcosporidiosis in lion. **(Ein Bericht über Sarcosporidiosis bei Löwen.)** Indian veterin. J. **40** (1963) Nr. 1. S. 44–45. 9862.

**4-64/03-0683** Singh Rathore, Sohan und Singh, Ratan. Repair of mandible fracture in camel. **(Wiederherstellung eines Kieferbruches bei einem Kamel.)** Indian veterin. J. **40** (1963) Nr. 1. S. 56–58. 9862.

**4-64/03-0684** Garlt, Chr.; Rostock, Bezirks-Tierklin. **Ein Beitrag zur operativen Behandlung von Unterkieferbrüchen bei Flossenfüßern (Pinnipedia).** Kleintier-Prax. 8 (1963) Nr. 2. S. 40–44. – 6 Lit.
Zwei Kegelrobben des Zoologischen Gartens Rostock zogen sich Unterkieferfrakturen zu. Bei beiden Tieren sollten die Fragmente durch operative Osteosynthese vereinigt werden. Das erste Tier, bei dem beide Unterkieferäste frakturiert waren, verstarb unter der Neuroleptanalgesie (Propaphenin-Polamivet). Bei der zweiten Robbe verlief die Operation erfolgreich. Nur in den ersten Tagen p. op. war die Futteraufnahme infolge Mundbodenschwellung etwas behindert. Anhand der einschlägigen Literatur wird die Wirkungsweise der Neuroleptica diskutiert. A. Kuntze. 9862.

**4-64/03-0685** Withe, F. H.; Gainesville, Univ. of Florida. Leptospiral agglutinins in snake serums. **(Leptospirenagglutinine in Schlangenseren.)** Amer. J. veterin. Res. **24** (1963) Nr. 98. S. 179–182.
155 Schlangen, in der Mehrzahl Natternarten und Mokassinschlangen, wurden im Staate Florida gesammelt und auf das Vorkommen von Leptospiren untersucht. 38 Tiere (24,5%) reagierten in der Agglutination positiv mit einem oder mehreren Serotypen. Sieben Schlangen hatten davon einen Titer von 1:100 und höher, hauptsächlich mit *Leptospira ballum*. Mit *L. pomona* und *L. icterohaemorrhagiae* wurden Titer von 1:1600 bzw. 1:200 festgestellt. Kulturversuche aus Leber und Nieren verliefen negativ. L. Stoll. 9862.

**4-64/03-0686** Pruski, St.; Warschau, Städt. Zool. Garten. **Krankheits- und Todesursache bei Straußen (Struthio camelus) in den polnischen Zoologischen Gärten.** Kleintier-Prax. 7 (1962) Nr. 8. S. 241–244. – 17 Lit.
Nach einem statistischen Rückblick über 40 Todesfälle von Straußen (*Struthio camelus* L.), die in der Literatur von 1897–1959 beschrieben wurden, werden die Krankengeschichten und Sektionsbefunde von 6 Straußenvögeln mitgeteilt, die von 1957–1960 in polnischen Zoos verstarben. A. Kuntze. 9862.

**4-64/03-0687** Klöppel, G.; Frankfurt/M., Zool. Garten. **New Castle-Infektionen bei Straußen.** Kleintier-Prax. 8 (1963) Nr. 1. S. 10–12.

In Frankfurt/Main erkrankten mehrmals Strauße an zentralnervösen Störungen, die meist mit korkzieherartiger Halshaltung gekoppelt waren. Die meisten Vögel starben, ein Tier konnte durch hohe Antibioticagaben geheilt werden. Während Hühnervögel niemals erkrankten, verendeten viele Raubvögel gleichfalls an New-Castle-Disease. Der Virusnachweis gelang durch Bruteitest und Hämagglutination. Die Infektion erfolgte wahrscheinlich durch infizierte Hühnereier. A. Kuntze. 9862.

**4-64/03-0688** Zwart, P.; Utrecht, Rijksuniv., Inst. voor Trop. en Protozoaire Ziekten. **Über einige Vogelkrankheiten und ihre praktische Bedeutung.** Kleintier-Prax. **8** (1963) Nr. 1. S. 7–10. – 5 Lit.

Volierenvögel (Zebra- und Tigerfinken, Orangebäckchen usw.) erkranken nicht selten an Trichomoniasis. Die pathologisch-anatomischen Alterationen gleichen denen der Taubentrichomoniasis. Durch Enheptin-Trinkwasserbehandlung (6 Tage lang) kann der sonst epidemische Verlauf gestoppt werden. Bei Paradiesvögeln wurde eine Erkrankung beobachtet, die mit z. T. schweren zentralnervösen Ausfallserscheinungen einherging. Sie konnte durch Vitamin-E-Gaben geheilt werden. Zinnpräparate eignen sich gut zur Bekämpfung der Bandwurmplage des Wassergeflügels. Bei fischfressenden Vögeln werden häufig Rotlauferkrankungen beobachtet, die durch kombinierte Rotlaufserum-Penicillinbehandlung schnell heilbar sind. A. Kuntze. 9862.

**4-64/03-0689** Bhambani, B. D. und Murty, D. Krishna; Mathura, India, Uttar Pradesh Coll. of Veterin. Sci. and Animal Husbandry. An outbreak of diarrhoeal disease among budgerigars (Melopsittacus undulatus). **(Ausbruch einer seuchenhaft verlaufenden Diarrhoe bei Wellensittichen [Melopsittacus undulatus].)** Veterin. Rec. **75** (1963) Nr. 30. S. 772–774. – 2 Tab., 31 Lit.

In einer Herde von 204 Wellensittichen brach eine seuchenhaft verlaufende Enteritis aus, an der innerhalb von 2 Mon. 116 Tiere (56,8%) verstarben. Klinisch wurden Apathie, gesträubtes Gefieder, Erbrechen und grünlicher Stuhl beobachtet. Aus dem Darminhalt wurden *E. coli*-Keime gezüchtet, die sich hochpathogen für weiße Mäuße erwiesen. Sie waren Streptomycin-, Oxytetracyclin- und Tetracyclin-empfindlich. Durch Zusatz von Oxytetracyclin zum Futter konnte der Seuche Einhalt geboten werden.
A. Kuntze. 9862.

**4-64/03-0690** Steel, E. A. und Hinde, R. A.; Madingley, Univ. of Cambridge, Hormonal control of brood patch and oviduct development in domesticated canaries. **(Hormonale Beeinflussungen bei der Entwicklung von Brutfleck und Oviduct-Entwicklung von Kanarienvögeln.)** J. Endocrinol. [London] **26** (1963) Nr. 1. S. 11–24. – 5 Abb., 15 Lit.

Bei zahmen Kanarienvögeln wurde festgestellt, daß – nach intramuskulärer Injektion von Hormon-Präparaten – die Entwicklung des Oviductes und die Ausbildung des Brutfleckes experimentell beeinflußt werden können. – Verwendet wurden: Oestrogene (Oestradiol-benzonat in wäßriger Lösung) (I), Progesteron (II), Prolactin (III) und Testosteron. – Die Ausbildung des Brutfleckes wird durch I in Verbindung mit einem weiteren Hormon ausgelöst. Es konnte nicht geklärt werden, ob II oder III unter natürlichen Bedingungen entscheidend ist. Auf jeden Fall wirken jedoch I und III in hohen Dosen antagonistisch. – Die Entwicklung und das Wachstum des Oviductes werden durch II und III gefördert. Bei bestimmten Konzentrationen wirkt I antagonistisch. – I steigert den Nestbautrieb, II und III haben keinerlei stimulierende Wirkung. F. Lüpnitz. 9862.

**4-64/03-0691** Kleinert, Wolfgang; Leipzig, Karl-Marx-Univ., Veterinärmed. Fak., Inst. für Pelztierkunde. **Die Tollwut bei Pelztieren.** Diss. Leipzig **1962** 100 S. – 2 Abb., 86 Lit.

Literaturübersicht zum Vorkommen der Tollwut bei Pelztieren, wobei insbesondere die Rolle der freilebenden Pelztiere in der Infektionskette, die klinischen Symptome und der Verlauf der Erkrankung, das Vorkommen von Negri-Körperchen im Gehirn sowie Fragen der Differentialdiagnose und der Bekämpfung berücksichtigt werden. Die Darlegungen beziehen sich in erster Linie auf Fuchs, Dachs und Marder. H. Gürtler. 9870.

**4-64/03-0692** Andersen, Ånund; Heggedal, Norw. Tierärztl. Hochschule. **Aktuelle parasitäre Erkrankungen bei Pelztieren und ihre Behandlung.** Dtsch. Pelztierzüchter **37** (1963) Nr. 8. S. 142–145.
Eine große wirtschaftliche Bedeutung kommt den parasitär bedingten Krankheiten der Pelztiere heute nicht mehr zu. Von den Ektoparasiten spielt die Ohrmilbe (*Otodectes cynotis*) noch in der Fuchszucht eine Rolle. Zur Bekämpfung empfehlen sich DDT-Präparate, von denen sich das Präparat Kverk mit einem Gehalt von 5% DDT und 0,5% Lindan bewährt hat. Auch gegen den Flohbefall wird Kverk erfolgreich eingesetzt. Die häufigste Flohart bei Füchsen ist der Hundefloh (*Ctenocephalus canis*), bei Nerzen wird vorwiegend der Ratten- und Mäusefloh (*Ceratophyllus*) und auch der Menschenfloh (*Pulex irritans*) beobachtet. Die wichtigsten Endoparasiten sind die Spulwurmarten *Toxocara canis* und *Toxocara cati*, deren Bekämpfung mit Piperazin erfolgen kann. Coccidien führen vorwiegend zu Schäden bei Jungtieren. Erkrankte Tiere werden mit Sulfonamiden behandelt. Besonders gefährlich wegen der Gefahr für Menschen sind Trichinen, so daß auf diesem Gebiet strenge gesetzliche Bestimmungen erlassen sind. H. Zimmermann. 9870.

**4-64/03-0693** Bickel, Edmund. **Bekämpfung der Aleutenkrankheit.** Dtsch. Pelztierzüchter **37** (1963) Nr. 8. S. 141–142.
In einem zunächst 1600 Fähen umfassenden, dann wegen Krankheitsverdacht auf 850 Zuchtfähen verminderten Nerzbestand war 1962 ein außerordentlich schlechtes Wurfergebnis festzustellen,. so daß von den 850 Fähen nur 350 Tiere ihre Würfe aufzogen. Testuntersuchungen haben ergeben, daß schließlich nur 120 Fähen als nicht von der Aleutenkrankheit befallen gelten konnten. Die meisten der erkrankten Tiere konnten durch besondere Pflege und Fütterung zwar bis zur Pelzungszeit durchgehalten werden, lieferten jedoch schlechte Fellqualitäten. Alle positiv reagierenden Tiere wurden gesondert gehalten, eine im Okt. bei den vorher negativen Alt- und Jungtieren vorgenommene Testuntersuchung mit dem IAT-Test erbrachte 19% positive Ergebnisse, kurz vor der Ranz 1963 waren es noch 2%. Nur strenge hygienische Maßnahmen können zu einer Eindämmung der Krankheit führen. Große Farmen sind daher durch die Aleutenkrankheit außerordentlich gefährdet.
H. Zimmermann. 9870.

**4-64/03-0694** Becht, H.; Zürich, Univ., Veterin.-Bakteriol. Inst. **Untersuchungen über die Pseudotuberkulose beim Chinchilla.** Dtsch. tierärztl. Wschr. **69** (1962) Nr. 21. S. 626–627. – 5 Lit.
Bei 24 untersuchten Chinchillas wurde folgender dem Bild der Rodentiose gleichender Sektionsbefund erhoben: graue Nekroseherde von knapp Linsengröße mit schmalem hämorrhagischem Saum in der Dünn- und Dickdarmschleimhaut, seltener auf der Magenwand, Vergrößerung der Milz und Durchsetzung mit miliaren Herden, graue Knötchen in der Leber. Histologisch waren zentrale Zerfallsmassen mit Bakteriennestern und randständigen Infiltrationen von Makrophagen, Granulocyten und Lymphocyten zu erkennen. Aus Leber und Milz ließ sich ein Erreger isolieren, der morphologisch, kulturell und teilweise biochemisch dem klassischen Erreger der Pseudotuberkulose glich, andererseits aber auch erhebliche biochemische, serologische und pathologische Unterschiede aufwies. Auch aus der Bauchhöhlencyste eines Schäferhundes wurde ein Erreger vom gleichen biochemischen und serologischen Typ isoliert. H. Zimmermann. 9870.

**4-64/03-0695** Hohner, L. und Mai, R.; Karl-Marx-Stadt, Veterinäruntersuchungs- und Tiergesundheitsamt. **Salmonellainfektionen in zwei Sumpfbiberfarmen. Ein Beitrag zur tierärztlichen Lebensmittelüberwachung.** Mh. Veterinärmed. **18** (1963) Nr. 6. S. 221–226. – 4 Tab., 20 Lit.
Nach ausführlicher Besprechung der Literatur wird auf eigene Untersuchungen anläßlich von Salmonellainfektionen in den beiden Sumpfbiberfarmen M. und D. im Kreise R. eingegangen. Die Organe werden einmal direkt auf Agar-, Gaßner-, Phenolrot- und Blutplatten ausgestrichen, zum anderen in Kaliumtetrathionatbouillon nach Preuß angereichert. Für die Untersuchung von Kot-, Tupfer- und Wasserproben wird die gleiche Anreicherungsflüssigkeit verwendet und dabei die Methode von 3 Anreicherungsstufen nach Lehmann angewendet. Vom Herbst 1961 bis zum Frühjahr 1962 treten in der Farm M. vermehrte Todesfälle auf. *Salmonella typhimurium* wird bei 8 bis 10 Tieren und in 8 von 11 Sammelkotproben nachgewiesen. Im Frühjahr 1962 werden Sammelkotproben aus 135 Zuchtgehegen mit folgendem Ergebnis untersucht: 32mal *S. typhimurium* und 4mal *S. cottbus*. Da die therapeutischen und Desinfektionsmaßnahmen keinen Erfolg haben, werden Proben von 476 getöteten Pelztieren zur Untersuchung eingewiesen; dabei finden sich 20 Fälle von *S. typhimurium*. Der gleiche Erreger wird aus dem Wasser, der Schleusenumgebung und dem Spannbrett isoliert. – In der Farm D. werden Sumpfbiber in der einen sowie Nerze und Blaufüchse in der anderen Abteilung gehalten. Todesfälle treten nur bei den Sumpfbibern auf. In 3 von 6 Kotproben und in 1 von 2 Tieren wird *S. cottbus* ermittelt. Daraufhin werden Proben von 129 gepelzten Sumpfbibern mit folgendem Ergebnis untersucht: *S. typhimurium* 59mal, *S. brandenburg* 3mal, *S. cottbus* 3mal, *S. cottbus/S. typhimurium* 3mal, *S. cottbus/S. brandenburg* 1mal. Bei weiteren Umgebungsuntersuchungen finden sich *S. typhimurium* 9mal, S. *brandenburg* 6mal und *S. enteritidis* 1mal. 56 *S. typhimurium*-Stämme werden mit Hilfe der Lysotypie untersucht; nach dem Schema von Felix und Callow erweisen sich 2 als Typ 2b, 1 als Typ 2 nach dem System von Lilleengen, die anderen als Lysotyp 24. Die Ursache der Salmonellainfektion kann in beiden Farmen nicht nachgewiesen werden. Die ersten Todesfälle treten bei Jungtieren auf, die völlig unzureichend gefüttert bzw. in Gehegen gehalten werden, die nicht mit rasch fließendem Wasser versorgt waren. Um eine Gefährdung des Menschen durch den Verzehr von Sumpfbiberfleisch zu verhindern, werden ähnliche Maßnahmen empfohlen, wie sie Linsert bei Schlachtenten für notwendig hält. E. Tempel. 9870.

**4-64/03-0696** Nordan, H. C., Wood, A. J. und Cowan, I. T. Further studies on the immobilization of deer with succinylcholine. **(Weitere Untersuchungen über die Immobilisierung von Hirschen mittels Succinylcholin.)** Canad. J. comparat. Med. veterin. Sci. **26** (1962) Nr. 10. S. 246–248. – 1 Abb., 1 Tab., 3 Lit.
12 Virginiahirsche (*Odocoileus virginianus* bzw. *hemionus*) wurden mehrmals durch i. m.-Applikation von 0,06 mg/kg Kgw. Succinylcholinchlorid relaxiert ohne daß störende Nebenwirkungen registriert wurden. Vor jedem Versuch wurden die Tiere erneut gewogen. Die Relaxation war 2–10 Min. nach der Applikation vollkommen und hielt 8–30 Min. an. A. Kuntze. 9880.

**4-64/03-0697** Boch, J.; Berlin-Dahlem, Univ., Inst. für Parasitol. **Erfahrungen mit dem Narkosegewehr bei Gamswild in freier Wildbahn.** Nord. Veterinärmed. **14** (1962) Suppl. Nr. 1. S. 57–62.
Nach Neukonstruktion eines der „Cap-chur-gun“ ähnlichen Narkosegewehres (Einbau eines Entfernungsmessers, Schußweite bis 80 m u. a.) wurden Gemsen mittels dieser „fliegenden Spritze“ durch Nicotinsalizylat (9–10 mg/kg in freier Wildbahn, 7–8 mg/kg im Gatter) immobilisiert. Durch Zugabe von 0,5 ml Combelen und 1,0 Narcosan konnte das sonst beobachtete Excitations-

stadium unterdrückt werden; dann kann auch die Nicotinsalizylatdosis um die Hälfte verringert werden. Die Gemsen sind ausnahmslos so stark sediert, daß sie eingefangen werden können. A. Kuntze. 9880.

**4-64/03-0698** Daniel, M. J. und Christie, A. H. C.; Whakarewarewa, Rotorua, Neuseeland, Forest Res. Inst. **Untersuchungen über Krankheiten der Gemse (Rupicapra rupicapra L.) und des Thars (Hemitragus jemlaicus Smith) in den Südalpen von Neuseeland.** Schweiz. Arch. Tierheilkunde **105** (1963) Nr. 7. S. 399–411. – 3 Tab., 16 Lit. Zus. in Engl., Franz., Ital.
Anfang dieses Jahrhunderts wurden Gemsen (*Rupicapra rupicapra* L.) und späterhin Thare (*Hemitragus jemlaicus* Smith) auf Neuseeland zu Jagdzwecken ausgesetzt. Die Tiere haben sich inzwischen erschreckend vermehrt, so daß sie den Pflanzenwuchs der Insel bedrohen. 1936 wurde das erste Mal die europäische „Gemsblindheit" (Keratokonjunktivitis) nachgewiesen, inzwischen folgten bis 1961 6 Seuchenzüge. Lippengrind („Ekthyma contagiosum") wurde bis jetzt in 9 Seuchenzügen festgestellt. Die Infektion erfolgt wahrscheinlich durch Insektenstich oder Kontakt mit Hausschafen. Sarcoptesräude wurde bis jetzt noch nicht beobachtet. A. Kuntze. 9880.

**4-64/03-0699** Gabrys, K. J.; Katowice, Zool. Garten. **Akuter Durchfall beim Rehwild (Capreolus capreolus) in Gefangenschaft, eine C-Avitaminose?** Kleintier-Prax. 8 (1963) Nr. 1. S. 12–14. – 11 Lit.
Rehe sind Nahrungsspezialisten und erkrankten daher häufig an Enteritiden. Sofern geeignete Futtermittel nicht zur Verfügung stehen (Laubheu, frische Triebe, Brombeerranken, Kräuter usw.) verlaufen die Enteritiden nicht selten tödlich. Durch mehrmalige Injektionen von 0,5 Vitamin C kann oft Heilung erreicht werden. Auch die Vitamin-C-Fütterung hat sich prophylaktisch bewährt. A. Kuntze. 9880.

**4-64/03-0700** Trainer, D. O., Hanson, R. P., Pope, E. P. und Carbrey, E. A.; Madison, Univ. of Wisconsin; Wisconsin Dep. of Agric.; Ames, Iowa, U. S. Dep. of Agric. The role of deer in the epizootiology of leptospirosis in Wisconsin. **(Die Rolle des Rotwildes bei der Epizootiologie der Leptospirose in Wisconsin.)** Amer. J. veterin. Res. **24** (1963) Nr. 98. S. 159–167.
478 Serumproben von Rotwild wurden mit dreizehn Leptospirentypen auf das Vorkommen von Antikörpern getestet. Vier Pomonareagenten wurden ermittelt, wobei gleichzeitig Mitreaktionen mit *L. autumnalis* festgestellt wurden. 1256 Tiere wurden ausschließlich mit *L. pomona*-Antigen geprüft. 26% der Proben waren positiv. Die meist niedrigen Titer fanden sich bei erwachsenen Tieren, dabei überwiegend männlichen Geschlechts. Während der Brunstzeit fanden sich höhere Titer. Die Übertragung der Leptospiren mit dem Deckakt wird diskutiert. L. Stoll. 9880.

**4-64/03-0701** Polimenidis, A.; Pisa, Univ., Ist. di Patol. Gen. e Anatom. Pathol. Veterin. Tracheite della volpe da Capillaria aerophila (Creplin 1839). **(Tracheitis beim Wolf durch Capillaria aerophila, Creplin 1839.)** Zooprofilassi [Rom] **18** (1963) Nr. 1. S. 7–19. – 8 Abb.
Nach einer Literaturübersicht über das Vorkommen von *Cap. aerophila* bei Caniden beschreibt Vf. die durch diesen Parasiten hervorgerufenen Veränderungen in den oberen Luftwegen bei Wölfen des National-Parkes „Gran Paradiso". Die wesentlichen sichtbaren Veränderungen bestehen in einer fibrinös-schleimigen Auflagerung auf der Trachealschleimhaut, unter der die einzelnen Parasiten in Erscheinung treten. Der Belag enthält Parasiten und deren Eier und ist reich an morphologischen Elementen, die von den unteren Epithelschichten herrühren; histologisch bemerkt man außerdem interepitheliale Nischen, welche Eier und Parasiten enthalten, die auch zwischen Epithel und Basalmembran liegen können. In der Submucosa beobachtet man ödematöse, lympho-leukocytäre Infiltrate; die Schleimdrüsen sind stark er

weitert. Vff. nehmen an, daß zumindest die Weibchen sich stärker unter der Mucosa festsetzen, vielleicht gerade in der Periode der Eiablage; die Drüsenektasie erklären sie aus der Stauung des Sekrets infolge der parasitären Lokalisation. K. Reinhardt. 9880.

**4-64/03-0702** Enigk, K. und Friedhoff, K.; Hannover, Tierärztl. Hochschule, Inst. für Parasitol. und Veterinärmed. Zool. **Zur Empfänglichkeit von Rot- und Damhirsch für Babesia capreoli (Piroplasmidea).** Z. Tropenmed. Parasitol. **14** (1963) Nr. 1. S. 57–62. – 3 Abb., 8 Lit. Zus. in Engl.
In früheren Untersuchungen stellten Vff. bei Rehen aus dem Harz eine bisher nicht bekannte Babesien-Art fest und benannten sie *Babesia capreoli*. In den vorliegenden Untersuchungen wurde geprüft, ob vorerwähnte Species auf andere wildlebende Wiederkäuer, insbesondere Hirsche, übertragbar sei. Dem Übertragungsversuch dienten 1 Rothirsch und 4 Damhirsche, von denen alle Tiere bis auf 1 Damhirsch entmilzt waren. Die Infektion erfolgte mit Citratblut (10–40 ml Blut und 2–8 ml 3,8%ige Natrium-Citrat-Lösung) intravenös. Sowohl im Rothirsch als auch in den 3 entmilzten Damhirschen konnte *Babesia capreoli* nachgewiesen werden (178, 164, 217 bzw. 244 Tage p. infect.). Bei dem nichtentmilzten Damhirsch ließen sich nur bis zum 5. Tag p. infect. hämatologisch Babesien feststellen. Durch Rückübertragung von Blut infizierter Damhirsche auf Rehe konnte die Krankheit bei diesen Tieren reproduziert werden. R. Jungmann. 9880.

**4-64/03-0703** Braunschweig, A. v.; Hannoversch-Münden, Inst. für Jagdkunde. **Trichinose bei einer Wildkatze.** Z. Jagdwiss. **9** (1963) Nr. 2. S. 73.
Im Institut für Jagdkunde in Hann.-Münden werden routinemäßig alle fleischfressenden Wildtiere auf Trichinen untersucht. 1963 gelang es, erstmalig bei einem Kuder Trichinenbefall nachzuweisen. In der Hälfte der Proben fand sich je eine aufgerollte und abgekapselte Trichine. Die Kapselform war fast kreisrund. H. Sielaff. 9880.

**4-64/03-0704** Terskich, I. I., Čel'cov-Bebutov, A. M. und Beklešova, A. M.; Moskau, Iwanowski-Inst. für Virusforsch. der Akad. der Wiss. der UdSSR. Vospriimčivost' nekotorych vidov dikich gryzunov k virusu ornitoza. Predvaritel'noe soobščenie. **(Die Empfänglichkeit einiger Wildnager für das Ornithosevirus. Vorl. Mitt.)** Žurnal mikrobiologii, ėpidemiologii i immunobiologii, Moskva **33** (1962) Nr. 4. S. 39–42. – 1 Tab., 11 Lit. Zus. in Engl.
Vff. prüften im Experiment die Empfänglichkeit verschiedener Nager für das Ornithosevirus. Empfänglich waren *Microtus arvalis* Pall., *Mus musculus* L., *Citellus undulatus*, *Cricetulus auratus*, unempfänglich dagegen *Apodemus agrarius* Pall. und *Nesokia indica*. Die Empfänglichkeit zeigte sich durch klinische Erscheinungen, Tod und nachfolgenden Virusnachweis in den entsprechenden Organen. Bei *Cricetulus auratus* konnte das Virus noch nach längerer Zeit nachgewiesen werden. Die histologischen Untersuchungen der Organe (Milz, Leber, Lunge und Gehirn) ergaben Befunde, die denen bei der Ornithoseinfektion der weißen Laboratoriumsmaus entsprachen.
E. Benndorf. 9880.

**4-64/03-0705** Behrendt, D.; Eberswalde, Inst. für Forstzool. der Forstwirtsch. Fak. der Humboldt-Univ. zu Berlin. **Örtliches Auftreten einiger Cestoden und Nematoden beim Wildkaninchen.** Jagd **13** (1963) Nr. 7. S. 148 bis 150. – 5 Lit.
Ausgehend von den in den letzten 50 Jahren aufgetretenen starken Besatzschwankungen des Wildkaninchens in Brandenburg untersuchte Vf. an Hand von Material aus einigen typischen Inselvorkommen die Bedeutung der tierischen Endoparasiten für diese Tierart. Unter den Cestoden war *Cittotaenia stenoides* mit 44% am häufigsten vertreten, wobei die Alttiere in wesentlich höherem Prozentsatz befallen waren als die Jungtiere. Die Finne *Cysti-*

*cercus pisiformis* konnte bei 42% der untersuchten Tiere festgestellt werden; auch hier lag der Anteil der Alttiere höher. Als häufigster Parasit überhaupt trat *Graphidium strigosum* (75%) auf. *Trichostrongylus retortaeformis, Trichuris leporis* sowie Coccidienknötchen in der Leber waren nur in geringem Prozentsatz vorhanden. Allgemein lag der Parasitierungsgrad im Bereich der normalen Befallsprozente des Wildkaninchens. R. Buchwalder. 9880.

**4-64/03-0706** Nehring, Dietwart; Berlin-Friedrichshagen, Inst. für Binnenfischerei der Dtsch. Akad. der Landwirtsch.-Wiss. zu Berlin. **Fischsterben in der Deutschen Demokratischen Republik während des Abflußjahres 1962.** Dtsch. Fischerei-Ztg. **10** (1963) Nr. 6. S. 155–157. 9890.

**4-64/03-0707** Wood, E. M. und Larson, Charles P.; Tacoma, Wash., Gen. Hospital. Hepatic carcinoma in rainbow trout. **(Lebercarcinom bei Regenbogenforellen.)** Arch. Pathol. **71** (1961) Nr. 5. S. 471–479.
Es wird über ein gehäuftes Auftreten von Leberzellcarcinomen in mehreren Forellenzuchten in den USA berichtet. Die Befallsquote lag zwischen 25 und 75% und erhöhte sich bei 2–3 Jahre alten Fischen bis auf 100%. Die Tumoren durchsetzten in knotiger oder massiver Form das Lebergewebe, führten zu einer Verdrängung der übrigen Eingeweide und verursachten in fortgeschrittenem Stadium eine starke Hervorwölbung der ventralen Leibeshöhlenwand. Histologisch wurden Leberzelladenome sowie alle Übergänge zu Leberzellcarcinomen, von z. T. hochgradig anaplastischem Typ gefunden. Metastasen waren häufig in den Nieren, seltener in der Milz nachweisbar. Die befallenen Lebern waren frei von Cirrhose. Ätiologisch wird der seit einigen Jahren üblich gewordenen Trockenfutterverabreichung in Form von Pellets anstelle von Frischfleisch eine disponierende Bedeutung beigemessen. Chr. Tamaschke. 9890.

**4-64/03-0708** Havelka, Josef; Praha, Výzkumný Ústav Rybářský Pracoviště pro Pathol. a Parasitol. Ryb. Použití sedimentace červených krvinek k rychlé diagnostice infekční vodnatelnosti kaprů. **(Die Anwendung der Blutkörperchensenkungsprobe zur schnellen Diagnostik der infektiösen Bauchwassersucht bei Karpfen.)** Práce ČSAZV výzkumného Ústavu rybářského Vodňanech **1** (1962) S. 95–106. — 1 Tab., 12 Lit. Zus. in Russ., Engl. Dtsch.
Um die Diagnostik der Bauchwassersucht zu beschleunigen, stellt man bei 54 gesunden, 77 normal und 21 künstlich angesteckten 2jährigen Karpfen die Erythrocytensedimentierung in einem Gemisch von Herzpunktat-Blut mit 3,8%igem Natriumcitrat fest, und zwar nach 1–24 Std. nach der modifizierten Westergreen-Methode in einem Röhrchen von 2,5 mm Durchmesser. Nach einer Stunde überstieg die Sedimentierung bei gesunden Fischen den Wert von 3 mm nicht, bei natürlich erkrankten Fischen war sie höher als 6 m; diesen Wert bezeichnet Vf. als Symptom der infektiösen Bauchwassersucht. Bei künstlich infizierten Fischen betrug dieser Wert 4–8 mm. Bei den offenbar kranken Fischen bewegte sich die Zahl der Blutkörperchen unter 1 Mill., bei einigen Exemplaren sogar unter $^1/_2$ Mill./mm$^3$. Nach der Applikation von Chloramphenicol wurde die Sedimentierung der Blutkörperchen langsamer und man beobachtete ihre gesteigerte Regenerierung.
ČSSR/ VTI. 9890.

**4-64/03-0709** Thibault, P., Despierre, Joubert, L., Oudar, J., Hugon, R. und Arnal, W. Listériose de la truite d'élevage (Salmo iridens). **(Listeriose in einer Forellenzucht.)** Rev. Méd. vétérin. [N. S.] **26(114)** (1963) Nr. 7. S. 517–522. — 3 Lit.
Die Erkrankung trat bei 6–8 Mon. alten Forellen (*Salmo iridens*) mit Nekrose der Rückenflosse bis zum vollständigen Verschwinden, Abmagerung und Pilzbefall auf der Haut auf. Die Mortalität betrug 30–70% in den betroffenen Bassins. Bakteriologisch wurde aus allen Organen, besonders aus der

Leber, *Listeria monocytogenes* Typ 4a gezüchtet. Die Fütterung bestand aus Fisch und Gefrierfleisch. Die Erkrankungen hörten auf, als die Fütterung auf Frischfleisch umgestellt wurde. Ein Immunisierungsversuch mit formalinisierten Autovaccinen ergab bei oraler Infektion einen Monat p. v. einen guten Schutz, desgleichen bei einigen i. p. und i. m. vaccinierten Forellen. Eine künstliche Infektion unter normalen Bedingungen gelang nicht. Erst bei Verfütterung von Gefrierfleisch traten erneut Erkrankungen auf, ohne daß eine Listerienverschmutzung des Fleisches nachgewiesen werden konnte. Vf. vermuten daher lediglich einen alimentären Stress, der sich günstig auf den Ausbruch der Krankheit auswirkt. H. Linsert. 9890.

**4-64/03-0710** Mann, Hans; Hamburg, Bundesforsch.-Anst. für Fischerei, Inst. für Küsten- und Binnenfischerei. **Beobachtungen über Krankheiten und Parasiten an Elbfischen.** Fischwirt **12** (1962) Nr. 10. S. 300–309. – 7 Abb., 11 Lit.

Die Untersuchungen fanden zwischen 1956 und 1961 statt. Am auffälligsten war die Fleckenkrankheit der Weißfische. Am häufigsten erkrankte der Aland, seltener Plötze, Rotfeder und Blei. Regelmäßig in jedem Jahr tritt die Süßwasseraalseuche auf. Im Juli/Aug. ist sie am häufigsten. Ebenfalls in jedem Jahr erkrankten die Hechte an Fleckenseuche. Größere Verluste traten nur im Frühjahr 1957 auf. Bis zu 10% der kleinen Aale (25–30 cm) hatten im Brackwasser Merkmale der Blumenkohlkrankheit. Auch oberhalb Hamburg, im Süßwasser, wurden einzelne blumenkohlkranke Aale gefangen. Wurden Aale von 100–250 g einige Zeit gehältert, hatten sie größere Verluste durch Ichthyophthirius-Befall. *Lernaea cyprinacea* wurde beim Aland und Blei häufiger, seltener bei Plötze, Güster und Rotfeder gefunden. *Ergasilus sieboldii* kam vereinzelt auf den Kiemen von Blei und Güster vor. *Achtheres percarum* trat nur beim Zander auf. Unter 1% lag der Befall mit *Philometra opercularis* bei Güster, Blei, Uklei und Aland. *Philometra abdominalis* kam stets mit Ligula zusammen bei Blei und Güster vor. *Trianophorus nodulosus* kam selten bei Hechten vor. Dagegen waren 30–40% der stichprobenartig untersuchten Stinte mit Larven von *Porrocaecum decipiens* befallen. Ziemlich häufig wurden durch Wurmstar (Larve von *Proalaria spathaceum*) erblindete Zander, Barsche und Kaulbarsche beobachtet. Viele Barsche, Kaulbarsche und Weißfische hatten in der Haut Larven von *Neodiplostomum cuticola*. Häufig wurde auch bei Bleien Mopskopfbildung beobachtet, deren Ursache nicht bekannt ist. Th. Mattheis. 9890.

## XXVI. ZOONOSEN

**4-64/03-0711** Büchlmann, Eduard; Salzburg. **Der Einfluß des Klimas auf die Verbreitung gewisser Zoonosen.** Wiener tierärztl. Mschr. **49** (1962) Nr. 11. S. 904–912.

Kasuitische Mitteilungen über die Verbreitung einzelner Zoonosen unter Berücksichtigung der besonderen klimatischen und geographischen Gegebenheiten. Beschreibung einiger Milzbrandenzootien, die erneut die lange Lebensfähigkeit von Sporen, selbst unter extremen klimatischen Bedingungen, beweisen. Vf. zeigt, daß ähnliche Verhältnisse auch beim Rauschbrand vorliegen. Aus Beobachtungen auf Almwiesen wird geschlossen, daß die MKS durch Insekten und Vögel verbreitet wird. Beschreibung einer Nekrobazillose bei Pferden, die als „Brandmauke" auftrat und durch Schmelzwasser begünstigt wurde. Weiterhin Mitteilung über eine Conjunktivitis bei Pferden, die im Sommer durch Habronemalarven verursacht wurde. L. Stoll. 9900.

**4-64/03-0712** Appleby, E. C., Graham-Jones, O. und Keeble, S. A.; London, Roy. Veterin. Coll., Zool. Soc.; Greenford, Glaxo Lab. Ltd. Primate diseases infectious to man. **(Auf den Menschen übertragene Krankheiten der Primaten.)** Veterin. Rec. **75** (1963) Nr. 4. S. 81–86. – 4 Abb., 22 Lit.

Es wird die Bedeutung der Primaten als Infektionsquelle für den Menschen umrissen. Die Tatsache, daß Affen nicht nur für Zoologische Gärten, Tierschauen und zu medizinischen Zwecken importiert werden, sondern in steigendem Maße als „Pfleglinge" in englische Haushalte aufgenommen werden, fordert eine öffentliche Aufklärung über die Gefahren, denen das Pflegepersonal vor allem dann ausgesetzt ist, wenn die Affen auf dem Luftwege ohne Einhaltung von Quarantänemaßnahmen in das Land gebracht wurden. Von den übertragbaren Krankheiten werden B-Virus-Infektion (Herpes simiae), Shigellose, Salmonellose und Tuberkulose besonders herausgestellt, weil sie unter Umständen zu tödlichen Infektionen des Menschen führen können. Das trifft besonders für die B-Virus-Infektion zu, die bei Menschen eine akute, aszendierende Myelitis hervorruft. Der Verlauf der Krankheiten bei Primaten wird geschildert und auf diagnostische Möglichkeiten hingewiesen. Durch entsprechende Vorbeugungsmaßnahmen kann zwar die Infektionsgefahr für den Menschen vermindert werden, trotz allem bleiben aber Affen ungeeignete „Haustiere", besonders für Haushalte, in denen Kinder vorhanden sind. K.-D. Jentzsch. 9900.

**4-64/03-0713** Parnas, J., Mazurek, Z., Szmunes, W., Koślak, A., Umiński, J., Zwolski, W., Burdzy, K., Toś-Luty, S., Szczęśniak, N., Cybulska, M., Hariasz, H., Korzan, R. und Cegiełko, M. **Forschungen über Krankheitsherde der Anthropozoonosen im Bieszczady-Gebiet (Karpaten).** Arch. exp. Veterinärmed. **16** (1962) Nr. 6. S. 1091–1114.

In einem Landkreis im Südwesten Polens, der an die USSR und ČSSR grenzt, wurden serologische und bakteriologische Untersuchungen zum Nachweis der Zeckenencephalitis, Ornithose, Leptospirose, Brucellose, Tularämie, Q-Fieber, Fleckfieber, Toxoplasmose und Trichinose an Menschen, Haustieren, wildlebenden Kleinsäugetieren und Vögeln vorgenommen. Die epidemiologische Situation des Bezirkes wird beschrieben. Die folgenden serologischen Ergebnisse wurden erzielt. KBR auf Encephalitis und Tularämie negativ, gleichfalls Flecktyphus. Q-Fieber je einmal bei Mensch, Rind, Schaf und Nagetier positiv. Bei der Ornithose wurde beim Menschen mit Hilfe der KBR 1% positive Ergebnisse ermittelt, bei Vögeln negativ. Bei der Brucellose wurden beim Menschen 1 ×, beim Rind 24 × agglutinierende Antikörper nachgewiesen. Bei der Untersuchung auf Leptospirose wurde ein Rinderleptospirenherd (*L. hebdomadis*) ausfindig gemacht. Bei Kleinsäugern konnten sechsmal Antikörper gegen *L. grippotyphosa* nachgewiesen werden. Zweimal gelang die Isolierung von *L. grippotyphosa* bei Mäusen. Beim Menschen wiesen 4,7% eine positive KBR auf Toxoplasmose auf. In einem Fall konnte bei einer Maus ein trichinenähnliches Gebilde nachgewiesen werden. Die Untersuchungen erfolgten insgesamt an 681 Menschenseren, 401 Rinderseren, 152 Schafseren, 478 Seren kleiner Säugetiere und 50 Vogelseren. L. Stoll. 9900.

Redaktionsschluß: 12. 12. 1963



Herausgeber: Deutsche Demokratische Republik · Deutsche Akademie der Landwirtschaftswissenschaften zu Berlin, Institut für Landwirtschaftliche Information und Dokumentation, Berlin W 8, Krausenstraße 38/39; Fernsprecher: 22 51 61. Chefredakteur: Dr. Ursula Wittbrodt, stellvertretender Chefredakteur: Dr. Werner Kleeberg, Berlin W 8, Krausenstraße 38/39; Fernsprecher: 22 51 61. Redaktion der Abteilung IV-Veterinärmedizin: Oberveterinärrat Dr. Kurt Reinhardt und Prof. Dr. Ekkehard Wiesner, Berlin W 8, Krausenstraße 38/39; Fernsprecher 22 51 51. Verlag: Akademie-Verlag GmbH, Berlin W 8, Leipziger Straße 3–4; Fernsprecher: 22 04 41, Telex-Nr. 01 17 73, Postscheckkonto: Berlin 350 21. Bestellnummer dieses Heftes: 1030 IV – IX/3. Das Landwirtschaftliche Zentralblatt, Abt. Veterinärmedizin, erscheint monatlich. Einzelheft DM 16,–; einseitig bedruckte Ausgabe DM 20,–. Jahresbezugspreis DM 192,–; einseitig bedruckte Ausgabe DM 240,– einschl. Register, zuzüglich Porto- und Versandkosten. Gesamtherstellung: VEB Druckerei „Thomas Müntzer" Bad Langensalza. Veröffentlicht unter der Lizenznummer 1292 des Presseamtes beim Vorsitzenden des Ministerrates der Deutschen Demokratischen Republik.